国外食品药品法律法规编译丛书

美国医疗器械管理法规（一）

（《美国联邦法规汇编》第 21 卷部分）

国家药品监督管理局医疗器械技术审评中心　编译

中国健康传媒集团
中国医药科技出版社

图书在版编目（CIP）数据

美国医疗器械管理法规. 一 / 国家药品监督管理局医疗器械技术审评中心编译. —北京：中国医药科技出版社, 2019.5

（国外食品药品法律法规编译丛书）

ISBN 978-7-5214-1080-8

Ⅰ. ①美… Ⅱ. ①国… Ⅲ. ①医疗器械 – 管理 – 法规 – 美国 Ⅳ. ①D971.221.6

中国版本图书馆CIP数据核字(2019)第066048号

扫描书中二维码，可阅读英文原版

美术编辑 陈君杞

版式设计 大隐设计

出版 中国健康传媒集团 | 中国医药科技出版社
地址 北京市海淀区文慧园北路甲 22 号
邮编 100082
电话 发行：010-62227427 邮购：010-62236938
网址 www.cmstp.com
规格 710×1000mm $^1/_{16}$
印张 52 $^1/_4$
字数 587 千字
版次 2019 年 5 月第 1 版
印次 2019 年 5 月第 1 次印刷
印刷 三河市万龙印装有限公司
经销 全国各地新华书店
书号 ISBN 978-7-5214-1080-8
定价 128.00 元

获取新书信息、投稿、为图书纠错，请扫码联系我们。

版权所有 盗版必究

举报电话：010-62228771

本社图书如存在印装质量问题请与本社联系调换

国外食品药品法律法规
编译委员会

主任委员　焦　红

副主任委员　徐景和　吴少祯

委　员

王铁汉　柳　军　张　靖　马纯良　李奇剑
王　红　王者雄　孔繁圃　江德元　于　军
颜江瑛　丁逸方　王小岩　袁　林　段永升
石耀宇

工作委员会

陈　谞　刘　沛　吴利雅　任端平　赵燕宜
陈永法　杨　悦　丁锦希　吕晓华　胡　明
梁　毅　罗文华　郭　薇　康珊珊　樊一桥
濮恒学　蒋　蓉　丁红霞　唐小枚　马爱霞
邵　蓉　唐健元　龚兆龙　傅道田　权鲜枝

本书编委会

主　编　孙　磊

副主编　卢　忠　许　伟　邓　刚　王以朋

编　委　（以姓氏笔画为序）

王永清	王雅文	王嘉欣	邓　洁	史新立
司国颖	吕允凤	刘　菁	刘　斌	刘英慧
刘美林	刘晓燕	安娟娟	杜晓丽	杨晓冬
杨鹏飞	李　洁	李　铮	李耀华	吴　琨
张译丹	陈　宽	林　欣	赵　怡	赵　鹏
姜琳琳	贺伟罡	贾健雄	郭亚娟	郭兆君
高冠岳	彭　亮	蒋　研	董劲春	程茂波
蓝翁驰				

序

　　食品药品安全问题，既是重大的政治问题，也是重大的民生问题；既是重大的经济问题，也是重大的社会问题。十八大以来，我国坚持以人民为中心的发展思想和"创新、协调、绿色、开放、共享"的五大发展理念，全力推进食品药品监管制度的改革与创新，其力度之大、范围之广、影响之深，前所未有。

　　党的十九大再次强调，全面依法治国是国家治理的一场深刻革命，是中国特色社会主义的本质要求和重要保障。法律是治国之重器，良法是善治之前提。全面加强食品药品安全监管工作，必须坚持立法先行，按照科学立法、民主立法的要求，加快构建理念现代、价值和谐、制度完备、机制健全的现代食品药品安全监管制度。当前，《中华人民共和国药品管理法》的修订正在有序有力推进。完善我国食品药品安全管理制度，必须坚持问题导向、坚持改革创新、坚持立足国情、坚持国际视野，以更大的勇气和智慧，充分借鉴国际食品药品安全监管法制建设的有益经验。

　　坚持食品药品安全治理理念创新。理念是人们经过长期的理论思考和实践探索所形成的揭示事物运动规律、启示事物发展方向的哲学基础、根本原则、核心价值等的抽象概括。理念所回答的是"为何治理、为谁治理、怎样治理、靠谁治理"等基本命题，具有基础性、根本性、全局性、方向性。理念决定着事物的发展方向、发展道路、发展动力和发展局面。从国际上看，食品药品安全治理理念主要包括人本治理、风险治理、全程治理、社会治理、责任治理、效能治理、能动治理、专业治理、分类治理、平衡治理、持续治理、递进治理、灵活治理、国际治理、依法治理等基本要素。这些要素的独立与包容在一定程度上反映出不同国家、不同时代、不同阶段食品药品安全治理的普遍规律和特殊需求。完善我国食品药品安全管理法制制度，要坚持科学治理理念，体现时代性、把握规律性、富于创造性。

坚持食品药品安全治理体系创新。为保障和促进公众健康，国际社会普遍建立了科学、统一、权威、高效的食品药品安全监管体制。体制决定体系，体系支撑体制。新世纪以来，为全面提升药品安全治理能力，国际社会更加重视食品药品标准、审评、检验、检查、监测、评价等体系建设，着力强化其科学化、标准化、规范化建设。药品安全治理体系的协同推进和持续改进，强化了食品药品安全风险的全面防控和质量的全面提升。

坚持食品药品安全治理法制创新。新时代，法律不仅具有规范和保障的功能，而且还具有引领和助推的作用。随着全球化、信息化和社会化的发展，新原料、新技术、新工艺、新设备等不断涌现，食品药品开发模式、产业形态、产业链条、生命周期、运营方式等发生许多重大变化，与此相适应，一些新的食品药品安全治理制度应运而生，强化了食品药品安全风险全生命周期控制，提升了食品药品安全治理的能力和水平。

坚持食品药品安全治理机制创新。机制是推动事物有效运行的平台载体或者内在动力。通过激励与约束、褒奖和惩戒、动力和压力、自律和他律的利益杠杆，机制使"纸面上的法律"转化为"行动中的法律"，调动起了各利益相关者的积极性、主动性和创造性。机制的设计往往都有着特定的目标导引，在社会转型期具有较大的运行空间。各利益相关者的条件和期待不同，所依赖的具体机制也有所不同。当前，国际社会普遍建立的食品药品分类治理机制、全程追溯机制、绩效评价机制、信用奖惩机制、社会共治机制、责任追究机制等，推动了食品药品安全治理不断向纵深发展。

坚持食品药品安全治理方式创新。治理方式事关治理的质量、效率、形象、能力和水平。全球化、信息化、社会化已从根本上改变经济和安全格局，传统的国际食品药品安全治理方式正在进行重大调整。互联网、大数据、云计算等正在以前所未有的方式改变着传统的生产、生活方式，而更多的改变正在蓄势待发。信息之于现代治理，犹如货币之于经济，犹如血液之于生命。新时期，以互联网、大数据、云计算等代表的信息化手段正在强力推动食品药品安全治理从传统治理向现代治理方式快速转轨，并迸发出无限的生机与活力。

坚持食品药品安全治理战略创新。战略是有关食品药品安全治理的全局性、长期性、前瞻性和方向性的目标和策略。国家治理战略是以国家的力量组织和落实食品药品安全治理的目标、方针、重点、力量、步骤和措施。食品药品安全治理战略主要包括产业提升战略、科技创新战略、行业自律战略、社会共治战略、标准提高战略、方式创新战略、能力提升战略、国际合作战略等。食品药品管理法律制度应当通过一系列制度安排，强化这些治理战略的落地实施。

坚持食品药品安全治理文化创新。文化是治理的"灵魂"。文化具有传承性、渗透性、持久性等。从全球看，治理文化创新属于治理创新体系中是最为艰难、最具创造、最富智慧的创新。

食品药品安全治理文化创新体系庞大，其核心内容为治理使命、治理愿景、治理价值、治理战略等。使命是组织的核心价值、根本宗旨和行动指针，是组织生命意义的根本定位。使命应当具有独特性、专业性和价值性。今天，国际社会普遍将食品药品安全治理的使命定位于保障和促进公众健康。从保障公众健康到保障和促进公众健康，这是一个重大的历史进步，进一步彰显着食品药品监管部门的积极、开放、负责、自信精神和情怀。

中国的问题，需要世界的眼光。在我国药品安全监管改革创新的重要历史时期，国家食品药品监督管理总局法制司会同中国健康传媒集团组织来自监管机构、高等院校、企业界的专家、学者、研究人员陆续翻译出版主要国家和地区的食品药品法律法规，该丛书具有系统性、专业性和实用性、及时性的特点，在丛书中，读者可从法条看到国际食品药品治理理念、体系、机制、方式、战略、文化等层面的国际经验，期望能为我国食品药品监管改革和立法提供有益的参考和借鉴。

焦 红

2017 年 12 月

前言

  《美国联邦法规汇编》（Code of Federal Regulationgs，CFR）的编纂始于 1936 年，每年更新一次。美国 FDA 关于医疗器械的管理要求集中于 CFR 第 21 卷"食品和药品"第 I 章"食品药品管理局卫生及公共服务部"子部分 H"医疗器械"（第 800~1271 部分）。但 CFR 第 21 卷第 I 章子部分 A"通用条款"和 F"生物制品"中也有部分相关内容。美国 FDA 对医疗器械监管主要依据 CFR 内容和美国《联邦食品药品和化妆品法案》中的规定，并发布指导原则对具体产品的具体问题进行指导。

  美国医疗器械监管体系建设起步早，且每年都有相应更新，为更好地了解美国监管体系的要求，借鉴 FDA 先进经验，本稿对截至 2017 年 7 月已发布的 CFR 内容进行梳理，选取其中与医疗器械监管相关的内容进行翻译整理，一并翻译了《联邦食品药品和化妆品法案》中医疗器械管理相关内容，供我国医疗器械监管者参考借鉴。

  本书涉及内容较广，翻译中术语以及专业名词以相关法律法规使用的术语为准，因译者能力所限，难免存在疏漏和不足，敬请业内专家和读者指正。

目录

第 1 部分

分章 A——通用条款

一般强制执行规章

子部分 A——通用条款

第 1.1 节　总则。

(a) 根据《联邦食品药品和化妆品法案》颁布的有关执行所有法案的法规条例也适用于引起此类法案执行的行为。

(b)《联邦食品药品和化妆品法案》（21 U.S.C. 321 和 387）第 201 和第 900 节所载术语的定义与释义也适用于根据该法案颁布条例中使用的此类术语。

(c) 本章 1.20 中的包装定义与 101.1、201.60、501.1、701.10 和 801.60 中的主展示面定义；本章 101.7 (f)、201.62(e)、501.105(f)、701.13(f) 和 801.62(e) 中标签位置一致、缺少资格证书和净量申报分类的相关要求；本章 101.7(i)、201.62(h)、501.105(i)、701.13(i) 中净含数量申报的字号要求；本章 101.7(j) 和 (m)、201.62(i) 和 (k)、501.105(j) 和 (m)、701.13(j) 和 (m) 以及 801.62(i) 和 (k) 中关于对净含量的重申

的初始盎司声明；本章 201.62(m)、701.13(o) 和 801.62(m) 中有关净量申报的初始英寸声明；本章 201.62(n)、701.13(p) 和 801.62(n) 中有关净量申报的初始平方英寸声明；本章 101.7(o)、201.62(o)、501.105(o)、701.13(q) 和 801.62(o) 中的某些补充净含量声明，以及本章 501.8 仅依据《包装和标签法》规定颁布。本部分的其他要求根据《包装和标签法》和《联邦食品药品和化妆品法案》或仅通过《联邦食品药品和化妆品法案》颁布且不限于《包装和标签法》第 10 节的适用范围。

[42 FR 15553，1977 年 3 月 22 日，后修订为 58 FR 17085，1993 年 4 月 1 日；75 FR 73953，2010 年 11 月 30 日；78 FR 69543，2013 年 11 月 20 日；81 FR 59131，2016 年 8 月 29 日]

第 1.3 节　定义。

(a) 标签包括一直伴随处于州际贸易中装运或交付后待售状态的州际贸易货物的所有书面、印刷或图形内容。

(b) 标签是指在所有货品直接包装上显示的书面、印刷或图形内容，或者任何贴在所有消费品上的所有此类内容，或者贴在或出现在包含所有消费品的包装上的所有此类内容。

第 1.4 节　权威引用。

(a) 对于法规的每一部分，美国食品药品管理局包括了集中引用为该部分包含的法规提供权力的所有法律条款。

(b) 机构在实施或执行这部分中任何一节时可以依赖一个或更多的为一个特定部分列出的法规的权威。

(c) 如果法规为《联邦食品药品和化妆品法案》《公共保健服务法》或《包装和标签法》，所有在本章中权威的引用将会在组织法规中列出适用条款。

某一法案或其节的引用包括对该法案或节的修正案进行引用。这些引文还将列出相应的美国法典 (U.S.C.) 节。例如，引用《联邦食品药品和化妆品法案》第 701 章节将列出 :《联邦食品药品和化妆品法案》第 701 节 (21 U.S.C. 371)。

(d) 如果组织法规与本节 (c) 款规定的组织法规不同，则本章中权威的引用通常仅列出适用的 U.S.C. 各节。例如，《行政诉讼法》第 552 章节的引用将列出 : 5 U.S.C. 552。确定这些措施有利于澄清和公众理解的情况下，机构可以按照本节 (c) 款相同的阐明方式列出组织法规和相应 U.S.C. 节中的适用各节。某一法案或其节的引用包括对该法案或节的修正案进行引用。

(e) 无 U.S.C. 规定的情况下，机构将引用美国《制定法大全》。美国《制定法大全》的引用将会引用到卷与页。

(f) 权威引用将包括需要将法定的权威性与机构联系起来的行政授权（即行政命令）的引用（如果有）。

[54 FR 39630，1989 年 9 月 27 日]

子部分 B——通用标签要求

第 1.20 节   存在强制性标签信息。

在本章 1.1(c) 规定的条例中，术语包装是指包装所有食品、药品、器械或化妆品以便向零售买家交付或展示此类商品的所有容器或包装，但是不包括：

(a) 仅用于向制造商、包装商、加工商或者批发或零售经销商运输整批或大批此类商品的货物容器或包装；

(b) 零售商用以向零售客户装运和交付此类商品的不具任何与特定商品相关印刷品的货物容器或外包装；

(c) 1912 年 8 月 3 日法案（37 法规 250 修订案；15 U.S.C. 231–233)、1915 年 3 月 4 日法案（38 法规 1186 修订案；15 U.S.C. 234–236、1916 年 8 月 31 日法案（39 法规 673 修订案；15 U.S.C. 251–256）或 1928 年 5 月 21 日法案（45 法规 635 修订案；15 U.S.C. 257–257i）所规定的容器。

(d) 零售店内用于托盘包装展示的容器。

(e) 不含书面、印刷或图形的透明包装或容器掩盖了本部分所要求的标签信息。

不得将本部分所载要求（标签上的任何文字、说明或其他信息）视为符合，除非这些文字、说明或信息也出现在货品外部容器或零售包装上或者如本节 (e) 款所述，这些信息因外包装或容器的透明性清晰易辨。消费品以带有本部分要求的强制性标签信息的多件零售包装进行销售且不单独出售单位容器时，如果单位符合本部分的所有其他要求，可以放弃 101.7(f) 中适用于此类单位容器的净重放置要求。

[42 FR 15553，1977 年 3 月 22 日，后修订为 75 FR 73953，2010

年 11 月 30 日；78 FR 69543，2013 年 11 月 20 日；81 FR 59131，
2016 年 8 月 29 日]

第 1.21 节　无法显示重要事实。

(a) 如果食品、药品、器械、化妆品或烟草制品的标签无法显示以
下事实，应将其视为误导性标签：

(1) 根据声明、文字、设计、器械或其任何组合而制作或建议的其
他声明材料；或者
(2) 在以下条件下使用货品所造成结果相关的材料：(i) 标签规定条
件或 (ii) 习惯性或常规使用条件。

(b) 在其他适用监管程序中，根据以下内容可能需要根据本节 (a)
款肯定披露 重要事实：

(1) 本章依据法案第 701(a) 节颁布的规定；或者
(2) 直接法庭强制措施。

(c) 本节 (a) 款不适用于：

(1) 允许根据《联邦食品药品和化妆品法案》对食品、药品、器械、
化妆品或烟草制品标签所要求的警告（包括禁忌证、预防措施、
不良反应和其他可能与产品危害相关的信息）提出意见分歧。
(2) 允许对药品有效性提出意见分歧，除非所表达的意见得到法案
第 505(d) 和 512(d) 节所界定的有效性实质证据支持。

[42 FR 15553，1977 年 3 月 22 日，后修订为 77 FR 5176，2012 年
2 月 2 日]

第 1.23 节　请求变更和豁免所需标签声明的程序。

法案第 403(e) 节（在此第 1 部分中，条款法是指《联邦食品药品和化妆品法案》）规定，根据净含量申报所需小包装制定合理的变更和豁免规定。法案第 403(i) 节规定，这类申报不切实际或者构成欺诈或不正当竞争的情况下，根据需要申报的成分制定豁免规定。法案第 502(b) 节规定，根据净含量申报所需小包装制定合理的变更和豁免规定。法案第 602(b) 节规定，根据净含量申报所需小包装制定合理的变更和豁免规定。《包装和标签法》第 5(b) 节规定，根据某些需要申报的净含量，商品标识，制造商、包装商或经销商的身份和位置以及申报表示的净数量份额制定豁免规定，根据完全符合这些要求的申报不切实际或者不足以充分保护消费者这一发现以及另一发现（即包装消费品的性质、形式或数量）或其他良好充分的理由证明这种豁免的合法性。依据本章第 10、12、13、14、15、16 和 19 部分，局长（主动请愿或利害关系当事人呈请）可能根据上述法律规定提出变更或豁免，包括《包装和标签法》第 5(b) 节适用的提议发现。

第 1.24 节　豁免所需标签的声明。

以下豁免由本部分要求的标签声明授予：

(a) 食品。(1) 商品待售的同时，如果是在零售店散装包装中收到的食品，并且已当着买方的面或按照买方订单准确称量、测量或计数，那么该食品可豁免本部分所规定的净含量所需申报。

(2) 如果在包装的主要展示版面上清晰展示了净重的准确声明，含有标明净重，每磅或每个特定磅数的价格和总价格标签的随机食品包装（根据本章 101.7(j) 定义）应豁免本章 101.7 中的字号、双重申报和放置要求。如果为了之后在另一个地方的装运和销售在一个地方以随机包装的方式包装食品，那么标签的价格部分可留白，前提是卖家在零售前填写。此豁免也适用于以与 (a)(2) 款豁免的随机食品包装相同方式和相同类型设备标记（除应标明每磅价格而非每个特定磅数的价格申报的标签外）的奶酪和奶酪产品的均匀重量包装。

(3) 用于餐馆、机构和客运商以及非预期零售业出售的食品个人份量包装（少于 1/2 盎司或少于 1/2 液盎司）应豁免本部分规定的净含量申报要求。

(4) 当单独包装的单件糖果和其他每件净重小于半盎司的糖果的发货包装符合本部分的标签要求时，这类糖果应豁免本部分的标签要求。同样，当这类糖果物品按袋或盒出售时，这些货品应豁免本部分的标签要求，包括袋子或盒子上的本部分规定的净含量申报要求声明符合要求时。

(5)(i) 如果本章 101.3 (a) 和 (d) 规定的身份声明在瓶盖上清晰显示，瓶装软饮应豁免这类声明放置要求。当这种软饮以多件零售包销售时，如果单位容器上的身份说明未被多件零售包装掩盖，则多件零售包装应豁免本章 101.3 规定的身份申报要求的声明。

(ii) 如果包装不会掩盖单位容器上的声明或者标有单位容器上可找到的声明且单位容器上的声明符合本章 101.5 的要求，软饮的多件零售包装应豁免本章 101.5 要求的名称和营业地点相关的申报。

如果本章 101.5 要求的声明显著且清晰易辨，该声明应位于软饮瓶盖顶部或侧面。

(iii) 如果要求的内容声明吹制、成形或模制在非常靠近瓶盖瓶身表面，按瓶（仅在关闭时显示其他所需标签信息）包装的软饮应豁免本章 101.7(f) 规定的内容声明放置要求。

(iv) 软饮包装上的商标也作为或是身份声明的情况下，使用包装上不符合包装所在基准线的这类商标应豁免本章 101.3(d) 只要至少还有一项身份声明大致符合基准线，则该声明符合基准线的要求。

(v) 如果包装不会掩盖单位容器上的声明或者标有单位容器上可找到的声明且单位容器上的声明符合本章 101.5 的要求，罐装软饮的多件零售包装应豁免本章 101.5 要求的名称和营业地点相关的申报。如果声明明显且清晰易读，本章 101.5 所规定的声明可能位于软饮罐顶部，如果是浮雕声明，字号高度至少应八分之一英寸，如果是打印声明，字号高度不得小于十六分之一英寸。该声明应遵循罐盖的曲率，并且不应被开罐拉环移除或掩盖。

(6)(i) 当根据第 4.45 节 "测量容器"（以引用方式并入本文）中 "Measure Container Code of National Bureau of Standards Handbook 44"、"称重和测量器械的规格、公差和其他技术要求" 定义的 1/2 液品脱和 1/2 加仑测量容器进行测量和包装时，冰淇淋、法式冰淇淋、牛奶冻、果汁冰糕、冰糕、静止冷冻甜食（含或不含乳制品成分）、特殊膳食冷冻甜点以及上述类似方式制成的产品应豁免了本章 101.7(b)(2) 的要求，前提是 8 液盎司和 64 液盎司（或 2 夸脱）的净含量分别以 1/2 品脱和 1/2 加仑表示。可从 5001 Campus Dr., College Park, MD 20740 食品药品管理局的食品安全和应用营养中心 (HFS-150) 或国家档案和记录管理局 (NARA) 获取副本。有关 NARA 中此材料的可用性信息，请拨打 202-741-6030，或访问：http://www.archives.gov/federal_register/code_of_

federal_regulations/ibr_locations.html.

(ii) 当根据第 4.45 节"测量容器"（以引用方式并入本文）中"国家标准局手册 44 的测量容器规范"、"称重和测量器械的规格、公差和其他技术要求"定义的 1 液品脱、1 液夸脱和 1/2 加仑测量容器进行测量和包装时，本节 (a)(6)(i) 款中命名的食品应豁免本章 101.105(j) 双重净含量申报要求。可从 5001 Campus Dr., College Park, MD 20740 食品药品管理局的食品安全和应用营养中心 (HFS–150) 或国家档案和记录管理局 (NARA) 获取副本。有关 NARA 中此材料的可用性信息，请拨打 202–741–6030，或访问：http://www.archives.gov/federal_register/code_of_federal_regulations/ibr_locations.html.

(iii) 当根据第 4.45 节"测量容器"（以引用方式并入本文）中"国家标准局手册 44 的测量容器规范"、"称重和测量器械的规格、公差和其他技术要求"定义的 1/2 液品脱、1 液品脱、1 液夸脱、1/2 加仑和 1 加仑测量容器进行测量和包装时，本节 (a)(6)(i) 款中命名的食品应豁免本章 101.7(f) 净含量说明应位于主要展示版面底部 30% 以内的要求。可从 5001 Campus Dr., College Park, MD 20740 食品药品管理局的食品安全和应用营养中心 (HFS–150) 或国家档案和记录管理局 (NARA) 获取副本。有关 NARA 中此材料的可用性信息，请拨打 202–741–6030，或访问：http://www.archives.gov/federal_register/code_of_federal_regulations/ibr_locations.html.

(7)(i) 以 8 和 64 液盎司容量的容器包装时，牛奶、奶油、淡奶油、咖啡或稀奶油、鲜奶油、低脂掼奶油、多脂奶油或多脂掼奶油、酸奶油或发酵酸奶油、混合奶、酸奶油或发酵酸奶油各半的混合奶、复原乳或再制奶和乳制品、炼乳和浓缩乳制品、脱脂奶或脱脂乳、维生素 D 乳和乳制品、强化奶和奶制品、均质乳、调味乳和乳制品、酪乳、发酵酪乳、酸奶或发酵全酪乳、低脂牛奶（乳脂 0.5% –2.0%)和酸化乳和乳制品可豁免本章 101.7(b)(2) 的要求，前提是 8 液盎司和 64 液盎司（或 2 夸脱）的净含量分别以 1/2 品脱和 1/2 加仑表示。

(ii) 当以容量为 1/2 品脱、1 品脱、1 夸脱、1/2 加仑和 1 加仑的玻璃或塑料容器包装时，本节 (a)(7)(i) 所列产品可豁免本章 101.7(f) 净含量说明应位于主要展示版面底部 30% 以内的放置要求，前提是其他所需标签信息清晰显示于盖子或外包装上，并且所需净含量声明清晰吹制、成形或模制或者永久性施加到玻璃或塑料容器的肩部或上方位置。

(iii) 当以容量为 1 品脱、1 夸脱和 1/2 加仑的容器包装时，本节 (a)(7)(i) 款所列产品豁免本章 101.7(j) 的双重净含量申报要求。

(8) 根据本章 137.105、137.155、137.160、137.165、137.170、137.175、137.180、137.185、137.200 和 137.205 中的定义，按以下方式包装小麦粉制品：

(i) 常见的 2、5、10、25、50 和 100 磅包装豁免本章 101.7(f) 净含量说明应位于标签主要展示版面底部 30% 区域以内的放置要求；

(ii) 如果以磅表示内容量，常见的 2 磅包装可豁免本章 101.105(j) 的双重净含量申报要求。

(9)(i) 如果未分割的纸板箱符合本部分的标签要求，采用设计容纳 1 打鸡蛋和允许零售客户在购买地点将纸板箱分成每部分含半打鸡蛋的两部分的这种纸板箱包装的 12 个带壳鸡蛋都可豁免本部分对这些分割纸板箱每部分的标签要求。

(ii) 如果所需内容声明放在这种纸板箱的主要展示版面上，如果所需内容声明以声明内容上下文在纸板箱分割部分拆毁的方式放置在主要展示版面上（这种纸板箱设计允许零售客户在购买地点将纸板箱分成每部分含半打鸡蛋的两部分的情况下），采用设计容纳 1 打鸡蛋的纸板箱包装的 12 个带壳鸡蛋可豁免本章 101.7(f) 规定的含量声明放置要求。

(10) 根据 42 声明 1500 定义的奶油（除发泡奶油外）：

(i) 8 盎司 和 1 磅包装豁免本章 101.7(f) 净含量说明应位于主要展示版面底部 30% 区域以内的要求放置；

(ii) 1 磅包装豁免本章 101.7(j)(1) 以盎司和磅声明，允许以 "1 磅" 或 "一磅" 申报的要求；

(iii) 具有连续标签副本包装的 4 盎司、8 盎司和 1 磅包装应豁免本章 101.3 和 101.7(f) 中身份声明和净含量申报声明以大体符合包装所在基准线（如其设计显示）的方式出现的要求，由于其设计用于显示而搁置在其基础上的要求，前提是这类声明和申报在标签上不像通常的零售包装显示一样放置得极具误导性或难以阅读。

(11) 如果包装的主要展示版面上清晰显示了净重的准确描述，以 1 磅矩形包装的本章 166.110 所定义的人造奶油及其仿制品（除包含发泡奶油或人造奶油或者包含四个以上标签的包装外）均可豁免本章 101.7(f) 净含量说明应位于主要展示版面底部 30% 以内的要求和本章 101.7(j)(1) 以盎司和磅声明，允许以"1 磅"或"一磅"申报的要求。

(12) 以 5、10、25、50 和 100 磅袋装的本章 137.211、137.215 和 137.230 至 137.290 定义的玉米粉及相关产品豁免本章 101.7(f) 净含量说明应位于标签主要展示版面底部 30% 以内的要求放置。

(13)(i) 以容量为 1/2 品脱、1 品脱、1 夸脱、1/2 加仑和 1 加仑的玻璃或塑料容器包装的单一浓度和小于单一浓度的果汁饮料、其仿制品和饮用水可豁免本章 101.7(f) 净含量说明应位于主要展示版面底部 30% 以内的放置要求：前提是其他所需标签信息清晰显示于盖子或外包装上，并且所需净含量声明清晰吹制、成形或模制或者永久性施加到玻璃或塑料容器的肩部或上方位置。

(ii) 以容量为 1 品脱、1 夸脱和 1/2 加仑的玻璃、塑料或纸质（液态奶）容器包装的单一浓度和小于单一浓度的果汁饮料、其仿制品和饮用水可豁免本章 101.7(j) 的双重净含量申报要求。

(iii) 以 8 和 64 液盎司容量的玻璃、塑料或纸质（液态奶）容器包装的单一浓度和小于单一浓度的果汁饮料、其仿制品和饮用水可豁免本章 101.7 (b)(2) 的要求，前提是 8 液盎司和 64 液盎司（或 2 夸脱)的净含量分别以 1/2 品脱(或半品脱)和 1/2 加仑(或半加仑)表示。

(14) 当满足以下条件时，多件或多组份零售食品包装中的单位容器应豁免法案第 403 (e)(1)、(g)(2)、(i)(2)、(k) 和 (q) 节对制造商、包装商或经销商的名称和营业地点的标签声明、成分的标签声明和营养信息要求相关的规定：

(i) 多件或多组份零售食品包装标签符合本部分所有要求；

(ii) 零售销售条件下，单位容器安全封存于零售包装内且不打算与零售包装分开；

(iii) 每个单位容器都标有字号高度不低于十六分之一英寸的声明"本件不作零售销售"。声明中，"单个"一词可用于代替或紧接"零售"一词。

(b) 药品。如果以升、毫升或立方厘米表示这类净含量声明，以 68 ℉ (20 ℃) 表示容积，用于注射的液态非处方兽用制剂应豁免根据本章 201.62 (b)、(i) 和 (j) 要求的美国制加仑 231 立方英寸和夸脱、品脱和液盎司及其细分的净含量声明和本章 201.62(i) 的双重申报要求。

(c) 化妆品。包含少于四分之一盎司常衡或八分之一液盎司的包装中的化妆品应豁免符合《联邦食品药品和化妆品法案》第 602(b)(2) 节和《包装和标签法》第 4(a)(2) 节的要求：

(1) 当这些化妆品贴有符合本部分所有标签要求的显示卡时；或者
(2) 当这些化妆品作为由内部和外部容器组成的化妆品包装的一部分零售销售，且内部容器不作单独的零售销售，外部容器使用符合本部分所有标签要求进行标记时。

[42 FR 15553, 1977 年 3 月 22 日，后修订为 47 FR 946, 1982 年 1 月 8 日；47 FR 32421, 1982 年 7 月 27 日；49 FR 13339, 1984 年 4 月 4 日；54 FR 9033, 1989 年 3 月 3 日；58 FR 2174, 1993 年 6 月 6 日；61 FR 14478, 1996 年 4 月 2 日；66 FR 56035,

2001 年 11 月 6 日；81 FR 49895，2016 年 7 月 29 日；81 FR
59131，2016 年 8 月 29 日]

子部分 C　[保留]

子部分 D——电子导入条目

第 1.70 节　范围。

本子部分对食品药品管理局 (FDA) 要求将其纳入电子进口报关单
提交至自动化商业环境 (ACE) 系统或任何其他美国海关和边境保
护局 (CBP) – 授权的电子数据交换 (EDI) 系统的电子报关数据元进
行了规定，其中包含正在进口或供进口到美国并受 FDA 监管的货
品。

第 1.71 节　定义。

关于子部分 D 的目的：

ACE 文件编档员是指被授权向自动化商业环境或任何其他 (CBP)
– 授权的 EDI 系统提交 FDA 监管产品电子进口报关单的人员。

酸化食品是指本章 114.3(b) 定义的酸化食品，符合本章第 108 和
114 部分的要求。

自动化商业环境或 ACE 是指美国海关和边境保护局根据国家海关
自动化计划建立的第 VI 篇 B 部分 – 海关现代化、北美自由贸易
协定实施法案（公共法 103–182，107 Stat.2057, 2170，1993 年 12
月 8 日）（海关现代化法案）处理商业进口的自动化电子系统或
任何其他 CBP 授权的 EDI 系统。

生物制品是指《公共保健服务法》第 351(i)(1) 节中定义的生物制品。

化妆品是指《联邦食品药品和化妆品法案》第 201(i) 节中定义的化妆品。

CBP 或美国海关和边境保护局是指主要负责维护美国进口边界和入境口岸完整性的联邦机构。

药品是指符合《联邦食品药品和化妆品法案》第 201(g)(1) 节中药品定义的货品。

FDA 或机构是指美国食品药品管理局。

食品是指《联邦食品药品和化妆品法案》第 201(f) 节中定义的食品。

食品接触物质是指《联邦食品药品和化妆品法案》第 409(h)(6) 节中定义的任何物质，旨在用作生产、打包、包装、运输或保存食品的材料成分（如果这种用途对这类食品不具任何技术效应）。

HCT/P 是指本章 1271.3(d) 中定义的人类细胞、组织或者以细胞或组织为基础的产品。

低酸罐装食品是指密闭容器（如本章 113.3(j) 所定义）中热处理的低酸食品（如本章 113.3(n) 所定义），符合本章第 108 和 113 部分的要求。

医疗器械是指《联邦食品药品和化妆品法案》第 201(h) 节中定义的预期用于人类的器械。

发射辐射电子产品是指《联邦食品药品和化妆品法案》第 531 节
中定义的电子产品。

烟草制品是指《联邦食品药品和化妆品法案》第 201(rr) 节中定义
的烟草制品。

第 1.72 节　为受 FDA 监管的货品必须提交至 ACE 的
　　　　　　数据元。

通用要求在 ACE 中填制报关单时，ACE 文件编档员应为食品接
触物质、药品、生物制品、HCT/P、医疗器械、发射辐射电子产品、
化妆品和烟草制品提交以下信息。

(a) 正在进口或供进口货品的产品识别信息。这包括：

(1) FDA 生产国，最后生产、加工或种植（包括为运往美国而进
行的采收、收集和准备）该货品的国家如果生产或加工对货品的
影响并非次要、微不足道或无关紧要，已经过生产和加工货品的
FDA 生产国是指发生该活动的国家。
(2) 完整 FDA 产品代码必须与产品货运单说明一致。
(3) 全面使用代码。

(b) 进口商记录联系信息是指记录的进口商电话和邮件地址。

第 1.73 节　食品。

(a) 食品接触物质。ACE 文件编档员在 ACE 中为食品接触物质食
品填制报关单时必须提交 1.72 中规定的信息。

(b) 低酸罐装食品。对于低酸罐装食物货品，ACE 文件编档员在

填制报关单时必须提交食品装罐企业编号和提交标识符以及罐尺寸或容积，但是如果正在进口或供进口的货品仅用于实验室分析且不会进行味觉测试或以其他方式摄入，ACE 文件编档员在填制报关单时无需向 ACE 提交此类信息。

(c) 酸化食品。对于酸化食物货品，ACE 文件编档员在填制报关单时必须提交食品装罐企业编号和提交标识符以及罐尺寸或容积，但是如果正在进口或供进口的货品仅用于实验室分析且不会进行味觉测试或以其他方式摄入，ACE 文件编档员在填制报关单时无需向 ACE 提交此类信息。

第 1.74 节　人用药品。

除 1.72 中要求提交的数据外，ACE 文件编档员在 ACE 中为药品（包括受 FDA 药品审评与研究中心监管预期用于人类的生物制品）填制报关单时必须提交以下信息。

(a) 注册和上市。对于预期用于人类的药品、药品注册编号和药品上市编号，进口或供进口的人用药品进入美国之前对药品进行生产、制备、传播、合成或加工的外国企业需根据本章第 207 部分对药品进行注册和上市。为了本节的目的，在 ACE 中填制报关单时必须提交的药品注册号是进口或供进口的人用药品进入美国之前对药品进行生产、制备、传播、合成或加工的外国企业的唯一设施标识符。唯一设施标识符是根据《联邦食品药品和化妆品法案》第 510(b) 节系统规定由注册人提交的标识符。为了本节的目的，药品注册编号是进口或供进口的人用药品货品的国家药品编码编号。

(b) 药品申请号。对于根据《联邦食品药品和化妆品法案》第 505(b)

或 505(j) 节批准申请的人用药品，需要提供新药申请或简化新药申请。对于 FDA 药品审评与研究中心监管的生物制品，需要提供批准的新药申请或批准的生物制品许可证申请、适用申请号。

(c) 试验性新药申请号。对于根据《联邦食品药品和化妆品法案》第 505(i) 节批准申请为人用药品的试验性新药，需要提供试验性新药申请编号。

第 1.75 节　兽药类。

除 1.72 中要求提交的数据外，ACE 文件编档员在 ACE 中为动物药品填制报关单时必须提交以下信息：

(a) 注册和上市。对于预期用于动物的药品、药品注册编号和药品上市编号，进口或供进口的药品进入美国之前对药品进行生产、制备、传播、合成或加工的外国企业需根据本章第 207 部分对药品进行注册和上市。为了本节的目的，必须提交至 ACE 的药品注册号是进口或供进口的动物药品进入美国之前对药品进行生产、制备、传播、合成或加工的外国企业的唯一设施标识符。唯一设施标识符是根据《联邦食品药品和化妆品法案》第 510(b) 节系统规定由注册人提交的标识符。为了本节的目的，药品注册编号是进口或供进口的动物药品货品的国家药品编码编号。

(b) 新型动物药品申请号。对于根据《联邦食品药品和化妆品法案》第 512 节批准申请的动物药品，需要提供新型动物药品申请或简化新型动物药品申请。对于根据《联邦食品药品和化妆品法案》第 571 节条件性许可申请的动物药品，需要提供条件性许可新型动物药品申请号。

(c) 兽用小物种索引档案编号。对于根据《联邦食品药品和化妆品法案》第 572 节索引上市的动物药品，需要为小物种提供合法上市的未经批准的新型动物药品索引的小物种新型动物药品索引档案编号。

(d) 试验性新型动物药品编号。对于本章第 511 部分试验性新型动物药品或新药临床试验申请中的动物药品，需要提供试验性新型动物药品或通用试验性新型动物药品文件的编号。

第 1.76 节　医疗器械。

除 1.72 中要求提交的数据外，ACE 文件编档员在 ACE 中为 FDA 器械与放射卫生中心监管的医疗器械填制报关单时必须提交以下信息。

(a) 注册和上市。对于医疗器械，需提供《联邦食品药品和化妆品法案》第 510 节和本章第 807 部分要求的国外制造商、国外出口商和（或）国内制造商的注册号以及器械上市编号。

(b) 试验性器械。对于根据《联邦食品药品和化妆品法案》第 520(g) 节授予的试验性器械豁免权的试验性器械，需要提供试验性器械豁免编号。对于进口或供进口用于非重大风险或豁免研究的试验性医疗器械，在确认将该器械用于非重大风险或豁免研究的"试验性器械豁免"合规规定中输入"NSR"。

(c) 上市前编号。医疗器械的上市前编号。这是根据《联邦食品药品和化妆品法案》第 515 节获得上市前批准的医疗器械的上市前批准文号；FDA 根据《联邦食品药品和化妆品法案》第 515(f) 节宣布产品开发方案完成的医疗器械的产品开发方案编号；根据

《联邦食品药品和化妆品法案》第 513(f)(2) 节授予上市许可的医疗器械的 De Novo 编号；根据《联邦食品药品和化妆品法案》第 510(k) 节获得上市前许可的医疗器械的上市前通知编号；或根据《联邦食品药品和化妆品法案》第 520(m) 节授予豁免权的医疗器械的人道主义器械豁免编号。

(d) 组件。如果适用于医疗器械，确定进口或供进口的货品是需要进一步加工或纳入成品医疗器械中的组件。

(e) 引线／患者导联线。对于要用于医疗器械的电极引线和患者导联线，确认符合本章 898.12 合规规定的适用性能标准。

(f) 抗冲击镜片。对于眼镜和太阳镜的抗冲击镜片，确认符合本章 801.410 合规规定的适用要求。

(g) 便利套件。如果适用于医疗器械，符合合规规定的进口或供进口货品是便利套件或便利套件的一部分。

第 1.77 节　发射辐射电子产品。

除 1.72 中要求提交的数据外，ACE 文件编档员在 ACE 中为符合本章第 1020–1050 部分标准的产品填制电子报关单时必须提交 FDA 2877 表要求的所有申报内容。

第 1.78 节　生物制品、HCT/P 及相关药品和医疗器械。

除 1.72 中要求提交的数据外，ACE 文件编档员在 ACE 中为 FDA 生物制品评价和研究中心监管的生物制品、HCT/P 及相关药品和医疗器械填制报关单时必须提交以下信息。

(a) 产品名称用于通过与货品相关的名称识别进口或供进口的货品，包括公认名称、商品名称、品牌名称、专有名称或该货品没有公认名称、商品名称、品牌名称或专有名称情况下的产品说明。

(b) HCT/P 注册和确认。(1) 对于根据本章第 1271 部分要求注册的企业生产的仅由《公共保健服务法》第 361 节和本章第 1271 部分规定监管的 HCT/P 需要提供 HCT/P 注册号；

(2) 对于仅由《公共保健服务法》第 361 节和本章第 1271 部分规定监管的 HCT/P，需要符合本章第 1271 部分合规规定的适用要求。

(c) 获得许可的生物制品。对于根据《公共保健服务法》第 351 节获得生物制品许可申请批准的生物制品，需要提供生物制品许可申请和（或）生物制品许可证号的提交跟踪号码。

(d) 药品注册。对于预期用于人类的药品，如果进口或供进口的人用药品进入美国之前对药品进行生产、制备、传播、合成或加工的外国企业需根据本章第 207 或 607 部分（若适用）对药品进行注册，那么需要提供药品注册编号。为了本节的目的，在 ACE 中填制报关单时必须提交的药品注册号是进口或供进口的人用药品进入美国之前对药品进行生产、制备、传播、合成或加工的外国企业的唯一设施标识符。唯一设施标识符是根据《联邦食品药品和化妆品法案》第 510(b) 节系统规定由注册人提交的标识符。

(e) 药品申请号。对于根据《联邦食品药品和化妆品法案》第 505(b) 或 505(j) 节批准申请的人用药品，需要提供新药申请或简化新药申请。

(f) 试验性新药申请号。对于根据《联邦食品药品和化妆品法案》第 505(i) 节批准申请为人用药品的试验性新药，需要提供试验性新药申请编号。

(g) 医疗器械注册和上市。对于根据本章第 807 部分所含程序注册和上市的医疗器械，需提供《联邦食品药品和化妆品法案》第 510 节和本章第 807 部分要求的国外制造商、国外出口商和（或）国内制造商的注册号以及器械上市编号。

(h) 试验性器械。对于根据《联邦食品药品和化妆品法案》第 520(g) 节授予的试验性器械豁免权的试验性器械，需要提供试验性器械豁免编号。对于进口或供进口用于非重大风险或豁免研究的试验性医疗器械，在确认将该器械用于非重大风险或豁免研究的"试验性器械豁免"合规规定中输入"NSR"。

(i) 医疗器械上市前编号。医疗器械的上市前编号。这是根据《联邦食品药品和化妆品法案》第 515 节获得上市前批准的医疗器械的上市前批准文号；FDA 根据《联邦食品药品和化妆品法案》第 515(f) 节宣布产品开发方案完成的医疗器械的产品开发方案编号；根据《联邦食品药品和化妆品法案》第 513(f)(2) 节授予上市许可的医疗器械的 De Novo 编号；根据《联邦食品药品和化妆品法案》第 510(k) 节获得上市前许可的医疗器械的上市前通知编号；或根据《联邦食品药品和化妆品法案》第 520(m) 节授予豁免权的医疗器械的人道主义器械豁免编号。

(j) 医疗器械组件。如果适用于医疗器械，确定进口或供进口的货品是需要进一步加工或纳入成品医疗器械中的组件。

第 1.79 节　烟草制品。

除 1.72 中要求提交的数据外，ACE 文件编档员在 ACE 中填制报关单时必须提交以下信息。

(a) 作为进口和供进口货品的商标名称是烟草制品。如果货品没有特定的商标名称，ACE 文件编档员必须在商标名称处提交商业名称。此数据元不适用于仅用于进一步生产或作为试验性烟草制品的产品。

(b) [保留]

第 1.80 节　化妆品。

ACE 文件编档员在 ACE 中填制报关单时必须提交 1.72 中规定的数据。

第 1.81 节　拒绝入境申报。

FDA 可能拒绝未能根据本部分要求提供完整准确信息的报关单。

子部分 E——进出口业务

第 1.83 节　定义。

关于《联邦食品药品和化妆品法案》第 801(a)、(b) 和 (c) 节规定条例的目的：

(a) 术语所有者或收货人是指符合 1930 年关税法第 484 节（修订案 19 U.S.C. 1484）规定的人员，即"名义进口商"。

(b) 术语地区关长是指食品药品管理局对进口或供进口货品通过的

入境口岸具有管辖权的地区关长，或其指定代表他管理和执行第
801 (a)、(b) 和 (c) 节规定的这类地区官员。

[42 FR 15553，1977 年 3 月 22 日，后修订为 81 FR 85872，2016
年 11 月 29 日]

第 1.90 节　取样通知。
当地区关长要求提供进口货品样品时，FDA 应立即向所有者或收
货人提供这类样本的提货通知或交付意图。一旦收到通知，所有
者或收货人应立即保留这类货品，不得进行分销，直至收到地区
关长或美国海关和边境保护局样本检验结果通知为止。

[81 FR 85872，2016 年 11 月 29 日]

第 1.91 节　样本费用的支付。
食品药品管理局将支付认定为符合《联邦食品药品和化妆品法案》
要求的所有进口样本的费用。所有者或收货人应向其该批货物进
口所在地区的食品药品管理局总部提供报销账单。如果发现该货
品违反《联邦食品药品和化妆品法案》，即使随后根据授权条款
的规定使货品符合规定或放弃不是 1.95 所述的食品、药品、器械
或化妆品，也不会对样本进行付款。

第 1.94 节　准入遭拒或销毁的听证。
(a) 如果出现准入遭拒货品或根据《联邦食品药品和化妆品法案》
第 801(a) 节销毁药品的情况，地区关长将给予所有者或收货人陈
述该结果理由的书面或电子通知。该通知应规定所有者或收货人
有机会提供证词的地点和时间期限。根据给予合理理由的及时申
请，此期限和地点可以更改。证词可以是口头或书面形式，只限

于与货品准入和销毁有关的内容。

(b) 如果这些所有者或收货人提交或表明他（她）打算提交授权申请来重新贴标或执行其他行为，从而使该货品符合《联邦食品药品和化妆品法案》的规定，或放弃食品、药品、器械或化妆品外的货品，这类证词应纳入支持此类申请的证据。如果在准入遭拒的聆讯期间或之前没有提交这类申请，地区关长应合理根据具体情况规定提交此类申请的举证时限。

(c) 如果该货品是根据《联邦食品药品和化妆品法案》第 801(a) 节销毁药品，地区关长应向所有者或收货人发出提供准入遭拒通知和本节 (a) 款所述货品销毁通知的一份书面或电子通知。地区关长也可以将准入遭拒听证与本节 (a) 款所述的货品销毁听证合并为一个程序。

[80 FR 55242，2015 年 9 月 15 日，后修订为 81 FR 85873，2016 年 11 月 29 日]

第 1.95 节　重新贴标和修改许可申请。

重新贴标或执行其他行为使货品符合法案要求或放弃食品、药品、器械或化妆品外货品的许可申请只能由所有人或收货人提交，并且应该：

(a) 包含使货品符合该法案或放弃食品、药品、器械或化妆品外货品的详细提案。

(b) 规定实施这些操作的地点和时间以及完成的大致时间。

第 1.96 节　授权许可重新贴标和修改。

(a) 当根据 1.95 计划的许可获得授权时，地区关长应书面通知申请人，具体规定：

(1) 随后进行的程序；

(2) 遭拒货品或其部分的处置；

(3) 这些操作将在食品药品管理局或美国海关总署官员的监督下进行（视情况而定）；

(4) 完成这些操作的时间限制（根据具体情况合理制定）；

(5) 对货品进行足够监督和控制所需的此类其他情况；

(b) 在收到为完成这些操作请求延长期限的书面申请（包含合理理由）后，地区关长可以批准他认为必要的延长时间；

(c) 可能根据合理理由对许可进行修改，并向地区关长提交经修改的许可申请。

(d) 如果完成许可中指定的操作前许可涵盖的货品所有权发生改变，那么货品的原始所有者将承担责任，除非新的所有者已经执行合约并获得了新的许可。

本节授权的任何许可应取代和废除任何之前授予该货品相关的许可。

[42 FR 15553，1977 年 3 月 22 日，后修订为 54 FR 9033，1989 年
3 月 3 日]

第 1.97 节　合约。

(a) 法案第 801(b) 节规定的合约可由所有者或收货人以海关单一入

境或期限合约的适当形式执行，包含货物或其任何部分根据海关征收员要求转售交货的条件以及可能合法强制重新贴标或其他使货品符合法案要求或放弃食品、药品、器械或化妆品外货品的其他必要行为的执行条件规定，按照海关条例中这类合约规定的这类方式在授权请求之日生效。合约应由海关采集员存档。

(b) 如果海关征收员收到支付较少金额或其他方面的减免申请且根据法律和实际情况应视为情况恰当的条件下，他（她）可以取消上述合约规定产生的违约赔偿金责任，但是除非地区关长完全同意该行为，否则征收员不得根据本条例行事。

第 1.99 节　与非准入进口货物重新贴标和修改相关的成本费用。

监督不符合《联邦食品药品和化妆品法案》的进口食品、药品、器械或化妆品重新贴标或其他行为相关产生的费用应由依据法案（修订案）第 801(b) 节提交请求此类行为申请和履行合约的所有者或收货人支付。这些监督员的费用应包括但不限于以下内容：

(a) 监督员的差旅费用；

(b) 按法律规定，监督员离开本站后每天的生活费用；

(c) 监督员的劳务费（应包括行政补助）应按小时计算，每小时的费用相当于正常支付给 GS–11/4 级别雇员的费用的 2.66 倍，除非这些服务是由海关人员提供或受 1911 年 2 月 13 日颁布的法案（修正案 Stat.901 第 5、36 节，修正案 19 U.S.C. 267）的管制，这些人员的费用按照该法案的规定进行计算。

(d) 分析员的劳务费（应包括行政和实验室补助）应按小时计算，每小时的费用相当于正常支付给 GS-12/4 级别雇员的费用的 2.66 倍。相当于每小时正常支付给监督员 (GS-11/4) 和分析员 (GS-12/4) 费用的 2.66 倍的费用计算方法如下：

	小时
每周 40 小时，52 周的总工时 少于：	2080
9 个法定公共假日——新年、华盛顿诞辰纪念日、美国对阵亡战士的纪念日、美国独立日、劳动节、哥伦布纪念日、美国退伍军人节、感恩节、圣诞节	72
年假 – 26 天	208
病假 – 13 天	104
总计	384
年净工时	1696
每周 40 小时，52 周的总工时	2,080
工时相当于政府按雇员年收入的 8 1/2% 计算的为雇员退休、人寿保险、健康福利分担的费用	176
等值年工时	2256
等于一人一年工作量所需的补助	2,256
食品及药品拨款支付的等值年总工时	4512

(e) 监督员和分析员的最低劳务费不能少于 1 个工时的费用，无论超出 1 小时的时间是否少于 1/2 小时，超出的时间都应按一小时计算。

食品和药品每年总工时与每年净工时比率等式 4512/1696 = 266%。

注意：

第 1.101 节　通知和记录保存

(a) 范围。本节涉及《联邦食品药品和化妆品法案》第 801 或 802 节（21 USC 381 和 382）或《公共保健服务法》第 351 节 (42 U.S.C. 262) 所述人用药品、生物制品、器械、动物药品、食品、化妆品和烟草制品出口所需的通知和记录。

(b) 根据或符合《联邦食品药品和化妆品法案》第 801 (e)(1) 节规定的人用药品、生物制品、器械、动物药品、食品、化妆品和烟草制品出口的记录保存要求。根据法案第 801(e)(1) 节或依据法案第 801(e)(1) 节规定出口货品的人员应保留本节 (b)(1) 至 (b)(4) 款列举的记录，以便证明该产品符合法案第 801(e)(1) 节的要求。除根据法案第 801(e)(1) 节出口食品和化妆品在发货日期后应保存 3 年的记录外，这类记录应保留与符合适用于该产品的生产质量管理规范或质量体系法规的记录需保留时间段相同的时长。根据要求，在食品药品管理局 (FDA) 审核检查和复制期间，应向 FDA 提供记录。

(1) 证明产品符合国外采购商规格的记录：记录必须包含将国外采购商规格与特定出口相匹配的充分信息；

(2) 证明产品未违反进口国法律的记录：这可能由恰当的外国政府机构、部门或其他授权机构提供的信件（声明该产品已获得该国政府的上市许可或未违反该国法律）或美国负责公司官员（证明该产品未违反进口国法律以及该官员承认他（她）遵守 18 U.S.C. 1001 规定的声明）提供的公证认证构成；

(3) 证明产品用于出口运输的外包装上进行了标记的记录：这可能由任何标签或标签声明的副本构成，例如运输包装上或出口产品无运输包装或容器时装运发票上的"仅供出口"标签或者其他出口产品随附文件；

(4) 证明产品并非在美国销售或供销售的记录：这可能由出口产品和促销材料的生产记录和货运单构成。

(c) 根据《公共保健服务法》第 351(h) 节出口的部分加工生物制品的附加记录保存要求。除本节 (b) 款的要求外，根据《公共保健服务法》第 351(h) 节出口部分加工生物制品的人员应保存（与符合适用于该产品的生产质量管理规范或质量体系法规的记录需保留时间段相同时长的以及根据要求，在 FDA 审核检查和复制期间，应向 FDA 提供的）以下记录：

(1) 证明出口产品是部分加工的生物制品且不是适用于预防、治疗或治愈人类疾病或受伤的记录；
(2) 证明部分加工的生物制品是依据现行生产质量管理规范要求所生产的记录；
(3) 证明出口的部分加工生物制品分销情况的记录；
(4) 出口的部分加工生物制品随附的所有标签的副本和其他证明出口的部分加工生物制品旨在于美国境外进一步生产成最终剂型的记录：这可能由带有声明"注意：仅供进一步生产使用"的包装标签和包装说明书构成。

(d) 根据法案第 802 节的出口药品、生物制品和器械的通知要求。(1) 根据法案第 802 节出口人用药品、生物制品或器械（不是根据法案第 802(c) 节出口用于试验的药品、生物制品或器械或者根据法案第 802 (d) 节以期上市许可而出口的药品、生物制品或器械）的人员应向 FDA 提供书面通知。通知应确定：

(i) 产品的商品名称；

(ii) 产品的缩写名称或专有名称（如果产品是药品或生物制品）或者器械类型（如果产品是器械）；

(iii) 产品的强度或剂型（如果产品是药品或生物制品）或者产品型号（如果产品是器械）；

(iv) 接收出口货品的国家（如果出口至法案第 802(b)(1) 节未列出的国家）。通知可以确定法案第 802(b)(1) 节列出的国家（并非强制性要求）或声明针对列出的国家而非列出国家中无法识别的国家出口。

(2) 通知应发送至以下地址：

(i) 对于生物制品评价和研究中心监管的生物制品和器械 ——Food and Drug Administration, Center for Biologics Evaluation and Research, Document Control Center, 10903 New Hampshire Ave., Bldg. 71, Rm.G112, Silver Spring, MD 20993–0002.

(ii) 对于药品审评与研究中心监管的人用药品产品、生物制品和器械—— Division of New Drugs and Labeling Compliance, Center for Drug Evaluation and Research, Food and Drug Administration, 10903 New Hampshire Ave., Silver Spring, MD 20993–0002.

(iii) 对于器械——Food and Drug Administration, Center for Devices and Radiological Health, Division of Program Operations, 10903 New Hampshire Ave., Bldg. 66, rm.5429, Silver Spring, MD 20993–0002。

(e) 符合法案第 802(g) 节的产品的记录保存要求。(1) 任何根据法案第 802 节规定出口产品的人员应保存出口的所有药品、生物制品和器械以及出口产品收货国的记录。除本节 (b) 款的要求外，这些记录还应包括但不限于以下内容：

(i) 产品的商品名称；

(ii) 产品的缩写名称或专有名称（如果产品是药品或生物制品）或者器械类型（如果产品是器械）；

(iii) 产品的强度和剂型说明以及产品批次和控制编号（如果产品是药品或生物制品）或者产品型号（如果产品是器械）；

(iv) 收货人姓名和地址；

(v) 产品出口日期和出口产品数量。

(2) 这些记录应保存在产品出口或生产的场所，并按照适用于该产品的生产质量管理规范或质量体系法规规定保存记录需保留时间段相同的时长。根据要求，在 FDA 审核检查和复制期间，应向 FDA 提供记录。

[66 FR 65447，2001 年 12 月 19 日，后修订为 69 FR 48774，2004 年 8 月 11 日；70 FR 14980，2005 年 3 月 24 日；74 FR 13112，2009 年 3 月 26 日；75 FR 20914，2010 年 4 月 22 日；77 FR 5176，2012 年 2 月 2 日；80 FR 18090，2015 年 4 月 3 日]

子部分 F——G [保留]

子部分 H——食品设施注册

一般条款

第 1.225 节　谁必须根据本子部分进行注册？

(a) 如果您是本子部分定义的负责国内或国外设施的所有者、经营者或代理人且您的设施从事在美国消费食品的生产 / 加工、打包或保存，您必须根据本子部分对您的设施进行注册，除非您的设施符合 1.226 中一条豁免条款。

(b) 如果您是负责国内设施的所有者、经营者或代理人，无论来自该设施的食品是否进入州际贸易，您都必须对您的设施进行注册。

(c) 如果您是负责设施的所有者、经营者或代理人，您可以授权个人代表您对您的设施进行注册。

第 1.226 节　谁无需根据本子部分进行注册？

本子部分不适用于以下设施：

(a) 国外设施，来自此类设施的食品由美国境外的另一设施进行进一步生产 / 加工（包括包装）。根据本规定未获得豁免的设施，如果后续设施进行的进一步生产 / 加工（包括包装）包括添加标签任何具有最低减让性质的类似活动；

(b) 农场；

(c) 食品零售企业；

(d) 餐厅；

(e) 为消费者准备食品或直接提供食品服务的非营利性食品企业；

(f) 渔船，包括那些不仅捕鱼和运输鱼类，而且还从事诸如去头、去内脏或冻结的操作，从而确保船上鱼类保鲜的渔船。但是，那些以其他方式从事鱼类加工的渔船需遵守本子部分中的要求。为了本节的目的，"加工"是指处理、储存、制作、脱壳、改变为不同的市场形式、生产、保存、打包、贴标、码头卸货、保留或去头、去内脏或冷冻，其目的不仅仅是为了船上鱼类保鲜；

(g) 这些设施整个都需受到美国农业部依据《联邦肉类检查法》（21 U.S.C. 601 及以下等等）《家禽制品检查法》（21 U.S.C. 451 及以下等等）或《蛋制品检查法》（21 U.S.C. 1031 及以下等等）进行管辖；

第 1.227 节　什么定义适用于本子部分?
《联邦食品药品和化妆品法案》第 201 节中的术语定义适用于此子部分中使用的这些术语。此外，为了实现本子部分的目的：

日历日是指日历上显示的每一天。

设施是指从事生产/加工、包装或保存在美国消费的食品，一个总体物理位置的一个所有权下的任何企业、结构或结构体或者移动到多个地点的移动设施。如果运输车辆在正常业务范围内作为运输工具保存食物，那么运输车辆不是设施。设施可由一个或多个连续的结构组成，并且如果设施是独立所有权设施，那么单个建筑物可以容纳多个不同的设施。个人的私人住所不是设施。非瓶装饮用水收集和分销企业及其结构不是设施。

(1) 国内设施是指从事生产／加工、包装或保存在美国消费的食品，位于美国任意州或区、哥伦比亚特区或者波多黎各联邦的任何设施。

(2) 国外设施是指从事生产／加工、包装或保存在美国消费的食品的国内设施以外的设施。

农场指的是：

(1) 初级生产农场。初级生产农场是在一个总体（并非一定是连续的）物理位置一人管理的业务，致力于种植作物、收获作物、饲养动物（包括海鲜）或这些活动的任意组合。除这些活动外，术语"农场"还包括以下业务：

(i) 包装或保存未加工农产品；

(ii) 包装或保存已加工食品，前提是在此类活动中使用的所有已加工食品在该农场或在相同管理下的另一农场消费，或者是本定义第 (1)(iii)(B)(*1*) 款定义的已加工食品；以及

(iii) 生产／加工食品，前提是：

(A) 这类活动中使用的所有食品都在该农场或在同一管理人员的另一个农场消耗；或者

(B) 未在该农场或在同一管理人员的另一个农场消耗食品的任何生产／加工只包括：

(*1*) 未加工农产品干燥／脱水，以创造独特的商品（如葡萄干燥／脱水以生产葡萄干），以及包装和贴标此类商品，而没有额外的

生产 / 加工（例如切片）；

(2) 处理未加工农产品以操纵其成熟（如通过乙烯气处理农产品），以及经处理的未加工农产品的包装和贴标，而没有额外的生产 / 加工；以及

(3) 未加工农产品的包装和贴标，条件是这些活动不涉及额外的生产 / 加工（例如照射）；或者

(2) 次级活动农场。次级活动农场（不在初级生产农场）是致力于未加工农产品的收获（剥皮或去壳）、打包和（或）保存业务，前提是初级生产农场种植、收获和（或）饲养的大多数未加工农产品由次级活动农场收获、打包和（或）保存，之后次级活动农场拥有或与初级生产农场共同拥有（多数权益归次级活动农场所有）。次级活动农场还可以按照本定义第 (1)(ii) 和 (iii) 款所述进行初级生产农场允许的附加活动。

食品含义见《联邦食品药品和化妆品法案》第 201(f) 节：

(1) 除此子部分的目的外，它不包括：

(i)《联邦食品药品和化妆品法案》第 409(h)(6) 节中定义的食品接触物质；或者

(ii) 7 U.S.C. 136(U) 中定义的农药。

(2) 食品示例包括：水果、蔬菜、鱼、乳制品、蛋，用作食物或食物成分的未加工农产品；动物饲料（包括宠物食品）；食品和饲料成分，食品和饲料添加剂；膳食补充剂和膳食组成；婴儿配方食品；饮料（包括酒精饮料和瓶装水）；活食动物；面包类食品；

零食；糖果和罐头食品。

收获适用于农场和农场混合型设施，指的是传统上在农场进行的活动，其目的是从生长或养殖的地方取得未加工农产品，并准备用作食品。收获仅限于在农场上对未加工农产品或通过干燥/脱水原料农产品加工的食品（无其他生产/加工）进行的活动。收获不包括根据《联邦食品药品和化妆品法案》第 201(gg) 节定义的将未加工农产品转化为加工食品的活动。收获的示例包括将未加工农产品的可食用部分从作物植物体上切割下来（或以其他方式分离），以及去除或修剪未加工农产品部分（例如，叶、皮、根或茎）。收获示例还包括对农场上长成的未加工农产品进行冷却、取芯、过滤、收集剥皮、去壳、筛选、打谷、修剪边叶以及洗涤。

保存是指食品储存以及储存食品所进行附加活动（例如为安全或有效保存食品而进行的活动，如储存期间熏蒸食品以及干燥/脱水不会产生不同商品时对未加工农产品进行干燥/脱水（如对干草或苜蓿进行干燥/脱水））。保存还包括根据该食品分销实际需要进行的活动（如混合同种未加工农产品和拆卸货盘），但不包括根据《联邦食品药品和化妆品法案》第 201(gg) 节定义的将未加工农产品转化为加工食品的活动。保存设施可包括仓库、冷藏设施、仓储筒仓、粮仓和储液罐。

生产/加工是指通过一种或多种成分制作食品，或合成、制备、处理、改良或操纵食品，包括粮食作物或成分。生产/加工活动示例包括：烘焙、煮沸、装瓶、装罐、烹饪、冷却、切割、蒸馏、干燥/脱水未加工农产品从而创造独特的商品（如葡萄干燥/脱水以生产葡萄干）、蒸发、去内脏、榨汁、配制、冷冻、碾磨、均化、照射、贴标、研磨、混合、包装（包括调气包装）、巴氏灭菌、剥皮、着色、处理以操纵熟化、修剪、洗涤或打蜡。对于农场和农场混合型设施，生产/加工不包括作为收获、打包或保存一部分的活动。

混合型设施是指从事根据《联邦食品药品和化妆品法案》第 415 节豁免注册以及需要注册活动的企业。这类设施的一个示例是"农场混合型设施"，这是一个农场企业，也进行农场定义外需要企业注册的活动。

非营利性食品企业是指直接为消费者准备或提供食品或者为美国境内的人或动物提供供其食用的食品或膳食的慈善机构。该术语包括中央食物银行、施粥场和非营利性食品外卖服务。要认定为非营利性食品企业，该企业必须符合《美国国内税收法典》(26 U.S.C. 501(C)(3)) 第 501(c)(3) 节的条款。

包装（用作动词时）是指将食品放入与食品直接接触且由消费者接收的容器中。

打包是指将食品放入除包装食品外的容器中，还包括重新打包以及打包或重新打包食品而进行的附加活动（例如为安全或有效的打包或重新打包食品而进行的活动（如打包或重新打包附带的分类、拣选、分级和称重或输送)），但不包括将《联邦食品药品和化妆品法案》第 201(r) 节定义的未加工农产品转化为《联邦食品药品和化妆品法案》第 201(gg) 节定义的加工食品的活动。

餐厅是指直接为立即消费客户准备和向其销售食品的设施。"餐厅"不包括为州际交通工具、中央厨房提供食品的设施以及不直接为消费者准备提供食品的其他类似设施。

(1) 向人类提供食品的实体店（如自助餐厅、午餐室、咖啡馆、小酒馆、快餐店、小吃摊、沙龙、酒馆、酒吧、休息室、餐饮设施、医院厨房、日托厨房和疗养院厨房）都是餐厅；以及

(2) 向动物提供食品的宠物庇护所、狗屋和兽医设施是餐厅。

食品零售企业是指主要功能为直接向消费者销售食品的企业。如果该企业的主要职能是从该企业直接向消费者出售食品，包括其生产/加工、包装或持有的食品，那么术语"食品零售企业"包括生产/加工、包装或保存食品的设施。如果直接向消费者销售的食品产品年度货币价值超过向其他所有买家销售的食品产品年度货币价值，则食品零售企业的主要职能是向消费者直接销售食品。术语"消费者"不包括企业。"食品零售企业"包括杂货店、便利店和自动售货机地点。"食品零售企业"还包括以直接向消费者销售食品作为主要职能的某些农场经营企业。

(1) 从农场上的企业直接面向消费者的食品销售包括该企业直接向消费者进行的销售：

(i) 从路边摊（农民直接向消费者出售其农场食品的位于道路一侧或附近或者大道上的摊位）或农贸市场（一个或多个当地农民聚集起来直接向消费者出售其农场食品的地点）；

(ii) 通过社区支持的农业计划。社区支持农业 (CSA) 计划是指一个或一群农民为一群承诺购买一部分农民当季作物的股东（或订购者）种植食品的计划。这包括一群农民将其作物集中到一个中心位置分销给股东或订购者的 CSA 计划；以及

(iii) 其他直接面向消费者的销售平台，包括上门推销；邮购、目

录订单和网络订单，包括在线农贸市场和在线杂货交货；宗教或其他组织集市以及国家和地方展览会。

(2) 农场经营企业直接面向消费者的食品销售包括该农场经营企业直接向消费者进行的销售：

(i) 从路边摊（农民直接向消费者出售其农场食品的位于道路一侧或附近或者大道上的摊位）或农贸市场（一个或多个当地农民聚集起来直接向消费者出售其农场食品的地点）；

(ii) 通过社区支持的农业计划。社区支持农业 (CSA) 计划是指一个或一群农民为一群承诺购买一部分农民当季作物的股东（或订购者）种植食品的计划。这包括一群农民将其作物集中到一个中心位置分销给股东或订购者的 CSA 计划；以及

(iii) 其他直接面向消费者的销售平台，包括上门推销；邮购、目录订单和网络订单，包括在线农贸市场和在线杂货交货；宗教或其他组织集市以及国家和地方展览会。

(3) 就本定义的目的而言，"农场经营企业"是指由一个或多个农场管理且不在农场上进行生产／加工的企业。

商品名称是指设施进行业务所用的单个名称或多个名称或已知的该设施的其他名称。商品名称与设施相关，品牌名称与产品相关。

美国代理人是指国外设施为本子部分目的指定作为其代理人的定居美国或固定营业地为美国的人员（如《联邦食品药品和化妆品法案》(21 U.S.C. 321(e)) 第 201(e) 节定义）。美国代理人不能是邮

箱、答录机或服务或者作为国外设施代理人并非实际存在的其他地方。

(1) 美国代理人是 FDA 和国外设施之间紧急和常规通信的通信纽带。除非注册指定了另一个紧急联系人，否则美国代理人是 FDA 在发生紧急情况时的联系人。

(2) FDA 将把美国代理人的陈述视为出自国外设施，并会考虑向美国代理人提供相当于国外机构提供信息或文件的信息或文件。为了共享信息和通信目的，FDA 会将美国代理人视为注册人。

国外设施的美国代理人可以查看国外设施注册提交的信息。

(3) 为了本子部分的目的，拥有一名美国代理人并不排除设施为其他业务目的使用多个代理（如国外供应商）。公司在美国的商业业务不需要通过为此子部分指定的美国代理人进行。

您或注册人是指负责在美国生产 / 加工、包装或保存食品的设施的所有者、经营者或代理人。

[80 FR 56141，2015 年 9 月 17 日，后修订为 81 FR 3715，2016 年 1 月 22 日；81 FR 45950，2016 年 7 月 14 日]

食品设施注册程序

第 1.230 节　您必须在何时注册或注册延续?
(a) 注册。您必须在您的设施开始生产、加工、包装或保存在美国消费的食品之前进行注册。您可以授权个人代表您进行设施注册。

(b) 注册延续。您必须每隔一年在每个偶数年度的 10 月 1 日开始至 12 月 31 日结束期间递交一份包含 1.232 要求信息的注册延续。您可以授权个人代表您进行设施注册延续。如果提交注册延续的个人不是负责该设施的所有者、经营者或代理人，那么注册延续还必须包括一个声明，个人应在该声明中证明提交的信息真实和准确、证明他（她）经授权提交注册延续，并通过姓名、地址和电话号码确定经授权提交注册延续的个人。此外，注册延续还必须通过电子邮件地址来确定授权提交注册延续的个人，除非 FDA 已根据 1.245 授权豁免。每个注册延续必须包括提交注册延续的个人的姓名和签名（作为文件选项）。每个电子注册延续都必须包括提交延续的个人的姓名。

(c) 简化注册延续程序。如果自您提交上述注册、后注册延续或设施更新对 1.232 要求的信息未作任何更改，您可以使用简化注册延续程序。如果您使用简化注册延续程序，您必须确认自您提交上述注册后注册延续或设施更新对 1.232 要求的信息未作任何更改，并且您必须证明所提交的信息真实准确。每个简化注册延续必须包括提交简化延续的个人的姓名和签名（作为文件选项）。每个电子简化注册延续都必须包括提交简化延续的个人的姓名。对于未由负责设施的所有者、经营者或代理人提交的简化注册延续，必须提供经授权提交简化延续的个人的电子邮件地址，除非 FDA 已根据 1.245 授权豁免。您必须使用 FDA 3537 表向 FDA 提交简化注册延续。

[81 FR 45950，2016 年 7 月 14 日]

第 1.231 节　您应在何地如何注册或进行注册延续？

(a) 电子注册和注册延续。(1) 要电子注册或更新注册，您必须访问 http://www.fda.gov/furls，该网站可供每周 7 天每天 24 小时进行注册。此网站可从任何地方的互联网介入，包括图书馆、复印中心、学校和网吧。由负责设施的所有者、经营者或代理人授权的个人也可以进行电子注册设施。

(2) 自 2020 年 1 月 4 日起，您必须以电子方式向 FDA 提交注册或注册延续，除非 FDA 已根据 1.245 对您授权豁免。

(3) 在您提交电子注册后，FDA 将核实 FDA 视为可接受的唯一设施标识符 (UFI) 的准确性，并且还会核实与 UFI 相关的设施特定地址是否与您注册关联的地址相同。FDA 核实您设施的 UFI 的准确性以及与 UFI 相关的设施特定地址是否与您注册关联的地址相同前，FDA 不会批准您的注册或向您提供注册编号。关于电子注册延续，在您提交电子注册延续后，FDA 将向您提供注册延续的电子确认书。当您更新电子注册延续的设施的 UFI 部分的信息时，FDA 将核实您设施的 UFI 的准确性，并且还会核实与 UFI 相关的设施特定地址是否与您注册关联的地址相同。FDA 核实您的 UFI 的准确性以及与 UFI 相关的设施特定地址是否与您注册关联的地址相同前，FDA 不会向您提供注册延续确认书。

(4) 对于未由负责设施的所有者、经营者或代理人提交的电子注册，在提交注册后，FDA 将核实确定为有权提交注册的个人确实是经授权代表设施提交的注册。该个人证实他（她）是经授权提交的注册之前，FDA 不会批准注册或提供注册编号。关于电子注册延续，完成电子注册延续提交后，FDA 将提供注册延续的电子确认书。对于未由负责设施的所有者、经营者或代理人提交的电子注册延续，FDA 将核实确定为有权提交注册延续的个人确实是经授权代表设施提交的注册。该个人证实他（她）是经授权提交的注册之前，FDA 不会提供注册延续的电子确认书。

(5) 对于国外设施，在您提交电子注册后，FDA 将核实认定为您
国外设施的美国代理人的人员已同意担任您的美国代理人。该人
员证实已同意担任您的美国代理人之前，FDA 不会批准您的注册
或向您提供注册编号。关于电子注册延续，在您完成电子注册延
续后，FDA 将向您提供注册延续的电子确认书。当您更新电子注
册延续的设施的美国代理人部分的信息时，FDA 将核实认定为您
国外设施的美国代理人的人员已同意担任您的美国代理人。该人
员证实已同意担任您的美国代理人之前，FDA 不会向您提供注册
延续的电子确认书。

(6) 如果提交时发现任何您以前提交的信息不正确，您必须立即按
照 1.234 中的规定更新设施注册。

(7) 一旦 FDA 以电子方式向您发送了确认书和注册编号，视为您
已完成注册。

(b) 通过邮件或传真注册或注册延续。自 2020 年 1 月 4 日起，您
必须以电子方式向 FDA 提交注册或注册延续，除非 FDA 已根据
1.245 对您授权豁免。如果 FDA 已根据 1.245 对您进行授权豁免，
您可以通过邮件或传真进行注册或注册延续。

(1) 您必须使用 FDA 3537 表注册或注册延续（包括简化注册延
续）。您可以通过写信至 U.S. Food and Drug Administration, Center
for Food Safety and Applied Nutrition, 5001 Campus Dr. (HFS–681),
College Park, MD 20740 或者拨打 1–800–216–7331 或 301–575–
0156 请求该表来获取本表副本。

(2) 收到表后，您必须完整清晰填写，并将其邮寄至本节 (b)(1) 款中的地址，或将其传真至 301–436–2804。

(3) 如果 FDA 收到的表上方任何必填信息不完整或不清楚，FDA 会将表退回给您进行修改，前提是您的邮寄地址或传真号码清晰有效。当退回注册表进行修改时，FDA 将使用机构收到该表（即通过邮件或传真）的方式退回。

(4) FDA 可在切实可行的情况下，按照 FDA 收到的顺序将完整清晰的邮寄和传真注册申请输入其注册系统。

(5) 在您提交注册后，FDA 将核实您设施的 UFI 的准确性，并且还会核实与 UFI 相关的设施特定地址是否与您注册关联的地址相同。FDA 核实您设施的 UFI 的准确性以及与 UFI 相关的设施特定地址是否与您注册关联的地址相同前，FDA 不会批准您的注册或向您提供注册编号。关于注册延续，在您通过邮件或传真提交注册延续后，FDA 将向您提供注册延续的确认书。当您更新注册延续的设施的 UFI 部分的信息时，FDA 将核实您设施的 UFI 的准确性，并且还会核实与 UFI 相关的设施特定地址是否与您注册关联的地址相同。FDA 核实您的 UFI 的准确性以及与 UFI 相关的设施特定地址是否与您注册关联的地址相同前，FDA 不会向您提供注册延续确认书。

(6) 对于未由负责设施的所有者、经营者或代理人提交的注册，在通过邮件或传真提交注册后，FDA 将核实确定为有权提交注册的个人确实是经授权代表设施提交的注册。该个人证实他（她）是经授权提交的注册之前，FDA 不会批准注册或提供注册编号。关于注册延续，通过邮件或传真完成注册延续后，FDA 将提供注册延续的确认书。对于未由负责设施的所有者、经营者或代理人提交的注册延续，FDA 将核实确定为有权提交注册延续的个人确实是经授权代表设施提交的注册。

该个人证实他（她）是经授权提交的注册之前，FDA 不会提供注册延续的确认书。

(7) 对于国外设施，在您通过邮件或传真提交电子注册后，FDA 将核实认定为您国外设施的美国代理人的人员已同意担任您的美国代理人。该人员证实已同意担任您的美国代理人之前，FDA 不会批准您的注册或向您提供注册编号。关于注册延续，在您通过邮件或传真完成注册延续后，FDA 将向您提供注册延续的确认书。当您更新注册延续的设施的美国代理人部分的信息时，FDA 将核实认定为您国外设施的美国代理人的人员已同意担任您的美国代理人。该人员证实已同意担任您的美国代理人之前，FDA 不会向您提供注册延续的确认书。

(8) FDA 会将输入的注册副本、注册确认书和您的注册编号邮寄或传真给您。回复注册提交时，FDA 将使用机构收到该注册（即通过邮件或传真）的方式回复。

(9) 如果提交时发现任何您以前提交的信息不正确，您必须立即按照 1.234 中的规定更新设施注册。

(10) 一旦 FDA 将您的设施注册数据输入注册系统且系统生成了注册编号，视为您的设施已完成注册。

(c) 费用。不需要注册费。

(d) 语言。除个人姓名、公司名称、街道名称和商品名称可以以外语提交外，您必须以英文提交所有注册信息。所有信息（包括这些项目）必须使用拉丁语（罗马）字母提交。

[81 FR 45950，2016 年 7 月 14 日]

第 1.232 节　注册需要什么信息？

(a) 对于国内外设施，需要提供以下信息：

(1) 设施的名称、详细地址和电话号码；

(2) 自 2020 年 10 月 1 日起，该设施的 UFI 被 FDA 判定为可接受；

(3) 首选邮寄地址（如果与设施不同）；

(4) 母公司的名称、详细地址和电话号码（如果设施是母公司的子公司）；

(5) 设施使用的所有商品名称；

(6) 负责该设施的所有者、经营者或代理人的名称、详细地址和电话号码。此外，除非 FDA 已根据 1.245 对您授权豁免，否则需要提供负责的所有者、经营者或代理人的电子邮件地址。

(7) 根据 FDA 3537 表上确定的内容在该设施生产 / 加工、包装或保存的任何食品的适用食物产品类别；

(8) 为确定的每个食物产品类别在该设施进行的活动类型。您可以为每个食物产品类别选择多种活动类型。活动类型选项如下：

(i) 常温人类食品仓库 / 保存设施；

(ii) 冷藏人类食品仓库 / 保存设施；

(iii) 冷冻人类食品仓库 / 保存设施；

(iv) 州际运输餐饮服务商 / 餐饮点；

(v) 合同分销商；

(vi) 贴标商 / 重新贴标商；

(vii) 制造商 / 加工商；

(viii) 酸化食品加工商；

(ix) 低酸食品加工商；

(x) 农场混合型设施；

(xi) 打包商 / 重新打包商；

(xii) 救援操作工（修复员）；

(xiii) 动物食物仓库 / 保存设施；

(xiv) 其他活动。

(9) 负责的所有者、经营者或代理人提供保证的声明为允许 FDA
以《联邦食品药品和化妆品法案》允许的时间和方式对设施进行
检查；

(10) 负责的所有者、经营者或代理人证实所提交信息真实准确的
声明。如果提交表的个人不是负责该设施的所有者、经营者或代

理人，那么注册还必须包括一个声明，个人应在该声明中证明提交的信息真实和准确、证明他（她）经授权提交注册，并通过姓名、地址和电话号码确定经授权提交注册的个人。此外，注册还必须通过电子邮件地址来确定授权提交注册的个人，除非 FDA 已根据 1.245 授权豁免。每个注册必须包括提交注册的个人的姓名和签名（作为文件选项）。

(b) 对于国内设施，需要提供以下附加信息：

(1) 设施联系人的电子邮件地址；
(2) 紧急联系电话和电子邮件地址（如果与本节 (b)(1) 款中联系人的电子邮件地址不同）；

(c) 对于国外设施，需要提供以下附加信息：

(1) 国外设施的美国代理人的姓名、详细地址、电话号码和电子邮件地址；
(2) 紧急联系电话和电子邮件地址。[81 FR 45951, 2016 年 7 月 14 日]

第 1.233 节　注册表中是否包含可选项？
是。FDA 鼓励但不要求您提交 FDA 3537 表上的可选项目。

[81 FR 45952，2016 年 7 月 14 日]

第 1.234 节　如何以及何时更新设施的注册信息？
(a) 更新要求。除变更所有者外，对于根据 1.232 更改之前提交的任何信息（如变更经营者、负责的代理人或美国代理人），您必须在 60 个日历日内完成更新。您可以授权个人代表您进行设施注册更新。对于未由负责设施的所有者、经营者或代理人提交的更新内容，必须提供经授权提交更新的个人的电子邮件地址，除非 FDA 已根据 1.245 授权豁免。

(b) 因所有权变更取消。如果更新原因是该设施出现新的所有者，前所有者必须按照 1.235 中的规定在变更的 60 个日历日内取消设施注册，并且新的所有者必须按照 1.231 中的规定提交新的设施注册。前所有者可以授权个人取消设施的注册。

(c) 电子更新。(1) 要以电子方式更新您的注册，您必须访问 http://www.fda.gov/furls 进行更新。

(2) 在您提交电子更新后，FDA 将向您提供更新的电子确认书。更新 UFI 信息时，FDA 将核实您设施的 UFI 的准确性，并且还会核实与 UFI 相关的设施特定地址是否与您注册关联的地址相同。FDA 核实您设施的 UFI 的准确性以及与 UFI 相关的设施特定地址是否与您注册关联的地址相同前，FDA 不会向您提供注册更新的电子确认书。对于国外设施，当您更新您的美国代理人信息时，FDA 将核实认定为您国外设施的美国代理人的人员已同意担任您的美国代理人。该人员证实已同意担任您的美国代理人之前，FDA 不会向您提供注册更新的电子确认书。

(3) 对于未由负责设施的所有者、经营者或代理人提交的电子更新，在提交电子更新后，FDA 将核实确定为有权提交更新的个人确实是经授权代表设施提交的更新。该个人证实他（她）是经授权提交的注册之前，FDA 不会批准对注册进行的更新。

(4) 除非另有通知，一旦 FDA 向您发送了更新确认书，视为您的注册已完成更新。

(d) 通过邮件或传真更新。自 2020 年 1 月 4 日起，您必须以电子方式提交更新，除非 FDA 已根据 1.245 对您授权豁免。如果 FDA 已根据 1.245 对您进行授权豁免，您可以通过邮件或传真进行设施注册更新。

(1) 您必须使用 FDA 3537 表对您的注册进行更新。您可以通过写信至 U.S. Food and Drug Administration, Center for Food Safety and Applied Nutrition, 5001 Campus Dr. (HFS–681), College Park, MD 20740 或者拨打 1–800–216–7331 或 301–575–0156 请求该表来获取本表副本。

(2) 收到表后，您必须清楚地在该表上填写反映您更新信息的部分，并将其邮寄至本节 (b)(1) 款中的地址，或将其传真至 301–436–2804。

(3) 如果 FDA 收到的表上方信息不完整或不清楚，FDA 会将表退回给您进行修改，前提是您的邮寄地址或传真号码清晰有效。当退回注册表进行修改时，FDA 将使用机构收到该注册（即通过邮件或传真）的方式退回。

(4) FDA 可在切实可行的情况下，按照 FDA 收到的顺序将完整清晰的更新内容输入其注册系统。

(5) 然后，FDA 将向注册表上的地址或传真号码邮寄或传真一份输入更新的副本以及更新确认书。回复更新提交时，FDA 将使用机构收到该表（即通过邮件或传真）的方式回复。在您通过邮件或传真提交更新后，FDA 将核实您设施的 UFI 的准确性，并且还会核实与 UFI 相关的设施特定地址是否与您注册关联的地址相同。FDA 核实您设施的 UFI 的准确性以及与 UFI 相关的设施特定地址是否与您注册关联的地址相同前，FDA 不会提供您的注册更新确认书。对于国外设施，当您更新您的美国代理人信息时，FDA 将核实认定为您国外设施的美国代理人的人员已同意担任您的美国代理人。该人员证实已同意担任您的美国代理人之前，FDA 不会向您提供注册更新的确认书。

(6) 对于未由负责设施的所有者、经营者或代理人提交的注册更新，在通过邮件或传真提交注册更新后，FDA 将核实确定为有权提交注册更新的个人确实是经授权代表设施提交的注册更新。该个人证实他（她）是经授权提交的更新之前，FDA 不会批准注册更新。

(7) 如果提交时发现任何您以前提交的更新信息不正确，您必须立即重新提交更新。

(8) 一旦 FDA 将您设施的更新数据输入注册系统且系统生成了更新确认书，视为您的注册已完成更新。

[81 FR 45952，2016 年 7 月 14 日]

第 1.235 节　如何以及何时取消设施的注册信息？

(a) 注册取消通知。您必须在取消原因（例如您的设施停止运营、停止为美国工业食品或出售给了新的所有者）的 60 个日历日内取消注册。

(b) 取消要求。设施注册的取消必须包括以下信息：

(1) 设施的注册编号；

(2) 是国内设施还是国外设施；

(3) 设施名称和地址；

(4) 提交取消的个人的姓名、地址和电子邮件地址（若有）；

(5) 对于未由负责设施的所有者、经营者或代理人提交的注册取消，经授权提交注册取消的个人的电子邮件地址，除非 FDA 已根据 1.245 授权豁免；以及

(6) 证实所提交的信息真实准确且设施授权提交取消的人员取消其注册的声明。

(c) 电子取消。(1) 要以电子方式取消您的注册，您必须访问 http://www.fda.gov/furls 进行取消。

(2) 一旦您完成电子取消，FDA 将向您提供取消的电子确认书。

(3) 对于未由负责设施的所有者、经营者或代理人提交的注册取消，在提交注册取消后，FDA 将核实确定为有权提交取消的个人确实是经授权代表设施提交的取消。该个人证实他（她）是经授权提交的注册取消之前，FDA 不会批准注册取消。

(4) 一旦 FDA 向您发送了取消确认书，视为您已完成注册取消。

(d) 通过邮件或传真取消。自 2020 年 1 月 4 日起，您必须以电子方式取消注册，除非 FDA 已根据 1.245 对您授权豁免。如果 FDA 已根据 1.245 对您进行授权豁免，您可以通过邮件或传真进行设施注册取消。

(1) 您必须使用 FDA 3537a 表对您的注册进行取消。您可以通过写信至 U.S. Food and Drug Administration, Center for Food Safety and Applied Nutrition, 5001 Campus Dr. (HFS–681), College Park, MD 20740 或者拨打 1–800–216–7331 或 301–575–0156 请求该表来获取本表副本。

(2) 收到表后，您必须完整清晰填写，并将其邮寄至本节 (d)(1) 款中的地址，或将其传真至 301–436–2804。

(3) 如果 FDA 收到的表上方信息不完整或不清楚，FDA 会将表退回给您进行修改，前提是您的邮寄地址或传真号码清晰有效。当退回取消表进行修改时，FDA 将使用机构收到该取消（即通过邮件或传真）的方式退回。

(4) FDA 可在切实可行的情况下，按照 FDA 收到的顺序将完整清晰的邮寄和传真取消申请输入其注册系统。

(5) FDA 将向取消表上的地址或传真号码邮寄或传真一份输入取消的副本以及取消确认书。回复取消时，FDA 将使用机构收到该表（即通过邮件或传真）的方式回复。

(6) 对于未由负责设施的所有者、经营者或代理人提交的注册取消，在通过邮件或传真提交注册取消后，FDA 将核实确定为有权提交注册取消的个人确实是经授权代表设施提交的注册取消。该个人证实他（她）是经授权提交的注册取消之前，FDA 不会批准注册取消。

(7) 一旦 FDA 将您设施的取消数据输入注册系统，视为您的注册已取消。FDA 将向您发送取消确认书。

[81 FR 45952，2016 年 7 月 14 日]

附加条款

第 1.240 节　其他还有哪些注册要求适用？

除了本子部分的要求外，您还必须遵守本章第 108 部分中关于紧急许可控制的注册法规以及适用于您设施的任何其他联邦、州或地方的注册要求。

第 1.241 节　注册、更新、延续或取消您的注册失败的后果是什么？

(a)《联邦食品药品和化妆品法案》第 301 节 (21 U.S.C. 331) 禁止采取某些行为或引起此类行为。根据《联邦食品药品和化妆品法案》第 302 节 (21 U.S.C. 332)，美国可以向联邦法院提起民事诉讼，以制止触犯禁止行为的个人。根据《联邦食品药品和化妆品法案》第 303 节 (21 U.S.C. 333)，美国可以向联邦法院提起刑事诉讼，以检举为触犯禁止行为指控负责的个人。根据《联邦食品药品和化妆品法案》第 306 节 (21 U.S.C. 335a)，FDA 可以禁止任何被判定为与食品进口有关重罪的人员进入美国。负责国内或国外设施的所有者、经营者或代理人注册其设施、延续其设施的注册、更新其设施注册所需元素或者按照本子部分的要求取消其注册失败是根据《联邦食品药品和化妆品法案》第 301(dd) 节规定的禁止行为。

(b) 根据 1.230(b) 的要求，如果不更新注册，FDA 便将食品设施的注册视为失效。因此，如果您之前向 FDA 提交了注册，但是每个偶数年度的 10 月 1 日开始至 12 月 31 日结束期间未向 FDA 提交注册延续，FDA 会将该设施的注册视为失效。FDA 将依据《联邦

食品药品和化妆品法案》第 415 节将注册失效的食品设施视为注
册失败。

(c) 如果 FDA 独立证实该设施不再营业或已变更所有者且负责该
设施的所有者、经营者或代理人取消注册失败，或者如果 FDA 确
定注册的设施不存在、无需注册、未按照 1.234(a) 及时更新有关
设施地址的信息或注册是由未经授权的人员根据 1.225 提交注册
的情况，FDA 将取消该注册。

此外，如果设施的注册因设施未能依据 1.230(b) 对其注册进行延
续而失效，FDA 将取消该注册。如果 FDA 取消设施的注册，FDA
将使用注册数据库中设施提交的联系方式发送取消确认书。

(d) 如果为进口到美国而进口或提供的食物货品且生产 / 加工、包
装或保存该食物货品的国外设施未依据本子部分进行注册，该食
物货品的处置应按照本部分第 I 子部分规定的程序进行。

[81 FR 45953，2016 年 7 月 14 日]

第 1.242 节　注册编号分配是什么意思?

设施注册编号分配是指该设施已向 FDA 注册。设施注册编号分配
不以任何方式传达 FDA 对设施或其产品的批准或认可。

第 1.243 节　食品注册信息会向公众公开吗?

(a) 根据本子部分提交的注册设施和注册文件清单不受 5 U.S.C.
552《信息自由法》信息披露约束。此外，来自会披露特定注册
人员身份或地点的此清单或注册文件的任何信息不受 5 U.S.C. 552
《信息自由法》信息披露约束。

(b) 本节 (a) 款不适用于通过其他方式获得的任何信息，也不适用于根据本章 20.81 中定义之前便向公众披露的信息。

第 1.245 节　豁免请求。

根据 1.231(a)(2) 和 (b)、1.234(d) 以及 1.235(d)，自 2020 年 1 月 4 日起，您必须以电子方式向 FDA 提交您的注册、注册延续、更新和取消，除非 FDA 已授权豁免此类要求。根据 1.232(a)(6)，除非 FDA 已授权豁免此类要求，否则您必须提供负责该设施的所有者、经营者或代理人的电子邮件地址。此外，根据 1.230 (b) 和 (c)、1.232(a)(10)、1.234(a) 以及 1.235(b)(5)，除非 FDA 已授予豁免权，未由负责的所有者、经营者或代理人提交的注册延续、简化注册延续、注册、更新和取消必须包括经授权提交的个人的电子邮件地址。要请求豁免这些要求，您必须向 FDA 提交书面请求，说明为什么您不能以电子方式向 FDA 提交注册、注册延续、更新或取消或者为什么您不能提供负责该设施的所有者、经营者或代理人的电子邮件地址。您必须将您的请求提交至：U.S. Food and Drug Administration, Center for Food Safety and Applied Nutrition, 5001 Campus Dr. (HFS–681), College Park, MD 20740。

[81 FR 45953，2016 年 7 月 14 日]

子部分 I——进口食品的事先通知

一般条款

第 1.276 节　什么定义适用于本子部分？

(a) 法案是指《联邦食品药品和化妆品法案》。

(b) 除非本节中进行了定义，否则在本子部分中使用术语时，法案第 201 节 (21 U.S.C. 321) 中的术语定义适用。

(1) 日历日是指日历上显示的每一天。

(2) 货品原产国是指 FDA 生产国。

(3) 货品起运国是指将食物货品装载到运往美国的运输工具上的国家，或者邮寄该货品的国家（如果以国际邮递方式发送食品）。

(4) FDA 生产国是指：(i) 种植（包括为运往美国进行收获、收集以及准备）自然状态的食物货品的国家。如果食物货品是野生鱼，包括在美国境外由未在美国注册的船只捕获或收获的海产品，FDA 生产国为该船只注册的国家。如果自然状态的食物货品是在领土范围进行的种植，包括为运送进行的收获、收集以及准备，FDA 生产国为美国。

(ii) 制作非自然状态食物货品的国家；但是，如果食物货品由野生鱼（包括海鲜）在船上制成，FDA 生产国为该船只注册的国家。如果非自然状态食物货品在领土范围制成，FDA 生产国为美国。

(5) 食品具有法案第 201(f) 节赋予的含义，除本节 (b)(5)(i) 款规定外。

(i) 为了本子部分的目的，它不包括：

(A) 法案第 409(h)(6) 节 (21 U.S.C. 348(h) (6)) 中定义的食品接触物质；或者

(B) 7 U.S.C. 136(u) 中定义的农药。

(ii) 食品示例包括水果、蔬菜、鱼（包括海鲜）、乳制品、蛋，用作食物或食物成分的未加工农产品；动物饲料（包括宠物食品）；食品和饲料成分，食品和饲料添加剂；膳食补充剂和膳食组成；婴儿配方食品；饮料（包括酒精饮料和瓶装水）；活食动物；面包类食品；零食；糖果和罐头食品。

(6) 详细地址是指设施的街道名称和号码；套房 / 单元号（若有）；市；省或州（若有）；邮编（若有）和国家。

(7) 种植者是指从事种植和收获或收集作物（包括植物）、饲养动物（包括鱼（包括海鲜））或两者均从事的人员。

(8) 国际邮递是指国外国家邮递服务。国际邮递不包括快件托运运营商或承运人或其他私人运输服务，除非这类服务是代理人根据作为合同运营或是国外邮递服务的扩展。

(9) 制造商是指生产 / 加工食品的最后一个设施（根据该词在 1.227 中的定义）。将设施视为最后一个设施，即使之后食品进行包括添加标签或任何具有最低减让性质的类似活动的进一步生产 / 加工。如果食品进行超出最低减让性质活动的进一步生产 / 加工，那么将进行附加生产 / 加工的后续设施视为制造商。

(10) 非自然状态是指已由一种或多种成分制成食物货品或者已对食物货品进行合成、精制、处理、改良或操作使食品成为非自然状态的活动示例包括切割、剥皮、修剪、洗涤、打蜡、去内脏、着色、烹饪、烘焙、冷冻、冷却、巴氏灭菌、均化、混合、配制、装瓶、研磨、碾磨、榨汁、蒸馏、贴标或包装。为了本子部分的目的，已伴随收获或收集进行清洁（例如除尘、洗涤）、修剪或冷却或者针对害虫进行处理或抛光的作物仍然处于其天然状态。为了本子部分的目的，伴随收获去头、去内脏或冷冻的全鱼仍然处于其自然状态。

(11) 到货港是指食物货品进口或供进口到美国的水路、空路或陆路口岸。对于通过水路或空路抵达的食物货品，到货港为卸货港。对于通过陆路抵达的食物货品，这是该食物货品第一次跨越美国边界的口岸。到货港可能不同于向美国海关和边境保护局 (CBP) 出示消费或存仓报单或者对外贸易区准入文件的口岸。

(12) 法案第 801(m) 和 (l) 节（21 U.S.C. 381(m) 和 (l)）中的入境港是指 19 CFR 101.1 中定义的报关口岸。

(13) 注册编号是指 FDA 根据法案第 415 节 (21 U.S.C. 350D) 和本部分的子部分 H 分配给设施的注册编号。

(14) 托运人是指从国外托运和运送货品至美国的食物货品的所有者或出口商或者通过国际邮递或快件托运运营商或承运人或其他私人运输服务运送至美国的人员。

(15) 美国是指美国的海关辖区（即 50 个州、哥伦比亚特区和波多黎各联邦），不是指领土。

(16) 您是指提交事先通知的人员，即提交人或发送人（若有）。

[73 FR 66402，2008 年 11 月 7 日，后修订为 80 FR 56143，2015 年 9 月 17 日]

第 1.277 节　该子部分的范围是什么?

(a) 本子部分适用于进口或供进口至美国在美国使用、储存或分销的人类和其他动物的所有食品，包括用作礼品和贸易、质量保证/质量控制样品的食品；通过美国转运到另一个国家的食品；用于未来出口的食品以及在美国对外贸易区使用的食品。

(b) 尽管有本节 (a) 款，本子部分不适用于：

(1) 当抵达美国时，由个人携带或以其他方式携带的供个人使用的食品；

(2) 由个人在其私人住所内制作并由该个人作为个人礼物（即出于非商业原因）发送给美国个人的食品；

(3) 进口后出口的食品（直至其出口都未在到货港停留）；

(4) 进口时根据《联邦肉类检查法》（21 U.S.C. 601 及以下等等）受美国农业部 (USDA) 专属管辖制约的肉类食品；

(5) 进口时根据《家禽制品检查法》（21 U.S.C. 451 及以下等等）受 USDA 专属管辖制约的家禽制品；

(6) 进口时根据《蛋制品检查法》（21 U.S.C. 1031 及以下等等）受 USDA 专属管辖制约的蛋制品；

(7) 受《维也纳外交关系公约》（1961 年）第 27(3) 条制约的食物货品，即以构成外交邮袋的行李或货物运送。

提交进口食品事先通知的要求

第 1.278 节　谁有权提交事先通知?

任何知道所需信息的人都可以提交食品的事先通知。该人员为提交人。提交人也可以让另一个人代表他（她）发送所需的信息。

发送信息的人员为发送人。提交人和发送人可能是同一个人。

第 1.279 节　必须在何时向 FDA 提交事先通知？

(a) 除本节 (c) 款规定外，您必须向 FDA 提交事先通知，并且事先通知必须由 FDA 确认审核如下：

(1) 如果食物货品经公路陆路抵达，不迟于抵达到货港前 2 小时；
(2) 如果食物货品经铁路陆路抵达，不迟于抵达到货港前 4 小时；
(3) 如果食物货品通过航空途径抵达，不迟于抵达到货港前 4 小时；或者
(4) 如果食物货品经水路抵达，不迟于抵达到货港前 8 小时。

(b) 除通过国际邮递进口或供进口食物货品的情况外：

(1) 如果通过经济人自动交换界面 / 自动商业环境 / 国际贸易数据系统 (ABI/ACE/ITDS) 提交事先通知，您不得在预计抵达日期之前提前超过 30 个日历日提交事先通知。
(2) 如果通过 FDA 事先通知系统接口 (FDA PNSI) 提交事先通知，您不得在预计抵达日期之前提前超过 15 个日历日提交事先通知。

(c) 尽管有本节 (a) 和 (b) 款，如果食物货品通过国际邮递到达，您必须在食物货品送达美国之前提交事先通知。

(d) FDA 将使用包含事先通知 (PN) 确认编号的答覆讯息通知您：您的事先通知已通过审核确认。当 FDA 已通过审核确认您的事先通知时，视为您已提交事先通知且提前通知时间开始。

(e) 通过国际邮递送达的任何食物货品必须随附 PN 确认编号。包

装随附的报关单（例如 CN22 或 CN23 或美国等效物）上必须出现 PN 确认编号。

(f) 确认书副本（包括 PN 确认编号）必须随附任何受本子部分制约的食物货品（当其抵达美国时由个人携带或以其他方式携带）。必须在抵达时将确认书副本提供给美国海关和边境保护局 (CBP) 或 FDA。

(g) 食物货品到达美国时，通过 FDA PNSI 提交了事先通知的任何食物货品必须随附 PN 确认编号，并且必须在抵达时提供给 CBP 或 FDA。

[73 FR 66402，2008 年 11 月 7 日，后修订为 82 FR 15629，2017 年 3 月 30 日]

第 1.280 节　您必须如何提交事先通知?

(a) 您必须以电子方式向 FDA 提交事先通知。除个人姓名、公司名称和街道名称可以以外语提交外，您必须以英文提交所有事先通知信息。所有信息（包括前面句子所列项目）必须使用拉丁语（罗马）字母提交。除非本节 (c) 款适用，否则您必须通过以下方式提交事先通知：

(1) 美国海关和边境保护局 (CBP) 经济人自动交换界面 / 自动商业环境 / 国际贸易数据系统 (ABI/ACE/ITDS)；或者

(2) https://www.access.fda.gov/ 中的 FDA PNSI。您必须通过 FDA 事先通知系统接口 (FDA PNSI) 为通过国际邮递进口或供进口的食物货品以及不能通过 ABI/ACE/ITDS 提交事先通知的其他交易类型提交事先通知。

(b) 如果报关行或自行报关系统或者 ABI/ACE/ITDS 接口不能正常工作，必须通过 FDA PNSI 提交事先通知。

(c) 如果 FDA 确定 FDA PNSI 或进口支持的运作和管理系统 (OASIS) 不能正常工作，FDA 将在 http://www.fda.gov. 发布重要通知和说明。系统中断期间，FDA 将接受其认为格式恰当的事先通知提交。

[73 FR 66402，2008 年 11 月 7 日，后修订为 82 FR 15629，2017 年 3 月 30 日]

第 1.281 节　事先通知中必须提供哪些信息?

(a) 通用要求。对于进口或供进口到美国的每件食物货品（除通过国际邮递外），您必须提交本节 (a)(1) 至 (18) 款要求的货品信息：

(1) 提交事先通知的个人的姓名及他（她）的办公地址、电话号码和电子邮件地址以及提交公司的名称和地址（若有）。如果提交事先通知的个人的办公地址是已注册设施，那么可以提供设施的注册编号、城市和国家来代替设施的详细地址；

(2) 代表提交人发送事先通知的个人姓名和公司名称（若有）及他（她）的办公地址、电话号码和电子邮件地址（如果与提交人不同）。如果发送事先通知的个人的办公地址是已注册设施，那么可以提供设施的注册编号、城市和国家来代替设施的详细地址；

(3) 入境类型；

(4) 美国海关和边境保护局 (CBP) 入境标识（例如 CBP 入境编号或

保税编号）（若有）；

(5) 进口或供进口食物货品的身份如下：

(i) 完整 FDA 产品代码；

(ii) 通用名称或常用名称或者市场名称；

(iii) 从最大集装箱到最小包装尺寸估计的食品运输数量；以及

(iv) 法案或 FDA 条例要求的食品批号、代码编号或其他标识，例如本章 113.60(c) 对低酸罐装食品的要求；本章 114.80(b) 对酸化食品的要求以及本章 106.90 对婴儿配方食品的要求；

(6) 对于非自然状态的食物货品，制造商的身份如下：

(i) 制造商名称；以及

(ii) 制造商的注册编号、城市和国家或制造商的详细地址以及无法提供注册编号的原因；

(7) 对于非自然状态的食物货品，种植者的姓名和种植位置地址（若知道）。如果提交人不知道种植者的身份，或者如果货品已合并且提交人不知道任何一位种植者的身份，您可以提供将来自不同种植者或不同生长地点的食物货品合并的公司名称和地址；

(8) FDA 生产国；

(9) 如果托运人不同于制造商，托运人的身份如下：

(i) 托运人名称；以及

(ii) 托运人的详细地址。如果托运人的地址是已注册设施，您也可以提交托运人已注册设施的注册编号；

(10) 货品的起运国；

(11) 进口或供进口食物货品的预计抵达信息如下：

(i) 预计到货港；

(ii) 食物货品将抵达预计到货港的预计日期；

(iii) 预计抵达的时间；以及

(iv) 尽管有本节 (a)(11) 款的介绍性文本和 (a)(11)(i) 至 (iii) 款，如果食物货品由快件托运运营商或承运人送达，可以提交快件托运运营商或承运人追踪编号代替本节 (a)(11) 款的介绍性文本和 (a)(11)(i) 至 (iii) 款要求的信息。

(12) 进口商的名称和详细地址。如果进口商的办公地址是已注册设施，您也可以提交进口商已注册设施的注册编号；根据运输和出口报关单，通过美国转运的进口或供进口的食物货品不需要进口商身份；

(13) 所有者的姓名和详细地址(如果不同于进口商或最终收货人)。

如果所有者的办公地址是已注册设施，您也可以提交所有者已注册设施的注册编号；根据运输和出口报关单，通过美国转运的进口或供进口的食物货品不需要所有者身份；

(14) 最终收货人的名称和详细地址。如果最终收货人的办公地址是已注册设施，您也可以提交最终收货人已注册设施的注册编号；根据运输和出口报关单，通过美国转运的进口或供进口的食物货品不需要最终收货人身份；

(15) 运输方式；

(16) 正在（将要）将食物货品自起运国运至美国到货港的承运人的标准承运人缩写代码 (SCAC) 或国际民航运输协会 (IATA) 代码或者承运人的名称(如果此代码不适用)。如果承运人为私有车辆，车辆的车牌号以及发放车牌号的州或省；

(17) 计划运输信息，适用于运输方式且拥有以下内容时：

(i) 空运提单编号或者提货单编号（若有）。当进入美国时，由个人携带或以其他方式携带的食物货品不需要这些信息。如果食物货品由快件托运运营商或承运人送达，可以提交快件托运运营商或承运人追踪编号代替空运提单编号或者提货单编号（若有）；

(ii) 船名和航次（远洋船舶运抵的食品）；

(iii) 航班号（航空承运人运抵的食品）。如果食物货品由快件托运运营商或承运人送达，可以提交快件托运运营商或承运人追踪编号代替航班号；

(iv) 班次（通过卡车、公共汽车或铁路运抵的食品）；

(v) 集装箱编号（经水路、空路或陆路以集装箱货物方式运抵的食品）。当进入美国时，由个人携带或以其他方式携带的食物货品不需要这些信息；以及

(vi) 车牌号（通过铁路运抵的食品）。由个人携带或以其他方式携带的食物货品不需要这些信息。

(18) 拒绝该货品入境的任何国家。

(b) 通过国际邮递运抵的货品。对于通过国际邮递进口或供进口到美国的每件食物货品，您必须提交本节 (b)(1) 至 (12) 款要求的货品信息：

(1) 提交事先通知的个人的姓名及他（她）的办公地址、电话号码和电子邮件地址以及提交公司的名称和地址（若有）。如果提交事先通知的个人的办公地址是已注册设施，那么可以提供设施的注册编号、城市和国家来代替设施的详细地址；

(2) 代表提交人发送事先通知的个人姓名和公司名称（若有）及他（她）的办公地址、电话号码和电子邮件地址（如果与提交人不同）。如果发送事先通知的个人的办公地址是已注册设施，那么可以提供设施的注册编号、城市和国家来代替设施的详细地址；

(3) 入境类型（将是邮递入境）；

(4) 进口或供进口食物货品的身份如下：

(i) 完整 FDA 产品代码；

(ii) 通用名称或常用名称或者市场名称；

(iii) 从最大集装箱到最小包装尺寸估计的食品运输数量；以及

(iv) 法案或 FDA 条例要求的食品批号、代码编号或其他标识，例如本章 113.60(c) 对低酸罐装食品的要求；本章 114.80(b) 对酸化食品的要求以及本章 106.90 对婴儿配方食品的要求；

(5) 对于非自然状态的食物货品，制造商的身份如下：

(i) 制造商名称；以及

(ii) 制造商的注册编号、城市和国家或制造商的详细地址以及无法提供注册编号的原因；

(6) 对于非自然状态的食物货品，种植者的姓名和种植位置地址（若知道）。如果提交人不知道种植者的身份，或者如果货品已合并且提交人不知道任何一位种植者的身份，您可以提供将来自不同种植者或不同生长地点的食物货品合并的公司名称和地址；

(7) FDA 生产国；

(8) 如果托运人不同于制造商，托运人的身份如下：

(i) 托运人名称；以及

(ii) 托运人的详细地址。如果托运人的地址是已注册设施，您也可以提交托运人已注册设施的注册编号；

(9) 货品的起运（即邮递）国；

(10) 预计邮递日期；以及

(11) 美国收件人的姓名和详细地址。

(12) 拒绝该货品入境的任何国家。

(c) 拒收货品。如果已根据法案第 801(m)(1) 节和本子部分拒收的食物货品，您必须提交本节 (c)(1) 至 (19) 款要求的货品信息。然而，如果是根据 1.283(a)(1)(iii)（不及时的事先通知）提出的拒绝，您不必重新提交之前提交过的任何信息，除非出现信息变更或货品已出口且原始事先通知已通过 ABI/ACE/ITDS 提交。如果是根据 1.283(a)(1)(ii) 提出的拒绝，您必须依据 1.282(b) 和 (c) 取消之前的提交内容。

(1) 提交事先通知的个人的姓名及他（她）的办公地址、电话号码和电子邮件地址以及提交公司的名称和地址（若有）。如果提交事先通知的个人的办公地址是已注册设施，那么可以提供设施的注册编号、城市和国家来代替设施的详细地址；

(2) 代表提交人发送事先通知的个人姓名和公司名称（若有）及他（她）的办公地址、电话号码和电子邮件地址（如果与提交人不同）。如果发送事先通知的个人的办公地址是已注册设施，那么可以提供设施的注册编号、城市和国家来代替设施的详细地址；

(3) 入境类型；

(4) CBP 入境标识（例如 CBP 入境编号或保税编号）（若有）；

(5) 进口或供进口食物货品的身份如下：

(i) 完整 FDA 产品代码；

(ii) 通用名称或常用名称或者市场名称；

(iii) 从最大集装箱到最小包装尺寸运输的食品数量；以及

(iv) 法案或 FDA 条例要求的食品批号、代码编号或其他标识，例如本章 113.60(c) 对低酸罐装食品的要求；本章 114.80(b) 对酸化食品的要求以及本章 106.90 对婴儿配方食品的要求；

(6) 对于非自然状态的食物货品，制造商的身份如下：

(i) 制造商名称；以及

(ii) 制造商的注册编号、城市和国家或制造商的详细地址以及无法提供注册编号的原因；

(7) 对于非自然状态的食物货品,种植者的姓名和种植位置地址(若知道)。如果提交人不知道种植者的身份，或者如果货品已合并且提交人不知道任何一位种植者，您可以提供将来自不同种植者或不同生长地点的食物货品合并的公司名称和地址；

(8) FDA 生产国；

(9) 如果托运人不同于制造商，托运人的身份如下：

(i) 托运人名称；以及

(ii) 托运人的详细地址。如果托运人的地址是已注册设施，您也可以提交托运人已注册设施的注册编号；

(10) 货品的起运国；

(11) 进口或供进口食物货品的抵达信息如下：

(i) 预计到货港；以及

(ii) 食物货品抵达到货港的日期；

(iii) 尽管有本节 (c)(11) 款的介绍性文本和 (c)(11)(i) 至 (ii) 款，如果食物货品由快件托运运营商或承运人送达，可以提交快件托运运营商或承运人追踪编号代替本节 (c)(11) 款的介绍性文本和 (c)(11)(i) 至 (ii) 款要求的信息。

(12) 进口商的名称和详细地址。如果进口商的办公地址是已注册设施，您也可以提交进口商已注册设施的注册编号；根据运输和出口报关单，通过美国转运的进口或供进口的食物货品不需要进口商身份；

(13) 所有者的姓名和详细地址 (如果不同于进口商或最终收货人)。

如果所有者的办公地址是已注册设施，您也可以提交进口商已注册设施的注册编号；根据运输和出口报关单，通过美国转运的进口或供进口的食物货品不需要所有者身份；

(14) 最终收货人的名称和详细地址。如果最终收货人的办公地址是已注册设施，您也可以提交最终收货人已注册设施的注册编号；根据运输和出口报关单，通过美国转运的进口或供进口的食物货品不需要最终收货人身份；

(15) 运输方式；

(16) 将食物货品自起运国运至美国到货港的承运人的 SCAC 或 IATA 代码或者承运人的名称（如果此代码不适用）。如果承运人为私有车辆，车辆的车牌号以及发放车牌号的州或省；

(17) 货运信息，适用于运输方式且拥有以下内容时：

(i) 空运提单编号或者提货单编号（若有）；但是，当进入美国时，由个人携带或以其他方式携带的食物货品不需要这些信息。如果食物货品由快件托运运营商或承运人送达，可以提交快件托运运营商或承运人追踪编号代替空运提单编号或者提货单编号（若有）；

(ii) 船名和航次（远洋船舶运抵的食品）；

(iii) 航班号（航空承运人运抵的食品）。如果食物货品由快件托运运营商或承运人送达，可以提交快件托运运营商或承运人追踪编号代替航班号；

(iv) 班次（通过卡车、公共汽车或铁路运抵的食品）；

(v) 集装箱编号（经水路、空路或陆路以集装箱货物方式运抵的食品）；但是，当进入美国时，由个人携带或以其他方式携带的食物货品不需要这些信息；以及

(vi) 通过铁路抵达的食物，提交车厢号；但是对于由个人携带或以其他方式随个人抵达的食物货品，不需要此信息；

(18) 当前或即将扣押拒绝进口的该食物货品的地点和地址、货品已抵达或将抵达该地点的日期以及该地点联系人的身份。

(19) 拒绝该货品入境的任何国家。

[73 FR 66402，2008 年 11 月 7 日，后修订为 76 FR 25545，2011 年 5 月 5 日；82 FR 15629，2017 年 5 月 30 日]

第 1.282 节　如果在收到事先通知的 FDA 确认后信息发生变更，您该怎么办？

(a)(1) 如果是 1.281(a) 中要求的任何信息，除了以下章节中要求的信息外：

(i) 第 1.281(a)(5)(iii) 节（数量），

(ii) 第 1.281(a)(11) 节（预计抵达信息），或

(iii) 第 1.281(a)(17) 节（计划的装运信息），在收到 FDA 已确认您的事先通知提交审查的通知后发生变更，您必须根据本子部分重

新提交通知，除非该食物货品不会用于进口或进口到美国。

(2) 如果是 1.281(b) 中要求的任何信息，除了 1.281(b)(10) 中所要求的信息（预期的邮寄日期）之外，在收到 FDA 已确认您的事先通知提交审查的通知后发生变更，您必须根据本子部分重新提交通知，除非该食物货品不会用于进口或进口到美国。

(b) 如果您通过 FDA PNSI 提交了事先通知，您应通过 FDA PNSI 取消事先通知。

(c) 如果您通过 ABI/ACE/ITDS 提交了事先通知，您应通过 ACE 要求 CBP 取消入境，从而取消事先通知。

[73 FR 66402，2008 年 11 月 7 日，后修订为 82 FR 15629，2017 年 3 月 30 日]

后果

第 1.283 节　如果没有充分事先通知，进口或用于进口的食品会如何?

(a) 对于进口或用于进口到美国的每种食品，除了通过国际邮递抵达或由个人携带或以其他方式随个人抵达的食品，其后果是：

(1) 事先通知不当 – (i) 无事先通知。如果食物货品抵达到货港，且没有向 FDA 提交事先通知并经其确认进行审查，则将根据该法案 (21 U.S.C. 381(M)(1)) 第 801(m)(1) 节拒绝食品进入。如果食物货品由于缺乏事先通知而遭拒绝，除非美国海关和边境保护局 (CBP) 同意出口，并且该货品立即从 CBP 监管的到货港出口，否则必须扣押在货品进口港内，除非由 CBP 或 FDA 指导。

(ii) 事先通知不准确。如果事先通知已提交至 FDA 并经其确认，
但经通知审查通知或食品检查，该通知被确定为不准确，则应根
据该法案第 801(m)(1) 节拒绝食品进入。如果该食物货品由于事
先通知不正确而遭拒绝，除非 CBP 同意出口，并且该货品立即从
CBP 监管的到货港出口，否则必须扣押在货品进口港内，除非由
CBP 或 FDA 指导。

(iii) 事先通知不及时。如果事先通知已提交并经 FDA 确认进行审
查，但根据 1.279 适用于事先通知的全部时间在该食物货品抵达
时尚未过去，则应根据该法案第 801(m)(1) 节拒绝食品进入，除非
FDA 已审查事先通知，确定其对事先通知的回应，并向 CBP 通报
了该回应。如果该食物货品由于事先通知不及时而遭拒绝，除非
CBP 同意出口，并且该货品立即从 CBP 监管的到货港出口，否则
必须扣押在货品进口港内，除非由 CBP 或 FDA 指导。

(2) 遭拒食品的状况和移动。(i) 根据该法案第 801(m)(1) 节和本节
第 (a) 款遭拒绝的食物货品应被视为 1930 年的《关税法案》（修
订案 19 U.S.C. 1490）第 490 节中所述的一般订单商品。

(ii) 遭拒食品必须移动至适当的保管关栈，除非在 CBP 监管下立
即出口。如果食品要在港口扣押，必须在移动食品之前告知 FDA
即将扣押食品的港口位置。

如果食品要在港口以外的安全设施中扣押，必须在移动食品之前
告知 FDA 安全设施的位置。遭拒绝的食品不得入境且不得交付给
任何进口商、所有者或最终收货人。如果食品要在港口以外的安

全设施中扣押，必须直接将食品带到该安全设施。

(3) 遭拒食品的隔离。如果遭拒绝的食物货品是货运的一部分，且该货运包含未遭扣押的其他食品或其他商品不受本子部分影响，则该遭拒绝的食物货品可与其他货运隔离。这种隔离必须在扣押该货品的地方进行。FDA 或 CBP 可监管隔离。如果 FDA 或 CBP 确定有必要进行监管，则不得在没有监管的情况下进行隔离。

(4) 成本。FDA 或 CBP 对因拒绝而导致的运输、储存或其他费用均不承担责任。

(5) 拒绝后出口。根据本节 (a) 款遭拒的食物货品可以经 CBP 同意并在 CBP 监管下出口，除非 FDA 或 CBP 根据其他权限检获或行政扣押。如果根据本节 (a) 款遭拒绝进入的食物货品出口，则应在出口后 5 个工作日内取消事先通知。

(6) 无拒绝后提交或请求进行审查。如果食物货品根据该法案第 801(m)(1) 节遭拒绝并且没有提交或重新提交事先通知，没有根据本节 (d) 款提交 FDA 审查请求，或者没有根据本节 (a)(5) 款进行出口，则该食物货品应按照与一般订单商品有关的 CBP 法规（19 CFR 第 127 部分）的规定处理，除非 CBP 与 FDA 另外同意，否则该货品只能用于出口销售或销毁。

(b) 由个人携带或以其他方式伴随个人的食品。如果由个人携带或以其他方式伴随个人且抵达美国的食品不是供个人使用，且没有充分的事先通知，或个人无法向 FDA 或 CBP 提供事先通知 (PN) 确认书的副本，则应根据该法案第 801(m)(1) 节拒绝其进入。如果在离开港口前个人没有安排将食品存放在港口或出口，则 FDA 或

CBP 可销毁该食物货品。

(c) 拒绝后的事先通知提交。(1) 如果根据本节 (a)(1)(i) 款拒绝食物
货品（无事先通知）且食品未出口，则必须根据 1.280 和 1.281(c)
提交事先通知。

(2) 如果根据本节 (a)(1)(ii) 款拒绝食物货品（事先通知不准确）且
食品未出口，则应根据 1.282 取消事先通知，且必须根据 1.280
和 1.281(c) 重新提交事先通知。

(3) 一旦已提交或重新提交了事先通知，且经 FDA 确认进行审查，则
FDA 将力争在 1.279 规定的时间范围内审查并回复事先通知提交。

(d) 拒绝后的 FDA 审查。(1) 如果食物货品根据该法案第 801(m)(1)
节遭拒绝进入，可提交请求，要求 FDA 审查该货品是否符合 1.277
下本子部分的要求，或事先通知中提交的信息是否完整准确。审
查请求不得用于提交事先通知或重新提交不准确的事先通知。

(2) 请求只能由承运商、提交者、进口商、所有者或最终收货人提
交。请求必须确定请求者的身份。

(3) 请求必须以书面形式提交给 FDA，并以传真或电子邮件的形
式送达。接收请求的地址列在 http://www.fda.gov – 参见事先通知。
请求必须包括 FDA 执行审查所必要的所有事实和法律信息。对于
每个遭拒货品只能提交一份审查请求。

(4) 请求必须在拒绝后的 5 个日历日内提交。FDA 将在收到请求
后的 5 个日历日内审查和回复。

(5) 如果 FDA 确定该货品不符合 1.277 下本子部分的要求，或者事先通知提交完整准确，其将通知请求者、发送者和 CBP 该食品不再根据该法案第 801(m)(1) 节遭受拒绝。

(e) 国际邮递。如果食物货品通过国际邮递抵达且实现通知不当或未按要求附加 PN 确认编号，则包裹将由 CBP 扣押 72 小时等待 FDA 检查和处置。如果 FDA 根据该法案第 801(m)(1) 节拒绝该货品并且有退货地址，则该包裹可退回给发件人 , 并标记为"无事先通知 – FDA 拒绝"。如果该货品遭拒且没有退货地址，或 FDA 确定包裹内的该食物货品似乎存在危险，则 FDA 可自行处置或销毁该包裹。如果 FDA 在 CBP 扣押的 72 小时内没有回复，CBP 可将包裹退回给发件人，或者如果没有退货地址，则销毁包裹，费用由 FDA 承担。

(f) 禁止交付和转移。(1) 尽管有该法案第 801(b) 节的规定，根据该法案第 801(m)(1) 节遭拒的食物货品不得交付给进口商、所有者或最终收货人，直到根据本子部分提交事先通知至 FDA，FDA 已检查该事先通知，FDA 已确定事先通知为充分，并且 FDA 已通知 CBP 和发送者该食物货品不再根据该法案第 801(m)(1) 节遭拒。

(2) 在根据该法案第 801(m)(1) 节扣押遭拒的食物货品期间，任何人不得将该货品从港口或其他指定安全设施转移，直到根据本子部分提交事先通知至 FDA，FDA 已检查该事先通知，FDA 已确定事先通知为充分，并且 FDA 已通知 CBP 和发送者该食物货品不再根据该法案第 801(m)(1) 节遭拒。在 FDA 通知 CBP 和发送者后，可以依照法律规定入境。

(g) 与其他准入性决定的关系。根据该法案第 801(m)(1) 节不再拒绝食物货品的决定不同于根据该法案或其他美国法律其他规定的准入性确定，且可在后者之前作出。根据该法案第 801(m)(1) 节不再拒绝食物货品的决定不意味着将根据该法案或其他美国法律其他规定允许进入。

第 1.284 节　未能提交充分事先通知或因其他原因不符合本子部分的其他后果是什么？

(a) 根据本法案第 301(ee) 节 (21 U.S.C. 331 (ee))，禁止违反本法案第 801(m) 节要求（包括本子部分的要求）进口或提供进口食物货品到美国的行为。

(b) 该法案第 301 节禁止采取某些行为或引起此类行为。

(1) 根据该法案第 302 节 (21 U.S.C. 332)，美国可以向联邦法院提起民事诉讼，以制止犯有受禁止行为的个人。

(2) 根据该法案第 301 和 303 节 (21 U.S.C. 331 和 333)，美国可以向联邦法院提起刑事诉讼，起诉负责实施受禁止行为的个人。

(c) 根据该法案第 306 节 (21 U.S.C. 335a)，FDA 可以对任何被判定为犯有与进口食品到美国的有关重罪的个人或任何参与进口或提供进口掺假食品并对人类或动物造成严重不良健康后果或构成死亡威胁的食品的任何个人实行褫夺。

第 1.285 节　从根据本部分的子部分 H 需注册但未注册设施进口或提供进口的食品会如何？

(a) 后果。如果从根据该法案第 415 节 (21 U.S.C. 350d) 和本部分的子部分 H 需要注册但未注册的国外设施进口食物货品或提供进口到美国，则该食品将根据该法案第 801(l) 节 (21 U.S.C. 381(l)) 进行扣押。

(b) 扣押。除非获得 CBP 的出口同意，并且货品立即从到货港出口，否则如果食品根据该法案第 801(l) 节被扣押，则必须扣押在进口港内，除非受 CBP 或 FDA 指示。

(c) 扣押食品的状况和移动。(1) 根据该法案第 801(l) 节遭扣押的食物货品应被视为 1930 年的《关税法案》(修订案 19 U.S.C. 1490) 第 490 节中所述的一般订单商品。

(2) 根据该法案第 801(l) 节所扣押食品必须移动至适当的保管关栈，除非在 CBP 监管下立即出口。如果食品要在港口扣押，必须在移动食品之前告知 FDA 即将扣押食品的港口位置。如果食品要在港口以外的安全设施中扣押，必须在移动食品之前告知 FDA 安全设施的位置。遭扣押的食品不得入境且不得交付给任何进口商、所有者或最终收货人。如果食品要在港口以外的安全设施中扣押，必须直接将食品带到该安全设施。

(d) 遭扣押食品的隔离。如果根据该法案第 801(l) 节遭扣押的食品是货运的一部分，且该货运包含未遭扣押的其他食品，则遭扣押食品可与其他货运隔离。这种隔离必须在扣押该货品的地方进行。FDA 或 CBP 可监管隔离。如果 FDA 或 CBP 确定有必要进行监管，则不得在没有监管的情况下进行隔离。

(e) 成本。FDA 或 CBP 对因拒绝而导致的运输、储存或其他费用不承担责任。

(f) 扣押后出口。根据该法案第 801(l) 节遭扣押的食物货品可以经

CBP 同意并在 CBP 监管下出口，除非 FDA 或 CBP 根据其他权限检获或行政扣押。

(g) 未注册或未请求审查。如果食物货品根据该法案第 801(l) 节遭扣押并且未根据本节 (j) 款提交注册编号或 FDA 审查请求，或者没有根据本节 (f) 款进行出口，则该食品应按照与一般订单商品有关的 CBP 法规的规定处理，除非 CBP 与 FDA 另外同意，该货品只能用于出口销售或销毁。

(h) 由个人携带或以其他方式伴随个人的食品。如果由个人携带或以其他方式伴随个人抵达美国的食物货品不是供个人使用并且根据该法案第 801(l) 节遭扣押，原因是它来自根据该法案第 415 节和本部分的子部分 H 需要注册但未注册的国外设施，则个人可以安排将食品存放在港口或出口。如果不能这样安排，可销毁该种食物。

(i) 扣押后提交。(1) 如果食物货品因来自未注册的国外设施而根据本节 (b) 款遭扣押，为解决扣押，则必须注册该设施并获得注册编号。

(2) 必须以书面形式向 FDA 食品防御部门通知适用的注册号。通知必须提供提交信息人员的姓名和联系方式。该通知可以通过传真或电子邮件发送给 FDA。这些交付方法的联系信息列在 http://www.fda.gov – 参见事先通知。通知应包括适用的 CBP 条目标识符。

(3) 如果 FDA 确定该货品不再遭扣押，则将通知提供注册信息的人员和 CBP 该食品不再根据该法案第 801(l) 节遭扣押。

(j) 扣押后的 FDA 审查 。(1) 如果根据该法案第 801(l) 节扣押食物货品，可提交请求，要求 FDA 审查与该货品相关的设施是否符合该法案第 415 节的要求。不可提交审查请求以获得注册号。

(2) 请求只能由该货品的承运商、提交者、进口商、所有者或最终收货人提交。请求必须确定请求者的身份。

(3) 请求必须以书面形式提交给 FDA，并以传真或电子邮件的形式送达。接收请求的地址列在 http://www.fda.gov – 参见事先通知。请求必须包括 FDA 执行审查所必要的所有事实和法律信息。对于每个遭扣押货品只能提交一份审查请求。

(4) 请求必须在扣押后的 5 个日历日内提交。FDA 将在收到请求后的 5 个日历日内审查和回复。

(5) 如果 FDA 确定该货品并非来自受该法案第 415 节要求制约的设施，则将通知请求者和 CBP 该食品不再根据该法案第 801(l) 节遭扣押。

(k) 国际邮递。如果来自根据该法案第 415 节和本部分的子部分 H 需要注册但未注册的国外设施的食物货品通过国际邮递方式抵达，则该包裹将由 CBP 扣押 72 小时等待 FDA 检查和处置。如果根据该法案第 801(l) 节扣押该货品并且有退货地址，则该包裹可退回给发件人，并标记为"未注册 – 不允许进入"。如果该货品遭扣押且没有退货地址，或 FDA 确定包裹内的该食物货品似乎存在危险，则 FDA 可自行处置或销毁该包裹。如果 FDA 在 CBP 扣押的 72 小时内没有回复，CBP 可将包裹退回给发件人并标记"未注册 – 不允许进入"，或者如果没有退货地址，则销毁包裹，费用由 FDA 承担。

(l) 禁止交付和转移。尽管有该法案第 801(b) 节的规定，但是食物
货品根据该法案第 801(l) 节遭扣押时不得交付给进口商、所有者
或最终收货人。如果根据该法案第 801(l) 节食物货品不再遭扣押，
则可以依照法律规定入境。

(m) 与其他准入性规定的关系。根据该法案第 801(l) 节不再扣押食
物货品的决定不同于根据该法案或其他美国法律其他规定的准入
性确定，且可在后者之前作出。根据该法案第 801(l) 节不再扣押
食物货品的决定不意味着将根据该法案或其他美国法律其他规定
允许进入。

[73 FR 66402，2008 年 11 月 7 日，后修订为 82 FR 15629，2017
年 3 月 30 日]

子部分 J—— 记录的建立、维护和可用性

一般条款

第 1.326 节　谁受本子部分制约?

(a) 在美国生产、加工、打包、运输、分配、接收、保存或进口食
品的人员必须受本子部分中法规的制约，除非您符合 1.327 中的
一项排除条件。如果您在一个地点进行多种类型的活动，则需要
保留与本子部分所涵盖活动有关的记录，但本子部分不需要保留
1.327 中例外情况中涉及的活动记录。

(b) 受本子部分法规制约的人员必须记录食品是否提供用于或进入

州际贸易。

第 1.327 节　谁被排除在本子部分全部或部分法规之外?

(a) 农场被排除在本子部分的所有要求之外。

(b) 餐厅被排除在本子部分的所有要求之外。如果餐厅 / 商用设施所制作并销售给消费者用于即期消费的食品比例超过其食品总销售量的 90%,则餐厅 / 商用设施被排除在本子部分的所有要求之外。

(c) 渔船,包括那些不仅收获和运输鱼类,而且还从事诸如去头、去内脏或冻结的操作,其目的仅为了船上鱼类保鲜的渔船,被排除在本子部分的所有要求之外,除了 1.361 和 1.363。但是,那些以其他方式从事鱼类加工的渔船需遵守本子部分中所有要求。为了本节的目的,"加工"是指处理、储存、制作、脱壳、改变为不同的市场形式、生产、保存、打包、贴标、码头卸货、保留或去头、去内脏或冷冻,其目的不仅仅是为了船上鱼类保鲜。

(d) 直接向消费者分配食品的人员被排除在 1.345 的要求之外,以建立和维持记录,从而识别这些交易下一阶段非运输者和运输者。术语"消费者"不包括企业。

(e) 经营食品零售企业,向非消费者散发食品的人员须遵守本子部分的所有要求。然而,1.345 中建立和维持记录以识别并非消费者的下一阶段非运输者和运输者的要求仅适用于该信息合理可用的那些交易。

(1) 为了本节的目的,食品零售企业的定义是指主要功能为直接向消费者销售食品的企业。术语"消费者"不包括企业。

(2) 如果该企业的主要职能是从该企业直接向消费者出售食品，包括其生产/加工、打包或保存的食品，则食品零售企业可以生产/加工、包装或保存食品。

(3) 如果直接向消费者销售的食品产品年度货币价值超过向其他所有买家销售的食品产品年度货币价值，则食品零售企业的主要职能是向消费者直接销售食品。

(4) "食品零售企业"包括杂货店、便利店和自动售货机地点。

(f) 雇用 10 名或以下全职等同雇员的食品零售企业被排除在本子部分的所有要求之外，除了 1.361 和 1.363。排除是以每个食品零售企业的全职等同雇员人数为基础，而不是基于可能拥有众多零售店的整个业务。

(g) 在美国根据《联邦肉类检查法》(21 U.S.C. 601 及以下等等)、《家禽制品检查法》(21 U.S.C. 451 及以下等等) 或《蛋制品检查法》(21 U.S.C. 1031 及以下等等) 在美国农业部 (USDA) 专属管辖范围内生产、加工、打包、运输、分销、接收、保存或进口食品的人员被排除在本子部分关于该食品的所有要求之外，并且在 USDA 的专属管辖范围内。

(h) 外国人，除了在美国境内运输食品的外国人，被排除在本子部分的所有要求之外。

(i) 生产、加工、打包、运输、分销、接收、保存或进口食品的人员对于其包装（具有标签且不接触食品的外包装）须遵守 1.361 和 1.363 的规定。生产、加工、打包、运输、分销、接收、保存或进口包装的所有其他人员均被排除在本子部分的所有要求之外。

(j) 生产、加工、打包、运输、分销、接收、保存或进口与食品直接接触的成品容器以外的食品接触物质的人员被排除在本子部分的所有要求之外，除了 1.361 和 1.363。

(k) 将食品直接与其成品容器接触的人员应遵守本子部分中与直接接触该食品的成品容器有关的所有要求。生产、加工、打包、运输、分销、接收、保存或进口与食品直接接触的成品容器的所有其他人员被排除在本子部分对成品容器的要求之外，除了 1.361 和 1.363。

(l) 非营利性食品企业被排除在本子部分的所有要求之外，除了 1.361 和 1.363。

(m) 生产、加工、打包、运输、分销、接收、保存或进口食品用于个人消费的人员均被排除在本子部分的所有要求之外。

(n) 代表特定个人消费者接收或保存食品的个人，以及非交易双方且不涉及分销食品行业的人员被排除在本子部分的所有要求之外。

第 1.328 节 什么定义适用于本子部分?

《联邦食品药品和化妆品法案》（该法案）(21 U.S.C. 321) 第 201 节中的术语定义适用于此子部分中使用的这些术语。此外，为了实现本子部分的目的：

农场指的是：

(1) 初级生产农场。初级生产农场是在一个总体（并非一定是连续的）物理位置一人管理的业务，致力于种植作物、收获作物、饲

养动物（包括海鲜）或这些活动的任意组合。除这些活动外，术
语"农场"还包括以下业务：

(i) 包装或保存未加工农产品；

(ii) 打包或保存已加工食品，条件是在此类活动中使用的所有已加
工食品在该农场或在相同管理下的另一农场消费，或者是本定义
第 (1)(iii)(B)(*1*) 款定义的已加工食品；以及

(iii) 生产 / 加工食品，前提是：

(A) 这类活动中使用的所有食品都在该农场或在同一管理人员的
另一个农场消耗；或者

(B) 未在该农场或在同一管理人员的另一个农场消耗食品的任何
生产 / 加工只包括：

(*1*) 未加工农产品干燥 / 脱水，以创造独特的商品（如葡萄干燥 /
脱水以生产葡萄干），以及包装和贴标此类商品，而没有额外的
生产 / 加工（例如切片）；
(*2*) 处理未加工农产品以操纵其成熟（如通过乙烯气处理农产品），
以及经处理的未加工农产品的包装和贴标，而没有额外的生产 /
加工；以及
(*3*) 未加工农产品的包装和贴标，条件是这些活动不涉及额外的生
产 / 加工（例如照射）；或者

(2) 次级活动农场。次级活动农场（不在初级生产农场）是致力
于未加工农产品的收获（剥皮或去壳）、包装和（或）保存业务，

前提是初级生产农场种植、收获和（或）饲养的大多数未加工农产品由次级活动农场收获、包装和（或）保存，之后次级活动农场拥有或与初级生产农场共同拥有（多数权益归次级活动农场所有）。次级活动农场还可以按照本定义第 (1)(ii) 和 (iii) 款所述进行初级生产农场允许的附加活动。

食品含义见《联邦食品药品和化妆品法案》第 201(f) 节。食品的示例包括但不限于水果；蔬菜；鱼；乳制品；蛋；用作食品或食品成分的未加工农产品；动物饲料，包括宠物食品；食品和饲料成分和添加剂，包括从成品容器迁移到食品中的物质和其他与食品接触的物品；膳食补充剂和膳食组成；婴儿配方食品；饮料，包括酒精饮料和瓶装水；活食动物；面包类食品；零食；糖果；和罐头食品。

全职等同雇员是指声明豁免的人员雇佣的所有个人。全职等同雇员的人数通过将直接支付给该人员雇员的工资或薪水的总工作时数以及其所有附属公司总工作时数除以 1 年的工作时数 2,080 小时（即，40 小时 * 52 周）获得。

收获适用于农场和农场混合型设施，指的是传统上在农场进行的活动，其目的是从生长或养殖的地方取得未加工农产品，并准备用作食品。收获仅限于在农场上对未加工农产品或通过干燥 / 脱水原料农产品加工的食品（无其他生产 / 加工）进行的活动。收获不包括根据《联邦食品药品和化妆品法案》第 201(gg) 节定义的将未加工农产品转化为加工食品的活动。收获的示例包括将未加工农产品的可食用部分从作物植物体上切割下来（或以其他方式分离），以及去除或修剪未加工农产品部分（例如，叶、皮、根或茎）。收获示例还包括对农场上长成的未加工农产品进行冷却、取芯、过滤、收集剥皮、去壳、筛选、打谷、修剪边叶以及洗涤。

保存是指食品储存以及储存食品所进行附加活动（例如为安全或有效保存食品而进行的活动，如储存期间熏蒸食品以及干燥／脱水不会产生不同商品时对未加工农产品进行干燥／脱水（如对干草或苜蓿进行干燥／脱水））。保存还包括根据该食品分销实际需要进行的活动（如混合同种未加工农产品和拆卸货盘），但不包括根据《联邦食品药品和化妆品法案》第 201(gg) 节定义的将未加工农产品转化为加工食品的活动。保存设施可包括仓库、冷藏设施、仓储筒仓、粮仓和储液罐。

生产／加工是指通过一种或多种成分制作食品，或合成、制备、处理、改良或操纵食品，包括粮食作物或成分。生产／加工活动示例包括：烘焙、煮沸、装瓶、装罐、烹饪、冷却、切割、蒸馏、干燥／脱水未加工农产品从而创造独特的商品（如葡萄干燥／脱水以生产葡萄干）、蒸发、去内脏、榨汁、配制、冷冻、碾磨、均化、照射、贴标、研磨、混合、包装（包括调气包装）、巴氏灭菌、剥皮、着色、处理以操纵熟化、修剪、洗涤或打蜡。对于农场和农场混合型设施，生产／加工不包括作为收获、包装或保存一部分的活动。

混合型设施是指从事根据《联邦食品药品和化妆品法案》第 415 节免除注册以及需要注册活动的企业。这类设施的一个示例是"农场混合型设施"，这是一个农场企业，也进行农场定义外需要企业注册的活动。

非营利性食品企业是指直接为消费者准备或提供食品或者为美国境内的人或动物提供供其食用的食品或膳食的慈善机构。该术语包括中央食物银行、施粥场和非营利性食品外卖服务。要认定为非营利性食品企业，该企业必须符合《美国国内税收法典》(26 U.S.C. 501(C)(3)) 第 501(c)(3) 节的条款。

非运输者是指拥有食品或保存、生产、加工、打包、进口、接收或分销食品用于运输以外目的的人员。

上一阶段非运输者是指在将其转运到另一个非运输者之前上一个拥有食品的人员。

下一阶段非运输者是指从另一个非运输者处获得食品的非运输者。

包装（用作名词时）是指带有标签且不接触食品的食品外包装。包装不包括《联邦食品药品和化妆品法案》第 409(h)(6) 节中定义的食品接触物质。

包装（用作动词时）是指将食品放入与食品直接接触且由消费者接收的容器中。

打包是指将食品放入除包装食品外的容器中，还包括重新包装以及包装或重新包装食品而进行的附加活动（例如为安全或有效的包装或重新包装食品而进行的活动（如包装或重新包装附带的分类、拣选、分级和称重或输送）），但不包括将《联邦食品药品和化妆品法案》第 201(r) 节定义的未加工农产品转化为《联邦食品药品和化妆品法案》第 201(gg) 节定义的加工食品的活动。

人员包括个人、合伙企业、公司和协会。

食谱是指生产食物产品所必需的配方，包括成分、数量和说明。因为食谱必须具有所有三个要素，所以没有数量信息和生产说明的用于生产产品的成分列表并不是食谱。

餐厅是指直接为立即消费客户准备和向其销售食品的设施。

"餐厅"不包括为州际交通工具、中央厨房提供食品的设施以及不直接为消费者准备提供食品的其他类似设施。

(1) 直接向人类提供食品的设施，如自助餐厅、午餐室、咖啡馆、小酒馆、快餐店、小吃摊、沙龙、酒馆、酒吧、休息室、餐饮设施、医院厨房、日托厨房和疗养院厨房，都是餐厅。
(2) 直接向动物提供食品的宠物庇护所、狗屋和兽医设施是餐厅。

运输者是指在美国拥有、保管或控制食物货品的人员，其唯一目的是通过公路、铁路、水路或航空运送食品。运输者还包括在美国运送食品的外国人，无论该外国人是否拥有、保管或控制该食品，其唯一目的是运送该食品。

上一阶段运输者是指运输者获得食品的来源人员。该来源可以是另一个运输者或非运输者。

下一阶段运输者是指运输者向其交付食品的人员。该接收者可以是另一个运输者或非运输者。

您是指在 1.326 下受本子部分制约的人员。

[69 FR 71651，2004 年 12 月 9 日，后修订为 80 FR 56143，2015 年 9 月 17 日；81 FR 3715，2016 年 1 月 22 日]

第 1.329 节　其他法律规定和法规是否适用？
(a) 除了本子部分的法规外，您必须遵守与建立和维持食品记录有关的所有其他适用法律规定和法规，本节 (b) 款所述除外。例如，本子部分法规是对低酸罐装食品、果汁、海鲜、婴儿配方食品、着色剂、瓶装水、动物饲料和药用动物饲料现有记录保管法规的补充。

(b) 符合本章 11.3(b)(6) (21 CFR 11.3 (b)(6)) 中电子记录定义的为满足本子部分要求而建立并维持的记录不受本章第 11 部分要求的限制。满足本子部分要求，但根据其他适用法律规定或法规也同样需要的记录仍受本章第 11 部分制约。

第 1.330 节　现有记录可否满足本子部分的要求？

如果这些记录包含本子部分所需的所有信息，则本子部分中的法规不要求重复现有记录。如果所涉及人员为了符合其他联邦、州或当地法规或因任何其他原因而保留本子部分要求的所有信息记录，则可以使用那些记录以符合这些要求。此外，人员不必将本规则所需的所有信息保存在一组记录中。如果他们有包含一些所需信息的记录，他们可以保留那些现有记录，并单独或以组合形式保留本规则所需的新信息。即使包含部分所需信息的记录不是在接收或放行食品时创建，也没有义务创建一个全新的记录或汇编包含现有信息和新信息的记录。

非运输者建立和维护此记录以识别食品上一阶段非运输者和运输者的要求

第 1.337 节　非运输者必须建立和维护哪些信息来识别食品上一阶段非运输者和运输者？

(a) 如果您是非运输者，您必须为您接收的所有食品建立和维持以下记录：

(1) 上一阶段非运输者（无论是国内还是国外）的公司名称、地址、电话号码、以及，若有，传真号码和电子邮件地址；

(2) 接收食品类型的适当描述，包括品牌名称和特定品种（例如，品牌 x 切达干酪，而不仅仅是奶酪；或者长叶莴苣，而不仅仅是莴苣）；

(3) 接收食品的日期；

(4) 对于生产、加工或打包食品的人员，食品的批号或代码或其他识别码（该信息存在的情况下）；

(5) 食品数量和包装方式（例如 6 个一束、25 磅 (lb) 一箱、12 盎司 (oz) 一瓶、100 加仑 (gal) 一罐）；以及

(6) 上一阶段运输者（运输食品给您的运输者）的公司名称、地址、电话号码、以及，若有，传真号码和电子邮件地址。

非运输者建立和维护此记录以识别食品下一阶段非运输者和运输者的要求

第 1.345 节　非运输者必须建立和维护哪些信息来识别食品下一阶段非运输者和运输者？

(a) 如果您是非运输者，您必须为您放行的食品建立和维持以下记录：

(1) 下一阶段非运输者（无论是国内还是国外）的公司名称、地址、电话号码、以及，若有，传真号码和电子邮件地址；

(2) 放行食品类型的适当描述，包括品牌名称和特定品种（例如，品牌 x 切达干酪，而不仅仅是奶酪；或者长叶莴苣，而不仅仅是莴苣）；

(3) 放行食品的日期；

(4) 对于生产、加工或打包食品的人员，食品的批号或代码或其他识别码（该信息存在的情况下）；

(5) 食品数量和包装方式（例如 6 个一束、25 lb 一箱、12 oz 一瓶、100 gal 一罐）；

(6) 下一阶段运输者（从您处运输食品的运输者）的公司名称、地址、电话号码、以及，若有，传真号码和电子邮件地址；以及

(b) 您的记录必须包含合理可用的信息，以识别用于制作每批成品的每种成分的具体来源。

运输者建立和维持记录的要求第 1.352 节 运输者必须建立和维持哪些信息？

如果您是运输者，您必须为您运输至美国的每个食品建立和维持以下记录：您可通过以下方式达到此要求：

(a) 建立和维持以下记录：

(1) 上一阶段运输者和下一阶段运输者的名称；

(2) 起点和目的点；

(3) 收货日期和放行日期；

(4) 包装数量；

(5) 运费说明；

(6) 运送食品期间的运动路线；以及

(7) 货物运输的转运点；或

(b) 建立和维持包含美国交通部联邦客车安全管理署截至 2004 年 12 月 9 日有关陆路州际运输商（49 CFR 373.101 和 373.103）所需的以下信息：

(1) 发货人和收货人姓名；

(2) 起点和目的点；

(3) 装运日期；

(4) 包装数量；

(5) 运费说明；

(6) 运输路线和参与运输的各承运商名称；以及

(7) 货物运输的转运点；或

(c) 建立和维持包含美国交通部路面运输委员会截至 2004 年 12 月 9 日有关铁路和水路州际运输商（49 CFR 1035.1 和 1035.2）所需的以下信息：

(1) 接收日期；

(2) 接收来源；

(3) 交付对象；

(4) 目的地；

(5) 州；

(6) 郡；

(7) 路线；

(8) 交付承运商；

(9) 车厢首字母；

(10) 车厢编号；

(11) 拖车首字母 / 编号；

(12) 容器首字母 / 编号；

(13) 包装编号；以及

(14) 货品说明；或

(d) 建立和维持《华沙公约》有关国际航空运输者对航空运单所要

求的以下信息：

(1) 托运人的姓名和地址；

(2) 收货人的姓名和地址；

(3) 海关参考 / 状态；

(4) 出发和目的地机场；

(5) 第一承运人；以及

(6) 货物说明；或

(e) 与位于美国的上一阶段非运输者和（或）位于美国的下一阶段非运输者达成协议，从而建立、维持或建立和维持 1.352(a)、(b)、(c) 或 (d) 中的信息。该协议必须包含以下要素：

(1) 生效日期；

(2) 授权官员的印刷姓名和签名；

(3) 要建立和（或）维持的记录说明；

(4) 规定应按照 1.360 维持记录，如果协议规定了维持记录内容；

(5) 规定 FDA 可按照 1.361 要求使用记录，如果协议规定了维持记录内容；

(6) 对于按照本子部分要求建立和（或）维持的记录，确认非运输者根据 1.363 承担此法律责任；以及

(7) 规定如果协议由任一方以书面形式终止，则遵守本子部分适用的建立、维持和访问条款的责任将自终止之日起恢复至运输商。

一般要求

第 1.360 节　记录保留要求是什么?

(a) 接收和放行食品时，您必须创建所需的记录，除非信息包含在

现有记录中。

(b) 如果您是非运输者，则必须在收到和放行食品日期后对在您接收或放行食品之日后 60 天内具有重大腐坏、价值损失或适口性损失风险的任何食品保留所有所需记录 6 个月。

(c) 如果您非运输者，则必须在收到和放行食品日期后对在您接收或放行食品之日后 60 天至 6 个月内具有重大腐坏、价值损失或适口性损失风险的任何食品保留所有所需记录 1 年。

(d) 如果您是非运输者，则必须在收到和放行食品日期后对在您接收或放行食品之日后至少 6 个月后才会出现重大腐坏、价值损失或适口性损失风险的任何食品，包括通过冷冻、脱水或放置在密封容器中保存的食品，保留所有所需记录 2 年。

(e) 如果您是非运输者，则必须在收到和放行日期后保留动物食品，包括宠物食品，所有要求的记录 1 年。

(f) 如果您是代表运输者保留记录的运输者或非运输者，则必须在收到和放行食品日期后对在运输者接收或放行食品之日后 60 天内具有重大腐坏、价值损失或适口性损失风险的任何食品保留所有所需记录 6 个月。如果您是代表运输者保留记录的运输者或非运输者，则必须在收到和放行食品日期后对在运输者接收或放行食品之日至少 60 天后发生重大腐坏、价值损失或适口性损失风险的任何食品保留所有所需记录 1 年。

(g) 您必须在建立时保留所有记录，其中所涉及活动在发生（现场）或在合理可及位置的记录中描述。

(h) 维持电子记录是可接受的。如果电子记录可从现场位置访问，则其被视为在现场。

第 1.361 节　记录可用性要求是什么？

当 FDA 合理认为食物货品，以及 FDA 合理认为可能以类似方式遭受影响的其他任何食品，存在掺假并对人类或动物构成严重不良健康后果或死亡威胁，或者当 FDA 认为使用或接触食物货品，以及 FDA 合理认为可能以类似方式遭受影响的其他任何食品，存在合理可能性会将造成对人类或动物严重不良健康后果或死亡，则根据《联邦食品药品和化妆品法案》(21 USC 350c 和 374(a)) 第 414 或 704(a) 节 FDA 可获得的任何记录和其他信息必须随时可用于检查和复印或以其他方式复制。必须尽快提供此类记录和其他信息，从收到官方请求后不得超过 24 小时，给提供适当的凭证和书面通知的卫生及公共服务部长正式指定的官员或雇员。

[77 FR 10662，2012 年 2 月 23 日]

第 1.362 节　什么记录被排除在本子部分之外？

本子部分要求的记录建立和维护不会扩展到 1.328 中定义的食谱；财务数据、定价数据、人员数据、研究数据或销售数据（有关销售的装运数据除外）。

第 1.363 节　未能建立或维持记录或未能根据本子部分要求向 FDA 提供记录有哪些后果？

(a) 根据《联邦食品药品和化妆品法案》第 301 节，禁止不能根据《联邦食品药品和化妆品法案》第 414(b) 节和本法规规定建立或维持记录或拒绝访问或确认或复制任何此类所需记录。

(b) 根据《联邦食品药品和化妆品法案》第 301 节，禁止根据 1.352(e) 订立协议的上一阶段非运输者或下一阶段非运输者未能建立、维持或建立和维持 1.352(a)、(b)、(c) 或 (d) 所需记录，或拒绝访问或确认或复制任何此类所需记录。

(c) 根据《联邦食品药品和化妆品法案》第 301 节，禁止任何个人不能按照《联邦食品药品和化妆品法案》第 414 或 704(a) 节提供记录或其他信息给 FDA。

[80 FR 56144，2015 年 9 月 17 日]

合规日期

第 1.368 节　该子部分的合规日期是什么？

本子部分要求的合规日期为 2005 年 12 月 9 日。但是，小型和微型企业的合规日期载于本节 (a) 款和 (b) 款中。企业规模是通过整个企业，而不是每个单独地点或机构中全职等同雇员总数确定。全职雇员计为一名全职等同雇员。两名兼职雇员，每人工作一半，计为一名全职等同雇员。

(a) 对于雇用全职等同雇员人数超过 10 人但少于 500 人的小企业，本子部分要求的合规日期为 2006 年 6 月 9 日。

(b) 对于雇用全职等同雇员为 10 人或以下的微型企业，本子部分要求的合规日期为 2006 年 12 月 11 日。

[69 FR 71651，2004 年 12 月 9 日，后修订为 70 FR 8727，2005 年 2 月 23 日]

子部分 K ——人类或动物消费用食品的行政滞留

一般条款

第 1.377 节　什么定义适用于本子部分?

在该子部分中使用术语时，出现在该法案第 201 节 (21 U.S.C. 321) 中的术语定义适用。此外，为了实现本子部分的目的：

法案是指《联邦食品药品和化妆品法案》。

FDA 授权代表是指所涉及的该食物货品所在地区的 FDA 地区负责人或此类负责人的 FDA 高级官员。

日历日是指日历上显示的每一天。

食物含义见该法案第 201(f) 节 (21 U.S.C. 321(f))。食品的示例包括但不限于水果；蔬菜；鱼；乳制品；蛋；用作食品或食品成分的未加工农产品；动物饲料，包括宠物食品；食品和饲料成分和添加剂，包括从食品包装迁移到食品中的物质和其他与食品接触的物品；膳食补充剂和膳食组成；婴儿配方食品；饮料，包括酒精饮料和瓶装水；活食动物；面包类食品；零食；糖果；和罐头食品。

易腐食品是指未经热处理、冻结或以其他方式保存以防止在正常装运和储存条件下保存超过 7 天食品质量受到不良影响的食品。

我们是指美国食品药品管理局（FDA）。

工作日是指从周一到周五的任何一天，不包括联邦假期。

您是指接受扣留令的任何人员或该人员的代表。

第 1.378 节　FDA 使用什么标准命令扣留？

如果 FDA 官员或合格雇员合理认为食物货品存在掺假或标签错误，则该官员或合格雇员可以在检查、审查或调查期间根据该法案下令扣留任何食品。

[76 FR 25541，2011 年 5 月 5 日]

第 1.379 节　FDA 可扣留食物货品多久？

(a) FDA 可在扣留令发出后不超过 20 个日历日的合理期限内扣留食物货品。但是，如果需要更长时间来提起没收或禁制行动，则可再扣留货品 10 个日历日。FDA 授权代表可在发出扣留令时或在 20 个日历日内的任何时间通过修改扣留令批准额外的 10 日历日扣留期。

(b) 整个扣留期不得超过 30 个日历日。

(c) FDA 授权代表可根据 1.384 在扣留期满之前终止扣留令。

第 1.380 节　所扣留食品必须扣押在何处及何种条件下？

(a) 您必须根据 FDA 的扣留令中规定的地点和条件下扣押所扣留的食品。

(b) 如果 FDA 确定移动至安全设施为适当行为，则必须将该食物货品移至安全设施。遭扣留的食物货品在移动到安全设施之前、期间和之后仍然在扣留中。FDA 还将在扣留令中声明适用于该扣留货品的任何运输条件。

(c) 如果 FDA 指示将遭扣留的该食物货品移动到一个安全设施，则您必须在将遭扣留的该食物货品移动到安全设施之前接受 1.381(c) 所述的扣留令变更。

(d) 您必须确保在移动期间和之后，1.382 所述的任何所需标贴或标签随附着遭扣留货品。除非以其他方式获得 FDA 授权代表许可，否则标贴或标签必须伴随该食物货品直到 FDA 终止扣留令或者扣留期满，以先发生者为准。

(e) 根据该法案第 301 节 (21 U.S.C. 331)，禁止违反根据 1.393 发出的扣留令，移动食物货品。

第 1.381 节　能否将遭扣留的食物货品交付给另一实体或转移到另一个地点？

(a) 根据本子部分受扣留令制约的食物货品不得在执行关栈扣存期间交付。尽管有该法案第 801(b) 节的规定 (21 U.S.C. 381(B)，但是任何食物货品根据该法案第 304(h) (21 U.S.C. 334(h)) 受扣留令制约期间不得交付给任何进口商、所有者或收货人。本节并不排除在海关法律和法规要求下需要关栈扣存时，根据适当的海关关栈扣存，按照 FDA 的指令将进口的食品移动到安全设施。

(b) 除本节 (c) 款的规定外，任何人员不得将遭扣留的食物货品在其命令扣留地点内转移或从该地点移走或从其被移走的地方转移，除非 FDA 授权代表根据 1.384 放行该食物货品或根据 1.379 扣留期满，以先发生者为准。

(c) FDA 授权代表可以书面形式批准变更扣留令的请求，以允许为了以下任何目的而移动遭扣留的食物货品：

(1) 销毁食品，

(2) 根据扣留令条款将遭扣留的食物货品移动到安全设施，

(3) 维持或保存该食物货品的完整性或质量，或

(4) 在案例中 FDA 授权代表认为适当的其他任何目的。

(d) 您必须以书面形式向批准扣押令的 FDA 授权代表提交修订扣留令的请求。您必须在您的请求中说明移动的原因；遭扣留的食物货品将转移到的新设施（或同一设施内的新地点）的确切地址和位置；如果 FDA 指示将该货品扣留在安全设施中，解释新地址和位置如何安全的说明；以及该货品将如何在扣留令中所述的任何适用条件下扣押。如果您请求变更扣留令以销毁遭扣留的食品，您还必须根据《联邦民事诉讼规则》补充规则 C 提交一份经确认的声明，以确定遭扣留的该食物货品的所有权或业主利益。

(e) 如果 FDA 批准扣留令变更请求，则该货品可被转移，但在转移之前、期间和之后仍在扣留中。FDA 将声明适用于该扣留货品的任何运输条件。除非 FDA 以书面形式拒绝对转移进行监管，否则不得在没有 FDA 监管的情况下转移遭扣留的食物货品。如果 FDA 以书面形式拒绝监管遭扣留货品的转移，您必须立即以书面形式通知批准扣留令变更的 FDA 授权代表，该食物货品已到达新地点，以及遭扣留货品在新地点内的具体位置。这种书面通知可以是传真、电子邮件形式或经 FDA 授权代表同意的其他形式。

(f) 您必须确保在移动期间和之后，1.382 所述的任何所需标贴或标签随附着遭扣留货品。除非以其他方式获得根据本节批准扣留

令变更的 FDA 授权代表许可，否则标贴或标签必须伴随该食物货品直到 FDA 终止扣留令或者扣留期满，以先发生者为准。

(g) 根据该法案第 301 节，禁止违反根据 1.393 发出的扣留令，转移食物货品。

第 1.382 节　什么标签或标记要求适用于被扣留的食品?

根据 1.393 发出扣留令的 FDA 官员或合格雇员可以使用官方 FDA 标贴或标签标示或标记遭扣留的该食物货品，其中包括以下信息:

(a) 声明该食物货品根据该法案第 304(h) 节由 FDA 扣留；

(b) 声明未经 FDA 授权代表的书面许可，不得在所示时期内以任何方式消费、移动、更改或摆弄食品；

(c) 声明禁止违反扣留令或取下或更改标贴或标签，违者可处罚金或监禁或两者兼而有之；以及

(d) 扣留令编号、扣留令日期和时间、扣留时期以及发出扣留令的 FDA 官员或有资质雇员的姓名。

第 1.383 节　当 FDA 对遭扣留的易腐食品发起没收行动
　　　　　　时，适用什么快捷程序?

如果 FDA 根据本法案第 304(a) 节针对根据本子部分扣留令所涉及易腐食品发起没收行动，FDA 将在发出扣留令后 4 个日历日内向司法部 (DOJ) 发送没收建议书，除非存在情有可原的情况。如果第四个日历日不是工作日，FDA 将向 DOJ 通告其计划，建议在第四个日历日之前的最后一个工作日采取没收行动，并在可行的情

况下尽快在下一个工作日发送建议。为了本节目的，情有可原的
情况包括但不限于确认测试或其他证据寻找的结果需要超过 4 个
日历日才能完成的情况。

第 1.384 节　扣留令何时终止？

如果 FDA 终止扣留令或扣留期满，FDA 授权代表将发出扣留终
止通知，将该食物货品放行给任何收到扣留令的人员或其代表，
并将去除或以书面形式授权去除所需的标签或标贴。如果 FDA 没
有发出扣留终止通知，并且扣留期满，则将视为扣留终止。

FDA 如何命令进行扣留？

第 1.391 节　谁批准扣留令？

FDA 授权代表，即所涉及的该食物货品所在地区的 FDA 地区负
责人或此类负责人的 FDA 高级官员，必须批准扣留令。如果事先
书面批准不可行，则必须获得事先口头批准，并尽快通过书面形
式确认。

第 1.392 节　谁接收扣留令的副本？

(a) FDA 必须向负责该食物货品所在地的所有者、经营者或代理商
发出扣留令。如果该食物货品的所有者与负责该食物货品扣留所
在地的所有者、经营者或代理商不同，并且如果容易确定所有者
身份，FDA 必须向该食物货品所有者提供扣留令副本。

(b) 如果 FDA 对位于用于运输遭扣留的该食物货品的车辆或其他
承运商处的该种货品发出扣留令，则 FDA 还必须向记录的托运人
和车辆的所有者和经营者或其他承运商提供扣留令副本（如果容
易确认他们的身份）。

第 1.393 节　FDA 扣留令中应包括哪些信息？

(a) FDA 必须以书面形式发出扣留令，形式为扣留通知，并且由合理认为此种食品存在掺假或标签错误的 FDA 官员或合格雇员签名并注明日期。

(b) 扣留令必须包括以下信息：

(1) 扣留令编号；

(2) 扣留令日期和时间；

(3) 所扣留食品的鉴定；

(4) 扣留时期；

(5) 声明该命令所识别的该食物货品在所显示时期内被扣留；

(6) 关于扣留原因的简短概述；

(7) 待扣留食品的地址和位置以及适当的储存条件；

(8) 遭扣留的该食物货品的任何适用的运输条件；

(9) 声明除非根据 1.381(c) 首次对扣留令进行变更，否则不得在扣留期间以任何方式消费、移动、更改或摆弄该食物货品；

(10) 该法案第 304(h) 节和 1.401 和 1.402 条文；

(11) 声明关于扣留令申诉的任何非正式听证必须作为本章第 16 部分下的监管听证进行，例外情况见 1.403；

(12) FDA 区域办事处的通信地址、电话号码、电子邮件地址和传真号码以及遭扣留的该食物货品所在区域的 FDA 地区负责人的姓名；

(13) 声明表示获得扣留令的批准方式，即口头或书面；以及

(14) 批准扣留令的 FDA 授权代表的姓名和职务。

[69 FR 31701，2004 年 6 月 4 日，后修订为 76 FR 25541，2011 年 5 月 5 日]

扣留令申诉程序是什么？

第 1.401 节　谁有权申诉？

任何有权成为该食物货品索赔人的人员，如果食品根据该法案第
304(a) 节被查处，可以按照 1.402 的规定提出申诉。《联邦民事诉
讼规则》补充规则 C 规定了为该法案第 304(a) 节目的而确定成为
索赔人权利的程序。

第 1.402 节　提交申诉的要求是什么？

(a) 如果您向对扣留令提出申诉，您必须以书面形式向遭扣留的该
食物货品所在地区的 FDA 地区负责人通过扣留令中识别的通信地
址、电子邮件地址或传真号码按照以下适用时限提交申诉：

(1) 易腐食品：如果遭扣留货品是 1.377 中定义的易腐食品，您必
须在收到扣留令后的 2 个日历日内提出申诉。
(2) 非易腐食品：如果遭扣留货品不是 1.377 中定义的易腐食品，
您必须在收到扣留令后的 4 个日历日内提出请求听证的意向通
知。如果意向通知未在 4 个日历日内提交，您将不会获得听证。
如果您没有及时提出请求听证的意向通知，您可以在没有听证请
求的情况下提出申诉。无论是否包括听证请求，您的申诉都必须
在收到扣留令的 10 个日历日内提交。

(b) 根据《联邦民事诉讼规则》补充规则 C，您的申诉请求必须包
括一份经核实的声明，表明您对遭扣留该食物货品的所有权或业
主权益。

(c) 对于扣留令中涉及的该食物货品，如果 FDA 根据该法案第
304(a) 节提起没收行动或根据该法案第 302 节 (21 U.S.C. 276) 提起

禁制令，则本节下的扣留令申诉程序终止。

(d) 作为申诉程序的一部分，您可以请求举行非正式听证。您的听证请求必须为书面形式提出，并且必须包含在根据本节 (a) 款规定的申诉请求中。如果您请求举行非正式听证，并且 FDA 批准了您的请求，则听证会将在申诉提出之日后 2 个日历日内举行。

第 1.403 节　什么要求适用于非正式听证?

如果 FDA 对扣留令申诉批准非正式听证请求，FDA 必须按照本章第 16 部分进行听证，除了：

(a) 1.393 下的扣留令，而不是本章 16.22(a) 的通知，提供本节下的听证机会的通知，并且是本章 16.80(a) 下监管听证的行政记录一部分；

(b) 根据本节提出的听证要求必须向所涉及的该食物货品所在地区的 FDA 地区负责人提出；

(c) 对于在收到听证请求通知后未对其给予少于 3 个工作日的人员，本章 16.22(b) 的规定不适用于本子部分下的听证；

(d) 本章 16.24(e) 中的规定，陈述了在收到听证请求后少于 2 个工作日时不需要举行听证，不适用于本子部分下的听证；

(e) 第 1.406 节，而非本章 16.24(f)，说明了扣留令基于涉密信息时将提供给申诉人的声明；

(f) 第 1.404 节，而非本章 16.42(a)，说明了 FDA 雇员，即根据本

子部分主持听证的监管事务办公室项目主任或地区负责人上级的
其他官员；

(g) 审裁官可酌情要求根据本节进行的听证在 1 个日历日内完成；

(h) 本章第 16.60(e) 和 (f) 节不适用于本子部分下的听证。审裁官必
须编制听证的书面报告。报告中会随附听证会中呈现的所有书面
材料。当可信度是实质性争论点时，审裁官必须纳入证人（专家
证人除外）可信度结果作为听证报告的一部分，并且必须纳入拟
议的决定以及理由陈述。听证参与者可在报告发出后 4 小时内对
审裁官的报告进行审查和评论。审裁官随后将发布最终机构决定。

(i) 本章第 16.80(a)(4) 节不适用于本子部分下的监管听证。根据
1.403(h)，审裁官的听证报告和听证参与者对报告的任何评论均为
行政记录的一部分。

(j) 根据本章 16.119，任一方均无权向食品药品管理局局长申请复
议或暂停执行审裁官的最终机构决定。

(k) 如果 FDA 对扣留令申诉批准非正式听证请求，则听证会必须
按照本章第 16 部分的规定作为监管听证执行，但 16.95(b) 不适用
于本子部分下的听证。

对于本子部分下的监管听证，16.80(a)(1)、(a)(2)、(a)(3) 和 (a)(5) 以
及 1.403(i) 中规定的听证行政记录构成审裁官对行政扣留最后决
定的独家记录。为了本章 10.45 下的司法审查目的，行政诉讼记
录包括听证记录和审裁官的最后决定。

[69 FR 31701，2004 年 6 月 4 日，后修订为 82 FR 14144，2017 年 5 月 17 日]

第 1.404 节　谁担任申诉和非正式听证的审裁官？

申诉以及非正式听证的审裁官必须是监管事务办公室项目主任或 FDA 地区负责人上级的另一名 FDA 官员。

[82 FR 14144，2017 年 3 月 17 日]

第 1.405 节　FDA 何时必须就申诉作出决定？

(a) 审裁官必须在提出申诉后第五个日历日中午发出书面报告，其中包括确认或撤销扣留的拟议决定；在您有机会根据 1.403(h) 提交意见的 4 小时之后，审裁官必须在提出申诉后的 5 个日历日内发出最终决定。如果 FDA 没有为您提供请求非正式听证的机会，或未能在 5 个日历日内确认或终止扣留令，则将扣留令视为终止。

(b) 如果您对扣留令提出申诉，但没有请求进行非正式听证，则审裁官必须在提出申诉之日后 5 个日历日内就申诉作出决定，确认或撤销扣留。如果审裁官在 5 个日历日内没有确认或终止扣留令，则该扣留令被视为终止。

(c) 如果您对扣留令提出申诉并请求分正式听证，但听证请求遭拒，则审裁官必须在提出申诉之日后 5 个日历日内就申诉作出决定，确认或撤销扣留。如果审裁官在 5 个日历日内没有确认或终止扣留令，则该扣留令被视为终止。

(d) 如果审裁官确认了扣留令，则该食物货品继续遭扣留，直到我们根据 1.384 终止扣留或者根据 1.379 扣留期满，以先发者为准。

(e) 如果审裁官终止扣留令，或者扣留期满，FDA 必须根据 1.384 规定终止扣留令。

(f) 为了 5 U.S.C. 702 目的，由审裁官确认的扣留令被视为机构的最终行动。

第 1.406 节　FDA 将如何在非正式听证会上处理涉密信息?

凡支持扣留令的可信证据或信息被归入适用的行政命令，需要为了国家安全（"涉密信息"）利益而免受未经授权的披露，FDA 将不会向您提供此信息。审裁官将通知您信息的一般性质，并且如果他（她）可始终保护信息及其来源，则会给您提供反对证据或信息的机会。如果使用涉密信息来支持扣留，那么对这种扣留的任何确认将说明其是全部还是部分基于该涉密信息。

子部分 L——食品进口商的国外供应商确认项目

第 1.500 节　什么定义适用于本子部分?

以下定义适用于本子部分中使用的词语和词组：这些术语的其他定义可能适用于本部分的其他子部分。

充分是指为了符合良好公共卫生实践以实现预期目的的需要。

审计是指系统、独立和文件化的检查（通过观察、调查、与受审计实体的雇员进行讨论、记录审查以及酌情采样和实验室分析）来评估受审计实体的食品安全工艺和程序。

膳食补充剂含义见《联邦食品药品和化妆品法案》第 201(ff) 节。

膳食补充剂组分是指旨在用于生产膳食补充剂的任何物质，包括可能不出现在膳食补充剂成品批次中的物质。膳食补充剂组分包括膳食成分（如《联邦食品药品和化妆品法案》第 201(ff) 节所述）和其他成分。

环境病原体是指能够在生产、加工、打包或保存环境中存活并持续存在的病原体，其使实物可能受到污染，并且如果该食品在未经处理以显著减少环境病原体的情况下被食用，则可能导致食源性疾病。用于本部分目的的环境病原体示例包括单核细胞增多性李斯特菌和沙门菌属，但不包括致病性产芽孢菌的孢子。

设施是指根据本部分子部分 H 的要求，需要按照《联邦食品药品和化妆品法案》第 415 节注册的国内设施或国外设施。

农场是指 1.227 中定义的农场。

农场混合型设施是指一个企业不仅是农场，而且执行农场定义以外的活动，这些活动需要企业按照《联邦食品药品和化妆品法案》第 415 节注册。

食品含义见《联邦食品药品和化妆品法案》第 201(f) 节，但该食品不包括农药（定义见 7 U.S.C. 136(u) ）。

食品过敏原是指《联邦食品药品和化妆品法案》第 201(qq) 节中定义的主要食品过敏原。

国外供应商是指，对于食物货品，生产 / 加工食品、养殖动物或种植出口到美国的食品，而没有另一家企业进一步生产 / 加工的企业，除非进一步生产 / 加工仅包括添加标签或任何具有最低减让性质的类似活动。

与国外食品安全当局的良好合规性是指国外供应商：

(1) 出现在由国外供应商所在国、对供应商进行监管的食品安全当局发布的与食品安全当局具有良好合规性的当前版本食品生产商清单上；或
(2) 由此类食品安全当局另行指定为良好合规。

收获适用于农场和农场混合型设施，指的是传统上在农场进行的活动，其目的是从生长或养殖的地方取得未加工农产品，并准备用作食品。收获仅限于在农场上对未加工农产品或通过干燥 / 脱水原料农产品加工的食品（无其他生产 / 加工）进行的活动。收获不包括根据《联邦食品药品和化妆品法案》第 201(gg) 节定义的将未加工农产品转化为加工食品的活动。收获的示例包括将未加工农产品的可食用部分从作物植物体上切割下来（或以其他方式分离），以及去除或修剪未加工农产品部分（例如，叶、皮、根或茎）。收获示例还包括对农场上长成的未加工农产品进行冷却、取芯、过滤、收集剥皮、去壳、筛选、打谷、修剪边叶以及洗涤。

危害是指任何合理可能导致疾病或伤害的生物、化学（包括放射性）或物理因素。

需要控制的危害是指已知或合理可预见危害，对此危害，基于危害分析的结果（包括在没有控制或措施的情况下可能产生危害的可能性以及如果危害发生，疾病或伤害严重程度的评估），对此安全生产、加工、打包或保存食品方面具有丰富知识的人员将建

立一个或多个控制或措施以显著减少或防止食品中的危害，以及对食品、设施以及控制或措施的性质及其在设施的食品安全系统中的作用酌情确立管理那些控制或措施的组成（例如监视、校正或纠正措施、确认和记录）。

保存是指食品储存以及储存食品所进行附加活动（例如为安全或有效保存食品而进行的活动，如储存期间熏蒸食品以及干燥 / 脱水不会产生不同商品时对未加工农产品进行干燥 / 脱水（如对干草或苜蓿进行干燥 / 脱水））。保存还包括根据该食品分销实际需要进行的活动（如混合同种未加工农产品和拆卸货盘），但不包括根据《联邦食品药品和化妆品法案》第 201(gg) 节定义的将未加工农产品转化为加工食品的活动。保存设施可包括仓库、冷藏设施、仓储筒仓、粮仓和储液罐。

进口商是指正在提供进口到美国的食物货品的美国所有者或收货人。如果食物货品在美国入境时没有美国所有者或收货人，则进口商是入境时外国所有者或收货人的美国代理商或代表，其通过经签署的同意声明书确认作为本子部分下的进口商。

已知或合理可预见危害是指已知或可能与食品或其生产 / 加工设施相关联的生物、化学（包括放射性）或物理危害。

批次是指在一段时间内生产，并通过企业的具体代码识别的食品。

生产 / 加工是指通过一种或多种成分制作食品，或合成、制备、处理、改良或操纵食品，包括粮食作物或成分。生产 / 加工活动示例包括：烘焙、煮沸、装瓶、装罐、烹饪、冷却、切割、蒸馏、干燥 / 脱水未加工农产品从而创造独特的商品（如葡萄干燥 / 脱水以生产葡萄干）、蒸发、去内脏、榨汁、压制（动物食品）、配制、冷冻、碾磨、均化、照射、贴标、研磨、混合、包装（包括调气包装）、巴氏灭菌、剥皮、造粒（动物食品）、着色、处理以操纵熟化、修剪、洗涤或打蜡。对于农场和农场混合型设施，生产/加工不包括作为收获、包装或保存一部分的活动。

微生物是指酵母、霉菌、细菌、病毒、原生动物和微生寄生虫，并且包括病原体物种。

打包是指将食品放入除包装食品外的容器中，还包括重新打包以及与打包或重新打包食品同时进行的活动（例如为安全或有效打包或重新打包该食品而进行的活动（如与打包或重新打包同时进行的分类、拣选、分级和称重或输送）），但不包括将未加工农产品转化为《联邦食品药品和化妆品法案》第 201(gg) 节定义的加工食品的活动。

病原体是指具有公共卫生意义的微生物。

有资质审计员是指根据本节中定义的有资质个人并且具有根据 1.506(e)(1)(i) 或 1.511(c)(5)(i)(A) 要求执行审计职能所必需的通过教育、培训或经验（或其组合）获得的技术专长。潜在有资质审计员的示例包括：

(1) 包括外国政府雇员在内的政府雇员；以及
(2) 根据本部分子部分 M 认证的认证机构审计代理。

有资质个人是指具有执行本子部分要求的活动所必需的教育、培训或经验（或其组合），并且可以阅读并理解该人员在执行此活动时必须审查的任何记录的语言的人员。有资质个人可能，但不需要，是进口商的雇员。包括外国政府雇员在内的政府雇员可能是有资质个人。

未加工农产品含义见《联邦食品药品和化妆品法案》第 201(r) 节。

即食食品（RTE 食品）是指通常在其原始状态下食用的任何食品或合理可预见食品将不进行可显著降低生物危害的进一步加工而直接食用的任何食品，包括加工食品。

接收设施是指受本章第 117 部分子部分 C 和 G 或本章第 507 部分子部分 C 和 E 制约，并且生产/加工从供应商处收到的原材料或其他成分的设施。

美国所有者或收货人是指在美国入境时，拥有食品、购买食品或已经通过书面形式同意购买食品的美国人。

极小型进口商是指：

(1) 对于人类食品进口，在适用的历年前 3 年期间通货膨胀调整后，人类食品销售加上进口、生产、加工、打包或保存而不销售（如获取进口费用）的人类食品美国市场价值平均每年少于 100 万美元的进口商（包括任何子公司和附属公司）；以及

(2) 对于动物食品进口，在适用的历年前 3 年期间通货膨胀调整后，动物食品销售加上进口、生产、加工、打包或保存而不销售（如获取进口费用）的动物食品美国市场价值平均每年少于 250 万美元的进口商（包括任何子公司和附属公司）。

您是指受本子部分中部分或全部要求制约的人员。

[80 FR 74340，2015 年 11 月 27 日，后修订为 81 FR 25327，2016
年 4 月 28 日]

第 1.501 节　本子部分的要求适用于什么食品?

(a) 通用要求。除本节另有规定外，否则本子部分要求适用于进口
或提供进口至美国的所有食品和此类食品的进口商。

(b) 果汁和海鲜豁免。(1) 某些果汁和海产品的进口商。本子部分
不适用于从需要遵守并符合本章第 120 部分或第 123 部分要求的
国外供应商处进口的果汁、鱼类和水产品。如果您分别进口受制
于第 120 部分或第 123 部分的果汁或鱼类和水产品，则必须分别
遵守本章 120.14 或 123.12 下适用于那些产品进口商的要求。

(2) 受本章第 120 部分或第 123 部分制约的某些果汁或海鲜原料或
其他成分的进口商。本子部分不适用于您在生产或加工受制于第
120 部分的果汁或受制于第 123 部分的鱼类和水产品中进口和使
用的任何原材料或其他成分，条件是您符合第 120 部分或第 123
部分中有关您通过进口原材料或其他成分生产或加工的果汁或鱼
类或水产品的要求。

(c) 用于研究或评估的进口食品豁免。该子部分不适用于为了研究
或评估使用而进口的食品，条件是此类食品：

(1) 目的不是用于零售，且不对公众销售或分销；
(2) 标有"研究或评估用食品"声明；
(3) 少量进口，符合研究、分析或质量保证目的，该食品仅用于此

目的，且任何未使用量均得到妥善处置；以及

(4) 在向美国海关和边境保护局申请入境时，附有电子报关单，说明该食品将用于研究或评估目的，不会向公众出售或分销。

(d) 为个人消费而进口的食品豁免。该子部分不适用于为个人消费而进口的食品，条件是此类食品目的不是为了零售，且不对公众销售或分销。只有在符合非商业目的的少量人员购买或以其他方式获得食品且不对公众销售或分销的情况下，食品才是为个人消费而进口。

(e) 酒精饮料豁免。(1) 本子部分不适用于从符合以下两个条件的设施的国外供应商进口的酒精饮料：

(i) 根据《联邦酒精管理法》(27 U.S.C. 201 及以下等) 或 1986 年《国内税收法》分篇 E 第 51 章 (26 U.S.C. 5001 及以下等)，该设施是一种类型的外国设施，假设是国内设施，则需要从财政部长处获得许可、注册或获得通知或申请的批准，从而可在美国经商；以及

(ii) 根据《联邦食品药品和化妆品法案》第 415 节，由于从事生产 / 加工一种或多种酒精饮料，所以该设施需要作为设施而注册。

(2) 本子部分不适用于本节第 (e)(1) 款所述的从国外供应商处进口的非酒精饮料的食品，条件是此类食品：

(i) 是预先包装的形式，可防止人类直接接触食品；以及

(ii) 由财政部长确定，不超过该设施整体销售额的 5%。

(3) 本子部分不适用于进口用于酒精饮料的原材料和其他成分，条件是：

(i) 进口原材料及其他成分用于生产 / 加工、打包或保存酒精饮料；

(ii) 由进口商进行生产 / 加工、打包或保存；

(iii) 进口商必须根据《联邦食品药品和化妆品法案》第 415 节注册；以及

(iv) 按本章 117.5(i) 规定，进口商可免除本章第 117 部分的法规。

(f) 为了加工和出口而转运或进口的食品不适用。该子部分不适用于以下食品：

(1) 通过美国转运到另一个国家，且不在美国向公众销售或分销；或
(2) 进口以进行加工和未来出口，且不在美国向公众销售或分销。

(g) 退回的美国食品不适用。该子部分不适用于在美国生产 / 加工、养殖或种植，出口并退回美国，且未在外国进一步生产 / 加工的食品。

(h) 某些肉类、家禽和蛋制品不适用。该子部分不适用于：

(1) 进口时根据《联邦肉类检查法》（21 U.S.C. 601 及以下等）受美国农业部 (USDA) 要求制约的肉类食品；
(2) 进口时根据《家禽制品检查法》（21 U.S.C. 451 及以下等）受 USDA 要求制约的家禽制品；以及

(3) 进口时根据《蛋制品检查法》(21 U.S.C. 1031 及以下等) 受 USDA 要求制约的蛋制品 ;

[80 FR 74340，2015 年 11 月 27 日，后修订为 81 FR 25327，2016 年 4 月 28 日]

第 1.502 节　我必须有哪些国外供应商确认项目 (FSVP)？

(a) 通用要求。除本节 (b) 款规定外，对于您进口的每种食品，您必须制定、维持和遵守 FSVP，其中提供充分保证，即您的国外供应商正在适用时按照至少提供与第 418 节（关于某些食品的危害分析和基于风险的预防控制措施）或 419 节（关于农产品安全标准）和实施条例中要求相同的公共卫生保护水平的工艺和程序生产食品，并且正在生产符合《联邦食品药品和化妆品法案》第 402 节（关于掺假）和 403 节 (w) 款（如适用）（有关标示存在主要食品过敏原的标签错误）的产品。

(b) 低酸罐装食品 : (1) 不需进一步生产或加工的低酸灌装食品的进口商。对于本章第 113 部分控制的微生物危害，如果您进口密封容器包装的热加工低酸食品（低酸灌装食品），则必须核实并记录食品按照第 113 部分进行生产。对于不受第 113 部分控制的所有事项，您必须具有本节 (a) 款规定的 FSVP。

(2) 受本章第 113 部分制约的某些原材料或其他成分进口商。对于本章第 113 部分控制的微生物危害，您不需要遵守本子部分对于低酸罐装食品生产或加工中进口和使用的原材料或其他成分的要求，条件是您是符合第 113 部分有关您通过进口原材料或其他成分生产或加工的低酸罐装食品的要求。对于本章第 113 部分控制的微生物危害之外的所有危害，您必须具有本节 (a) 款规定的对于低酸罐装食品生产或加工中使用的原材料或其他成分的FSVP。

(c) 受《联邦食品药品和化妆品法案》第 418 节制约的进口商。如果您是本章 117.3 或 507.3 中定义的接收设施，并且您符合本章第 117 部分或 507 部分中以下要求（如适用），则被视为您进口的食品符合本子部分要求（除了 1.509 中的要求）：

(1) 您根据本章 117.135 或 507.34 对食品中的危害实施了预防性控制措施；

(2) 您不需要实施本章 117.136 或 507.36 下的有关食品的预防性控制措施；或

(3) 您已经建立并实施了符合本章第 117 部分子部分 G 或第 507 部分子部分 E 中有关食品的基于风险的供应链计划。

第 1.503 节　谁必须制定我的 FSVP 并执行 FSVP 活动？

(a) 有资质个人。有资质个人必须制定您的 FSVP 并执行本子部分所要求的每项活动。有资质个人必须具有执行其指定活动所必需的教育、培训或经验（或其组合），并且能够阅读并理解执行活动时必须审查的任何记录的语言。

(b) 有资质审计员。有资质审计员必须按照 1.506(e)(1)(i) 或 1.511(c)(5)(i)(A) 进行任何审计。有资质审计员必须通过教育、培训或经验（或其组合）获得必要的技术专长以执行审计职能。

第 1.504 节　我必须进行什么危害分析？

(a) 危害分析要求。除本节 (d) 款规定外，您必须实施危害分析以根据经验、疾病数据、科学报告和其他信息识别和评估您进口的每种食品的已知或合理可预见危害，从而确定是否存在需要控制的危害。不管结果如何，您的危害分析都必须是书面形式。

(b) 危害识别。(1) 您对每种食品中已知或合理可预见危害的分析必须包括以下类型的危害：

(i) 生物危害，包括微生物危害，如寄生虫、环境病原体和其他病原体；

(ii) 化学危害，包括放射性危害、杀虫剂和药品残留、天然毒素、食品分解物、未获批的食品或着色剂、食品过敏原以及（动物食品中）营养缺乏或毒性；以及

(iii) 物理危害（如石头、玻璃和金属碎片）。

(2) 您的分析必须包括因以下任何原因导致可能存在于食品中的已知或合理可预见危害：

(i) 危害自然发生；

(ii) 可能无意中引入危害；或

(iii) 为了经济利益目的，可能故意引入危害。

(c) 危害评估。(1) 您的危害分析必须包括对本节 (b) 款中识别的危害的评估，从而评估在没有控制措施情况下发生危害的可能性，以及如果发生危害，疾病或伤害严重程度。

(2) 每当即食食品在包装之前暴露在环境中并且已包装食品没有得到处理时，本节 (c)(1) 款所要求的危害评估必须包括环境病原体评估或以包括可显著减少病原体的控制或措施（例如，对病原体有致死性的配方）。

(3) 您的危害评估必须考虑制成食品以下因素对目标消费者安全性的影响：

(i) 食品配方；

(ii) 生产／加工、种植、收获或养殖此类食品的典型实体设施和设备的条件、功能和设计；

(iii) 原材料及其他成分；

(iv) 运输实践；

(v) 收获、养殖、生产、加工和打包程序；

(vi) 包装和贴标活动；

(vii) 储存和分销；

(viii) 预期或合理预见的用途；

(ix) 环境卫生，包括雇员卫生；以及

(x) 任何其他相关因素，例如某些危害（如天然毒素水平）的暂时

（如天气相关）性质。

(d) 另一个实体的危害分析审查。如果另一个实体（包括您的国外供应商）使用有资质个人分析食品的已知或合理可预见危害，以确定是否存在需要控制的危害，则您可以通过审查和评估该实体实施的危害分析来确定食品中是否存在任何需要控制的危害，从而实现您的要求。您必须记录对该危害分析的审查和评估，包括记录危险分析是由有资质个人进行的。

(e) 水果或蔬菜未加工农产品的危害。如果您进口的未加工农产品是本章 112.3 中定义的"涵盖农产品"的水果或蔬菜，则无需确定此类食品中是否存在需要控制的任何生物危害，因为此类水果或蔬菜中的生物危害需要控制措施，并且符合本章第 112 部分的要求可显著减少或预防生物危害。但是，您必须确定此类食品中是否存在任何其他类型的需要控制的危害。

(f) 没有需要控制的危害。如果您评估了食品中已知和合理可预见危害，并确定没有需要控制的危害，则不需要根据 1.505 对国外供应商的批准和确认进行评估，且不需要根据 1.506 实施国外供应商核查活动。如果食品是未加工农产品且是本章 112.3 中定义的"涵盖农产品"的水果或蔬菜，则 (f) 款不适用。

第 1.505 节　我必须实施哪些国外供应商批准和确认的评估？

(a) 评估国外供应商的表现和食品所带来的风险。(1) 除本节 (d) 和 (e) 款规定外，在批准您的国外供应商并确定对您所进口的一类食品的国外供应商必须实施的适当供应商核查活动时，必须考虑以下：

(i) 根据 1.504 实施的食品危害分析，包括需要控制的危害性质。

(ii) 将显著减少或预防需要控制的危害或核实此类危害已被显著减少或预防的一个或多个实体，如国外供应商、国外供应商的原材料或其他成分供应商或您供应链中的另一个实体。

(iii) 国外供应商的表现，包括：

(A) 国外供应商与食品安全有关的程序、工艺和实践；

(B) 适用的 FDA 食品安全法规和与国外供应商对这些法规合规性相关的信息，包括国外供应商是否是 FDA 警告信、进口警告或与食品安全有关的 FDA 其他合规性行动中的对象（或在适用时，食品安全系统经 FDA 正式认可为与美国的法律法规具有可比性或被确定为相当的一个国家的相关法律法规，以及供应商对这些法律法规合规性的相关信息）；以及

(C) 国外供应商的食品安全史，包括食品危害测试结果的可用信息、与食品安全有关的审计结果以及国外供应商纠正问题的响应能力。

(iv) 适当和必要的任何其他因素，如储存和运输实践。

(2) 您必须记录根据本节 (a)(1) 款实施的评估。

(b) 批准国外供应商。必须基于根据本节 (a) 段进行的评估或依据本节 (d) 段对评估进行审查和评价的结果批准您的国外供应商，并记录批准。

(c) 重新评估国外供应商的表现和由食品所带来的风险。(1) 除本

节 (d) 款规定外，当您了解有关这些因素的新信息时，您必须尽快重新评估与本节 (a)(1) 中因素有关的问题，并且重新评估必须记录在案。如果您确定与从国外供应商处进口食品相关的问题已发生变化，您必须及时确定（并记录）继续从国外供应商处进口该食品是否适当，以及根据 1.506 或 1.511(c) 实施的供应商确认活动是否需要更改。

(2) 如果在任何 3 年时期结束时未按照本节 (c)(1) 款重新评估与本节 (a)(1) 款中因素相关的问题，则必须按照 (c)(1) 款重新评估这些问题并在必要时采取其他适当措施。您必须对重新评估和对依据 (c)(1) 款采取的后续措施进行记录。

(d) 审查另一个实体对国外供应商表现以及食品所带来的风险的评估或重新评估。如果由国外供应商以外的实体，通过有资质个人，进行本节 (a) 款中所述的评估或本节 (c) 款中所述的重新评估，则您可通过审查和评价该实体进行的评估或重新评估，从而符合适用条款的要求。您必须记录您的审查和评价，包括记录评估或重新评估是由有资质个人进行的。

(e) 某些情况下不适用。如果 1.507 中所述的情况之一适用于您进口食品，且您符合该节，则您无需根据本节实施评估或根据 1.506 实施国外供应商确认活动。

第 1.506 节　我必须实施什么国外供应商确认和相关活动？

(a) 批准的国外供应商的使用。(1) 您必须建立和遵循书面程序以确保仅从基于 1.505 下的评估而批准的国外供应商处进口食品（或在必要和适当的情况下临时从未得到批准但进口前对其食品进行了充足的确认活动的国外供应商处进口）。您必须对您使用这些程序进行记录。

(2) 可以依靠除国外供应商以外的实体建立程序以及执行和记录本节 (a)(1) 款中要求的活动，条件是您需要对该实体记录的程序和活动进行审查和评价，并记录审查和评价结果。

(b) 国外供应商确认程序。您必须建立和遵循适当的书面程序，以确保对您进口的食品实施适当的国外供应商确认活动。

(c) 供应商确认要求。国外供应商确认活动必须确保您进口的食品中需要控制的危害已受到显著减少或预防。

(d) 确定适当的国外供应商确认活动。(1)(i) 总则。除本节 (d)(2) 和 (3) 款规定外，在从国外供应商进口食品之前，您必须确定并记录需要实施的本节 (d)(1)(ii)(A) 至 (D) 款中所列的一项或多项确认活动以及实施活动的频率，从而提供充分保证您从国外供应商处获得的食品是根据本节 (c) 生产。确认活动必须涉及显著减少或预防危害或确认危害已得到显著减少或预防的一个或多个实体（例如，当受本章第 112 部分制约的农产品种植商以外的实体收获或打包生产农产品并显著减少或防止危害，或确认危害已得到显著减少或预防，或当国外供应商的原材料供应商显著减少或预防危害时）。确定适当的供应商确认活动必须以根据 1.505 执行的食品和国外供应商评估为基础。

(ii) 适当的核查活动。以下是适当的供应商核查活动：

(A) 本节 (e)(1)(i) 款中规定的现场审计；

(B) 本节 (e)(1)(ii) 款中规定的食品抽样和检验；

(C) 本节 (e)(1)(iii) 款中规定的国外供应商相关食品安全记录审查；以及

(D) 本节 (e)(1) (iv) 款中规定的其他适当的供应商核查活动。

(2) 某些严重危害的核查活动。当食品中的危害将由国外供应商控制，并且存在接触危害将导致人类或动物严重不良健康后果或死亡的合理可能性时，您必须在最初进口食品前以及之后至少每年实施国外供应商现场审计或获取此审计记录，除非您做出充分的书面确定，即无需此类最初和年度现场审计，本节 (d)(1)(ii) 款中列出的其他供应商确认活动和（或）频率更低的现场审计足以提供充分保证：基于 1.505 的确定，该国外供应商正在根据本节 (c) 款生产食品。

(3) 依赖另一实体的确定。如果您审查并评价非国外供应商以外的一个实体对适当活动（包括必须实施此类活动的频率）的确定是否适当，则您可以依靠该实体根据本节 (d)(1) 或 (2) 款对适当国外供应商确认活动的确定。您必须记录您的审查和评价，包括记录由有资质个人作出的适当核查活动确定。

(e) 国外供应商确认活动表现。(1) 确认活动。除本节 (e)(2) 款中的规定外，基于根据本节 (d) 款作出的确定，您必须在进口食品之前以及此后定期对每个国外供应商实施（并记录）一项或多项本节 (e)(1)(i) 至 (iv) 款中列出的供应商确认活动，或获取此类活动记录。

(i) 对国外供应商的现场审计。(A) 国外供应商的现场审计必须由有资质审计员进行。

(B) 如果食品受制于一项或多项 FDA 食品安全法规，则对国外供应商的现场审计必须考虑到这些法规，并纳入供应商有关受控制危害的书面食品安全计划（如果有）及其实施情况审查（或在适用情况下，现场的审计应考虑该国家的食品安全相关法律法规被 FDA 官方认可为等同于美国相关法律法规。

(C) 如果仅仅为了符合本节 (e) 款要求而由根据本部分子部分 M 认证的认证机构的审计代理实施现场审计，则审计不受该子部分中的要求制约。

(D) 您必须保留每个现场审计的文件，包括审计程序、实际实施日期、审计结论、对审计期间发现的重大缺陷采取的任何纠正措施，以及由有资质审计员实施审计的文件记录。

(E) 以下检查结果可代替现场审计，条件是检查在本应实施现场审计之日前的 1 年内实施：

(1) FDA、其他联邦机构（如 USDA）代表或州、当地、部落或地区机构代表实施的国外供应商对适用 FDA 食品安全法规的合规性的适当检查书面结果；或

(2) 食品安全系统经 FDA 正式认可为与美国的法律法规具有可比性或被确定为相当的一个国家食品安全管理机构的国外供应商书面检查结果，条件是作为现场审计主体的该食品在官方认可或等效确定的范围内，并且国外供应商在该国内并在该国监管之下。

(ii) 食品的抽样和检验。您必须保留对食品每次抽样和检验的文件，包括对所检验食品的识别（适当时包括批号）、检验样品的数量、实施的检验（包括所用分析方法）、检验日期和检验报告日期、检验结果、对检测危害采取的纠正措施、识别进行检验的实验室信息以及记录由有资质个人实施检验。

(iii) 审查国外供应商的相关食品安全记录。您必须保留每次记录审查的文件，包括审查日期、所审查记录的一般性质、审查结论、对审查期间识别的重大缺陷而采取的任何纠正措施以及记录由有资质个人实施审查。

(iv) 其他适当活动。(A) 您可根据国外供应商表现和食品相关风险实施（并记录）适当的其他供应商确认或者获得此类活动文件。

(B) 您必须保留根据本节 (e)(1)(iv) 款实施的每项活动的文件，包括活动说明、实施日期、活动发现或结果、对所识别重大缺陷采取的任何纠正措施，以及记录由有资质个人实施活动。

(2) 依赖其他实体的活动执行。(i) 除本节 (e)(2)(ii) 款规定外，您可以依赖另一实体按照本节 (e)(1) 款实施的供应商确认活动，条件是您根据本节 (e)(3) 款审查和评价了这些活动的结果。

(ii) 除根据本节 (e)(1)(ii) 款中对食品进行抽样和检验外，您不得依赖国外供应商本身或国外供应商雇员来执行供应商查证活动。

(3) 确认活动结果审查。您必须及时审查和评价您根据本节 (e)(1)款实施的确认活动结果或获得的该活动文件结果，或根据本节 (e)(2) 款由其他实体实施的确认活动的结果。您必须记录您对确认活

动结果的审查和评价。如果结果没有提供充分保证表示您从国外
供应商处获得的食品中需要控制的危害已得到减少或预防，则您
必须按照 1.508(a) 采取适当措施。您不需要保留其他实体实施的
供应商确认活动的文件，条件是您可以根据 1.510(b) 获得文档并
向 FDA 提供。

(4) 进行确认活动的有资质个人的独立性。不得存在任何影响本节
(e)(1) 款中规定的确认活动结果的财务利益冲突，并且付款不得与
活动结果有关。

第 1.507 节　当进口的食品没有危害控制且无法食用或者食品在进口后危害受到控制时，什么要求适用？

(a) 情况。当您识别到食品中需要控制的危害（已识别危害）并且
符合以下任何一种情况时，您不需要根据 1.505 实施食品和国外
供应商评估或根据 1.506 实施供应商确认活动：

(1) 您确定并记录了该食品类型（例如，可可豆和咖啡豆等未加工
农产品）在没有适当控制应用的情况下不能食用；
(2) 您依赖您的客户（其受第 117 部分子部分 C 或本章第 507 部分
子部分 C 中危害分析和基于风险的预防控制措施要求制约）以确
保所识别危害将显著减少或预防并且您：

(i) 在食品的随附文件中根据该行业实践披露，该食品"未控制处
理 [已识别危害]"；以及

(ii) 根据本节 (c) 款的要求，每年从客户的书面保证中了解，客户
已建立并正在遵循将显著减少或预防已识别危害的程序（在书面

保证中识别）；

(3) 您依赖您的客户（其不受第 117 部分子部分 C 或本章第 507 部分子部分 C 中危害分析和基于风险的预防控制措施要求制约）以提供其正在根据适用的食品安全要求生产、加工或制备食品的保证，并且您：

(i) 在食品的随附文件中根据该行业实践披露，该食品“未控制处理 [已识别危害]”；以及

(ii) 每年根据客户的书面保证了解，其正在根据适用的食品安全要求生产、加工或制备食品；

(4) 您依赖您的客户提供保证，食品将由客户之后的分销链中实体控制处理已识别危害，并且您：

(i) 在食品的随附文件中根据该行业实践披露，该食品“未控制处理 [已识别危害]”；以及

(ii) 根据本节 (c) 款要求，每年从客户的书面保证中了解您的客户：

(A) 将在食品的随附文件中根据该行业实践披露，该食品“未控制处理 [已识别危害]”；以及

(B) 将只会把食品出售给另一实体，并且该实体以书面形式同意，其将：

(1) 遵循将显著减少或预防已识别危害的程序(在书面保证中识别)

（如果该实体受第 117 部分子部分 C 或本章第 507 部分子部分 C 中危害分析和基于风险的预防控制措施要求制约）或遵循根据适用的食品安全要求生产、加工或制备食品的程序（如果该实体不受第 117 部分子部分 C 或本章第 507 部分子部分 C 中危害分析和基于风险的预防控制措施要求制约）；或

(2) 根据本节 (a)(4)(ii)(A) 和 (B) 款所述，按照本节 (c) 款的要求，酌情从该实体的客户处获得类似的书面保证；或

(5) 您已建立、记录并实施了一个系统，确保在随后的分销步骤中控制您所分销食品中的危害，并记录该系统的实施情况。

(b) 书面保证。本节中要求的任何书面保证必须包含以下内容：

(1) 生效日期；
(2) 授权官员的印刷姓名和签名；以及
(3) 适用条款中规定的保证。

(c) 提供保证。根据本节 (a)(2)、(3) 或 (4) 款提供书面保证的客户或食品分销链中其他后续实体所采取的行动必须与保证一致，并且记录器为了满足书面保证而采取的行动。

第 1.508 节 根据我的 FSVP 需要采取什么纠正措施?

(a) 如果您确定进口食品的国外供应商没有按照《联邦食品药品和化妆品法案》第 418 节或 419 节（如果任一适用）和实施条例中要求的至少相同公共卫生保护水平的工艺和程序生产食品，或生产的食品根据《联邦食品药品和化妆品法案》第 402 节存在掺假或根据 403 节 (w) 款（如适用）存在标签错误，则您必须及时采

取适当纠正措施。

这一确定可以基于对消费者、客户或与食品安全有关的其他投诉的审查，根据 1.506 或 1.511(c) 实施的确认活动、食品所带来风险的重新评估以及根据对 1.505(c) 或 (d) 实施的国外供应商表现，或您获得的任何其他相关信息。适当的纠正措施将取决于具体情况，但可能包括停止使用国外供应商直到不合规、掺假或标签错误的一个或多个原因得到充分解决。您必须记录您按照本款采取的任何纠正措施。

(b) 如果您通过根据 1.506 或 1.511(c) 实施的确认活动或根据 1.505(c) 或 (d) 实施的重新评估以外的方式确定进口食品的国外供应商没有按照《联邦食品药品和化妆品法案》第 418 节或 419 节（如果任一适用）和实施条例中要求的至少相同公共卫生保护水平的工艺和程序生产食品，或生产的食品根据《联邦食品药品和化妆品法案》第 402 节存在掺假或根据 403 节 (w) 款（如适用）存在标签错误，则您必须及时调查以确定您的 FSVP 是否充分，并在适当情况下变更您的 FSVP。您必须记录您根据本款进行的任何调查、纠正措施和 FSVP 更改。

(c) 本节不会限制您对 FDA 执行的其他法律的义务，例如与产品召回有关的义务。

第 1.509 节　入境时如何识别进口商?

(a) 对于提供进口至美国的食品每一次入境，您必须确保在向美国海关和边境保护局提交入境时以电子形式提供将您识别为食品进口商的您的姓名、电子邮件地址和被 FDA 认可为可接受的唯一设施识别码。

(b) 在食物货品进口或提供进口至美国前，为了 1.500 "进口商" 定义的目的，食品的外国所有者或收货人（如果没有美国所有者或收货人）必须指定美国代理或代表作为食品进口商。

第 1.510 节　我必须如何保持我的 FSVP 记录?

(a) 记录的一般要求。(1) 您必须将记录保留为原始记录、真实副本（如影印本、图片、扫描副本、微型胶卷、缩微胶片或原始记录的其他真实复制品）或电子记录。

(2) 您必须在初次完成和 FSVP 任何变更后在有关 FSVP 记录上签名并标注日期。

(3) 所有记录必须清晰易读，并妥善保存以防止变质或丢失。

(b) 记录可用性。(1) 根据请求，您必须将根据本子部分要求的所有记录立即提供给 FDA 授权代表，以供检查和复制。根据 FDA 请求，您必须在合理时间内提供以英语以外语言保存的记录的英文翻译。

(2) 如果可以在官方审查请求 24 小时内检索和现场提供记录，则允许非现场存储记录，包括由其他实体根据 1.504、1.505 或 1.506 维持的记录。如果电子记录可从现场位置访问，则其被视为在现场。

(3) 如果 FDA 以书面形式提出请求，您必须以电子方式或通过另一种快速交付记录的方式发送给该机构，而不是在您的营业地点提供记录进行审查。

(c) 记录保留。(1) 除本节 (c)(2) 款中规定外，您必须在创建或获得记录后至少 2 年内保留本子部分所引用的记录。

(2) 您必须将您的工艺和程序相关的记录，包括您所实施的评估和确定结果，在使用终止后至少保留 2 年（例如，因为您不再进口特定食品、您不再使用特定的国外供应商、您已重新评估与食品和国外供应商相关的风险或者您已更改特定食品和国外供应商的供应商确认活动）。

(d) 电子记录。符合本章 11.3(b)(6) 中电子记录定义的为满足本子部分要求而建立并维持的记录不受本章第 11 部分要求的限制。满足本子部分要求，但根据其他适用法律规定和法规也同样需要的记录仍受第 11 部分制约。

(e) 现有记录的使用。(1) 若其中包含本子部分所要求的所有信息，则您无需复制现有记录（如，您所维持的符合其他联邦、州或当地法规的记录）。

您可根据需要补充任何此类现有记录，以包括此子部分所需的所有信息。

(2) 您无需在一组记录中维持本子部分要求的信息。如果您所有的现有记录包含部分所需信息，则您可单独或与现有记录组合来维持本子部分所需的任何新信息。

(f) 公开披露。FDA 依据本子部分获得的记录受本章第 20 部分披露要求的制约。

第 1.511 节　如果我正在进口的食品受膳食补充剂目前良好生产规范法规中某些要求制约，我必须有什么 FSVP？

(a) 进口商受目前生产质量管理规范法规中某些要求制约。如果您需要根据本章 111.70(b) 或 (d) 为作为膳食补充剂的食品或作为膳食补充剂组分进口以进一步生产、加工或包装作为膳食补充剂的食品建立质量标准，并且您符合适用于确定您所建立的质量标准是否符合此类食品的本章 111.73 和 111.75 的要求，那么对于该食品，您必须符合 1.503 和 1.509 中要求，但您不需要符合 1.502、1.504 到 1.508 或 1.510 中的要求。此要求不会限制您对本章第 111 部分或 FDA 执行的任何其他法律的义务。

(b) 其客户受目前生产质量管理规范法规中某些要求制约的进口商。如果您的客户需要根据本章 111.70(b) 或 (d) 为作为膳食补充剂的食品或作为膳食补充剂组分进口以进一步生产、加工或包装作为膳食补充剂的食品建立质量标准，并且您的客户符合适用于确定其所建立的质量标准是否符合此类食品的本章 111.73 和 111.75 的要求，而您每年从客户的书面保证中了解其符合那些要求，那么对于该食品，您必须符合 1.503、1.509 和 1.510 中要求，但您不需要符合 1.502 或 1.504 至 1.508 中的要求。

(c) 其他膳食补充剂进口商。(1) 通用。如果您进口的食品是膳食补充剂，且本节 (a) 或 (b) 款均不适用，则您必须符合本节 (c) 款和 1.503、1.505(a)(1)(ii) 至 (iv)、(a)(2) 和 (b) 至 (d) 以及 1.508 至 1.510 的要求，但您不需要符合 1.504、1.505(a)(1)(i)、1.506 和 1.507 的要求。此要求不会限制您对本章第 111 部分或 FDA 执行的任何其他法律的义务。

(2) 批准的国外供应商的使用。(i) 您必须建立和遵循书面程序以确保仅从基于 1.505 下的评估而批准的国外供应商处进口食品（或在必要和适当的情况下临时从未得到批准但进口前对其食品进行了充足的确认活动的国外供应商处进口）。您必须对您使用这些程序进行记录。

(ii) 您可以依靠除国外供应商以外的实体建立程序以及执行和记录本节 (c)(2)(i) 款中要求的活动，但前提是您需要对该实体记录的程序和活动进行审查和评价，并记录审查和评价结果。

(3) 国外供应商确认程序。您必须建立和遵循适当的书面程序，以确保对您进口的食品实施适当的国外供应商确认活动。

(4) 确定适当的国外供应商确认活动——(i) 总则。除本节 (c)(4)(iii) 款规定外，在从国外供应商进口膳食补充剂之前，您必须确定并记录需要实施的本节 (c)(4)(ii)(A) 至 (D) 款中所列的一项或多项确认活动以及实施活动的频率，从而提供充分保证国外供应商正在根据提供本章第 111 部分要求的相同公共卫生保护水平的工艺和程序生产膳食补充剂。该确定必须以根据 1.505 实施的评估为基础。

(ii) 适当的确认活动。以下是适当的供应商确认活动：

(A) 本节 (c)(5)(i)(A) 款中规定的现场审计；

(B) 本节 (c)(5)(i)(B) 款中规定的食品抽样和检验；

(C) 本节 (c)(5)(i)(C) 款中规定的国外供应商相关食品安全记录审查；以及

(D) 本节 (c)(5)(i)(D) 款中规定的其他适当的供应商确认活动。

(iii) 依赖其他实体的确定。如果您以根据 1.505 实施的评估为基础，审查并评价非国外供应商以外的一个实体对适当活动（包括必须实施此类活动的频率）的确定是否适当，则您可以依靠该实体根据本节 (c)(4)(i) 款对适当国外供应商确认活动的确定。您必须记录您的审查和评价，包括记录由有资质个人作出的适当确认活动确定。

(5) 国外供应商确认活动的执行。(i) 除本节 (c)(5)(ii) 款中的规定外，对于您根据本节 (c) 进口的每种膳食补充剂，您必须在进口膳食补充剂之前以及此后定期实施(并记录)一项或多项本节 (c)(5)(i)(A) 至 (D) 款中列出的供应商确认活动，或获取此类活动记录。

(A) 现场审计。您实施（并记录）您国外供应商定期现场审计或获得此文件。

(1) 国外供应商的现场审计必须由有资质审计员进行。
(2) 现场审计必须考虑本章第 111 部分的适用要求，并纳入供应商的书面食品安全计划（如果有）及其实施情况的审查（或在适用情况下，现场审计可以考虑食品安全系统经 FDA 正式认可为与美国的法律法规具有可比性或被确定为相当的一个国家的相关法律法规)。
(3) 如果仅仅为了符合本节 (c) (5) 款要求而由根据本部分子部分 M 认证的认证机构的审计代理实施现场审计，则审计不受该子部分中的要求制约。
(4) 您必须保留每个现场审计的文件，包括审计程序、实际实施日期、审计结论、对审计期间发现的重大缺陷采取的任何纠正措施，以及由有资质审计员实施审计的文件记录。

(5) 以下检查结果可代替现场审计，条件是检查在本应实施现场审计之日前的 1 年内实施：

(i) FDA、其他联邦机构（如 USDA）代表或州、当地、部落或地区机构代表实施的国外供应商对本章第 111 部分中适用要求的合规性的适当检查书面结果；或

(ii) 食品安全系统经 FDA 正式认可为与美国的法律法规具有可比性或被确定为相当的一个国家食品安全管理机构的书面检查结果，条件是作为现场审计主体的该食品在官方认可或等效确定的范围内，并且国外供应商在该国内并在该国监管之下。

(B) 食品的抽样和检验。您必须保留对膳食补充剂每次抽样和检验的文件，包括对所检验食品的识别（适当时包括批号）、检验样品的数量、实施的检验（包括所用分析方法）、检验日期和检验报告日期、检验结果、对检测危害采取的纠正措施、识别进行检验的实验室信息以及记录由有资质个人实施检验。

(C) 审查国外供应商的食品安全记录。您必须保留每次记录审查的文件，包括审查日期、所审查记录的一般性质、审查结论、对审查期间识别的重大缺陷而采取的任何纠正措施以及记录由有资质个人实施审查。

(D) 其他适当活动。(1) 您可根据国外供应商表现和食品相关风险实施（并记录）适当的其他供应商确认或者获得此类活动文件。

(2) 您必须保留根据本节 (c)(5)(i)(D)(1) 款实施的每项活动的文件，包括活动说明、实施日期、活动发现或结果、对所识别重大缺陷采取的任何纠正措施，以及记录由有资质个人实施活动。

(ii) 依赖其他实体的活动执行。(A) 除本节 (c)(5)(ii)(B) 款规定外，您可以依赖另一实体按照本节 (c)(5)(i) 款实施的供应商核查活动，条件是您根据本节 (c)(5)(iii) 款审查和评价了这些活动的结果。

(B) 除根据本节 (c)(5)(i)(B) 款中对食品进行抽样和检验外，您不得依赖国外供应商或国外供应商雇员来执行供应商核查活动。

(iii) 核查活动结果审查。您必须及时审查和评价您根据本节 (c)(5)(i) 款实施的确认活动结果或获得的该活动文件结果，或根据本节 (c)(5)(ii) 款由其他实体实施的核查活动的结果。您必须记录您对核查活动结果的审查和评价。如果结果显示，国外供应商没有根据提供本章第 111 部分要求的相同公共卫生保护水平的工艺和程序生产膳食补充剂，则您必须按照 1.508(a) 采取适当行动。您不需要保留其他实体实施的供应商核查活动的文件，条件是您可以根据 1.510(b) 获得文档并向 FDA 提供。

(iv) 进行核查活动的有资质个人的独立性。不得存在任何影响本节 (c)(5)(i) 款中规定的确认活动结果的财务利益冲突，并且付款不得与活动结果有关。

[80 FR 74340，2015 年 11 月 27 日，后修订为 81 FR 25327，2016 年 4 月 28 日]

第 1.512 节　如果我是极小型进口商，或者我正在从某些小型国外供应商处进口某些食品，我可有什么 FSVP？

(a) 资格。本节仅适用于：

(1) 您是一个极小型进口商；或

(2) 您从如下的某些小型国外供应商处进口某些食品：

(i) 国外供应商是本章 117.3 或 507.3 所定的合格设施；

(ii) 您正在从国外供应商处进口农产品，该国外供应商是种植农产品的农场，并且根据本章 112.4(a) 或本章 112.4(b) 和 112.5 不是本章第 112 部分下所涵盖的农场；或

(iii) 您正在从不受本章第 118 部分要求的国外供应商（因为其所拥有的蛋鸡不足 3000 只）处进口壳蛋。

(b) 适用要求。(1) 资格文件记录。(i) 极小型进口商状况。(A) 如果您是极小型进口商，并且您选择遵守本节要求，则您必须在作为极小型进口商开始进口食品之前以及之后每年在每个历年的 12 月 31 日之前记录，您符合 1.500 中关于人类食品和（或）动物食品的极小型进口商定义。

(B) 为了确定您是否符合特定历年对于人类食物和（或）动物食品的极小型进口商的定义，相关的 3 年销售（以及人类或动物食品的美国市场价值，如果适用）是您打算作为极小型进口商进口食品的历年之前 1 年结束的时期。计算通货膨胀调整的基准年是 2011 年。如果以美元以外的货币实施任何食品销售，则您必须使用销售发生年份的 12 月 31 日生效的相关货币汇率计算销售价值。

(ii) 小型国外供应商状况。如果您正在从本节 (a)(2) 款中规定的小型国外供应商处进口食品，并且您选择遵守本节要求，则您必须在首次批准供应商的适用历年之前获得书面保证，证明您的国外

供应商符合本节 (a)(2)(i)、(ii) 或 (iii) 款中的标准，并且在此之后每年在每历年的 12 月 31 日之前获得下一历年的书面保证。

(2) 其他要求。如果本节适用，并且您选择遵守本节 (b) 款中的要求，您还需要遵守 1.502、1.503 和 1.509 中的要求，但您不需要遵守 1.504 至 1.508 或 1.510 中的要求。

(3) 国外供应商核查活动。(i) 如果您是极小型进口商，对于您进口的每种食品，您必须在进口食品之前以及此后至少每 2 年获得书面保证，保证您的国外供应商正在按照《联邦食品药品和化妆品法案》第 418 节或 419 节（如果任一适用）和实施条例中要求的至少相同公共卫生保护水平的工艺和程序生产食品，并且正在根据《联邦食品药品和化妆品法案》第 402 节和 403 节 (w) 款（如适用）节生产食品。

(ii) 如果您的国外供应商是本章 117.3 或 507.3 中定义的合格设施，并且您选择遵守本节要求，则您必须在进口食品之前以及之后至少每 2 年获得书面保证，保证国外供应商正在根据适用的 FDA 食品安全法规（或适用时，根据食品安全系统经 FDA 正式认可为与美国的法律法规具有可比性或被确定为相当的一个国家的相关法律法规）生产食品。书面保证必须包括：

(A) 供应商正在实施的用以控制食品中适用危害的预防控制措施的简要说明；或

(B) 供应商符合州、当地、郡、部落或其他适用的非联邦食品安全法律，包括外国的相关法律法规的声明。

(iii) 如果您的国外供应商是种植农产品的农场，并且根据本章

112.4(a) 或本章 112.4(b) 和 112.5 不是本章第 112 部分下所涵盖的农场，并且您选择遵守本节要求，则您必须在进口农产品之前以及之后至少每 2 年获得书面保证，保证农场了解其食品受《联邦食品药品和化妆品法案》第 402 节制约（或适用时，保证其食品受食品安全系统经 FDA 正式认可为与美国的法律法规具有可比性或被确定为相当的一个国家的相关法律法规的制约）。

(iv) 如果您的国外供应商是壳蛋生产商，因其所有的蛋鸡不足 3,000 只，所以其不受本章第 118 部分的制约，而您选择遵守本节要求，则您必须在进口壳蛋之前以及之后至少每 2 年获得书面保证，保证壳蛋生产商了解其食品受《联邦食品药品和化妆品法案》第 402 节制约（或适用时，保证其食品受食品安全系统经 FDA 正式认可为与美国的法律法规具有可比性或被确定为相当的一个国家的相关法律法规的制约）。

(4) 纠正措施。如果您确定进口食品国外供应商生产的食品与 1.512(b)(3)(i) 至 (iv) 中提供的保证不一致，则您必须及时采取适当的纠正措施。适当的纠正措施将取决于具体情况，但可能包括停止使用国外供应商直到不合规、掺假或标签错误的一个或多个原因得到充分解决。您必须记录您按照 (b)(4) 款采取的任何纠正措施。(b)(4) 款不会限制您对 FDA 执行的其他法律的义务，例如与产品召回有关的义务。

(5) 记录。(i) 记录的一般要求。(A) 您必须将记录保留为原始记录、真实副本（如影印本、图片、扫描副本、微型胶卷、缩微胶片或原始记录的其他真实复制品）或电子记录。

(B) 您必须在初次完成和 FSVP 任何变更后在有关 FSVP 记录上签

名并标注日期。

(C) 所有记录必须清晰易读，并妥善保存以防止变质或丢失。

(ii) 可用性。(A) 根据请求，您必须将根据本子部分要求的所有记录立即提供给 FDA 授权代表，以供检查和复制。根据 FDA 请求，您必须在合理时间内提供以英语以外语言保存的记录的英文翻译。

(B) 如果可以在官方审查请求 24 小时内检索和现场提供记录，则允许非现场存储记录，包括由其他实体根据本节 (c) 款保留的记录。如果电子记录可从现场位置访问，则其被视为在现场。

(C) 如果 FDA 以书面形式提出请求，您必须以电子方式或通过另一种快速交付记录的方式发送给该机构，而不是在您的营业地点提供记录进行审查。

(iii) 记录保留。(A) 除本节 (b)(5)(iii)(B) 或 (C) 款中规定外，您必须在创建或获得记录后至少 2 年时期内保留本子部分所需记录。

(B) 如果您受本节 (c) 款制约，则您必须在停止使用（例如，因为您已重新评估国外供应商的合规历史或更改了程序以确保使用获准可的供应商）后保留与您工艺和程序相关的记录（包括国外供应商的评估结果和确保使用获准的供应商的程序）至少 2 年。

(C) 您必须保留在适用历年之前 3 年期间您赖以支持您作为极小型进口商状况的记录至少 3 年。

(iv) 电子记录。符合本章 11.3(b)(6) 中电子记录定义的为满足本子部分要求而建立并维持的记录不受本章第 11 部分要求的限制。

满足本部分要求，但根据其他适用法定条款或规定也同样需要的记录仍受第 11 部分制约。

(v) 现有记录的使用。(A) 若其中包含本子部分所要求的所有信息，则无需复制现有记录（如，保留的证明符合其他联邦，州或当地法规的记录）。您可根据需要补充任何此类现有记录，以包括此子部分所需的所有信息。

(B) 无需在一组记录中保留本子部分要求的信息。如果您所有的现有记录包含部分所需信息，则您可单独或与现有记录组合来维持本子部分所需的任何新信息。

(vi) 公开披露。FDA 依据本子部分获得的记录受本章第 20 部分披露要求的制约。

(c) 从某小型国外供应商进口食品的进口商要求。若从本节 (a)(2) 款中规定的某小型国外供应商处进口食品且您不属于小型进口商，则应符合以下额外要求：

(1) 国外供应商合规历史评估。(i) 初次评估。除本节 (c)(1)(iii) 款中规定外，在批准您的国外供应商时，必须评估适用的 FDA 食品安全法规和国外供应商是否符合这些规定的相关信息，包括该国外供应商是否是 FDA 警告信、进口警告或与食品安全有关的 FDA 其他合规性行动中涉及的对象，并对评估进行记录。同时还可以考虑与国外供应商表现有关的其他因素，包括 1.505(a)(1)(iii)(A) 和 (C) 中规定的因素。

(ii) 国外供应商合规史的重新评估。(A) 除本节 (c)(1)(iii) 款中规定外，意识到本节 (c)(1)(i) 款中事项有关的新信息时，必须及时对国外供应商合规史有关的问题进行重新评估，并进行记录。若确定从国外供应商进口食品的问题已经改变，则必须及时确定（并记录）是否适合继续从该国外供应商进口食品。

(B) 如果在任何 3 年期间结束时，未按照本节 (c)(1)(ii) (A) 款重新评估与国外供应商合规史相关的问题，则必须重新评估这些问题，必要时，按照 (c)(1)(ii)(A) 款采取其他适当措施。必须对重新评估和对依据 (c) (1)(ii)(A) 款采取的后续措施进行记录。

(iii) 国外供应商合规史的另一实体评估或重新评估的审查如果由国外供应商以外的实体（有资质个人）进行本节 (c)(1)(i) 款中所述的评估或进行 (c)(1)(ii) 款中所述的重新评估，通过审查和评价该实体进行的评估或重新评估，需满足适用款落中的要求。您必须记录您的审查和评价，包括记录评估或重新评估是由有资质个人进行的。

(2) 国外供应商的批准。必须基于根据本节 (c)(1)(i) 款进行的评估或依据本节 (c)(1)(iii) 款对评估进行审查和评价的结果批准您的国外供应商。

(3) 批准的国外供应商的使用。(i) 必须建立和遵循书面程序以确保仅从符合以下条件的国外供应商处进口食品：依据本节 (c)(1)(i) 款进行评估而被批准的国外供应（或在必要和适当的情况下临时从未得到批准但进口前对其食品进行了充足的确认活动的国外供应商进口）。您必须对您使用这些程序进行记录。

(ii) 可以依靠除国外供应商以外的实体建立程序以及执行和记录本节 (c)(3)(i) 款中要求的活动，但前提是您需要对该实体记录的程序和活动进行审查和评价，并记录审查和评价结果。

[80 FR 74340，2015 年 11 月 27 日，后修订为 81 FR 25327，2016 年 4 月 28 日]

第 1.513 节　如果我从具有正式认可或同等的食品安全系统的国家进口某些食品，我可以拥有什么样的 FSVP？

(a) 通用要求。(1) 对于本节 (a)(2) 款中规定的进口食品类型，若符合本节 (b) 款中的要求，则不要求满足 1.504 至 1.508 中的要求。但是仍然需要满足 1.503、1.509 和 1.510 中的要求。

(2) 本节适用于不是预期用于进一步制造 / 加工的食品，包括在消费之前不会进一步商业处理的包装食品和原始农产品。

(b) 条件和要求。(1) 从国外供应商进口食品前，之后每年进口，必须记录该国外供应商是否处于符合以下条件的国家的法规监管之下，即 FDA 已经正式认定该国家的食品安全系统与美国的相当或等同，且记录食品是否处于官方承认或等同性确定的范围内。

(2) 从国外供应商进口食品前，必须确定和记录该国外食品供应商是否符合该国外供应商所在国的食品安全机构的合规性。必须继续监测该国外供应商是否具有良好合规性并及时对获得的信息进行审查。如果信息表明与食品相关的食品安全隐患没有明显减少或阻止，必须及时采取纠正措施。适当的纠正措施将取决于具体情况，但可能包括停止使用该国外供应商。必须记录依据 (b) (2)

款采取的任何纠正措施。

第 1.514 节　若不符合本子部分的要求，后果如何？

(a) 拒绝进入。若进口商未满足与该食物货品有关的本子部分中的
要求，则依据《联邦食品药品和化妆品法案》第 801(a)(3) 节可拒
绝该食品进入。如果食品进入美国时没有美国所有者或收货人，
则食物货品不得进口到美国，除非国外所有人或收货人已经按照
1.500 适当指定了美国代理人或代表作为进口商。

(b) 禁止行为。若进口商没有符合《联邦食品药品和化妆品法案》
第 805 节要求（包括本子部分中的要求）的 FSVP，则依据《联
邦食品药品和化妆品法案》第 301(zz) 节禁止将食品进口到美国或
提供进口服务。

子部分 M——执行食品安全审计和颁发证书的第三方检定机构的认证

依据本子部分对认证机构进行认可

第 1.610 节　有追求认可资格的对象是谁？

若认证机构可以证明其满足 1.611 – 1.615 的要求，则有资格追求
得到 FDA 的认可。该认证机构可以出具符合国际标准化组织/国
际电工委员会 (ISO/IEC) 17011:2004 要求的记录作为必要的补充材
料来证明符合本子部分中的适用要求。

第 1.611 节　为获得资格认可，认证机构必须具备哪些法定权威？

(a) 追求认可的认证机构必须证明其有权威（作为政府实体或作为

有契约权利的法律实体）对第三方检定机构进行必要评估以确定其进行审计和认证食品机构和食品的能力，包括以下授权：

(1) 审查任何相关记录；

(2) 对第三方检定机构的表现进行现场评估，通过对代表性样品进行审计，见证代理人的代表性样品的性能（或，若第三方检定机构为个体，则针对该个体）；

(3) 执行必要的重新评估或监督，以监测认证的第三方检定机构的合规性；以及

(4) 若不符合认证要求，暂停、撤销认证或减少认证范围。

(b) 追求认可的认证机构必须证明，如果得到认可，有能力发挥必要的权威（作为具有契约权利的政府实体或法律实体）来满足本子部分的适用要求。

第 1.612 节　为获得资格认可，认证机构必须具备哪些技能和能力？

追求认可的认证机构必须证明其拥有：

(a) 充分实施认证项目所需的资源，包括：

(1) 员工和其他代理人数量充足，且具备相关知识、技能和经验以有效评估追求认证的第三方检定机构的资格，以及有效监测认证的第三方检定机构的表现；以及

(2) 有足够的资金资源支持该项运作；以及

(b) 若得到认可，有满足适用评估和监测要求、报告和通知要求以及本子部分程序的能力。

第 1.613 节 为获得资格认可，认证机构必须拥有哪些保护措施来避免利益冲突？

认证机构必须证明其拥有：

(a) 实施的书面措施，以防止认证机构在进行认证期间在认证机构（以及其官员、员工和涉及认证活动的其他代理人）和第三方检定机构（以及其官员、员工和涉及审计和认证活动的其他代理人）之间出现利益冲突。

(b) 若得到认可，有满足本子部分中适用的利益冲突要求的能力。

第 1.614 节 为获得资格认可，认证机构必须拥有哪些质量保证程序？

追求认可的认证机构必须证明其拥有：

(a) 用于监测和评估其官员、员工、其他代理人表现和认证项目的实施的书面程序，包括：

(1) 确定认证项目的领域或确定存在缺陷的表现；以及

(2) 快速执行有效解决已确定缺陷的纠正措施；以及

(b) 若得到认可，有满足本子部分中适用的质量保证要求的能力。

第 1.615 节 为获得资格认可，认证机构必须拥有哪些记录程序？

追求认可的认证机构必须证明其拥有：

(a) 实施的书面程序，以建立、控制和保留满足与本子部分有关的

合同和法律义务时所需时间内的记录（包括文件和数据），并为评估项目和表现提供充分的依据；以及

(b) 若得到认可，有满足本子部分中适用的报告和通知要求的能力。

依据本子部分已经得到认可的认证机构的要求

第 1.620 节　得到认可的认证机构如何对追求认证的第三方检定机构进行评估？

(a) 依据本子部分对第三方检定机构进行认证前，认可的认证机构必须至少执行以下事项：

(1) 若为国外政府或国外政府代理，则必须对该政府或代理的食品安全程序、系统和标准进行必要的审查和审计以确定满足 1.640(b) 的资格要求。

(2) 若国外合作团体或追求认证的任何其他第三方作为第三方检定机构，则对针对该合作团体或其他第三方执行审计的代理人的培训和资格进行审查和审计（或若第三方检定机构为个体，则针对该个体）以及对该合作团体或其他第三方的内部系统和任何其他调查进行必要审查以确定满足 1.640(c) 的资格要求。

(3) 在依据本节 (a)(1) 或 (2) 款进行审查和审计时，观察现场审计的代表性样品，以检查是否如第三方检定机构或其代理（或若第三方检定机构为个体，则针对该个体）执行的一样符合 FD&C 法案和 FDA 法规的适用的食品安全要求。

(b) 作为本子部分中的认证条件，认可的认证机构必须要求第三

方检定机构满足 1.652 和 1.656 中的报告和通知要求，并同意以英文版本以电子方式向 FDA 提交针对 FD&C 法案第 801(q) 或 806 节颁布的食品或设施证书。

(c) 认可的认证机构必须保留依据本子部分否决认证（全部或部分）的记录以及撤销、暂停或减少第三方检定机构的认证范围的记录。记录中必须包括第三方检定机构的名称和合同信息；行动日期；否决、撤销、暂停或减少的认证范围；以及采取该行动的依据。

(d) 认可的认证机构必须依据本子部分向任何第三方检定机构通知与该认证有关的不利决定，包括否决认证或撤销、暂停或减少认证范围。认可的认证机构必须建立和实施书面程序来接收和处理第三方检定机构对该不利决定提出质疑的申诉以及以公平有意义的方式来调查申诉和对申诉作出决议。申诉程序提供的保护必须与 1.692 和 1.693 中 FDA 提供的保护相似，且包括对以下活动的要求：

(1) 使申诉程序公开；
(2) 使用合格人员调查申诉以及对申诉作出决议，可以是认可的认证机构的内部或外部人员，对认证决定不带偏见并未参与认证决定，或属于参与认证决定人员的下属；
(3) 就第三方检定机构的申诉提出最终决议；以及
(4) 依据 1.625 保留申诉、申诉的最终决议以及作出该决议的依据的记录。

第 1.621 节　认可的认证机构如何监测其进行认证的第三方检定机构的表现？

(a) 认可的认证机构必须依据本子部分每年对其认证的所有第三

方检定机构进行综合评估，方法为对认证的第三方检定机构的自我评估（包括符合 1.643 和 1.657 中利益冲突要求的信息）；依据 1.656 提交为 FDA 的法规审计报告和通知；以及认可的认证机构可合理获得的依据本子部分得到认证的第三方检定机构的合规史有关的任何其他信息进行审查；或对与确定认证的第三方检定机构是否符合本子部分要求有关的信息进行审查。

(b) 依据本子部分，在对第三方检定机构进行初次认证后 1 年内，以后每 2 年进行一次认证时，认可的认证机构必须对由依据本子部分得到认证的第三方检定机构（或其审计代理人）（或若第三方检定机构为个体，则针对该个体）执行的代表性样品的法规审计进行现场观察，并且必须参观认证的第三方检定机构的总部（或若与总部不同，参观管理执行本子部分中规定的食品安全审计的审计代理的其他地方）。认可的认证机构将在本节 (a) 款所要求的认证的第三方检定机构的年度评估中考虑观察和参观的结果。

第 1.622 节　认可的认证机构如何监测自己的表现?

(a) 认可的认证机构必须依据 1.664(g) 中的要求每年进行自我评估，包括评估是否符合本子部分的要求，包括：

(1) 参与认证活动的官员、员工和其他代理人的表现以及在执行认证活动中的一致性程度；

(2) 认可的认证机构及其涉及认证活动的官员、员工和其他代理人符合 1.624 中利益冲突要求的情况；以及

(3) 若 FDA 要求，与确定认可的认证机构是否符合本子部分要求有关的其他方面表现。

(b) 作为对认可的认证机构的表现进行评估的工具，自我评估必须

包括对依据本子部分得到认证的第三方检定机构的代表性样品进行的法规审计进行现场观察。在满足该要求的过程中，认可的认证机构可以使用依据 1.621(b) 执行的现场观察的结果。

(c) 基于依据本节 (a) 和 (b) 款执行的评估，认可的认证机构必须：

(1) 确定存在缺陷的领域；
(2) 快速实施有效解决这些缺陷的纠正措施；以及
(3) 依据 1.625，建立和保留纠正措施的记录。

(d) 认可的认证机构必须制备并按照 1.623(b) 中要求提交自我评估结果的书面报告，包括以下元素。必要时可以补充证明符合 ISO/IEC 17011:2004 要求的文件来满足本款的要求。

(1) 对依据本节 (c) 款采取的纠正措施进行描述；
(2) 认可的认证机构及其涉及认证活动的官员、员工和其他代理人符合 1.624 中利益冲突要求程度的说明；以及
(3) 认可的认证机构符合本子部分中的适用要求程度的说明。

第 1.623 节　认可的认证机构必须向 FDA 提交哪些报告和通知？

(a) 报告对认证的第三方检定机构的表现进行评估的结果。完成该评估后 45 天内，认可的认证机构必须以英文版本以电子方式向 FDA 提交依据 1.621 执行的评估结果。报告中必须包括认证的第三方检定机构使用的用于执行本子部分中食品安全审计的审计代理人最新列表。

(b) 报告认可的认证机构自我评估的结果。认可的认证机构必须以

英文版本以电子方式向 FDA 提交：

(1) 1.622 中要求的年度自我评估的结果报告，且提交日期为完成自我评估后 45 天内；以及

(2) 对于受限于 1.664(g)(1) 中要求的认可的认证机构，第三方检定机构撤回后 60 天内向 FDA 提交自我评估报告。必要时，认可的认证机构可以使用为证明符合 ISO/IEC 17011:2004 而准备的报告作为补充材料来满足本节中的要求。

(c) 及时通知 FDA。一旦完成以下事项，认可的认证机构必须立即以英文版本以电子方式通知 FDA：

(1) 同意依据本子部分对第三方检定机构进行认证（包括延伸认证范围），其中包括：

(i) 认证的第三方检定机构名称、地址、电话和邮件地址；

(ii) 认证的第三方检定机构的一名或多名官员的姓名；

(iii) 认证的第三方检定机构的审计代理人列表；以及

(iv) 认证范围、同意认证的日期以及截止日期。

(2) 依据本子部分撤销、暂停或减少认证范围，且包括：

(i) 采取该行动的依据；以及

(ii) 依据本节 (c)(1) 款以前提交给 FDA 的认证信息的任何额外变更。

(3) 确定在颁发食品或设施证书中其进行认证的第三方检定机构不满足本子部分 1.653 中的要求，且包括：

(i) 作出该项决定的依据；以及

(ii) 依据本节 (c)(1) 款以前提交给 FDA 的认证信息的任何变更。

(d) 提交给 FDA 的其他通知。完成以下事项 30 天内，认可的认证机构必须以英文版本以电子方式通知 FDA：

(1) 依据本子部分否决认证（全部或部分），且包括：

(i) 第三方检定机构名称、地址、电话和邮件地址；

(ii) 第三方检定机构的一名或多名官员的姓名；

(iii) 请求认证的范围；以及

(iv) 否决范围及依据。

(2) 作出重要变更，且可能影响满足本子部分适用要求的方式，且包括：

(i) 变更说明；以及

(ii) 变更原因。

第 1.624 节　认可的认证机构如何防止产生利益冲突?

(a) 认可的认证机构必须实施书面程序，以防止认证机构在进行认证期间在认证机构（以及其官员、员工和涉及认证活动的其他代理人）和第三方检定机构（以及其官员、员工和涉及审计和认证活动的其他代理人）之间出现利益冲突，包括以下内容：

(1) 确保认可的认证机构（以及参与认证活动的官员、员工和其他代理人）在管理或控制第三方认证机构（或任何附属机构、母机构或子机构）中无经济利益冲突；以及

(2) 禁止参与认证活动的认可的认证机构官员、员工或其他代理人收受第三方检定机构给予的金钱、礼物、小费或有价值的物品。

(3) 本节 (a)(2) 款中规定的物品不包括：

(i) 认证服务产生的费用以及对第三方检定机构进行现场评估有关的直接成本的补偿；或

(ii) 为促进有效评估，在评估期间以及在进行评估的场所提供的微量价值的午餐。

(b) 只有在完成评估报告后或发布认证后（以较迟者为准），认可的认证机构才可以接受认证服务产生的报酬以及与第三方检定机构评估有关的直接成本的补偿。这种支付行为不被视为本节 (a) 中所述的利益冲突。

(c) 认可的认证机构中参与认证活动的官员、员工和其他代理人的配偶以及 18 岁以下子女的经济利益视为是参与认证活动的官员、员工和其他代理人的经济利益。

(d) 认可的认证机构必须在其网站上保留其根据本子部分进行认证的第三方检定机构的最新清单，并且必须确定每个认证的持续时间和范围以及认证的第三方检定机构支付与此认证有关的费用或补偿的日期。若暂停、撤回第三方检定机构的认证或减少认证范围，该清单还必须包括暂停、撤回认证或减少范围的日期以及保留认证持续时间或撤回暂停、重新认证或恢复认证范围的时间（以最早时间为准）有关的信息。

第 1.625 节　认可的认证机构必须满足哪些记录要求？

(a) 认可的认证机构必须以电子方式对可以证明符合本子部分要求的记录（包括文件和数据）保留 5 年，包括以下相关记录：

(1) 依据 1.660 的认证申请和认证更新；
(2) 同意、否决、暂停、撤销认证的决定或延伸或减少认证范围的决定；
(3) 依据 1.620(c) 对不利认证决定提出的质疑；
(4) 依据 1.621 对认证的第三方检定机构进行的监测；
(5) 依据 1.622 的自我评估和纠正措施；
(6) 认证的第三方检定机构提交的法规审计报告，包括任何支持性信息；
(7) 依据 1.623 提交给 FDA 的任何报告或通知，包括任何支持性信息；以及
(8) 费用支付和直接成本补偿记录。

(b) 经认证机构业务所在地或合理的可及位置的 FDA 授权官员或员工的书面要求，认可的认证机构必须按照本节 (a) 款中的要求进行记录。若 FDA 要求以电子方式提交本节 (a) 款所要求的记录，则必须在提出要求的 10 个工作日内以电子方式提交给 FDA。此

外，若要求的记录不是以英语保存，则认证机构必须在合理时间内以电子方式提交英文翻译版本。

(c) 据 1.658 所要求，认可的认证机构禁止阻止或干预 FDA 接近认证的第三方检定机构和获取认证的第三方检定机构的记录。

依据本子部分对认证机构进行认可的程序

第 1.630 节　如何向 FDA 申请认可或申请认可续期？

(a) 认可申请。追求认可的认证机构必须提交申请，证明满足 1.610 中的合格要求。

(b) 认可续期的申请。追求认证续期的认证机构必须提交续期申请，证明其继续满足本子部分的要求。

(c) 提交。必须以英文版本提交认可和认可续期申请以及作为该申请过程的一部分提交的任何文件。申请过程中（包括 FDA 对申请人进行现场评估期间），申请人必须提供 FDA 所需的翻译和解释服务。

(d) 签名。必须以 FDA 指定的方式对认可和认可续期申请中签名，由授权个人代表追求认可或认可续期的申请人执行。

第 1.631 节　FDA 如何审查认可或认可续期申请以及 FDA 批准申请后，会怎样？

(a) 认可或认可续期申请的审查。FDA 会检查认证机构的认可或认可续期申请的完整性，并通知申请人有关任何缺陷。FDA 依据先进先出的原则，依据提交完整申请的日期对认证机构的认可或认可续期申请进行审查；但是，FDA 可以优先审查特定申请以满足项目需要。

(b) 认可或认可续期的评估。FDA 会对完整的认可或认可续期申请进行评估来确定申请人是否满足本子部分中的适用要求。评估包括对认证机构进行现场评估。无论申请被批准或是被否决，FDA 会以书面形式通知申请人。FDA 可以电子方式发出该通知。若在认证机构的认可期限到期前 FDA 对续期申请未作出最终决议，则 FDA 可以将认可延期到特定期限或直到 FDA 对续期申请作出最终决议。

(c) 发布认可。FDA 会通知申请人已经批准其认可或认可续期申请，并发布认可，列出与认可有关的任何限制条件。

(d) 否决认可或认可续期申请的发布。FDA 会通知申请人已经否决认可或认可续期申请，并发布否决认可或认可续期申请，说明否决依据，并依据 1.691 提出请求重新申请的程序。

(e) 否决认可续期申请后通知记录保管人。发布否决认可续期申请后 10 个工作日内，续期申请被否决的申请人必须以英文版本以电子方式告知 FDA 有关保留 1.625(a) 中要求的记录的保管人姓名和联系信息，并按照 1.625(b) 所要求，FDA 可以获得这些记录。保管人的联系信息必须至少包括邮件地址和 1.625(a) 中所要求的记录的实际地址。

(f) 否决认证机构的认可或认可续期申请对认证的第三方检定机构的影响。(1) FDA 会通知经认证机构（续期申请被否决）认证的任何第三方检定机构有关其否决认可续期的情况。只要第三方检定机构符合以下情况，则其认证仍然有效：

(i) 在 FDA 发布否决认可续期通知后 60 天内，按照 1.655 进行自我评估并按照 1.656(b) 向 FDA 报告自我评估结果；以及

(ii) 发布否决认可续期通知后 1 年内或到原始认证到期日时（以先到者为准），经另一认证机构认证或通过 FDA 直接认证。

(2) 若 FDA 确定依据 1.664(c) 有合理理由撤回认证，则 FDA 可撤回第三方检定机构的认证。

(g) 否决认证机构的认可续期申请对颁发给合格实体的食品或设施证书的影响。发布否决认可续期申请前经认可的认证机构认证的第三方检定机构颁发的食品或设施证书仍然保持有效直到期满。若 FDA 有理由相信出于 FD & C 法案 801(q) 或 806 中的目的而颁发的证书是无效或不可信的，FDA 可以拒绝考虑通过该证书来确定进口该证书所针对的食品或确定进口商参与自愿性合格进口商计划 (VQIP) 的资格。

(h) 否决认证机构的认可续期申请的公开通知。FDA 会在 1.690 所述的网站上告知发布否决续期申请的日期并说明否决依据。

第 1.632 节　认可持续多长时间？
FDA 批准的认证机构的认可持续时间为自认可之日起不超过 5 年。

第 1.633 节　FDA 如何对认可的认证机构进行监测？
(a) FDA 会对每个认可的认证机构的表现进行评估以确定是否满足本子部分中的适用要求。必须在 5 年认可期限开始后至少 4 年进

行该评估，或在少于 5 年认可期的中期内进行。FDA 可随时对认可的认证机构进行额外评估。

(b) FDA 对认可的认证机构的评估包括对第三方检定机构（经该认可的认证机构认证）的代表性样品进行现场评估以及对合格实体（按照本子部分由该第三方检定机构认证）的代表性样品进行现场审计。若 FDA 认为有必要且合适，这些活动可随时进行，进行时可无需认可的认证机构在场，或对合格实体进行审计时，也无需认证的第三方检定机构在场。

第 1.634 节 FDA 何时撤销认可?

(a) 撤销认可的理由。若发现认证机构不符合本子部分中的要求，包括以下一项或多项，则 FDA 可撤销认可：

(1) 该认证机构拒绝 FDA 访问 1.625 中要求的记录或 FDA 为确保该认证机构继续符合本子部分要求时拒绝 FDA 对该认证机构或经其认证的第三方检定机构进行评估和调查。

(2) 出现以下情况时未及时采取必要的纠正措施：

(i) FDA 依据 1.664(a) 撤销经该认证机构认证的第三方检定机构的认证；

(ii) 通过 1.622 中的自我评估，1.621 中的监测或 1.655 中一个或多个经其认证的第三方检定机构进行的自我评估中发现重要缺陷；或

(iii) FDA 指示这样做以确保符合本子部分要求。

(3) FDA 确定该认证机构犯了欺诈罪或向其提交了虚假的材料陈述。

(4) FDA 确定存在合理理由撤销认可，包括 :

(i) 依据本子部分执行活动时，证明带有偏见或缺乏客观性 ；或

(ii) 对依据本子部分作出批准认证的一个或多个决定不能提供充分的证据。

(iii) 在 1.725(b)(3) 中规定的付款到期日 90 天内未支付用户年费。

(b) 与撤销有关的记录要求。为帮助确定根据本节 (a) 款是否有理由撤销认可，FDA 可要求提交 1.625 中要求的该认证机构的记录或 1.658 中要求的该认证机构依据本子部分进行认证的一个或多个第三方检定机构的记录。

(c) 发布撤销认可。(1) FDA 会通知认证机构已经撤销对其的认可，并发布撤销通知，说明撤销原因，请求依据 1.693 对撤销进行监管听证的程序以及依据 1.636 请求恢复认可的程序。

(2) 在发布撤销通知的 10 个工作日内，该认证机构必须以英文版本以电子方式告知 FDA 有关记录保管人的姓名，且按照 1.625 所要求，FDA 可以获得这些记录。保管人的联系信息必须至少包括邮件地址和记录的实际地址。

(d) 撤销认证机构的认可对认证的第三方检定机构的影响。(1) FDA 会通知经认证机构（被撤销认可）认证的任何第三方检定机构有关其撤销认可的情况。若第三方检定机构符合以下情况，则

其认证仍然有效：

(i) 在 FDA 发布撤销通知后 60 天内，按照 1.655 进行自我评估并按照 1.656(b) 向 FDA 报告自我评估结果；以及

(ii) 发布撤销通知后 1 年内或到原始认证到期日时（以先到者为准），经另一认证机构认证或通过 FDA 直接认证。

(2) 若 FDA 确定依据 1.664(c) 有合理理由撤回认证，则 FDA 可撤回第三方检定机构的认证。

(e) 撤销认证机构的认可对颁发给合格实体的食品或设施证书的影响。发布撤销认可通知前经认可的认证机构认证的第三方检定机构颁发的食品或设施证书仍然保持有效直到期满。若 FDA 有理由相信出于《联邦食品药品和化妆品法案》（简称 FD & C 法案）801(q) 或 806 节中的目的而颁发的证书是无效或不可信的，FDA 可以拒绝考虑通过该证书来确定进口该证书所针对的食品或确定进口商参与 VQIP 的资格。

(f) 撤销认可的公开通知。FDA 会在 1.690 所述的网站上告知发布撤销认可并说明撤销依据。

[80 FR 74650，2015 年 11 月 27 日，后修订为 81 FR 90193，2016 年 12 月 14 日]

第 1.635 节　想自愿放弃认可或不想进行认可续期怎么办？

(a) 通知 FDA 意欲放弃认可或不想进行认可续期。必须在自愿放弃认可或认可到期不想续期前至少 60 天内，认可的认证机构以

英文版本以电子方式通知 FDA。放弃认可或认可到期后(若适用)，认可的认证机构必须提供保留 1.625(a) 中要求的记录的保管人姓名和联系信息，并按照 1.625(b) 所要求，FDA 可以获得这些记录。保管人的联系信息必须至少包括邮件地址和 1.625(a) 中所要求的记录的实际地址。

(b) 通知认证的第三方检定机构意欲放弃认可或不想进行认可续期。按照本节 (a) 款通知 FDA 后 15 个工作日内，该认可的认证机构必须通知当前认证的第三方检定机构其打算放弃认可或不进行认可续期的意图，并且注明放弃认可或认可到期日期。该认可的认证机构必须按照 1.625 建立和保留通知记录。

(c)(1) 自愿放弃认可或不进行认可续期对第三方检定机构的影响。只要第三方检定机构符合以下条件，在该认可的认证机构提出放弃认可或认可到期前对第三方检定机构进行的认证仍有效 :

(i) 从放弃认可之日起或认可到期日起后 60 天内，按照 1.655 进行自我评估并按照 1.656(b) 向 FDA 报告自我评估结果 ; 以及

(ii) 从放弃认可之日起或认可到期日起后 1 年内或到原始认证到期日时(以先到者为准)，经另一认证机构认证或通过 FDA 直接认证。

(2) 若 FDA 确定依据 1.664(c) 有合理理由撤回认证，则 FDA 可撤回第三方检定机构的认证。

(d) 认证机构自愿放弃认可或认可到期对颁发给合格实体的食品或设施证书的影响。提出自愿放弃认可或认可到期前经认可的认证机构认证的第三方检定机构颁发的食品或设施证书仍然保持有

效直到期满。若 FDA 有理由相信出于 FD & C 法案 801(q) 或 806
节中的目的而颁发的证书是无效或不可信的，FDA 可以拒绝考
虑通过该证书来确定进口该证书所针对的食品或确定进口商参与
VQIP 的资格。

(e) 自愿放弃认可或认可到期的公开通知。FDA 会在 1.690 所述的
网站上公布认证机构依据本子部分自愿放弃认可或认可到期。

第 1.636 节　如何请求恢复认可？

(a) 撤销后申请。已经被撤销认可的认证机构可以依据 1.630 通过
提交新认可申请请求恢复认可。该认证机构必须提交证据，表明已
经解决导致许可被撤销的缺陷，包括表明已经处理导致被撤销的原
因或条件，并明确已经采取的措施以保证不会再发生类似事件。

(b) 放弃后申请。以前依据 1.635 放弃认可的认证机构可以依据
1.630 通过提交新认可申请追求得到认可。

依据本子部分对第三方检定机构的认证

第 1.640 节　有追求认证资格的对象是谁？

(a) 国外政府、国外政府代理人、国外合作团体或任何其他第三方
可以追求从认可的认证机构处得到认证（或直接通过 FDA 得到
认证）以便执行食品安全审计和依据本部分为合格实体颁发食品
和设施证书。必要时认证的第三方检定机构可以补充证明符合
ISO/IEC 17021:2011 或 ISO/IEC 17065:2012 要求的文件来满足本子
部分中的适用要求。

(b) 若能证明其食品安全程序、系统以及标准符合 1.641 – 1.645 中

的要求，则国外政府或国外政府代理人有资格追求认证。

(c) 若能证明使用的执行审计的代理人的培训和资格（或若第三方检定机构为个体，则针对该个体）及其内部系统和标准符合 1.641 ~1.645 中的要求，则国外合作团体或其他第三方有资格追求认证。

第 1.641 节　为获得认证资格，第三方检定机构必须具备哪些法定权威？

(a) 追求从认可的认证机构或 FDA 处获得认证的第三方检定机构必须证明其有权威（作为政府实体或作为有契约权利的法律实体）对设施、工艺和食品进行必要检查，以确定是否符合 FD&C 法案和 FDA 法规中的适用的食品安全要求，以及是否符合适用的行业标准和实践规范，并基于对检查结果的审查颁发证书。包括以下授权：

(1) 审查任何相关记录；
(2) 对合格实体进行现场审计；以及
(3) 若不符合适用要求，暂停发放或撤销证书。

(b) 追求认证的第三方检定机构必须证明，如果得到认证，有能力发挥必要的权威（作为具有契约权利的政府实体或法律实体）来满足本子部分中有关认证的适用要求。

第 1.642 节　为获得认证资格，第三方检定机构必须具备哪些技能和能力？

追求认证的第三方检定机构必须证明其拥有：(a) 完全实施检定项目所需的资源，包括：

(1) 员工和其他代理人数量充足，且具备相关知识、技能和经验以有效检查是否符合 FD&C 法案和 FDA 法规中的适用的食品安全要求，以及是否符合适用的行业标准和实践规范，并颁发有效可信的证书；以及

(2) 有足够的资金资源支持该项运作；以及

(b) 若得到认证，有满足本子部分中适用要求的技能和能力。

第 1.643 节 为获得认证资格，第三方检定机构必须拥有哪些保护措施来避免利益冲突？

第三方检定机构必须证明其拥有：

(a) 实施的书面程序，以防止在该第三方检定机构（及其涉及审计和检定活动的官员、员工和其他代理人）和追求通过该第三方检定机构进行检查或检定的客户之间出现利益冲突；以及

(b) 若得到认证，有满足 1.657 中利益冲突要求的能力。

第 1.644 节 为获得认证资格，第三方检定机构必须拥有哪些质量保证程序？

追求认证的第三方检定机构必须证明其拥有：

(a) 用于监测和评估涉及审计和检定活动的官员、员工和其他代理人表现的实施的书面程序，包括：

(1) 确定审计和检定项目或表现中的缺陷以及

(2) 快速执行有效解决已确定缺陷的纠正措施；以及

(b) 若得到认证，有满足 1.655 中质量保证要求的能力。

第 1.645 节　为获得认证资格，第三方检定机构必须拥有哪些记录程序？

追求认证的第三方检定机构必须证明其拥有：

(a) 实施的书面程序，以建立、控制和保留满足合同和法律义务时所需时间内的记录（包括文件和数据），并为评估项目和表现提供充分的依据；以及

(b) 若得到认证,有满足本子部分中报告、通知和记录要求的能力。

依据本子部分已经得到认证的第三方检定机构的要求

第 1.650 节　认证的第三方检定机构如何保证其审计代理人有能力且客观？

(a) 使用审计代理人的认证的第三方检定机构必须确保就本子部分中认证范围而言，每个审计代理人符合以下要求：若认证的第三方检定机构为个人，则该个人也必须符合以下要求：

(1) 具有相关知识和经验，可以为该审计代理人提供充足依据来评估是否符合 FD&C 法案和 FDA 法规中的适用的食品安全要求，以及若为咨询性审计，还包括评估是否符合适用的行业标准和实践规范；

(2) 认证的第三方检定机构对用于审计的代表性样品进行观察，确定有能力进行本子部分中规定的食品安全审计；

(3) 已经完成与依据本子部分执行的活动有关的年度食品安全培训；

(4) 满足 1.657 中的利益冲突要求以及与待审计的合格实体间无利

益冲突致使影响审计代理人的客观性；以及

(5) 同意在食品安全审计中若发现可能对公众健康产生严重风险的
情况时，立即通知认证的第三方检定机构。

(b) 分配审计代理人对特定的合格实体进行食品安全审计中，认证
的第三方检定机构必须确定该审计代理人有资格依据本节 (a) 款
中建立的标准以及基于审计范围和目的以及设施、工艺和食品类
型进行审计。

(c) 若审计代理人在前 13 个月内对同一合格实体进行了咨询性审
计或监管审计，则认证的第三方检定机构不能使用该审计代理人
对该合格实体进行监管审计，但以下情况除外，即该认证的第三
方检定机构依据 1.663 向 FDA 证明该合格实体所在国家或地区的
审计代理人不充足，这样才能免除该限制内容。若认证的第三方
检定机构为个人，则该个人也必须受限于该限制内容。

第 1.651 节 认证的第三方检定机构如何对合格实体进行
食品安全审计？

(a) 审计计划。开始进行本子部分中的食品安全审计前，认证的第
三方检定机构必须：

(1) 要求寻求食品安全审计的合格实体：

(i) 确定食品安全审计的范围和目的，包括待审计的设施、工艺或
食品；无论食品安全审计是属于咨询性审计还是监管审计，都要
符合本子部分的要求，若为监管审计，还需确定证书类型；以及

(ii) 为包含与审计范围和目的有关的信息的设施提供 30 天的运营

计划表；以及

(2) 确定请求的审计是否在认证范围内。

(b) 审计授权。安排依据本子部分对合格实体进行食品安全审计过程中，认证的第三方检定机构必须确保有权（无论是契约或是其他）：

(1) 执行突击审计以确定合格实体的设施、工艺和食品（审计范围内）是否符合 FD&C 法案和 FDA 法规中的适用的食品安全要求，以及若为咨询性审计，还包括确定是否符合适用的行业标准和实践规范；

(2) 访问与审计范围和目的有关的合格实体的设施、工艺和食品的任何记录和任何区域；

(3) 对于监管审计，若进行抽样和分析，认证的第三方检定机构必须使用依据以下内容进行认证的实验室：

(i) ISO/IEC 17025:2005；或

(ii) 在抽样方法、分析方法和分析结果的有效性和可靠性方面提供至少相似的保证水平的另一实验室认证标准。

(4) 食品安全审计期间，若认证的第三方检定机构（或其审计代理人，若适用）发现可能对公众健康产生严重风险的情况时，立即通知 FDA，并按照 1.656(c) 中的要求提供相关信息；

(5) 准备本子部分中执行的审计有关的报告，如下：

(i) 若为咨询性审计，准备含 1.652(a) 中规定内容的报告，依据 FD&C 法案第 414 节保留记录，且 FDA 可获得这些记录；以及

(ii) 对于监管审计，制备含 1.652 (b) 中规定内容的报告并依据 1.656(a) 提交给 FDA 及其认可的认证机构（若适用）；以及

(6) 允许 FDA 及对该第三方检定机构进行认证的认可的认证机构对依据本子部分进行的食品安全审计进行观察以评估 1.621 或 1.662 中要求的认证的第三方检定机构的表现，或若适用，评估 1.622 和 1.633 中要求的认可的认证机构的表现。

(c) 审计方案。认证的第三方检定机构（或其审计代理人，若适用）必须以符合规定的审计范围和目的的方式进行食品安全审计，并在认证范围内进行。

(1) 除了记录审查是定期进行外，必须依据本节 (a)(1)(ii) 款中确定的 30 天时间框架进行突击审计，且必须主要针对确定该设施、工艺及食品是否符合 FD&C 法案和 FDA 法规中的适用的食品安全要求，以及若为咨询性审计，还包括确定是否符合审计范围内适用的行业标准和实践规范。

(2) 审计必须包括在现场检查前进行记录审查；对设施、工艺和通过该过程生产的食品进行现场检查；以及若适用或经 FDA 要求，对环境进行分析或产品抽样。对于监管审计，若进行抽样和分析，认证的第三方检定机构必须使用依据本节 (b)(3) 款进行认证的实验室。审计可以包括任何其他必要的活动来确定是否符合 FD&C 法案和 FDA 法规中的适用的食品安全要求，以及若为咨询性审计，还包括确定是否符合适用的行业标准和实践规范。

(3) 审计必须足够严格以允许认证的第三方检定机构可以确定该合格实体在审计时是否符合 FD&C 法案和 FDA 法规中的适用的食

品安全要求，以及若为咨询性审计，还包括确定是否符合适用的行业标准和实践规范；对于监管审计，鉴于其食品安全系统和实践规范，针对依据本子部分颁发的证书的持续时间，确定该合格实体是否继续符合 FD&C 法案和 FDA 法规中适用的食品安全要求。确定出现需要采取纠正措施的缺陷认证的第三方检定机构（或其审计代理人，若适用）在合格实体实施纠正措施后可以对纠正措施的有效性进行确认，但不得在确定、选择或实施纠正措施中向合格实体提供建议或提供投入。

(4) 必须记录审计观察结果以及检查中的其他数据和信息（包括纠正措施有关信息），且必须用于支持 1.652 所要求的审计报告中包含的结果，以及按照 1.658 作为记录保存。

第 1.652 节　认证的第三方检定机构在食品安全审计报告中必须纳入哪些内容?

(a) 咨询性审计。完成审计后 45 天内，认证的第三方检定机构必须准备咨询性审计报告，并向该合格实体提供报告副本，以及依据 1.658 保留报告，此外，依据 FD&C 法案第 414 节的要求，FDA 可以获得该报告。咨询性审计报告中必须包括：

(1) 进行咨询性审计的场所或地点标识，包括：

(i) 咨询性审计有关的设施的名称、地址和 FDA 机构识别码，以及若由 FDA 指定，还包括唯一设施识别码；以及

(ii) 若适用，依据本部分的子部分 H，分配给该设施的 FDA 注册号；

(2) 合格实体（不同于该设施）的标识，包括名称、地址、FDA

机构标识符和唯一设施标识符（若由 FDA 指定），以及若适用，本部分的子部分 H 中的注册号；

(3) 负责确定是否符合 FD&C 法案和 FDA 法规中的适用的食品安全要求的相关人员姓名和电话；

(4) 咨询性审计日期和范围；

(5) 咨询性审计中观察的过程和食品；以及

(6) 观察到的可能影响确定是否符合要求采取纠正措施的 FD&C 法案和 FDA 法规中的适用食品安全要求的任何缺陷，纠正措施计划以及完成纠正措施的日期。必须依据 1.658 将咨询性审计报告作为记录保留，以及依据 FD&C 法案第 414 节，FDA 可以获得该报告。

(b) 监管审计。在完成监管审计后 45 天内，认证的第三方检定机构必须准备该监管审计报告，并以英文版本以电子方式提交给 FDA 和其认可的认证机构（或若为直接认证，仅提交给 FDA），以及必须向该合格实体提供该报告，且报告中包括以下内容：

(1) 进行监管审计的场所或地点标识，包括：

(i) 监管审计有关的设施名称、地址和 FDA 机构识别码，以及若由 FDA 指定，还包括唯一设施识别码；以及

(ii) 若适用，依据本部分的子部分 H，分配给该设施的 FDA 注册号；

(2) 合格实体（不同于该设施）的标识，包括名称、地址、FDA 机构标识符和唯一设施标识符（若由 FDA 指定），以及若适用，本部分的子部分 H 中的注册号；

(3) 监管审计日期和范围；

(4) 监管审计中观察的过程和食品；以及

(5) 负责确定该机构是否符合 FD&C 法案和 FDA 法规中的适用的食品安全要求的相关人员姓名和电话；

(6) 监管审计期间观察到的任何缺陷，有理由表明使用该违规产品可能导致出现以下情况：

(i) 对人类和动物产生严重的不良健康后果或导致死亡；或

(ii) 可能导致临时或医学上可逆的不良健康后果，或可能对人类或动物造成严重不良健康后果或死亡的时间长；

(7) 针对本节 (b)(6) 款中确定的缺陷进行的纠正措施计划，除非认证的第三方检定机构（或其审计代理人，若适用）立即在现场实施和确认纠正措施）；

(8) 是否在该机构内或由该机构进行抽样和实验室分析（如依据微生物抽样计划）；以及

(9) 监管审核前 2 年内该合格实体是否对设施、工艺或食品作出重要变更。

(c) 提交监管审计报告。不管检定机构是否向合格实体颁发食品或设施证书，认证的第三方检定机构必须提交本节 (b) 款所要求的完整的监管审计报告。

(d) 不利的监管审计结果通知和申诉。认证的第三方检定机构必须就检定否决情况通知合格实体，并建立和实施书面程序来接收和处理对该不利决定的监管审计结果提出质疑的申诉以及以公平有意义的方式来调查申诉和对申诉作出决议。申诉程序提供的保护必须与 1.692 和 1.693 中 FDA 提供的保护相似，且包括对以下活动的要求：

(1) 使申诉程序公开；

(2) 使用合格人员调查申诉以及对申诉作出决议，可以是认证的第三方检定机构的内部或外部人员，对认证检定决议不带偏见并未参与检定决议，或属于参与检定决议人员的下属；

(3) 就申诉的最终决议通知该合格实体；以及

(4) 依据 1.658 保留申诉、最终决议以及作出该决议的依据的记录。

第 1.653 节　在颁发食品或设施证书时，认证的第三方检定机构必须做些什么？

(a) 颁发食品或设施证书的依据。(1) 向合格实体颁发食品或设施证书前，认证的第三方检定机构（或若适用，代理该第三方检定机构的审计代理人）必须完成符合 1.651 要求的监管审计以及为确定是否符合 FD&C 法案和 FDA 法规中的适用的食品安全要求而进行的其他必要活动。

(2) 根据监管审计期间的观察结果，若合格实体必须实施纠正措施计划来处理缺陷，认证的第三方检定机构不能向该合格实体颁发食品或设施证书，直到认证的第三方检定机构确认该合格实体通过能可靠确认是否采取纠正措施的方法确认该合格实体已经实施纠正措施方案，且不会再出现确定的缺陷，除非要求针对 1.656(c) 中缺陷的纠正措施进行现场确认。

(3) 认证的第三方检定机构必须要考虑每次观察结果和数据以及监管审计和依据 1.651 进行的其他活动中的其他信息来确定在审计时是否符合 FD&C 法案和 FDA 法规中的适用的食品安全要求，以及鉴于其食品安全系统和实践规范，针对依据本子部分颁发的证书的持续时间，确定该合格实体是否继续符合相关要求。

(4) 若每个证书符合以下颁发要求，则单个监管审计可用于颁发一份或多份食品或设施证书。

(5) 若认证的第三方检定机构使用审计代理人按照本子部分对合格实体进行监管审计，则必须由该认证的第三方检定机构（而非审计代理人）决定依据该监管审计结果是否颁发食品或设施证书。

(b) 颁发食品或设施证书，并提交给 FDA。(1) 依据本子部分颁发的食品或设施证书必须以英文版本以电子方式提交给 FDA。该认证的第三方检定机构可以依据本子部分颁发时限达 12 月的食品或设施证书。

(2) 食品或设施证书中必须至少包含以下内容：

(i) 该认证的第三方检定机构的名称和地址以及本子部分中认证的范围和日期；

(ii) 被颁发食品或设施证书的合格实体的名称、地址、FDA 机构标识符和唯一设施标识符（若由 FDA 指定）；

(iii) 若不同于合格实体，则为监管审计所在设施的名称、地址、FDA 机构标识符和唯一设施标识符（若由 FDA 指定）；

(iv) 监管审计范围和日期以及证书编号；

(v) 执行监管审计的审计代理人名称（若适用）；以及

(vi) 食品或设施证书范围、颁发日期以及截止日期。

(3) 若 FDA 确定由于以下原因导致食品或设施证书无效或不可信，则 FDA 可以拒绝接受出于 FD&C 法案第 801(q) 或 806 节目的而颁发的证书：

(i) 证书的颁发是针对进口不在证书范围内的食品；

(ii) 证书是由以下认证的第三方检定机构颁发，即其执行本子部分中认证范围外的活动；或

(iii) 颁发证书时无可信证据表明符合本节 (a) 款的要求。

第 1.654 节　认证的第三方检定机构在什么时候必须对被颁发食品或设施证书的合格实体进行监测？

若认证的第三方检定机构有理由相信被颁发食品或设施证书的合格实体不再符合 FD&C 法案和 FDA 法规中的适用的食品安全要求，该认证的第三方检定机构必须对该合格实体进行任何监测（包括现场审计）以确定该实体是否符合要求。若由于确定该实体不再符合 FD&C 法案和 FDA 法规中的适用的食品安全要求而撤销、暂停颁发食品或设施证书时，该认证的第三方检定机构必须依据 1.656(d) 及时通知 FDA。该认证的第三方检定机构必须保留 1.658 中的监测记录。

第 1.655 节　认证的第三方检定机构如何监测自己的表现？

(a) 经 FDA 的有理要求或依据 1.631(f)(1)(i)、1.634(d)(1)(i) 或 1.635(c)(1)(i) 要求，认证的第三方检定机构必须每年进行自我评估，包括评估是否符合本部分要求，包括：

(1) 参与检定活动的官员、员工或其他代理人的表现，包括审计代

理人在依据 FD&C 法案和 FDA 法规中的适用的食品安全要求检查设施、工艺和食品中的表现；

(2) 参与审计和检定活动的官员、员工或其他代理人间一致性的程度，包括审计代理人是否使用一致方式对审计方案进行解释；

(3) 认证的第三方检定机构及其涉及审计和检定活动的官员、员工和其他代理人符合 1.657 中利益冲突要求的情况；

(4) FDA 或认可的认证机构（若适用）针对 1.621 中的评估结果采取的措施；以及

(5) 若 FDA 要求，与确定认证的第三方机构是否符合本子部分要求有关的其他方面表现。

(b) 作为评估表现的一种方式，该认证的第三方检定机构可以评估依据本子部分被颁发食品或设施证书的一个或多个合格实体的合规性。

(c) 基于依据本节 (a) 和 (b) 款执行的评估，认证的第三方检定机构必须：

(1) 确定在符合本子部分要求方面存在的任何缺陷；

(2) 快速实施有效解决缺陷的纠正措施；以及

(3) 依据 1.658，建立和保留纠正措施的记录。

(d) 该认证的第三方检定机构必须准备有关自我评估结果的书面报告，其中包括：

(1) 对依据本节 (c) 款采取的纠正措施进行描述；

(2) 认证的第三方检定机构及其涉及审计和检定活动的官员、员工和其他代理人符合 1.657 中利益冲突要求程度的说明；以及

(3) 认证的第三方检定机构符合本子部分中的适用要求程度的说明。

(e) 必要时，认证的第三方检定机构可以补充证明符合 ISO/IEC 17021:2011 或 ISO/IEC 17065:2012 要求的报告，以满足本节要求。

第 1.656 节　认证的第三方检定机构必须提交哪些报告和通知？

(a) 报告监管审计结果。完成审计后 45 天内，认证的第三检定机构必须如 1.652(b) 中所述以英文版本以电子方式向 FDA 或授予其认证资格的认可的认证机构（若适用）提交监管审计结果。

(b) 报告认证的第三方检定机构自我评估的结果。在依据本子部分完成认证的周年日期后 45 天内，认证的第三方检定机构必须向其认可的认证机构提交依据 1.655 要求进行的每年自我评估报告（或若为直接认证，以英文版本以电子方式向 FDA 提交）。对于遵守 FDA 的有理要求或 1.631(f)(1)(i)、1.634(d)(1)(i) 或 1.635(c)(1)(i) 要求的认证的第三方检定机构，FDA 要求对授予其认证资格的认证机构进行认可、否决其认可续期、撤销认可或放弃认可后 60 天内，必须以英文版本以电子方式向 FDA 提交自我评估报告。报告中必须包括使用的用于执行本子部分中审计的代理人最新列表。

(c) 就严重公众健康风险通知 FDA。若认证的第三方检定机构的审计代理人或其本身在监管审计或咨询性审计过程中发现可能对公众健康产生严重风险的情况时，该认证的第三方检定机构必须以英文版本以电子方式立即通知 FDA，并提供以下信息：

(1) 处于审计过程中的合格实体的名称、实际地址和唯一设施标识符（若由 FDA 指定），以及若适用，本部分的子部分 H 中的注册号；
(2) 发现存在该情况的机构的名称、实际地址和唯一设施标识符（若由 FDA 指定），以及若适用，本部分的子部分 H 中的注册号；

(3) 提交通知的条件。

(d) 就撤回或暂停颁发食品或设施证书时立即通知 FDA。撤回或暂停颁发合格实体的食品或设施证书时，认证的第三方检定机构必须立即以英文版本以电子方式通知 FDA 并说明采取该行动的依据。

(e) 通知认可的认证机构或合格实体。(1) 依据本节 (c) 款通知 FDA 后，认证的第三方检定机构必须立即就该情况通知合格实体，之后必须立即授予其认证资格的认可的认证机构，除非该第三方检定机构直接由 FDA 认证。若可行以及可信，该认证的第三方检定机构在通知 FDA 时也可以同时通知认可的认证机构。

(2) 作出可能影响满足本子部分适用要求的方式的重要变更时，认证的第三方检定机构必须在 30 天内以英文版本以电子方式通知认可的认证机构（或若为直接认证，则通知 FDA），且通知中必须包含以下内容：

(i) 变更说明；以及

(ii) 变更原因。

第 1.657 节　认证的第三方检定机构如何防止产生利益冲突?

(a) 认证的第三方检定机构必须实施书面程序，以防止在该认证的第三方检定机构（及其涉及审计和检定活动的官员、员工和其他代理人）和追求通过该第三方检定机构进行审计或检定的合格实体之间出现利益冲突，包括以下内容：

(1) 确保认证的第三方检定机构以及参与审计和检定活动的官员、

员工和其他代理人在管理或控制待检定合格实体（或任何附属机构、母机构或子机构）中无经济利益冲突；

(2) 确保认证的第三方检定机构以及参与审计和检定活动的官员、员工和其他代理人不属于待检定机构、或不被待检定机构人员管理或控制；

(3) 确保该认证的第三方检定机构的审计代理人在管理或控制合格实体（或审计代理人执行的咨询性或监管审计针对的实体的任何附属机构、母机构或子机构）中无经济利益冲突；以及

(4) 禁止参与审计和检定活动的认证的第三方检定机构官员、员工和其他代理人从依据本子部分进行检定的合格实体处接受金钱、礼物、小费或有价值的物品。

(5) 本节 (a)(4) 款中规定的物品不包括：

(i) 审计和检定服务产生的费用以及与第三方检定机构进行现场评估有关的直接成本的补偿；或

(ii) 为促进有效审计，在审计期间以及在进行审计的场所提供的微量价值的午餐。

(b) 只有在完成审计报告后或发布认证后（以较迟者为准），认证的第三方检定机构才可以接受审计和检定服务产生的报酬以及与合格实体审计有关的直接成本的补偿。这种支付行为不视为本节 (a) 中所述的利益冲突。

(c) 认证的第三方检定机构中参与审计和检定活动的官员、员工和其他代理人的配偶以及 18 岁以下子女的经济利益视为是参与审计和检定活动的官员、员工和其他代理人的经济利益。

(d) 认证的第三方检定机构必须在其网站上保留其根据本子部分为其颁发食品或设施证书的合格实体的最新清单。对于每个合格实体，网站中必须确定食品或设施证书持续时间和范围，以及该合格实体向该认证的第三方检定机构支付审计或检定有关的费用或补偿的日期。

第 1.658 节　第三方检定机构必须满足哪些记录要求？

(a) 第三方检定机构必须以电子方式对在检定期间创建的记录（包括文件和数据）保留 4 年，包括：

(1) 依据本子部分执行的咨询性审计结果有关的任何审计报告和其他文件，包括审计代理人的观察结果，与合格实体间的通信，为解决审计过程中确定的缺陷而采取的纠正措施的确认情况；

(2) 针对监管审计的任何要求；

(3) 依据本子部分执行的监管审计结果有关的任何审计报告和其他文件，包括审计代理人的观察结果，与合格实体间的通信，为解决审计过程中确定的缺陷而采取的纠正措施的确认情况；以及若进行抽样和分析，还包括在依据 1.651(b)(3) 进行认证的实验室中进行的实验室测试记录和结果，以及能证明对该实验室的认证符合 1.651(b)(3) 的文件；

(4) 审计代理人依据 1.650(a)(5) 向认证的第三方检定机构提交的任何通知；

(5) 对不利的监管审计决议提出的任何质疑以及对质疑的处理情况；

(6) 对被颁发食品或设施证书的合格实体的监测；

(7) 自我评估以及为解决自我评估期间确定的缺陷而采取的纠正措施；以及

(8) 可对审计或检定作出的重要变更，且可能会影响不符合本子部分要求。

(b) 认证的第三方检定机构必须按照本节 (a)(1) 款保留咨询性审计的记录，以及依据 FD&C 法案第 414 节，FDA 可以获得这些记录。

(c) 经认证的第三方检定机构业务所在地或合理的可及位置的 FDA 授权官员或员工的书面要求，认证的第三方检定机构必须按照本节 (a)(2) ~ (8) 款中的要求进行记录。若 FDA 要求以电子方式提交记录，则必须在提出要求的 10 个工作日内以电子方式提交给 FDA。此外，若记录不是以英语保存，则认证的第三方检定机构必须在合理时间内以电子方式提交英文翻译版本。

依据本子部分对第三方检定机构进行认证的程序

第 1.660 节　在哪通过认可的认证机构申请认证或认证续期，以及认可的认证机构在对我提出的申请进行决议时要怎么做？

(a) 向认可的认证机构提交认证或认证续期申请。追求认证的第三方检定机构必须向在 1.690 中所述网站上确定的认可的认证机构提交认证或认证续期请求。

(b) 否决认证续期申请后通知记录保管人。发布否决认证或认证续期申请后 10 个工作日内，续期申请被认可的认证机构否决的申请人必须以英文版本以电子方式告知 FDA 有关保留 1.658(a) 中要求的记录的保管人姓名和联系信息，并按照 1.658(b) 和 (c) 所要求，FDA 可以获得这些记录。保管人的联系信息必须至少包括邮件地址和 1.658(a) 中所要求的记录的实际地址。

(c) 否决认证续期申请对颁发给合格实体的食品或设施证书的影响。发布否决认证续期申请前经认证的第三方检定机构颁发的食品或设施证书仍然保持有效直到期满。若 FDA 有理由相信出于 FD & C 法案 801(q) 或 806 节中的目的而颁发的证书是无效或不可信的，FDA 可以拒绝考虑通过该证书来确定进口该证书所针对的食品或确定进口商参与 VQIP 的资格。

(d) 否决认证续期申请的公开通知。FDA 会在 1.690 所述的网站上告知发布否决已经认证的第三方检定机构认证续期申请的日期。

第 1.661 节　认可的认定机构授予的认证资格持续时间是多久？

认可的认定机构可以依据本子部分要求向第三方检定机构授予认证，但认证持续时间不超过 4 年。

第 1.662 节　FDA 如何对认证的第三方检定机构进行监测？

(a) FDA 会定期对每个认证的第三方检定机构的表现进行评估以确定认证的第三方检定机构是否继续符合本子部分中的适用要求，以及认证的第三方检定机构的表现是否存在缺陷，若未纠正，则依据 1.664 撤回认证。FDA 会每年对直接接受认证的第三方检定机构进行评估。

对于经认可的认证机构认证的第三方检定机构，FDA 在 4 年认证期后 3 年内或在少于 4 年认证期的中期内对认证的第三方检定进行评估。FDA 可随时对认证的第三方检定机构进行额外的表现评估。

(b) 在依据本节 (a) 款对认证的第三方检定机构表现进行评估时，FDA 可以对以下一项或多项进行审查：

(1) 监管审计报告以及食品和设施证书；

(2) 1.655 中的认证的第三方检定机构的自我评估；

(3) 1.621 中认可的认证机构进行评估的报告；

(4) 与确定该认证的第三方检定机构是否符合本子部分适用要求有关的文件和其他信息；以及

(5) FDA 获得的信息，包括检查期间，对认证的第三方检定机构颁发食品或设施证书给一个或多个合格实体进行审计、现场观察或调查的情况。

(c) FDA 可以通过现场参观认证的第三方检定机构的总部（或若不同于总部，则为管理依据本子部分执行食品安全审计的审计代理人所在场所），通过在对合格实体进行食品安全审计期间对认证的第三方检定机构的表现进行现场观察或通过审查文件来对认证的第三方检定机构进行评估。

第 1.663 节　如何请求获得对执行监管审计的审计代理人的 13 个月期限限制的 FDA 豁免或豁免延期？

(a) 认证的第三方检定机构可以向 FDA 提交请求，请求豁免 1.650(c) 的要求，即若该审计代理人（或，若第三方检定机构为个人，则为该第三方检定机构）在前 13 个月内对该合格实体进行过食品安全审计，则不允许该审计代理人对该合格实体进行监管审计。追求豁免或豁免延期的认证的第三方检定机构必须证明该合格实体所在国家或地区的审计代理人和由个人组成的第三方检定机构不充足。

(b) 必须以英文版本以电子方式向 FDA 提交豁免或豁免延期请求以及提供为支持请求的所有文件。请求者必须提供 FDA 所需的翻译和解释服务以便处理请求。

(c) 请求必须由请求者或代表追求豁免或豁免延期的请求者的授权个人提出申请。

(d) FDA 依据先进先出的原则，依据接收完整提交文件的日期对豁免或豁免延期请求进行审查；但是，FDA 可以优先审查特定请求以满足项目需要。FDA 会对完整的豁免请求进行评估以确定是否符合豁免标准。

(e) FDA 会通知请求者是否批准或否决豁免或豁免延期请求。

(f) 若 FDA 批准请求，则说明豁免持续时间并列出与之有关的任何限制条件。若 FDA 否决该请求，则说明否决依据，并提供依据 1.691 提出请求重新考虑该请求的致辞和程序。

(g) 除非 FDA 通知请求者已经批准其豁免请求，否则认证的第三方检定机构不得使用该审计代理人对该合格实体进行监管审计，直到达到 1.650(c) 中规定的 13 个月期限限制。

第 1.664 节　FDA 何时会撤销认证？

(a) 强制撤回。若存在以下情况，FDA 可以撤销第三方检定机构的认证：

(1) 除本节 (b) 款规定的情况外，若依据本子部分检定的食品或设施与食源性疾病或化学或物理危害的爆发有关，这些危害可能导致对人类或动物造成严重不良健康后果或导致死亡；

(2) 经 FDA 评估发现该第三方检定机构不再符合本子部分中的适用要求；或

(3) 该第三方检定机构拒绝 FDA 获取 1.658 中要求的记录或 FDA

为确保该第三方检定机构继续符合本子部分要求时拒绝 FDA 对其
进行审计、评估或调查。

(4) 在 1.725(c)(3) 中规定的付款到期日 90 天内未收到该第三方检
定机构的年费。

(b) 例外。FDA 可以豁免本节 (a)(1) 款中的强制撤回，若 FDA：

(1) 对与人类或动物疾病爆发有关的材料事实进行调查；

(2) 对有关的审计记录以及认证的第三方检定机构为支持其检定决
定而采取的措施进行审查；以及

(3) 确定该认证的第三方检定机构满足本子部分中颁发证书的要求。

(c) 自由撤回。当第三方检定机构是由依据 1.634 被撤回认可的认
证机构认证时，若 FDA 有合理的撤回理由，可以完全或部分撤回
第三方检定机构的认证，理由包括：

(1) 依据本子部分执行活动时，证明带有偏见或缺乏客观性；或

(2) 表现让人质疑食品安全审计或检定的有效性或可靠性。

(d) 记录获取。在考虑依据本节 (a)(1)、(a)(2) 或 (c) 款进行撤回时，
FDA 可以请求获取 1.658 中认证的第三方检定机构的记录，以及
若适用，可以请求获得依据 1.625 被认可的认证机构的有关 1.625
中要求的记录。

(e) 就撤回认证通知该第三方检定机构。(1) FDA 会通知第三方检
定机构已经撤回对其的认证，并发布撤回通知，说明撤回原因，
请求依据 1.693 对撤回进行监管听证的程序以及依据 1.666 请求
重新认证的程序。

(2) 发布撤回通知后 10 个工作日内，该第三方检定机构必须以英文版本以电子方式告知 FDA 有关保留 1.658(a) 中要求的记录的保管人姓名，并提供保管人联系信息，至少包括邮件地址和记录的实际地址。

(f) 撤回认证对合格实体的影响。撤回前经第三方检定机构颁发的食品或设施证书仍然保持有效直到期满。若 FDA 有理由相信出于 FD & C 法案 801(q) 或 806 节中的目的而颁发的证书是无效或不可信的，FDA 可以拒绝考虑通过该证书来确定进口该证书所针对的食品或确定进口商参与 VQIP 的资格。

(g) 撤回认证对认可的认证机构的影响。(1)若 FDA 撤回第三方检定机构的认证，则会通知对该第三方检定机构进行认证的认证机构。若在撤回后 60 天内，该认证机构依据 1.622 进行自我评估并按照 1.623(b) 所要求向 FDA 报告自我评估结果，则该认证机构的认可仍然有效。

(2) 若 FDA 确定依据 1.634 有合理理由撤销认可，则 FDA 可撤销对该认证机构的认可。

(h) 撤回认证的公开通知。FDA 会在 1.690 所述的网站上告知撤回对第三方检定机构的认证，并说明撤回依据。

[80 FR 74650，2015 年 11 月 27 日，后修订为 81 FR 90193，2016 年 12 月 14 日]

第 1.665 节　想自愿放弃认证或不想进行认证续期怎么办?

(a) 通知 FDA 意欲放弃认证或不想进行认证续期。必须在自愿放弃认证或认证到期不想续期前至少 60 天内，第三方检定机构以英文版本以电子方式通知 FDA。放弃认证或认证到期后(若适用)，该检定机构必须提供保留 1.658(a) 中要求的记录的保管人姓名和联系信息，并按照 1.658(b) 和 (c) 所要求，FDA 可以获得这些记录。保管人的联系信息必须至少包括邮件地址和 1.658(a) 中所要求的记录的实际地址。

(b) 通知认可的认证机构和合格实体其意欲放弃认证或不想进行认证续期。按照本节 (a) 款通知 FDA 后 15 个工作日内，该检定机构必须通知相关认可的认证机构和当前检定的合格实体其打算放弃认证或不进行认证续期的意图，并且注明放弃认证或认证到期日期。该认可的认证机构须按照 1.625 (a) 建立和保留通知记录。

(c) 自愿放弃认证或认证到期对颁发给合格实体的食品或设施证书的影响。放弃认证或认证到期前经第三方检定机构颁发的食品或设施证书仍然保持有效直到期满。若 FDA 有理由相信出于 FD & C 法案 801(q) 或 806 节中的目的而颁发的证书是无效或不可信的，FDA 可以拒绝考虑通过该证书来确定进口该证书所针对的食品或确定进口商参与 VQIP 的资格。

(d) 自愿放弃认证或认证到期的公开通知。FDA 会在 1.690 所述的网站上公布检定机构依据本子部分自愿放弃认证或认证到期。

第 1.666 节　如何请求重新得到认证？

(a) 撤回后申请。FDA 可以恢复已经撤回认证的第三方检定机构的认证资格：

(1) 对于直接认证，若 FDA 基于该第三方检定机构呈现的证据，确定该第三方检定机构满足本子部分中的适用要求，且无理由撤回认证；或

(2) 对于经依据 1.634 已经被撤销认可的认证机构认证的第三方检定机构：

(i) 发布撤回认证后 1 年内或到原始认证到期日时（以先到者为准），该第三方检定机构经另一认可的认证机构认证或通过 FDA 直接认证；或

(ii) 在 FDA 可能撤回认证的条件下。

(b) 自愿放弃后申请。以前依据 1.665 放弃认证的第三方检定机构可以依据 1.660 或 1.670(若适用)通过提交新认证申请追求得到认证。

依据本子部分对第三方检定机构进行直接认证的其他程序

第 1.670 节　如何向 FDA 申请直接认证或申请直接认证续期？

(a) 资格。(1) FDA 会接受第三方检定机构的直接认证或直接认证续期的申请，但前提是 FDA 确定在建立认证的第三方审计和检定项目后 2 年内未确定和认可符合 FD&C 法案第 808 节要求的认证机构。适当时，FDA 的决定可能适用于特定类型的第三方检定机构、特定类型的专家意见或地理位置；或 FDA 确定以前认可的认证机构不满足 FD&C 法案第 808 节的任何要求。FDA 只接受决定范围内的直接认证和认证续期的申请。

(2) 若 FDA 随后确定并认可了影响该决定的认证机构，可以撤销或修改本节 (a)(1) 款中的决定。

(3) FDA 会在 1.690 中所述的网站上通知本节 (a)(1) 款中的决定以及对本节 (a)(1) 款中决定的撤销或修改（如本节 (a)(2) 款所述）。

(b) 直接认证或直接认证续期申请。(1) 追求直接认证或直接认证续期的第三方检定机构必须向 FDA 提交申请，证明其在本节 (a)(1) 款中决定的范围内，且符合 1.640 的资格要求。

(2) 必须以英文版本提交申请以及作为该申请过程的一部分提交的任何文件。申请过程中（包括对申请人进行现场审计期间），申请人必须提供 FDA 所需的翻译和解释服务。

(3) 必须以 FDA 指定的方式在申请中签名，由授权个人代表追求直接认证续期的申请人执行。

第 1.671 节　FDA 如何审查直接认证或直接认证续期申请以及 FDA 批准申请后，会怎样?

(a) 直接认证或续期申请的审查。FDA 会检查第三方检定机构的直接认证或续期申请的完整性，并通知申请人有关存在的任何缺陷。FDA 依据先进先出的原则，依据接收完整提交文件的日期对直接认证和直接认证申请进行审查；但是，FDA 可以优先审查特定申请以满足项目需要。

(b) 直接认证或续期申请的评估。FDA 会对完整的申请进行评估来确定申请人是否满足本子部分中直接认证的要求。若在直接认证期限到期前 FDA 对续期申请未作出最终决议，则 FDA 可以将直接认证的持续时间延期到特定期限或直到 FDA 对续期申请作出最终决议。

(c) 批准或否决的通知。FDA 会通知申请人其直接认证或续期申请是否被批准或否决。

(d) 发布直接认证。若批准申请，则发布直接认证，并列出与认证有关的任何限制条件。

(e) 发布否决直接认证。若 FDA 发布否决直接认证或否决续期申请，则否决直接认证通知中应说明否决依据，并依据 1.691 提出请求重新申请的程序。

(f) 否决直接认证续期申请后通知记录保管人。发布否决续期申请后 10 个工作日内，续期申请被否决的申请人必须以英文版本以电子方式告知 FDA 有关保留 1.658(a) 中要求的记录的保管人姓名和联系信息，并按照 1.658(b) 和 (c) 所要求，FDA 可以获得这些记录。保管人的联系信息必须至少包括邮件地址和 1.658(b) 中所要求的记录的实际地址。

(g) 否决直接认证续期对颁发给合格实体的食品或设施证书的影响。发布否决认证续期申请前经认证的第三方检定机构颁发的食品或设施证书仍然保持有效直到期满。若 FDA 有理由相信出于 FD & C 法案 801(q) 或 806 节中的目的而颁发的证书是无效或不可信的，FDA 可以拒绝考虑通过该证书来确定进口该证书所针对的食品或确定进口商参与 VQIP 的资格。

(h) 否决直接认证续期的公开通知。FDA 会在 1.690 所述的网站上公布依据本子部分否决直接认证续期申请的通知。

第 1.672 节　直接认证持续多长时间?

FDA 向第三方检定机构授予持续时间不超过 4 年的直接认证。

依据本子部分合格实体的要求

第 1.680 节　FDA 何时以及如何对合格实体进行监测?

FDA 可以随时对依据本子部分从认证的第三方检定机构获得食品
或设施证书的合格实体进行现场审计。若 FDA 认为有必要且合适，
可进行突击审计，进行时认证的第三方检定机构或认可的认证机
构（若适用）可在场或不在场。可以突击方式进行本节中的 FDA
审计，也可以根据 30 天的运行计划表请求进行。

第 1.681 节　多久必须对合格实体进行重新检定?

追求依据本子部分对食品或设施证书进行重新检定的合格实体必
须在证书到期前申请重新检定。对于符合 FD & C 法案第 801(q)
或 806 节要求的证书，FDA 可要求合格实体在 FDA 根据该部分
确定适当性的任何时候申请重新检定。

本子部分的一般要求

第 1.690 节　FDA 如何向公众提供有关认可的认证机构和
认证的第三方检定机构的信息?

FDA 会在其网站上公布认可的认证机构和认证的第三方检定机构
的注册信息，包括名称、联系信息以及认可或认证的范围和持续
时间。注册信息中，可以通过链接认可的认证机构的网站，提供
经该认可的认证机构认证的第三方检定机构的有关信息。FDA 同

时在网站上还会公布以下情况的认证机构的清单，包括认可续期被否决的认可机构、FDA 撤销认可的认证机构以及放弃认可资格或不进行认可续期的认证机构。FDA 同时在网站上还会公布以下情况的检定机构的清单，包括认证续期被否决的检定机构、FDA 撤回认证的检定机构以及放弃认证或不进行认证续期的检定机构。FDA 会在其网站上公布 1.670(a)(1) 中的决定以及 1.670(a)(2) 中对决定的修改。

第 1.691 节　如何请求重新考虑 FDA 作出的申请或豁免请求否决?

(a) 认证机构可在发布否决后 10 个工作日内寻求对认可、认可续期或恢复认可申请的否决进行重新考虑。

(b) 第三方检定机构可在发布否决后 10 个工作日内寻求对直接认证、直接认证续期、直接被认证的第三方检定机构的重新认证、豁免 1.650(b) 中利益冲突要求的请求或豁免延期申请的否决进行重新考虑。

(c) 重新考虑申请的请求或重新考虑本节 (a) 或 (b) 款中的豁免请求必须由请求者或代表提交重新考虑请求的授权个人签字。必须以英文版本提交请求，且必须符合通知中所述的程序。

(d) 完成对重新考虑请求的审查和评估后，FDA 会通过发布认可、直接认证或豁免通知告知请求者有关重新考虑的结果，或通过发布重新考虑否决申请或本节 (a) 或 (b) 款中有关豁免的请求的通知告知请求者有关的结果。

第 1.692 节 如何要求内部机构对重新考虑否决申请或豁免的请求进行审查?

(a) 发布 1.691 中重新考虑否决申请或豁免的请求结果后 10 个工作日内，请求者可以要求内部机构对本章 10.75(c)(1) 中的否决进行审查。

(b) 本节 (a) 款中有关内部机构进行审查的请求必须由请求者或代表提交内部审查请求的授权个人签字。请求必须以英文版本以电子方式提交至重新考虑否决事项的相关地址，且必须符合所述程序。

(c) 本章 10.75(d) 中，内部机构对否决的审查必须是基于行政文件中的信息，包括 1.691(c) 中提交的任何支持性信息。

(d) 完成对行政文件的审查和评估后，FDA 会通过发布有关重新考虑申请或豁免请求的通知来告知请求者其推翻否决并批准申请或豁免请求的决定，或通过发布有关重新考虑否决申请或豁免的请求通知来告知请求者其确认重新考虑否决申请或豁免的请求的决定。

(e) 依据 5 U.S.C. 702，FDA 发布的重新考虑否决申请或豁免的请求结果为最终裁决。

第 1.693 节 对撤销认可或撤销认证如何请求进行监管听证?

(a) 撤销有关的听证请求。撤销 1.634 中认证机构的认可后 10 个工作日内，代表该认证机构的授权个人必须提交有关对本章第 16 部分中的撤销进行监管听证的请求。1.634 中发布的撤销通知包含本章 16.22 所要求的所有内容，并从而构成本章第 16 部分中获得听证机会的通知。

(b) 撤回有关的听证请求。撤回 1.664 中第三方检定机构的认证后
10 个工作日内，代表该第三方检定机构的授权个人必须提交有关
对本章第 16 部分中的撤回进行监管听证的请求。1.664 中发布的
撤回通知包含本章 16.22 所要求的所有内容，并从而构成本章第
16 部分中获得听证机会的通知。

(c) 提交监管听证请求。提交本节 (a) 或 (b) 款中监管听证请求时必
须有对如撤销或撤回通知中所述的 FDA 决定的依据作出回复的书
面申诉，以及包括为请求者提供支持的信息。请求、申诉和支持性
信息必须以英文版本提交至通知中指定的地址，并符合所述程序。

(d) 提交请求对 FDA 决定的影响。提交本节 (a) 或 (b) 款中监管听
证的请求不会延迟或影响 FDA 作出撤销认证机构的认可或撤回第
三方检定机构的认证的决定，除非 FDA 确定延迟或保留决定对公
众有利。

(e) 审裁官。向 FDA 提交监管听证请求后，会指定针对本子部分
中撤销或撤回进行监管听证的审裁官。

(f) 否决监管听证请求。在没有提出真正或实质性的事实时，审裁官
可以否决针对本章 16.26(a) 中的撤销或撤回进行监管听证的请求。

(g) 执行监管听证。(1) 若审裁官批准了针对撤销或撤回的监管听证
请求，则在归档请求后 10 个工作日内举行听证，或若适用，在请
求者、审裁官以及 FDA 以书面形式同意的时间框架内举行听证。

(2) 审裁官必须针对本章第 16 部分中的撤销或撤回执行监管听证，
但本章 16.5(b) 中的情况除外，该程序只适用于以下范围，即程

序是补充性的且不与针对本子部分中监管听证而指定的程序相冲突。相应地，第 16 部分的以下要求不适用于本子部分中的监管听证：16.22（开始监管听证）；16.24(e)（时间）和 (f)（通知的内容）；16.40（局长）；16.60(a)（公共进程）；16.95(b)（管理决定和决定记录）；以及 16.119（重新考虑以及中止诉讼）。

(3) 依据 5 U.S.C. 702，审裁官确定撤销认可或撤回认证的决定被视为是机构的最终决定。

第 1.694 节　依据本子部分创建的电子记录是否受本章第 11 部分电子记录要求的限制？

符合本章 11.3(b)(6) 中电子记录定义的为满足本子部分要求而建立并维持的记录不受本章第 11 部分要求的限制。满足本子部分要求，但根据其他适用法律规定或法规也同样需要的记录仍受本章第 11 部分制约。

第 1.695 节　FDA 依据本子部分获得的记录是否可以公开披露？

FDA 依据本子部分获得的记录受本章第 20 部分披露要求的限制。

本子部分中用户费用的要求

第 1.700 节　本子部分中用户费用针对谁？

(a) 在第三方检定项目中提交认可申请或认可续期申请的认证机构；

(b) 参与第三方检定项目的认可的认证机构；

(c) 提交直接认证申请或直接认证续期申请的第三方检定机构；以及

(d) 参与第三方检定项目的认证的第三方检定机构（由认可的认证机构认证后由 FDA 直接认证）。

第 1.705 节　本子部分中产生哪些用户费用?

(a) 以下申请费用：

(1) 申请获得认可的认证机构需要承担申请费用，主要为 FDA 对认证机构的认可申请进行审查和评估产生的估计平均成本。

(2) 提交续期申请的认可的认证机构需要承担续期申请费用，主要为 FDA 对认证机构的认可续期申请进行审查和评估产生的估计平均成本。

(3) 申请获得直接认证的第三方检定机构需要承担申请费用，主要为 FDA 对直接认证申请进行审查和评估产生的估计平均成本。

(4) 申请直接认证续期的第三方检定机构需要承担申请费用，主要为 FDA 对续期申请进行审查和评估产生的估计平均成本。

(b) 以下年费：

(1) 认可的认证机构需要承担年费，主要为 FDA 对 1.633 中认可的认证机构的表现进行监测产生的估计平均成本。

(2) 由 FDA 直接认证的第三方检定机构需要承担年费，主要为 FDA 对 1.662 中直接认证的第三方检定机构的表现进行监测产生的估计平均成本。

(3) 由认可的认证机构进行认证的第三方检定机构需要承担年费，主要为 FDA 对 1.662 中经认可的认证机构认证的第三方检定机构的表现进行监测产生的估计平均成本。

第 1.710 节 FDA 如何通知公众有关的费用明细？

FDA 每年将费用明细公布于众。除了本规定生效的第一个财政年外，费用通知将在征收费用的财政年初前公布。由于通货膨胀以及来年 FDA 执行相关工作时估计的成本改善，会对新费用明细进行调整。

第 1.715 节 何时提交本子部分要求的用户费用？

(a) 申请认可的认证机构和申请直接认证的第三方检定机构必须在提交申请或续期申请时一并缴纳费用。

(b) 需要缴纳年费的认证机构和第三方检定机构必须在收到费用账单后 30 天内缴纳费用。

第 1.720 节 本子部分中用户费用是否可退还？

本子部分中完成申请所需的用户费用以及年费不予退还。

第 1.725 节 若未准时支付本子部分中的用户费用，则后果如何？

(a) FDA 收到申请费用前，出于 1.631(a) 中的目的，认可或认可续期申请不算完成。FDA 收到申请费用前，出于 1.671(a) 中的目的，直接认证或直接认证续期申请不算完成。

(b) 若认可的认证机构未能在到期日 30 天内缴纳年费，则会暂停对其的认可。

(1) FDA 会以电子方式告知该认证机构其暂停对它的认可。FDA 会在 1.690 所述网站上向公众公布暂停情况。

(2) 暂停对认证机构的认可时，该认证机构不能对其他第三方检定机构进行认证。暂停对认证机构的认可前对第三方检定机构进行的认证以及由该第三方检定机构颁发的食品或设施证书仍然有效。

(3) 若在付款到期日 90 天内未收到款项, 则 FDA 可以撤销 1.634(a) (4)(iii) 中对认证机构的认可, 并依据 1.634 通知该撤销决定。

(c) 若认证的第三方检定机构未能在到期日 30 天内缴纳年费, 则会暂停对其的认证。

(1) FDA 会以英文版本以电子方式通知第三方检定机构已经暂停对其的认证。若暂停其中一个第三方检定机构的认证, 则 FDA 会以英文版本以电子方式通知相关认可的认证机构。FDA 会在 1.690 所述网站上向公众公布暂停情况。

(2) 暂停对第三方检定机构的认证时, 该第三方检定机构不能颁发食品或设施证书。暂停审核员 / 检定机构的认证前第三方检定机构颁发的食品或设施证书仍然有效。

(3) 若在付款到期日 90 天内未收到款项, 则 FDA 可以撤回 1.664(a) (4) 中对第三方检定机构的认证, 并依据 1.664 通知该撤回决定。

子部分 N [保留]

子部分 O——人类和动物食品的卫生运输

一般条款

第 1.900 节 谁受本子部分制约?

(a) 除了在 1.904 中定义和本节 (b) 款中提供的未覆盖业务, 本节要求适用于从事运输业务的托运人、收货人、装货人和承运商,无论食品是否被提供或进入州际贸易。此外，本子部分的要求还适用于有关食品运输的本章中的其他要求，如 21 CFR 第 1、117、118、225、507 和 589 部分。

(b) 本子部分要求不适用于从事以下运输业务的托运人、收货人、装货人和承运商：

(1) 通过美国转运到另一国家的食品；或
(2) 依据《联邦食品药品和化妆品法案》第 801(d)(3) 节用于未来出口的进口食品，这种食品在美国既不消耗也不分销；或
(3) 食品位于本章 1.227 所定义的食品设施中，这些食品设施整个都需受到美国农业部依据《联邦肉类检查法》（21 U.S.C. 601 及以下等）、《家禽制品检查法》（21 U.S.C. 451 及以下等）或《蛋制品检查法》（21 U.S.C. 1031 及以下等）进行管辖。

第 1.902 节 依据《联邦食品药品和化妆品法案》如何应用本子部分中的标准和定义？

(a) 应用本子部分中的标准和定义来确定食品在《联邦食品药品和化妆品法案》第 402(i) 节含义内是否被掺入杂质，因为食品由托运人，承运商（经机动运输车辆或铁路运输车辆）、装货人或从事运输业务的收货人未按照本子部分要求运输或提供。

(b) 依据《联邦食品药品和化妆品法案》第 301(hh) 节，托运人，承运商（经机动运输车辆或铁路运输车辆）、装货人或从事运输业务的收货人必须符合本子部分要求。

第 1.904 节 什么定义适用于本子部分？

《联邦食品药品和化妆品法案》第 201 节中的术语定义和解释适

用于本部分中使用的这些术语。以下定义同样适用：

充分是指为了符合良好公共卫生实践以实现预期目的的需要。

动物食品是指供动物而非人类使用的食品，包括宠物食品、动物饲料以及原材料和成分。

散装车辆是指罐式车、料斗车、轨道罐车、漏斗车、货船、便携式罐、货物集装箱或料斗箱、或任何其他食品散装（食品与机动车直接接触）运输的车辆。

承运商指在美国境内通过商业中的轨道或机动车辆确确实实移动食品的人员。术语"承运商"不包括进行包裹运送服务时运输食品的任何人。

交叉接触是指《联邦食品药品和化妆品法案》第 201(qq) 节中定义的食品过敏原无意地并入到除动物食品以外的食品中。

农场的定义见本章 1.227。

不完全被容器包裹的食品是指以这样的方式将食品置入容器中，即部分暴露于周围环境中。这种容器的实例包括开放的木制篮子或箱子、开放的纸板箱、带顶部的通风纸板箱或通风塑料袋。该术语不包括本子部分中定义的以散装车辆运输的食品。

全职等同雇员这一术语用来表示企业实体的雇员数量以确定企业是否为微型企业。

全职等同雇员的人数通过将直接支付给该企业实体雇员的工资或薪水的总工作时数以及其所有附属公司和子公司总工作时数除以1年的工作时数 2,080 小时（即，40 小时 * 52 周）获得。若结果不是整数，则舍入到下一个最低整数。

装货人是指在运输业务期间将食品装载到机动或铁路运输车辆的任何人。

未覆盖业务指在适用日历年之前的 3 年期间从事运输业务的托运人、装货人、收货人或承运商，按照通货膨胀调整的平均年度收入（按展期基差计算）为少于 50 万美元。为确定实体根据通货膨胀调整的 3 年平均收入阈值，计算通货膨胀调整的基准年为 2011 年。

操作温度是指在该温度下，能充分确保在运输过程中温度变化可预见的情况下，例如季节性条件、制冷机组除霜、多个车辆装载和卸载停止，操作将满足 1.908(a)(3) 要求。

害虫指任何令人反感的动物或昆虫，包括鸟、啮齿动物、苍蝇和幼虫。

收货人指在美国境内某一点接收食品的任何人，不论该人员是否是接收食品的最终人员。

托运人是指制造商或货运经纪人等，他们安排通过一个承运商或多个承运商相继将食品运输到美国。

微型企业指全职等同雇员少于 500 人的企业，但对于不属于托运人和（或）收货人机动车辆承运商而言，该术语指符合 1.900(a)

要求年收入少于 27,500,000 美元的企业。

运输是指美国境内通过机动运输车辆或铁路运输车辆移动食品的行为。

运输设备是指用于食品运输业务的设备，如散装货非散装容器、箱子、货包、货盘、泵、配件、软管、垫片、装载系统和卸载系统。运输设备还包括不系于火车头的轨道车或不系于牵引车的拖车。

运输业务是指所有与食品运输有关的，可能会影响食品的卫生状况的活动，包括清洗、检查、维修、装卸、运输车辆和运输设备的业务。运输业务不包括完全密封容器中的食品运输有关的任何活动，除非该食品要求控制温度以保证安全，在真空包装中，满足《联邦食品药品和化妆品法案》第 409(h)(6) 节中关于食品接触物质的定义，未经深加工的用于动物食品的人类产品副产品的运输或者是除了软体贝类植物的食用动物。此外，运输业务部包括在农场执行的运输活动。

车辆指机动化的地面运输，例如机动车辆或者运输业务中使用的在铁路上运行的车辆，如轨道车。

车辆和运输设备

第 1.906 节 适用于车辆和运输设备的要求有哪些？

(a) 运输业务中使用的车辆和运输设备的设计和使用的材料和工艺必须合适且车辆和运输设备可洗，以防止运输食品时变得不安全，即满足《联邦食品药品和化妆品法案》第 402(a)(1)、(2) 和 (4) 节中有关掺杂的定义。

(b) 必须以预期使用的卫生条件来维护车辆和运输设备，以防止运输的食品在运输业务中变得不安全。

(c) 出于安全考虑，对于要求温度控制的食品，运输业务中使用的车辆和运输设备必须进行必要的设计、维护和装备，以提供充足的温度控制，防止食品在运输业务中变得不安全。

(d) 车辆和运输设备的保存方式必须能防止隐匿害虫或防止其受污染导致运输业务中食品变得不安全。

运输业务

第 1.908 节　哪些要求适用于运输业务？

(a) 一般要求。(1) 除非本节中另有说明，否则本节要求适用于参与运输业务的所有托运人、承运商、装货人以及收货人。任一人员可能受限于这些要求的多个方面，比如托运人可以同时是装货人和承运商，但前提是托运人同时执行本子部分中规定的相应人员的职能。受限于本子部分中的实体（托运人、装货人、承运商或收货人）可通过书面协议将本子部分中规定的责任重新分配给受限于本子部分的另一方。书面协议受 1.912(d) 中记录要求的约束。

(2) 确保依据本子部分中的所有要求进行运输业务的责任必须分配给有能力进行监督的人员。

(3) 执行所有运输业务时必须采取必要条件和控制，防止食品在运输时变得不安全，包括：

(i) 采取隔离、分离或使用包装等有效措施防止食品被同一装载柜中的生食品或非食品物品污染。

(ii) 采取隔离、分离或其他等有效保护措施，如洗手等防止散装车辆运输的食品或不完全被容器包裹的食品在运输中出现污染或交叉接触。

(iii) 采取有效措施确保出于安全考虑要求温度控制的食品在足够的温度控制下运输。

(4) 在确定运输业务中的必要条件和控制时必须考虑到食品类别（如动物饲料、宠物食品、人类食品）以及生产阶段（如原材料、成品成分）。

(5) 作为满足本节 (b)、(d) 和 (e) 款要求的替代方法，被单个法律实体所有或操作控制的托运人、收货人、装货人以及承运商可依据确保食品卫生运输符合本节要求的通用整合的书面程序进行运输业务。书面程序受 1.912(e) 中记录要求的约束。

(6) 若托运人、装货人、收货人或承运商意识到有迹象表明对材料的温度控制失效或存在可能引起食品在运输过程中不安全的其他因素，食品不得销售和分销，且必须采取适当措施，包括与其他方进行沟通确保该食品未被销售和分销，除非有资格个体确定温度偏差或其他条件不会对食品安全带来影响。

(b) 参与运输业务的托运人的适用要求。(1) 除非托运人依据本节 (b)(3) 款采取其他措施确保运输业务中使用的车辆和设备处于针对食品运输的适当卫生条件下，即，防止食品变得不安全，否则托运人必须以书面形式向承运商以及必要时向装货人明确运输车辆和运输设备的卫生规范，包括特定的设计规范和清洁程序。除非依据运输的食品类别改变卫生运输所要求的设计规范和清洁程序，在这种情况下托运人应在装运前以书面形式告知承运商，否则应进行一次性通知。托运人提交给承运商的信息受 1.912(a) 中记录要求的约束。

(2) 除非托运人依据本节 (b)(5) 款采取其他措施确保出于安全考虑在要求温度控制的食品运输中提供充分的温度控制，否则托运人必须以书面形式向承运商说明，除非承运商用热的保温储罐运输食品，以及必要时，也要向装货人提供运输业务的操作温度，必要情况下，包括预冷却阶段。除非装运条件等因素变化以及操作温度变化，在这种情况下托运人应在装运前以书面形式告知承运商，否则应进行一次性通知。托运人提交给承运商的信息受 1.912(a) 中记录要求的约束。

(3) 托运人必须开发和实施受 1.912(a) 中记录要求约束的书面程序，确保运输业务中使用的车辆和设备处于针对食品运输的适当卫生条件下，即，防止食品在运输中变得不安全。为实施这些程序，措施可由以下人员完成，即受 1.912(a) 中记录要求约束的书面协议中的托运人或承运商或本子部分涵盖的另一方。

(4) 散装运输食品的托运人必须开发和实施受 1.912(a) 中记录要求约束的书面程序，确保先前货物不会影响食品安全。确保食品安全而采取的措施可由以下人员完成，即受 1.912(a) 中记录要求约束的书面协议中的托运人或承运商或本子部分涵盖的另一方。

(5) 出于安全考虑，装运中要求温度控制的食品的托运人必须开发和实施受 1.912(a) 中记录要求约束的书面程序，确保食品在充分的温度控制下运输。确保食品安全而采取的措施可由以下人员完成，即受 1.912(a) 中记录要求约束的书面协议中的托运人或承运商或本子部分涵盖的另一方，且必须包括本节 (e)(1) 至 (3) 款中针对承运商明确的等效措施。

(c) 参与运输业务的装货人的适用要求。(1) 将不完全被容器包裹的食品装载到车辆或运输设备中前，装货人必须视情况考虑托运人依据本节 (b)(1) 款提供的规范，确定车辆或运输设备是否处于针对食品运输的适当卫生条件下，例如，处于适当的物理条件下，肉眼观察无害虫，以及先前货物不会影响食品安全。可以通过任何合适方法来实现。

(2) 装载出于安全考虑要求进行温度控制的食品前，装货人必须视情况考虑托运人依据本节 (b)(2) 款提供的规范，确认每个机械冷藏室或容器以充分准备好用于运输该类食品，包括根据需要，已经进行预冷却，以及满足食品运输的其他卫生条件。

(d) 参与运输业务的收货人的适用要求。收到出于安全考虑，装运中要求温度控制的食品后，收货人必须进行充分评估，确定食品未经受重大的温度变化，如确定食品温度、车辆的环境温度以及温度设置，执行感官检查，例如是否有异味。

(e) 参与运输业务的承运商的适用要求。若承运商和托运人间有书面协议，规定承运商完全或部分负责运输业务中的卫生条件，则承运商应按照协议履行以下职责：

(1) 承运商必须确保车辆和运输设备符合托运人的规范，并能防止食品在运输中变得不安全。
(2) 运输业务完成后以及若经收货人要求，承运商必须提供托运人依据本节 (b)(2) 款规定的操作温度，若经托运人或收货人要求，承运商必须证明运输业务中一直维持托运人依据本节 (b)(2) 款规定的温度条件。可以通过承运商和托运人一致同意的适当方法来进行证明，例如，承运商呈现装卸时的环境温度测量值或装运期间收集的时间 / 温度数据。

(3) 提供带有辅助冷藏装置的车辆或运输设备用于运输出于安全考虑，装运时要求进行温度控制的食品前，承运商必须按照本节 (b)(2) 款中托运人规定的那样对每个机械冷藏室进行预冷却。

(4) 若经托运人要求，提供散装车辆用于食品运输的承运商必须向托运人提供能确定该车辆运输的先前货物的信息。

(5) 若经托运人要求，提供散装车辆用于食品运输的承运商必须向托运人提供信息，说明最近对该散装车辆进行的清洗情况。

(6) 承运商必须开发和实施受 1.912(b) 中记录要求约束的书面程序，以：

(i) 明确承运商出于运输目的而提供的车辆和运输设备的清洗、消毒（视情况）和检查有关的实践规范以维持该车辆和运输设备处于 1.906(b) 所要求的适当卫生条件下；

(ii) 说明如何满足本节 (e)(2) 款中温度控制有关的条款，以及；

(iii) 说明如何满足本节 (e)(4) 和 (5) 款中使用散装车辆有关的条款。

培训

第 1.910 节　对参与运输业务的承运商有哪些适用的培训要求？

(a) 若承运商和托运人以书面合约的形式同意承运商完全或部分负责运输业务中的卫生条件，则承运商必须对参与运输业务的人员进行充分培训，培训中包括让相关人员意识到在运输业务中可能出现的潜在食品安全问题，解决这些潜在问题的基本卫生运输实践规范以及本子部分中要求的承运商的责任。雇佣后就必须提供培训，之后按照需要提供培训。

(b) 承运商必须建立和保留有关本节 (a) 款所述的培训记录。记录中必须包括培训日期、培训类型和被培训人员。这些记录受1.912(c) 中记录要求的约束。

记录

第 1.912 节　对从事运输业务的托运人、收货人、装货人以及承运商有哪些适用的记录保留和其他记录要求？

(a) 托运人必须保留以下记录：

(1) 证明向承运商提供了作为运输业务常规部分的 1.908(b)(1) 和 (2) 所要求的规范和操作温度，且记录保留时间为与承运商的协议终止后 12 个月。

(2) 书面协议和 1.908(b)(3)、(4) 和 (5) 所要求的书面程序的记录，保留时间为运输业务中的协议和程序使用后 12 个月。

(b) 承运商必须保留 1.908(e)(6) 所要求的书面程序的记录，保留时间为运输业务中的协议和程序使用后 12 个月。

(c) 承运商必须保留 1.910(b) 所要求的培训记录，保留时间为记录中确定的相关人员停止执行培训任务后 12 个月。

(d) 受本子部分约束的任何人员必须保留依据本子部分分配任务的任何其他书面协议，保留时间为协议终止后 12 个月。

(e) 依据 1.908(a)(5) 中的条款，在单个法律实体的控制下进行操作的托运人、收货人、装货人以及承运商必须保留书面程序的记录，保留时间为运输业务中的程序使用后 12 个月。

(f) 经口头或书面请求，托运人、收货人、装货人以及承运商必须向授权个人提供本子部分中要求的所有记录。

(g) 本子部分要求的所有记录必须保留为原始记录、真实副本（如影印本、图片、扫描副本、微型胶卷、缩微胶片或原始记录的其他真实复制品）或电子记录。

(h) 符合本章 11.3(b)(6) 中电子记录定义的为满足本子部分要求而建立并维持的记录不受本章第 11 部分要求的限制。满足本子部分要求，但根据其他适用法律规定或法规也同样需要的记录仍受本章第 11 部分制约。

(i) 除了 1.908(e)(6)(i) 要求的书面程序，如果可以在官方提出审核的 24 小时内现场检索并提供记录，则允许进行非现场存储。只要该程序在运输业务中一直使用，则 1.908(e)(6)(i) 所要求的书面程序必须现场保留。如果电子记录可从现场位置访问，则其被视为在现场。

(j) 本子部分要求的所有记录受本章第 20 部分披露要求的限制。

豁免

第 1.914 节　在什么条件下可以豁免本子部分的要求?

当确定存在以下情况时, 可以豁免任何级别的人员、车辆、食品或非食品产品符合本子部分要求:

(a) 豁免不会导致食品运输处于对人类或动物健康带来安全影响的条件下;以及

(b) 豁免不会损害公众利益。

第 1.916 节　什么时候会考虑是否豁免本子部分的要求?

我们可以主动考虑或基于受制于本子部分要求的任何人在本章 10.30 中提交的请愿书考虑是否豁免任何级别的人员、车辆、食品或非食品产品符合本子部分要求。

第 1.918 节　请求豁免的请愿书中理由说明中必须包括哪些内容?

除了本章 10.30 中规定的要求外, 请求豁免的理由说明中必须:

(a) 详细说明豁免情况, 包括豁免适用的人员、车辆、食品或非食品产品, 豁免适用的本子部分要求;以及

(b) 呈现相关信息, 证明豁免不会导致食品运输处于对人类或动物健康带来安全影响的条件下且不会损害公众利益。

第 1.920 节　对于请求豁免的请愿书中提供的信息或对该请愿书进行评论时提供的信息，公众可获得哪些信息？

我们假设请求豁免的请愿书中提供的信息或对该请愿书进行评论时提供的信息不含本章第 20 部分中免除公开披露的信息，且作为与该请求有关的摘要进行公开。

第 1.922 节　谁会对请求豁免请愿书进行回复？

食品安全和应用营养中心 (CFSAN) 或兽药中心 (CVM) 主任或副主任或 CFSAN 合规部主任或 CVM 监督和合规部主任对请求豁免请愿书进行回复。

第 1.924 节　哪些程序适用于请求豁免的请愿书？

(a) 一般来说，本章 10.30 中定义的程序用来管理对请求豁免的请愿书进行回复。

(b) 依据本章 10.30(h)(3)，我们会在联邦公报中发布通知，征集关于该请愿书的信息和看法，包括从若请愿书被批准可能受豁免影响的相关人员处征集信息和看法。

(c) 依据本章 10.30(e)(3)，我们会以书面形式对请愿人进行回复。

(1) 若批准请愿书，无论是完全批准还是部分批准，我们会在联邦公报中发布通知，说明所有豁免情况并说明豁免理由。

(2) 若我们否决请愿书（包括部分否决），会书面回复请愿人，并说明否决理由。

(d) 我们会让公众方便获得请求豁免的请愿书清单，并定期更新，包括每个请愿书的状态（如暂停、批准或否决）。

第 1.926 节　在什么条件下我们可以否决请求豁免的请愿书？

若请愿书中未提供 1.918 中要求的信息（包括本章 10.30 中的要求）或我们确定豁免会导致食品运输处于对人类或动物健康带来安全影响的条件下或会损害公众利益时，我们可以否决请求豁免的请愿书。

第 1.928 节　我们主动豁免本子部分要求时要遵循什么样的程序？

若我们主动确定豁免是适当的，会在联邦公报中发布通知，说明所有豁免情况并说明豁免理由。

第 1.930 节　批准豁免后何时生效？

批准的豁免自在联邦公报中发布豁免通知之日起生效。

第 1.932 节　在什么条件下我们可以修改或撤销豁免？

若我们确定豁免会导致食品运输处于对人类或动物健康带来安全影响的条件下或会损害公众利益时，我们可以修改或撤销豁免。

第 1.934 节　若我们确定应该对豁免进行修改或撤销，需应用哪些程序？

(a) 我们会作出以下通知：

(1) 若我们确定应该对请愿书回复中批准的豁免进行修改或撤销，

会按照请愿书中确定的地址以书面形式通知最初请求豁免的实体。
(2) 我们会在联邦公报中发布有关应该修改或撤销豁免的决定的通知。该通知会形成公开审理，这样利益相关者可以对我们的决定提交书面材料。

(b) 我们会及时考虑利益相关者提交的用于公开审理的书面材料。

(c) 我们会在联邦公报中发布我们的决定通知。决定的生效日期为通知发布日期。

子部分 P [保留]

子部分 Q——人类或动物用药品的行政扣留

第 1.980 节 药品的行政扣留。

(a) 通用要求。本节规定了认为被掺假或存在标签错误的药品的扣留程序。行政扣留旨在保护公众，防止分销或使用在检查中发现掺假或标签错误的药品，直到美国食品药品管理局 (FDA) 有时间去考虑针对该药品采取的措施，以及若适用，采取法律措施。除非依据本节 (h) 款进行了授权，否则扣留期间任何人不得以任何方式使用、移动、更改或摆弄 FDA 下令进行扣留的药品，直到 FDA 依据本节 (j) 款终止扣留令，或扣留期满，以先发生者为准。

(b) 下令扣留的标准。若授权 FDA 代表在依据《联邦食品药品和化妆品法案》第 704 节进行检查时有理由相信如《联邦食品药品和化妆品法案》第 201(g) 节中所定义，食品被掺假或存在标签错误，则可以依据本节下行政扣留令。

(c) 扣留期限。扣留期限为扣留令发出后不超过 20 个日历日的合理期限，除非药品所在地区的 FDA 地区负责人确定需要更长的时间来扣留药品，实施禁令程序或评估是否要采取法律措施，在这种情况下，地区负责人可批准将扣留期限延长 10 个日历日。可以在发布扣留令时或之后的任何时间宣布将扣留期限延长 10 个日历日。整个扣留期限不可超过 30 个日历日，除非依据本节 (g) (6) 款延长扣留期限。FDA 授权代表可根据本节 (j) 款在扣留期满之前终止扣留令。

(d) 发布扣留令。(1) 扣留令必须以书面形式通过扣留通知进行发布，且必须由 FDA 授权代表（其有理由证明食品被掺假或存在标签错误）进行签字，并发布给该药品所在地的负责所有者、经营者或代理商。如果该种药品的所有者或用户与负责该种药品扣留所在地的所有者、经营者或代理商不同，并且如果容易确定所有者或用户的身份，必须向该种药品所有者或用户提供扣留令副本。

(2) 若车辆或其他承运商的药品被扣留，则必须向记录的托运人和车辆的所有者或其他承运商提供扣留令副本（如果容易确认他们的身份）。

(3) 扣留令必须包括以下信息：

(i) 声明该命令所识别的药品在所显示时期内被扣留；

(ii) 关于扣留原因的简短概述；

(iii) 药品位置；

(iv) 声明未经 FDA 授权代表的书面许可，不得在所示时期内以任何方式使用、移动、更改或摆弄这些药品，本节 (h) 款中规定的情况除外；

(v) 被扣留药品的鉴定；

(vi) 扣留令编号；

(vii) 扣留令日期和时间；

(viii) 扣留时期；

(ix)《联邦食品药品和化妆品法案》第 304(g) 节以及本节 (g)(1) 和 (g)(2) 款中的文本；

(x) 声明关于扣留令申诉的任何非正式听证必须作为本章第 16 部分下的监管听证进行，例外情况见本节 (g)(3) 款；以及 FDA 区域办事处的地点和电话号码以及 FDA 地区负责人的姓名。

(e) 扣留令的批准。发布前，扣留令必须由药品所在地区的 FDA 地区负责人进行批准。如果事先书面批准不可行，则必须获得事先口头批准，并尽快通过书面备忘录在 FDA 内进行确认。

(f) 对扣留的药品进行贴标或作标记。发布本节 (d) 款中的扣留令的 FDA 代表必须使用官方 FDA 标贴对该药品进行贴标或作标记，其中包括以下信息：

(1) 声明该药品由美国政府依据《联邦食品药品和化妆品法案》第

304(g) 节 (21 U.S.C. 334(g)) 实施扣留。

(2) 声明未经 FDA 授权代表的书面许可，不得在所示时期内以任何方式使用、移动、更改或摆弄食品；除非依据本节 (h) 款进行了授权。

(3) 声明禁止违反扣留令或取下或更改标贴，违者可处罚金或监禁或两者兼而有之 (《联邦食品药品和化妆品法案》第 303 节 (21 U.S.C. 333))。

(4) 扣留令编号、扣留令日期和时间、扣留时期以及发出扣留令的 FDA 代表。

(g) 对扣留令的申诉。(1) 任何有权成为该药品索赔人的人员，如果被查处，可以对扣留令提出申诉。必须在收到扣留令后 5 个工作日内以书面形式向药品所在地的 FDA 地区负责人提交申诉。若申诉中包括请求进行非正式听证（如《联邦食品药品和化妆品法案》第 201(x) 节 (21 U.S.C. 321 (x) 中定义），则申诉人必须请求在提出申诉或 5 个工作日内或以较晚日期，但在收到扣留令后 20 个日历日内举行听证。

(2) 扣留令的申诉人必须说明申诉人对被扣留药品的所有权或专有利益。如果被扣留药品位于申诉人拥有或经营的机构以外的地方，申诉人必须提交证明申诉人拥有合法权力索赔被查药品的文件。

(3) 关于扣留令申诉的任何非正式听证必须作为本章第 16 部分下的监管听证进行，除非：

(i) 本节 (d) 款下的扣留令，而不是本章 16.22(a) 的通知，提供本节下的听证机会的通知，并且是本章 16.80(a) 下监管听证的行政记录一部分；

(ii) 根据本节提出的听证要求必须向 FDA 地区负责人提出；

(iii) 本章 16.24(e) 中的最后一句（声明在收到听证请求后少于 2 个工作日时不需要举行听证）不适用于本节下的听证；

(iv) 本节 (g)(4) 款，而非本章 16.42(a)，说明了 FDA 雇员，即根据本子部分主持听证的监管事务办公室项目主任或 FDA 地区负责人上级的其他 FDA 官员。

(4) 扣留令申诉有关的监管听证的审裁官对申诉作出决议，该审裁官必须为本章 16.42(a) 中允许支持听证的监管事务办公室项目主任或 FDA 地区负责人上级的其他 FDA 官员。

(5) 若申诉人请求进行监管听证并请求在提出申诉后 5 个工作日内举行听证，则审裁官必须在 5 个工作日内主持听证并作出确认或撤销扣留的决定。

(6) 若申诉人请求进行监管听证并请求在提出申诉后 5 个工作日后但不迟于收到扣留令后 20 个日历日内举行听证，则审裁官必须在 FDA 和申诉人共同商议的日期举行听证。

审裁官必须在听证结束后 5 个工作日内决定是否确认或撤销扣留。若作出决定的 5 个工作日超出了适用的 20 个日历日或 30 个日历日的扣留期限，则扣留期限可延长至作出决定的日期。

(7) 如果申诉人对扣留令提出申述，但没有请求进行监管听证，则审裁官必须在提出申诉之日后 5 个日历日内就申诉作出决定，确认或撤销扣留。

(8) 若审裁官对扣留令进行确认，则药品继续被扣留，直到 FDA 依据本节 (j) 款终止扣留，或扣留期满，以先发生者为准。

(9) 若审裁官撤销扣留令，则 FDA 必须依据本节 (j) 款终止扣留。

(h) 被扣留药品的移动。(1) 除本款中另有规定外，任何人不得将遭扣留的药品在其命令扣留地点内转移或从该地点移走，除非 FDA 依据本节 (j) 款终止扣留或扣留期满，以先发生者为准。

(2) 如果被扣留的药品不是最终的装运形式，制造商可以在被拘留的机构内移动药品，以完成达到最终形式所需的工作。出于此目的对药品进行移动后，负责移动药品的个人必须口头通知发布扣留令的 FDA 代表或另一负责任的地方官员，告知他们药品移动情况。药品加工成最终形式后，必须与其他药品隔离，负责移动药品的个人必须口头通知发布扣留令的 FDA 代表或另一负责任的地方官员，告知他们药品存放的新地点。无 FDA 批准，加工成最终形式的药品不得再次移动。

(3) 发布扣留令的 FDA 代表或另一负责任的地方官员基于以下目的可以书面形式批准移动被扣留药品：

(i) 防止与机构的操作产生干扰或危害的药品；

(ii) 销毁药品；

(iii) 让药品符合要求；

(iv) 发布扣留令的 FDA 代表或另一负责任的地方官员相信移动存

在合理性。

(4) 若 FDA 代表批准依据本节 (h) (3) 款移动被扣留药品，被扣留药品必须与其他药品隔离，负责移动药品的人员必须口头通知发布扣留令的 FDA 代表或另一负责任的地方官员，告知他们被扣留药品存放的新地点。

(5) 除非以其他方式获得被告知或批准移动药品的 FDA 代表的许可，否则所需标贴必须伴随该药品直到 FDA 终止扣留或者扣留期满，以先发生者为准。

(i) 对被掺假或存在标签错误的药品采取的措施。若 FDA 确定被扣留药品（包括已经被加工成最终形式的药品）被掺假或存在标签错误，或两者都有，可以针对该药品、负责个人或两者采取法律措施，或要求销毁药品或在 FDA 的监督下使药品符合《联邦食品药品和化妆品法案》中的要求。

(j) 扣留终止。如果 FDA 决定终止扣留或扣留期满，以先发生者为准，授权终止扣留的 FDA 代表会向接收原始扣留令的人员或该人员代表发布放行药品的扣留终止通知，并以书面形式取下或授权取下所要求的标签或贴标。

(k) 记录保存要求。(1) 根据本节 (d) 款发出扣留令后，制造、加工、打包或保存被扣留药品的工厂、仓库、其他机构或咨询实验室的所有者、经营者而或代理人必须拥有或建立和保留以下有关的记录：被扣留药品如何被掺假或贴错标签的记录、扣留期前后药品的分销记录、依据本节 (h) 款被加工成最终形式的被扣留药品与完成的药品间的相关性记录、扣留令中允许的药品变更或加工

记录以及依据本节 (h) 款进行其他移动的记录。经要求，必须向 FDA 提供本款中要求的记录供其审查和备份。FDA 必须在合理时间下提出获取本款中所要求的记录的要求，且必须说明要求获取的原因或目的，并且必须在切实可行的范围内确定要求获取的记录信息或信息类型。

(2) 本款中所要求的记录的保留时间为发出扣留令后最多 2 年或 FDA 指示的更短的保留时间。如果 FDA 终止扣留或扣留期满，以先发生者为准，FDA 会通知本款中要求的所有人员保留与扣留有关的记录，告知他们未到 2 年或更短保留期时是否需要进一步保留记录。若 FDA 确定这些药品未掺假或贴错标签，或没必要保留记录以保护公众健康，FDA 一般不会要求进一步保留记录，除非本章中其他规定要求进行记录（如本章第 211 部分中的产品生产质量规范指南规定）。

[79 FR 30719，2014 年 5 月 29 日，后修订为 82 FR 14144，2017 年 3 月 17 日]

相关规定：15 U.S.C. 1333, 1453, 1454, 1455, 4402; 19 U.S.C. 1490, 1491; 21 U.S.C. 321, 331, 332, 333, 334, 335a, 342, 343, 350c, 350d, 350e, 350j, 350k, 352, 355, 360b, 360ccc, 360ccc–1, 360ccc–2, 362, 371, 373, 374, 379j–31, 381, 382, 384a, 384b, 384d, 387, 387a, 387c, 393; 42 U.S.C. 216, 241, 243, 262, 264, 271; Pub.107–188，116 Stat.594, 668–69; Pub.111–353，124 Stat.3885, 3889。

来源：42 FR 15553，1977 年 3 月 22 日，除非另有说明。

第 2 部分 ┃ 分章 A——通用条款
一般行政规则与决定

子部分 A——通用条款

第 2.5 节　对公共健康构成的即时危险。

(a) 根据《联邦食品药品和化妆品法案》内的相关含义，当有足够证据表明一种产品或做法会对公共健康产生重大威胁或产生 (1) 应立即纠正以防遭受伤害或 (2) 在举行听证会或其他正式诉讼期间不允许继续存在的公共健康情境时，可认为对公共健康构成即时危险。在最终可能会对公共健康造成危害的一系列事件的任意时刻都可宣布出现即时危险。最终预期伤害的出现对于确定此类事件的即时危险并不是必不可少的。

(b) 在判定是否存在即时危险时，局长将考虑预期的受伤人数以及预期伤害的本质、严重程度和持续时间。

第 2.10 节　检验和调查样本。

(a)(1) 当食品药品管理局的任何官员或雇员根据《联邦食品药品和化妆品法案》采集用于分析的食品、药品或化妆品样本时，如果管理局局长或任何其他官员或雇员获得的记录或其他证据表明该装运货物或其他批次物品（此类样本的来源）被引入或交付以进行州际贸易或已进入或被州际贸易接收或在某一地区进行生产，那么该样本应被指定为官方样本。只有经管理局官员或雇员指定的样本才应被视作官方样本。

(2) 为确定某一样本是否被收集用于分析，术语分析的含义包括检验和试验两个方面。

(3) 供官方样本采集的食品、药品或化妆品的业主指的是拥有可供采样的货物或其他批次物品的人员。

(b) 当管理局的一名官员或雇员根据法案采集用于分析的食品、药品和化妆品样本时，他至少应采集其估算数量两倍的样本以便确保样本数量足够用于分析，除非：

(1) 可获得且可合理进行采样的物品数量比其预估数量的两倍少，在该情况下，他应尽可能多地采集可获得且能执行合理采样的样本。
(2) 估算采集两倍样本的成本会超过 150 美元。
(3) 通过食品药品管理局可用且实际可行的保存技术无法确保样本的保存状态可实现，按照食品药品管理局相同的分析方式和目的对样本进行轻易且有意义的分析。
(4) 该样本采集自将进口到美国的货物或其他批次物品。
(5) 该样本采集自物品标签上注明的人员或其代理人，且此类人员也是物品所有人。
(6) 该样本采集自物品所有者或其代理人，且此类物品没有任何标签，或者如果有标签，该标签上也不会有任何人员的姓名。

除本段陈述的样本数量外，如可能，官员或雇员应采集比其预估的足够数量更多的样本量作为试验品。

(c) 在食品药品管理局完成对食品、药品或化妆品官方样本的分析后，在分析以及说明分析结果期间，根据法案的含义如果物品掺入了次级品或贴错标签（如有）或原本受法案禁止条款制约，在除去保留法案中可能出现任意情况下足够用作审判证据的预估分量的样本后，根据书面要求，若仍有剩余物品标签上注明的任何人员或所有者或辩护律师或所有者的代理或代表应提供剩余样本（如果仍可用）用于分析，除非：

(1) 采集后，样本或剩余部分已腐烂或不适合用于分析，或
(2) 基于此类人员或所有者作为一方的样本请求不是在根据法案对任何案例做出审判之前的合理时间内提出的。要求获得部分样本的人员、所有者、代理或代表应指明所需分量。所有者提出请求时应证明其对样本的所有权，而代理或代表提出请求时也应证明此类人员或所有者对其接收部分样本的授权。在收到两个或以上有关获得部分样本的请求时，只要还能获得部分样本，就应按收到请求的顺序对请求进行处理。

(d) 如果食品、药品或化妆品的官方样本是根据本法 305 节中的通知为依据或该官方样本构成法案中的一个案例时，收到通知的人员或成为案例一方的任何人员无法享受本节第 (c) 段中的权利，无权获得部分样本，但此类人员或其代理或代表在提出请求并出示第 (c) 段中未行使本段赋予其权利的物品标签上注明人员和业主的书面弃权证明时，可获得部分样本。本段的应用应符合本节第 (c) 段中规定的例外情况、条款和条件。

(e) 食品药品管理局有权销毁：

(1) 任何官方样本，在它确定不会对此类样本进行任何分析时；

(2) 任何官方样本或部分官方样本，当它确定本法案第 305 节中无任何通知或本法案中无任何案例是或将以此类样本为依据时；

(3) 任何官方样本或部分官方样本，当本法案第 305 节中有通知以此类样本为依据或在收到此类通知进行陈述意见时机之后，管理局确定无任何其他此类通知或案例是或将以此类样本为依据时；

(4) 任何官方样本或部分官方样本，当本法案中以此类样本为依据的案例已进入最终审判阶段，且无任何其他此类案例以或将以此类样本为依据时；

(5) 任何官方样本或部分官方样本，如果该物品易腐烂；

(6) 任何官方样本或部分官方样本，当采集后，此类样本或部分样本已腐烂或不再适合进行分析时；

(7) 超出管理局预估足够进行分析分量三倍的任何官方样本的超出部分。

[42 FR 15559，1977 年 3 月 22 日，后修订为 63 FR 51299，1998 年 9 月 25 日]

第 2.19 节　分析方法。

如果法规中未规定分析方法，食品药品管理局实施的一贯政策是采用美国官方分析化学家协会 (AOAC) 在其最新版（1980 年，第 13 版）出版物"官方分析化学家协会法定分析方法"和补充出版物（3 月期刊"官方分析化学家协会杂志"中出版的"方法变更"）中的分析方法，可用和适用时，以参考方式纳入。这些出版物的副本可从美国官方分析化学家协会 (AOAC INTERNATIONAL)（地址：481 North Frederick Ave.，suite 500，Gaithersburg，MD 20877）

或美国国家档案和记录管理局 (NARA) 获得。有关 NARA 中该资料的可用性信息，可致电 202-741-6030 或访问以下网址获取：http://www.archives.gov/federal register/code of federal regulations/ibr locations.html. 如果无法获得 AOAC 方法，局长将提供一份特殊方法副本或参考食品药品管理局实施计划时使用的已发布方法。可能会使用其他方法以实现质量控制、规格、合同、调查和类似非监管职能，但在食品药品管理局实施计划时所采用的方法方面预计将对这些方法进行调整。使用 AOAC 方法并不能免除实施者证实他在进行阳性和阴性对照以及恢复和再现性研究中可合理使用方法的责任。

[42 FR 15559，1977 年 3 月 22 日，后修订为 47 FR 946，1982 年 1 月 8 日；54 FR 9034，1989 年 3 月 3 日；70 FR 40880，2005 年 7 月 15 日；70 FR 67651，2005 年 11 月 8 日]

子部分 B——人类和动物食品

第 2.25 节　使用有毒物质处理的粮食种子；为防止人类和动物食品掺假实施的颜色识别。

(a) 近年来，出于杀菌和其他目的，对种子越来越多地采用毒性处理。经过此类处理的种子一旦被消费，就会对人类和牲畜产生危害。在种植季节过去后，将经过此类处理的种子储存在手头也不稀奇。虽然《联邦种子法》（53 法令 1275，后修订为 72 法令 476，7 U.S.C. 1551 等等）要求对经过此类处理的种子进行标注，但食品药品管理局发现在很多案例中，经过此类处理的小麦、玉米、燕麦、黑麦、大麦和高粱种子的余下库存与未经此类处理的种子混合在一起，并被投入市场作为食品或饲料使用。这对牲畜造成了伤害，同时违反了《联邦食品药品和化妆品法案》中禁止通过对良好食品掺杂有毒处理种子进行掺假的规定。对一些公司和个体提出了刑事犯罪的控告。如果处理后的种子染色严重，买方和用户或加工农业食品种子以供食用的加工者可发现有毒种子的掺杂，因此可拒收该批货物；但在处理后种子染色不明显的情况下，大部分此类买方、用户和加工者不具备可在交付农作物时用于确定存在有毒化学物质的设施或科学设备。适用于用途的颜色应能与食品种子自然颜色形成充分对比，进而使经处理的变性种子从良好食品中显现出来，且在使用时不会被轻易去除。

(b) 自 1964 年 12 月 31 日及以后，食品药品管理局将把州际贸易中经有毒处理超过许可公差或该处理在根据《联邦食品药品和化妆品法案》第 408 节发布的条例中未规定公差或不在所规定公差范围内的食品种子，例如小麦、玉米、燕麦、黑麦、大麦和高粱，视作掺假品，除非此类种子可通过适合的颜色彻底区分，进而避免之后不经意将其作为人类食品或动物饲料使用的情况发生。

(c) 注意《联邦有害物质管理法》中的标签要求，该要求适用于家用且带包装的变性种子。

第 2.35 节 使用二手容器装运或储存食品和动物饲料。

(a) 由食品药品管理局、美国公共卫生部全国传染病中心、美国农业部消费者和市场服务部以及各国家公共卫生代理机构进行的调查表明，使用二手容器存储或装运食品和动物饲料对健康造成了危险。此类污染是因为用于存储和装运物品的这些容器含有或携带了病原体或有毒或有害物质导致的。

(b) 局长认为此类危险或潜在危险行为包括但不限于以下内容：

(1) 一些蔬菜种植者和包装者采用家禽笼装运新鲜蔬菜（如卷心菜和芹菜）。去毛家禽及其排泄物和液体排泄物通常会出现沙门菌。因此，用于冰冻和包装去毛家禽的木箱是不经过热处理直接消费的新鲜蔬菜被沙门菌或其他致肠病微生物污染的可能来源。

(2) 一些马铃薯种植者和动物饲料生产者使用二手包装袋装运这些物品。此类包装袋最初可能被用于装运或储存喷过农药的种子或其他携带或含有有毒物质物品。因此，此类二手包装袋是可能污染其存储食品或动物饲料的污染源。

(c) 在 1968 年 4 月 11 日发布的政策声明中，食品药品管理局宣布根据《联邦食品药品和化妆品法案》第 402(a) 节中的关于掺假含义，使用二手板条箱或容器装运蔬菜或其他可食用食品可能会对健康造成危害。由于该政策声明的扩充，食品药品管理局根据本法案第 402(a) 节中的相关掺假含义，将使用二手板条箱、包装袋或其他容器装运蔬菜、其他可食用食品或动物饲料且可能对健康产生危害的行为视作掺假行为。

子部分 C——E [保留]

子部分 F——腐蚀性毒物

第 2.110 节　《联邦腐蚀性毒物法案》中氨的定义。
为确定含有氨的物品是否符合《联邦腐蚀性毒物法案》的要求，将根据 NH_3 计算氨含量。

子部分 G——符合《联邦食品药品和化妆品法案》的特定产品规定

第 2.125 节　臭氧消耗物质在食品、药品、装置、化妆品中的使用。

(a) 如本节所用，臭氧消耗物质 (ODS) 指的是 40 CFR 第 82 部分子部分 A 附录 A 所定义的所有 I 级物质或 40 CFR 第 82 部分，子部分 A 附录 B 所定义的 II 级物质。

(b) 除本节段落 (c) 规定外，任何储存或部分储存在释放 ODS 的气溶胶制品或其他增压分液器中的食品、药品、装置或化妆品不是《清洁空气法案》项下 ODS 的必要用途。

(c) 如果本节段落 (e) 规定该产品的必须使用 ODS，那么任何储存或部分储存在释放 ODS 的气溶胶制品或其他增压分液器中的食品、药品、装置或化妆品就是《清洁空气法案》项下 ODS 的必要用途。对于药品（包括生物制剂和动物药品）和装置，如适用，必须进行研究性申请或上市申请。

(d) [保留]

(e) 在下列产品中必须使用 ODS：

(1) 口腔吸入的定量（糖皮质激素）人用药品。含有以下活性成分的口腔定量压力气雾器：

(i)–(v) [保留]

(2) 口腔吸入的定量短效肾上腺素支气管扩张剂人用药品。含有以下活性成分的口腔定量压力气雾：

(i)–(v) [保留]

(3) [保留]

(4) 其他必要用途。(i)–(ii) [保留]

(iii) 通过插管在人类可接触黏膜上局部使用的麻醉药。

(iv)–(ix) [保留]

(f) 任何人可能根据本章第 10 部分提交请求，要求 FDA 进行规章制定，以对本节段落 (e) 进行修订，比增加必要用途。如批准，FDA 可主动或回应请求启动"通告－评论的规章制定"以自行增加必要用途。

(1) 如果请求增加使用非研究性产品，请求者必须提交强有力的证据证明：

(i) 如果不使用 ODS，制造该产品会存在很大技术阻碍；

(ii) 该产品将产生极为重要的公共健康利益，且

(iii) 使用该产品不会向大气释放大量 ODS，或在保证极为重要的公共健康利益的同时保证一定的释放量。

(2) 如果请求增加使用研究性产品，请求者必须提交强有力的证据证明：

(i) 如果不使用 ODS，制造该研究性产品会存在很大技术阻碍；

(ii) 该研究性产品很可能会产生极大的公共健康利益；且

(iii) 使用该研究性产品不会向大气释放大量 ODS，或在保证带来极为重要的公共健康利益的同时保证一定的释放量。

(g) 任何人可能根据本章第 10 部分提交请求，要求 FDA 进行规章制定，以对本节段落 (e) 进行修订，以删除必要使用。如批准，FDA 可能会启动"通告—评论的规章制定"以自行删除必要使用或作为对请求的回应。如果请求从本节段落 (e) 中删除必要使用内容，请求者必须提交强有力证据证明符合下列任一标准：

(1) 使用 ODS 的产品不再进行销售；或
(2) 在 2005 年 1 月 1 日之后，FDA 在咨询相关咨询委员会及开放公共会议之后确定，该使用 OSD 的产品不再符合本节段落 (f) 中的标准；或
(3) 对于被以 ODS 产品推向市场或使用新药申请 (NDA) 表示的单独活性成分：

(i) 至少有一种含相同活性成分的相同给药途径的非 OSD 产品已上市，适应症相同，且使用说明和使用便利性应与含同种活性成分的 ODS 产品大致相同；

(ii) 非 ODS 产品的供应和生产能力水平可或将满足病人需求；

(iii) 可获得充足的有关非 ODS 产品在美国的售后使用数据；且

(iv) 需要 ODS 产品的病人可获得充足的含有该活性成分的非 ODS 产品和其他可用产品；或

(4) 对于被以 ODS 产品推向市场或使用两个或两个以上 NDA 表示的单独活性成分：

(i) 至少两种含相同活性成分的相同给药途径的非 OSD 产品已上市，且适应症相同，使用说明和使用便利性应与 ODS 产品大致相同；且

(ii) 满足本节段落 (g)(3)(ii)、(g)(3)(iii) 和 (g)(3)(iv) 的要求。

[67 FR 48384，2002 年 7 月 24 日，后修订为 71 FR 70873，2006 年 12 月 7 日；70 FR 17192，2005 年 4 月 4 日；75 FR 19241，2010 年 4 月 14 日；73 FR 69552，2008 年 11 月 19 日；75 FR 19241，2010 年 4 月 14 日；81 FR 74302，2016 年 10 月 26 日]

相关法规 :15 U.S.C. 402, 409; 21 U.S.C. 321, 331, 335, 342, 343, 346a, 348, 351, 352, 355, 360b, 361, 362, 371, 372, 374; 42 U.S.C. 7671 等等。

来源 : 42 FR 15559，1977 年 3 月 22 日，除非另有说明。

第 3 部分

分章 A——通用条款
产品管辖权

子部分 A——评估上市前应用的部门的任务

第 3.1 节　目的。

本条例涉及机构管理和组织，并且有两个目的。第一是根据 1990 年《医疗器械安全法》（公法第 101–629 号）第 16 条进行添加，并按照 2002 年《医疗器械使用者付费和现代化法案》（公法第 107–250 号）第 204 条的规定加以修订，来执行该法案第 503(g) 条。通过说明 FDA 如何确定 FDA 所指定的具有主要司法权的组织组成部分，用于对药品和器械；器械和生物制品；生物制品和药品；或药品、器械和生物制品的任何组合构成的产品上市前审查和监管；在大多数情况下，这一决定将不再需要从多个 FDA 组件获得对这些组合产品的批准。本条例的第二个目的是通过提供确定哪些部门对任何药品、器械或生物制品具有主要管辖权的程序，提高机构管理和运作的效率。然而，这种管辖权尚不明确或有争议。本节中的任何内容都不能阻止 FDA 使用其认为必要的任何代理资源，以确保充分审查任何产品的安全性和有效性，或任何器械与比对器械的实质等同性。

[56 FR 58756，1991 年 11 月 21 日，后修订为 68 FR 37077，2003
年 6 月 23 日]

第 3.2 节　定义。

为了实现本部分的目的：

(a) 法案是指《联邦食品药品和化妆品法案》。

(b) 部门是指生物制品审评与研究中心、器械与放射卫生中心、药
品审评与研究中心或该机构的替代组织部门。

(c) 申请人是指提交或计划向食品药品管理局提交上市前审查申请
的任何人。为了达到本节的目的，术语"申办方"和"申请人"
具有相同的含义。

(d) 生物制品具有《公共卫生服务法》第 351(a) 条 (42 U.S.C.
262(A)) 中术语的含义。

(e) 组合产品包括：
由两种或者多种适用部分组成的一种产品；

(1) 即由药品 / 器械、生物 / 器械、药品 / 生物制品或药品 / 器械 /
生物制品通过物理、化学或以其他方式组合或混合在一起并作为
单个实体生产的产品；
(2) 包装在一个包装中或作为一个单元包装在一起，由药品和器
械、器械和生物制品或生物制品和药品产品组成的两个或多个独
立产品；
(3) 根据其临床研究计划或预期用途单独包装的一种药品、器械或

生物制品仅适用于一种指定的经过单独批准的药品、器械或生物制品，两者都需要达到预期用途、适应证或效果，拟定的产品一旦获得批准,批准产品的标签将需要更改。例如,反映在预期用途、剂量、药效、给药途径或剂量的显著变化；或

(4) 任何单独包装的药品、器械或生物制品，根据其拟定说明书只适用于另外一个单独指定的药品、器械或生物制品，两者都需要达到预期用途、适应证或效果。

(f) FDA 是指美国食品药品管理局。

(g) 有关器械的含义在该法案第 201(h) 节中给出了术语。

(h) 有关药品的含义在该法案第 201(g)(1) 节中给出了术语。

(i) 指定信函是指产品管理部门发布的书面通知，规定具有组合产品主要管辖权的部门。

(j) 请求函是指申请人向产品管理部门提交的书面信函，寻求指定具有主要管辖权的部门。

(k) 作用方式是产品实现预期治疗效果或作用的手段。就本定义而言,"治疗"作用或效果包括组合产品的任何效果或作用，其目的是诊断、治愈、缓解、治疗或预防疾病或影响身体的结构或任何功能。在本部分进行组合产品分配时，该机构将考虑三种作用方式：生物制品、器械和药品产生的作用。因为组合产品由多种类型的限定物（生物制品、器械或药品）组成，并且每个组成部分提供生物制品、器械或药品作用方式,组合产品通常将具有一种以上可识别的作用方式。

(1) 如《公共卫生服务法》第 351(i) 条所述，如果通过病毒、治疗性血清、毒素、抗毒素、疫苗、血液、血液成分或衍生物、过敏原产物或适用于预防、治疗或治愈人类疾病或状况的类似产品起作用，则该组成部分具有生物制品作用方式。

(2) 如果组成部分符合第 201(h)(1) 至 (h)(3) 条所述的器械定义，则具有器械作用方式。其不具有生物制品的作用方式，通过在人或其他动物的身体内或身体上的化学作用不能达到其主要预期目的，并且不依赖于代谢以达到其主要预期目的。

(3) 如果符合该法案 201(g)(1) 所载药品的定义，那么组成部分具有药品作用方式，且不具有生物制品或器械的作用方式。

(l) 上市前审查包括法案第 505、510(k)、513(f)、515、520(g) 或 520(l) 规定的上市前审查申请中的审查数据和信息和公共卫生服务法案第 351 节中说明的包含在任何试验用新药 (IND) 申请、研究器械豁免 (IDE)、新药申请 (NDA)、生物制品许可证申请、器械上市前通知、器械重新分类申请和上市前批准申请 (PMA) 的数据和信息的审查。

(m) 首要作用模式是提供该组合产品的最重要的治疗作用单一作用模式。最重要的治疗作用是期望对组合产品的总体预期治疗效果作出最大贡献的作用方式。

(n) 产品是指含有本法案第 201 (g)(1) 条定义的任何含药物品；器械；或《公共卫生服务法》(42 U.S.C. 262(A)) 第 351(a) 节中定义的生物制品。

(o) 产品管理人员是负责指定具有主要管辖权的 FDA 组成部分的个人或者人员，进行上市前审查并监管组合产品或任何依据本部分需进行管辖的指定产品。

(p) 申办方表示"申请人"（见 3.2(c)）

[56 FR 58756，1991 年 11 月 21 日，后修订为 64 FR 398，1999 年 1 月 5 日；64 FR 56447，1999 年 10 月 20 日；68 FR 37077，2003 年 6 月 23 日；70 FR 49861，2005 年 8 月 25 日]

第 3.3 节　范围。
本节适用于：

(a) 任何组合产品，或

(b) 具有主要管辖权的部门尚不明确或有争议的任何产品。

第 3.4 节　指定部门。
(a) 若要指定对组合产品进行上市前审查具有主要管辖权的部门监管，应确定产品的主要作用方式。主要作用方式如下：

(1) 药品（生物制品除外），负责药品上市前审查的部门应具有主要管辖权；
(2) 器械，负责器械上市前审查的部门应具有主要管辖权；
(3) 生物制品,负责生物制品上市前审查的部门应具有主要管辖权。

(b) 在某些情况下，不能以合理的确定性确定组合产品的哪一种作用方式将对整体治疗效果提供比任何其他作用方式更大的贡献。在这种情况下，该机构将组合产品分配给监管类似的其他组合产品的部门，整体上来说，这些产品在安全性和有效性方

面具有相似的问题。一般来说，对于组合产品，若在安全性和
有效性方面没有具有相似问题的组合产品，该机构将这种组合
产品分配给具有与组合产品最重要的安全性和有效性问题相关
的最专业部门。

(c) 将一个部门指定为具有上市前审查和监管其组合产品的主要管
辖权的部门并不排除该部门与其他部门进行磋商，或在适当情况
下，由 FDA 单独申请提出要求。

[56 FR 58756，1991 年 11 月 21 日，后修订为 70 FR 49861，2005
年 8 月 25 日]

第 3.5 节　确定指定部门的程序。

(a)(1) 生物制品审评与研究中心、器械与放射卫生中心、药品
审评与研究中心已经制定了阐明产品管辖问题的协议。这些指
导性文件陈列在美国食品药品管理局卷宗管理处 (HFA-305)，
5630 Fishers Lane, rm. 1061, Rockville, MD 20852，且标题为"药
品审评与研究中心与器械与放射卫生中心之间的中心协议"；
"器械与放射卫生中心与生物制品审评与研究中心之间的中心协
议"；"药品审评与研究中心与生物制品评估与研究中心之间的
中心协议"。对这些中心协议任何修改的有效性将通过联邦公报
公布通知。

(2) 这些指导性文件介绍了对产品类别或具体产品的责任分配。这
些中心协议及其任何修正案都是旨在为公众提供有用且指导性的
非约束性决定。

(3) 这些指导性文件所涵盖的组合或其他产品的上市前申请或需要

临床实验的申请的申办方可以在提交上市前审查申请之前，联系中心协议中指定的部门，或者确认是否属于本文件涵盖产品并讨论申请流程。

(b) 对于未被本指导性文件涵盖的组合产品或对具有其主要管辖权的部门尚不明确或有争议的产品，上市前审查申请的申办方应遵循 3.7 中规定的程序，在提交申请之前要求指定具有主要管辖权的部门。

[56 FR 58756，1991 年 11 月 21 日，后修订为 68 FR 24879，2003 年 5 月 9 日]

第 3.6 节　产品管理人员。

组合产品办公室（食品药品管理局，10903 New Hampshire Ave., Bldg. 32, rm.5129, Silver Spring, MD 20993–0002, 301–796–8930，电子邮件：combination@fda.gov），是指定的产品管理部门。

[68 FR 37077，2003 年 6 月 23 日，后修订为 71 FR 16033，2006 年 3 月 30 日；75 FR 13678，2010 年 3 月 3 日]

第 3.7 节　产品分配申请。

(a) 谁应该提交：申办方：

(1) 申办方认为不在中心协议范围内的任何组合产品；或
(2) 具有主要管辖权的部门尚不明确或有争议的任何产品。

(b) 何时提交：申办者在提交上市前审查申请前，应提交产品分配申请，无论申请上市审批还是要求调查通知。鼓励申办方一旦有足够的信息就可以提交分配申请，以便该机构作出决定。

(c) 提交什么内容：必须提交产品分配申请的原件和两份复印件。指定请求不得超过 15 页，包括附件，并且必须阐述以下内容：

(1) 申办方的身份信息，包括公司名称和地址、企业登记号码、公司联系人和电话号码。
(2) 产品描述，包括：

(i) 分类、产品和所有组合产品名称（若适用）；

(ii) 产品和所有组合产品的普通名称、通用名称和常用名称；

(iii) 产品的专有名称；

(iv) 已经获得上市前批准产品的任何成分被当做未经过上市前批准的产品进行销售，或者已收到调查豁免的证明材料。申办方的身份信息，以及申办方之间关于本产品作为新组合产品组成部分的任何讨论或协议的状况。

(v) 化学、物理或生物成分；

(vi) 开发工作成果现状及简要报告，包括动物试验；

(vii) 制造过程的描述，包括所有成分的来源；

(viii) 预期用途或适应证；

(ix) 所有已知作用方式的说明、申办方确定的提供产品最重要治疗作用的单一作用方式及其依据。

(x) 有效期和使用时间；

(xi) 药品或生物制品的剂量和给药途径；

(xii) 相关产品说明，包括相关产品的监管情况；以及

(xiii) 任何其他相关信息。

(3) 申办方建议确定哪个部门应具有主要管辖权应根据提供组合产品最重要治疗作用的作用方式。如果申办方无法合理确定哪种作用方式提供组合产品最重要的治疗作用，那么申办方的建议必须基于 3.4(b) 中规定的分配原则，以及申办方希望 FDA 在其组合产品分配期间考虑的其他组合产品的分配评估。

(d) 何处提交：根据本部分，所有通信应提请产品管理人员注意。对于这个请求，在其邮件封面应该明确标记为"产品分配申请"。产品分配申请的电子副本可同时提交至 combination@fda.gov。

[56 FR 58756，1991 年 11 月 21 日，后修订为 68 FR 37077，2003 年 6 月 23 日；70 FR 49861，2005 年 8 月 25 日]

第 3.8 节　指定信函。

(a) 每个产品分配申请将在收到后的 5 个工作日被审查是否完整。任何被确定为不完整的申请都将被退回给申请人，并要求提供遗漏的信息。被接受产品分配申请的申办方将被告知申请日期。

(b) 在产品分配申请日期的 60 天内，产品管理人员将向申办方发出指定信函，将复印件发送至中心，明确指定对产品进行上市前审查和监管的主要管辖部门，以及任何咨询部门。产品管理人员可以在审查期间要求与申请人举行会议，讨论产品分配申请。如果产品管理人员在产品分配申请日期 60 天内未发出指定信函，则按照第 3.7(c)(3) 条规定，申办方建议具有主要管辖权的中心应成为指定部门。

(c) 申办方要求复议：如果申办方不同意该指定，可以要求产品管理人员在收到指定信函后 15 天内，重新审议该决定，书面复议请求，不得超过 5 页。重新审议请求中不得包含新信息。产品管理人员在收到请求后 15 天内，以书面形式审查并采取行动。

第 3.9 节　指定信函的效力。

(a) 构成部门的决定的指定信函，只有在本节 (b) 项规定的情况下才可以更改。

(b) 经申办方书面同意或者未经其同意但为了保护公共卫生或因其他有说服力的理由，产品管理人员可以更改指定部门。应在 30 天内书面通知申办方对指定部门进行任何拟议的非协商一致的变更。申办方可以要求另外 30 天对拟议的变更提交不超过 15 页的书面反对意见，并应要求与产品管理人员和合适的中心管理员及时会面。在收到申办方的书面反对意见后 30 天内，产品管理人员向申办方发放副本，作出书面决议，提出对指定部门进行拟定变更原因的声明。指定部门的非协商一致的变更需要首席助理专员的同意。

[56 FR 58756，1991 年 11 月 21 日，后修订为 68 FR 37077，2003

年 6 月 23 日]

第 3.10 节　审查持续时间。

产品管理人员对产品上市前批准申请或要求调查的通知进行任何备案或审查工作的审评时限应遵循审评时限要求或其他规定的时限要求。

子部分 B [保留]

相关法规：21 U.S.C. 321, 351, 353, 355, 360, 360c–360f, 360h–360j, 360gg–360ss, 360bbb–2, 371(a), 379e, 381, 394; 42 U.S.C. 216, 262, 264。

来源：56 FR 58756，1991 年 11 月 21 日，除非另有说明。

第 4 部分 | 分章 A——通用条款
组合产品的规定

子部分 A ——组合产品现行生产质量管理规范要求

第 4.1 节　该子部分的范围是什么？

该部分适用于组合产品。它确定现行生产质量管理规范要求适用于这些产品。本部分阐明了组合产品的现行生产质量管理规范法规的应用，并提供了在生产组合包装或单一实体组合产品的设备处设计和实施现行生产质量管理规范操作系统的规章制度。

第 4.2 节　FDA 中如何定义该子部分的关键术语和短语？

为了本子部分的目的，本节中列出的术语具有以下含义：

生物制品含义见本章 3.2(d) 中的规定。生物制品还符合药品或器械的定义，本节已定义这些术语。

组合产品含义见本章 3.2(e) 中的规定。

组成部分是作为组合产品一部分的药品、器械或生物制品。

组合包装组合产品含义见本章 3.2(e)(2) 中规定。

现行生产质量管理规范操作系统是指具有设计和实施用以解决和符合组合产品现行生产质量管理规范要求的规定的操作系统。

现行生产质量管理规范要求是指 4.3(a) 至 (d) 中规定的要求。

器械含义见本章 3.2(f) 中的规定。作为组合产品组成部分的器械被视为 QS 法规含义内的成品器械。

药品含义见本章 3.2(g) 中的规定。作为组合产品组成部分的药品被视为药品 CGMP 含义内的药品产品。

药品 CGMP 是指本章第 210 和 211 部分规定的现行生产质量管理规范法规。

HCT/P 是指本章 1271.3(d) 中定义的人类细胞、组织以及以细胞和组织为基础的产品。并非仅受《公共卫生服务法》第 361 节规定监管的 HCT/P 可能属于组合产品的组成部分。这类 HCT/P 受本章第 1271 部分约束，也被视为药品、器械和（或）生物制品加以管制。

生产包括但不限于，设计、制造、装配、灌装、加工、测试、贴标、包装、重新包装、保存和存储。

QS 法规是指本章第 820 部分的质量体系法规。

单一实体组合产品具有本章 3.2(e)(1) 中规定的含义。

组成部分类型是指组成部分的类别，可以是生物制品、器械或药品，因为本节已定义这些术语。

第4.3节　现行生产质量管理规范要求适用于哪些组合产品？

如果您生产组合产品，本节列出的要求适用于以下内容：

(a) 本章第210和211部分的现行生产质量管理规范要求适用于包含药品组成部分的组合产品；

(b) 本章第820部分的现行生产质量管理规范要求适用于包含器械组成部分的组合产品；

(c) 本章第600至680部分的生物制品要求（包括标准）中的现行生产质量管理规范要求适用于包含生物制品组成部分的组合产品，如果该组成部分不属于组合产品，也将适用于该要求；和

(d) 包括本章第1271部分HCT/P的捐献者资格要求的现行良好组织实践要求适用于包括HCT/P的组合产品。

第4.4节　对于组合包装或单一实体组合产品，我该如何遵循这些现行生产质量管理规范要求？

(a) 根据该子部分，对于单一实体或共同包装的组合产品，必须通过设计和实施经证明符合以下要求的现行生产质量管理规范操作系统，从而达到实现对组合产品适用的所有生产质量管理规范要求：

(1) 4.3下每项现行生产质量管理规范法规细节，因为他们适用于组合产品所包括的每个组成部分；或

(2) 本节 (b) 款。

(b) 如果您选择根据本节 (b) 款建立现行生产质量管理规范操作系统，则适用以下要求：

(1) 如果组合产品包括器械组成部分和药品组成部分，并且已证明现行生产质量管理规范操作系统符合药品 CGMP，则还必须证明已符合 QS 法规的以下规定；证明已满足这些要求后，不需要另外证明关于 QS 法规的符合情况：

(i) 本章第 820.20 节。管理责任。

(ii) 本章第 820.30 节。设计控制。

(iii) 本章第 820.50 节。采购控制。

(iv) 本章第 820.100 节。纠正和预防措施。

(v) 本章第 820.170 节。安装。

(vi) 本章第 820.200 节。维修。

(2) 如果组合产品包括器械组成部分和药品组成部分，并且已证明现行生产质量管理规范操作系统符合 QS 法规，则还必须证明已符合药品 CGMP 的以下规定；证明已满足这些要求后，不需要另外证明关于药品 CGMP 的符合情况：

(i) 本章第 211.84 节。测试、批准或拒收组件、药品容器和密封件。

(ii) 本章第 211.103 节。产量计算。

(iii) 本章第 211.132 节。人用非处方 (OTC) 药品保险包装要求。

(iv) 本章第 211.137 节。有效期。

(v) 本章第 211.165 节。销售要求的检验与发放。

(vi) 本章第 211.166 节。稳定性试验。

(vii) 本章第 211.167 节。特殊测试要求。

(viii) 本章第 211.170 节。保留样品。

(3) 除了证明符合 4.3 中的其他适用生产要求外，如果组合产品包括生物制品组成部分，则还必须证明现行生产质量管理规范操作系统已实施并符合 4.3(c) 中确定的所有生产要求，如果该组成部分不是组合产品的一部分，则这些生产要求适用于该生物制品。

(4) 除了证明符合 4.3 中的其他适用现行生产质量管理规范要求外，如果组合产品包括 HCT/P，则还必须证明现行生产质量管理规范操作系统已实施并符合 4.3(d) 中确定的所有现行生产质量管理规范要求，如果 HCT/P 不是组合产品的一部分，则这些要求适用于该 HCT/P。

(c) 在制造拟纳入单一实体或组合包装组合产品的一个组成部分的任何期间，若该组成部分的制造设备与拟纳入该组成部分的单一实体或组合包装组合产品的其他组分制造设备不同，必须证明在该设备的组成部分的现行生产质量管理规范操作系统符合适用于该类型组成部分的所有现行生产质量管理规范要求。

(d) 若纳入单一实体或组合包装组合产品的两种或更多种组成部分类型已到达同一设施，或正在同一设施进行这些组成部分的生产，则可以开始应用符合本节 (b) 款的现行良好生产工艺操作系统。

(e) 本子部以及列于 4.3 的本章第 210、211、820、600 至 680 和 1271 部中规定的要求互相补充，除非条例另有明确规定，不得互相替代。如果本子部分下的适用法规与组合产品法规（包括其组成部分）之间发生冲突，则最适用于组成部分的条例将取代较为一般性的条例。

子部分 B – 组合产品的上市后安全报告

第 4.100 节 该子部分的范围是什么？
(a) 该子部分确定组合产品申请人和组成部分申请人的上市后安全报告要求。

(b) 本部分不适用于研究性组合产品、未获得上市许可的组合产品，或组合产品申请人和组成部分申请人以外的其他人员。

(c) 本子部分补充但不代替本章的其他规定，包括本章第 314、600、606、803 和 806 部分的规定，除非条例另有明确规定。

第 4.101 节 FDA 中如何定义该子部分的关键术语和短语？
简化新药申请 (ANDA) 与本章 314.3（b）中的"缩写申请"术语的含义相同。

机构或我们是指美国食品药品管理局。

申请人就本项而言，是指持有组合产品或组合产品的组成部分已获得上市许可（如批准、许可或放行）。就本小节而言，申请人可与术语"您"互换使用。

申请就本项而言，是指 BLA、NDA、ANDA 或器械申请，包括所有修订和补充。

生物制品含义见《公共卫生服务法》第 351 节 (42 U.S.C. 262) 中的术语。

生物制品偏差报告 (BPDR) 是本章 600.14 和 606.171 所述的报告。

生物制品许可证申请 (BLA) 具有《公共卫生服务法》第 351 节 (42 U.S.C. 262) 和本章 601.2 中术语的含义。

组合产品含义见本章 3.2(e) 中的术语。

组合产品申请人是指持有组合产品申请的申请人。

组成部分含义见 4.2 中的术语。

组成部分申请人是指组合产品的组成部分的申请人，其组成部分在不同申请人持有的申请下销售。

更正或删除报告是本章 806.10 所述的报告。

De novo 分类请求根据《联邦食品药品和化妆品法案》第 513(f)(2) 节要求进行 de novo 分类的提交文件。

器械含义见《联邦食品药品和化妆品法案》第 201(h) 节中的术语。

器械申请是指 PMA、PDP、上市前通知提交文件、de novo 分类请求或 HDE。

药品含义见《联邦食品药品和化妆品法案》第 201(g)(1) 节中的术语。

现场警戒报告是本章 314.81 所述的报告。

15 天报告是根据本章 314.80 或本章 600.80 所述需要在 15 天内提交的报告以及此类报告的跟进报告。

5 天报告是本章 803.3 和 803.53 所述的报告，以及本章 803.56 所述报告的补充或跟进报告。

人道主义器械豁免 (HDE) 含义见本章 814.3 中的术语。

故障报告是本章 803.50 所述的报告，以及本章 803.56 所述报告的补充或跟进报告。

新药申请 (NDA) 含义见本章 314.3（b）中的"申请"术语。

上市前批准申请 (PMA) 含义见本章 814.3 中的术语。

上市前通知提交文件是本章 807.87 所述的提交文件。

产品开发方案 (PDP) 是《联邦食品药品和化妆品法案》第 515 (f)
节规定的提交文件。

第 4.102 节　您必须向 FDA 提供哪些组合产品或组成部分报告?

(a) 通用要求。如果您是组成部分申请人，则本节所述适用于您
的报告要求便适用于您的组成部分，如果您是组合产品申请人，
则本节所述适用于您的报告要求便适用于作为一个整体的组合
产品。

(b) 报告要求适用于组合产品申请人和组成部分申请人。如果您是
组合产品申请人或组成部分申请人，您必须根据您产品的应用类
型遵守本节 (b)(1)、(b)(2) 或 (b)(3) 款中确定的报告要求。如果您是
组合产品申请人，则您必须按照本款规定提交报告，除非您已经
按照本节 (c) 款提交具有以下内容的相同事件的报告：包括根据
本款所述适用规定所需的信息必须以与 4.104 下规定的相同方式
提交，并符合本款所述适用规定的期限。

(1) 如果您的组合产品或器械组成部分获得器械申请的上市许可，
则必须符合本章第 803 和 806 部分所述关于您产品上市后安全报
告的要求。

(2) 如果您的组合产品或药品组成部分获得 NDA 或 ANDA 的上市
许可，则必须符合本章第 314 部分所述关于您产品的上市后安全
报告的要求。

(3) 如果您的组合产品或生物制品组成部分获得 BLA 的上市许可，则必须符合本章第 600 和 606 部分所述关于您产品上市后安全报告的要求。

(c) 报告要求仅适用于组合产品申请人。如果您是组合产品申请人，除了符合本节 (a) 款的规定外，还必须根据组成部分遵循本款所述适用于您产品的报告要求。如果您是组合产品申请人，则您必须按照本条款规定提交报告，除非您已经按照本节 (b) 款提交具有以下内容的相同事件的报告：包括本款所述报告的适用法规所要求的信息必须以与本章 4.104 下规定的相同方式提交，以及，除本款另有规定外，符合本款所述报告的适用法规规定的期限。

(1) 如果您的组合产品包含器械组成部分，则必须提交：

(i) 5 天报告；

(ii) 故障报告；和

(iii) 更正或删除报告，并保持本章 806.20 所述的记录，以便不需要报告更正或删除。

(2) 如果您的组合产品包含药品组成部分，则必须提交：

(i) 现场警戒报告；和

(ii) 如本章 314.80 节所述的 15 天报告，如果您的组合产品获得器械申请下的上市许可，则必须在 30 个日历日内提交而不是 15 个日历日。

(3) 如果您的组合产品包含生物制品组成部分，则必须提交：

(i) 生物制品偏差报告；和

(ii) 如本章 600.80 节所述的 15 天报告，如果您的组合产品获得器械申请下的上市许可，则必须在 30 个日历日内提交而不是 15 个日历日。

(d) 组合产品申请人的其他报告要求。(1) 如果您是组合产品申请人，该组合产品包含器械组成部分且已获得 NDA、ANDA 或 BLA 下的上市许可，则您除了提交本章 314.80 或 600.80 的定期安全报告中所需的信息外，您的定期安全报告还必须包括在报告间期提交的本节 (c)(1)(i) 和 (ii) 款中所述报告的摘要和分析。

(2) 如果您是已获得器械申请的上市授权的组合产品的组合产品申请人，除了本节 (b) 和 (c) 款所要求的报告之外，如果机构以书面形式通知要求提供更多信息，还必须提交有关上市后安全事件的报告。如果我们确定对公共卫生的保护需要其他或澄清组合产品的安全信息，我们将指定需要哪些安全信息，并要求提供此类信息。根据本节的任何要求，我们将说明安全信息要求的原因或目的、指定提交信息的截止日期并明确指出与我们的要求相关的报告事件。

第 4.103 节　您必须与组合产品的其他组成部分申请人分享什么信息？

(a) 当您收到与组合产品使用相关的本章 803.3 所述死亡或严重伤害事件或本章 314.80(a) 或本章 600.80(a) 所述不良经历的信息，您必须在收到信息后的 5 个日历日内将信息提供给组合产品的其他组成部分申请人。

(b) 关于您必须提供给组合产品的其他组成部分申请人的信息，您必须保留以下记录：

(1) 您提供信息的副本，

(2) 您收到信息的日期，

(3) 将信息提供给其他组成部分申请人的日期，以及

(4) 您向其提供信息的其他组成部分申请人的姓名和地址。

第 4.104 节　您如何以及在何处提交您的组合产品或组成部分的上市后安全报告？

(a) 如果您是组成部分申请人，则必须根据 4.102(b) 中所述的适用于您产品的规定，根据其应用类型提交上市后安全报告。

(b) 如果您是组合产品申请人，则必须根据适用于报告类型的法规中规定的方式提交 4.102 所要求的上市后安全报告，但以下例外：

(1) 如果您的组合产品已获得 NDA 或 ANDA 下的上市许可，或如果您的组合产品已获得 BLA 下的上市许可，则您必须分别按照本章 314.80(g) 和 600.80(h) 的规定，提交 4.102(c)(1) (i) 和 (ii) 中所述的上市后安全报告。

(2) 如果您的组合产品已获得器械申请下的上市许可，在您必须按照本章 803.12(a) 的规定，提交 4.102(c)(2) (ii) 和 (c)(3)(ii) 中所述的上市后安全报告。

第 4.105 节　您的组合产品或组成部分的上市后安全报告记录保存要求是什么？

(a) 如果您是组成部分申请人：

(1) 您必须按照 4.102（b）中所述的适用法规中的记录保存要求保存记录。

(2) 您必须将 4.103(b) 中要求的记录保持至 4.102（b）中适用于您产品的上市后安全报告法规规定的记录所需的最长时间。

(b) 如果您是组合产品申请人，则必须按照 4.102 下适用于您产品的规定下记录所需的最长时间保存记录。

相关法规：21 U.S.C. 321, 331, 351, 352, 353, 355, 360, 360b–360f, 360h–360j, 360l, 360hh–360ss, 360aaa–360bbb, 371(a), 372–374, 379e, 381, 383, 394; 42 U.S.C. 216, 262, 263a, 264, 271。

来源：78 FR 4321，2013 年 1 月 22 日，除非另有说明。

第 5 部分 组织

分章 A——通用条款

子部分 A——L [保留]

子部分 M —— 组织

第 5.1100 节 总部。

局长办公室[1]

首席顾问办公室。

行政秘书处办公室

首席科学家办公室。[1]

反恐和新威胁办公室。

科学诚信办公室。

监管科学与创新办公室。

科学职业发展办公室。

卫生信息学办公室。

妇女健康办公室。

对外事物办公室。

少数族裔卫生办公室。

国家毒理学研究中心。[2]

食品及兽药监管司。[3]

资源规划与战略管理办公室。

协调疫情应对和评估网络办公室。[4]

食品安全和应用营养中心。[5]

中心主任办公室。

管理办公室。

分析和外联办公室。

食品安全办公室。

化妆品和色素办公室。

监管科学办公室。

食品添加剂安全办公室。

合规办公室。

应用研究与安全评估办公室。

法规、政策和社会科学办公室。

营养和食品标签办公室。

膳食补充剂项目办公室。

中心主任办公室。

管理办公室。

新动物药评价办公室。

监督和执法办公室。

研究室。

较少使用及次要物种用兽药开发办公室。

医疗产品和烟草办公室。

医疗产品和烟草办公室 – 直属办公室。[7]

生物制品评价和研究中心。[9]

管理办公室。

法规及生物制品质量办公室。

血液研究和审查办公室。

疫苗研究和审查办公室。

传播、外联和发展办公室。

生物统计和流行病学办公室。

细胞、组织和基因治疗办公室。

烟草制品中心。[10]

药品审评与研究中心。[11]

中心主任办公室。

监管政策办公室。

管理办公室。

联络办公室。

合规办公室。

制造质量办公室。

未经批准的药品和标签合规办公室。

科学调查办公室。

药品安全、诚信和响应办公室。

计划和监管业务办公室。

医学政策办公室。

医疗政策倡议办公室。

翻译科学办公室。

生物统计学办公室。

临床药理学办公室。

计算科学办公室。

研究诚信与监督办公室。

执行方案办公室。

监控和流行病学办公室。

医疗错误预防和风险管理办公室。

药品警戒与流行病学办公室。

新药办公室。

药品评估办公室Ⅰ。

药品评估办公室Ⅱ。

药品评估办公室Ⅲ。

抗菌产品办公室。

药品评估办公室Ⅳ。

血液学和肿瘤学药品制品办公室。

战略方案办公室。

方案和战略分析办公室。

商业信息学办公室。

通用名药办公室。

研究和标准办公室。

生物等效办公室。

通用名药品政策办公室。

监管业务办公室。

药品质量办公室。

生物科技产品办公室。

新药产品办公室。

药品质量政策办公室。

流程和设施办公室。

微生物学评估司。

检验评估司。

监督办公室。

测试和研究办公室。

计划和监管业务办公室。

药品生命周期办公室。

器械与放射卫生中心。[12]

中心主任办公室。

管理运营办公室。

合规办公室。

器械评估办公室。

科学与工程实验室办公室。

传播与教育办公室。

监督和生物统计办公室。

体外诊断和辐射健康办公室。

全球监管和政策办公室。[13]

国际课程办公室。[14]

监管事务办公室。[15]

监管事务副局长办公室。

资源管理办公室。[16]

刑事调查办公室。[17]

沟通和质量计划管理办公室。

伙伴关系办公室。[18]

政策和风险管理办公室。[19]

运营办公室。[20]

执法和进口业务办公室。[21]

监管科学办公室。[22]

食品和饲料业务办公室。[23]

医疗产品和烟草业务办公室。[24]

牙买加纽约州东北区域办事处。[25]

美国德克萨斯州达拉斯市西南区域办事处。[30]

芝加哥 IL 中央区域办事处。[38]

亚特兰大，GA 东南区域办事处。[49]

奥克兰，CA 太平洋地区区域办事处。[56]

运营办公室。

商业服务办公室。

平等就业机会办公室。

财政、预算和采购办公室。

预算办公室。

收购和资助服务办公室。

财务运营办公室。

财务管理办公室。

金融服务办公室。

人力资源办公室。

设备、工程和任务支持服务办公室。

信息管理与技术办公室。

信息管理办公室。

技术和交付办公室。

商业和客户保证办公室。

企业与投资组合管理办公室。

安全、安保和危机管理办公室。

安全行动办公室。

危机管理办公室。

紧急行动办公室。

政策、规划、立法和分析办公室。[62]

政策办公室。

规划办公室。

立法办公室。

公共卫生战略与分析办公室。

[1]邮寄地址：10903 New Hampshire Ave., Silver Spring, MD 20993.

信息自由工作人员。

卷宗管理人员。

科学创新与关键路径司。

科学计算与医学信息司。

媒体事务办公室。

卫生和组织事务办公室。

[2] 邮寄地址：美国食品药品管理局，3900 NCTR Rd., Jefferson, AR 72079.

生化毒理司。

遗传与分子毒理学系。

微生物学系。

系统生物学系。

神经毒理学系。

生物信息学与生物统计学系。

科学协调办公室。

[3] 邮寄地址：美国食品药品管理局，10903 New Hampshire Ave., Silver Spring, MD 20993.

通信和公众参与人员。

执行秘书处工作人员。

战略规划和预算编制人员。

风险分析人员。

[4] 邮寄地址：4300 River Rd., University Station (HFS–015), College Park, MD 20740.

预防工作人员。

响应工作人员。

[5] 邮寄地址：美国食品药品管理局，5001 Campus Dr., College Park, MD 20740。

国际事务人员。

执行运营人员。

安全人员。

预算与规划司。

计划服务司。

食品防护与紧急协调人员。

生物统计学和生物信息学人员。

教育、外联和信息司。

教育和外联科。

信息中心科。

网络科。

公共卫生信息和分析司。

流行病学和监测科。

信号管理科。

消费者研究科。

风险与决策分析司。

风险分析科。

污染物评估科。

暴露评估科。

零售食品生产人员。

多商品食品工作人员。

海鲜科技司。

化学危害科学科。

微生物危害科学科。

食品加工科技司。

过程工程科。

食品科技科。

植物和乳制品食品安全司。

植物产品科。

乳制品和蛋类科。

海鲜安全司。

贝类和水产养殖政策科。

海鲜加工技术政策科。

生产安全司。

生鲜食品生产科。

加工生产科。

乳制品、蛋类和肉制品司。

牛奶和奶制品科。

蛋肉制品科。

植物产品和饮料司。

饮料科。

色素认证与技术司。

化妆品司。

分析化学系。

方法开发科。

光谱和质谱科。

微生物方法与开发科。

分子方法和亚型科。

生物分析化学系。

化学污染物科。

生物分析方法科。

食品合同通知司。

生物科技与 GRAS 通知审查司。

请愿审查司。

执法司。

实地计划和指导司。

分子生物学系。

毒力评估司。

毒力机制科。

免疫生物科。

毒理学科。

条例和特别政府雇员管理人员。

社会科学系。

食品标签和标准人员。

营养计划人员。

评估和研究人员。

监管执行人员。

兽药中心。[6]

[6] 邮寄地址：美国食品药品管理局，7519 Standish Pl., Rockville MD 20855。

计划与资源管理人员。

人力资本管理人员。

人才开发人员。

管理物流人员。

预算规划和评估人员。

食品动物治疗用药品司。

生产药品司。

非食品动物治疗用药品司。

人类食品安全司。

制造技术司。

科学支持司。

通用动物药品司。

商业信息科学与管理系。

监察司。

动物饲料司。

合规司。

兽药产品安全司。

残留化学司。

应用兽药研究司。

动物与食品微生物学系。

[7] 邮寄地址：10903 New Hampshire Ave., Bldg. 1, Silver Spring, MD 20993. 特别医疗计划办公室 – 直属办公室。[8]

[8] 邮寄地址：10903 New Hampshire Ave., Bldg. 32, Silver Spring, MD 20993.

咨询委员会监督和管理人员。

药品临床试验质量管理规范人员。

儿科治疗办公室。

罕见病治疗产品开发办公室。

组合产品办公室。

[9] 邮寄地址：10903 New Hampshire Ave., Bldg. 71, Silver Spring, MD 20993.

监管信息管理人员。

条例和政策人员。

记录管理人员。

生物信息学支持人员。

商业运营人员。

规划和绩效管理人员。

计划运营科。

计划服务科。

预算和资源管理司。

预算分析与制定科。

资源管理科。

建筑运营人员。

计划管理服务科。

科学顾问和咨询人员司。

兽药服务司。

案例管理司。

血液和组织合规科。

广告促销标签科。

生物药品和器械合规科。

制造和产品质量司。

产品发布科。

制造审查科Ⅰ。

制造审查科Ⅱ。

申请审查科。

检查和监察司。

计划监察科。

生物研究监测科。

生物标准与质量控制司。

分析化学与血液相关产品实验室。

质量保证科。

微生物学、体内检测与标准实验室。

行政管理人员。

政策和公布人员。

监管项目管理人员。

新兴和输血传播疾病司。

分子病毒学实验室。

新发病原体实验室。

细菌和传染性海绵状脑病药品实验室。

产品审查科。

血液学临床评估司。

血液学产品审查科。

临床审查科。

血液组件和器械司。

血液和血浆科。

器械和审查科。

血液学研究与审查司。

细胞血液学实验室。

止血实验室。

血浆衍生物实验室。

生物化学与血管生物学实验室。

计划运营人员。

细菌、寄生虫和过敏产品司。

免疫生物化学实验室。

呼吸道和特殊病原体实验室。

细菌多糖实验室。

黏膜病原体和细胞免疫学实验室。

病毒产品司。

儿科和呼吸道病毒性疾病实验室。

肝炎病毒实验室。

逆转录病毒实验室。

DNA 病毒实验室。

虫媒传染病实验室。

方法开发实验室。

免疫调节实验室。

疫苗及相关产品应用司。

临床审查科 1。

临床审查科 2。

CMC 审查科 1。

CMC 审查科 2。

CMC 审查科 3。

审查管理支持科。

披露与监督管理司。

国会和监督科。

访问诉讼和信息自由科。

制造商协助和培训司。

职业发展和指导培训科。

制造商协助和技术培训科。

传播与消费者事务司。

通信技术科。

消费者事务科。

生物统计学司。

疫苗评估科。

治疗评估科。

流行病学司。

药品警戒科。

分析流行病学科。

监管管理人员。

细胞与基因治疗司。

细胞治疗科。

基因治疗科。

基因转移和免疫原性科。

肿瘤疫苗与生物技术科。

细胞和组织治疗科。

临床评估与药理毒理学审查司。

全科医学科。

药理 / 毒理科。

肿瘤学科。

人类组织司。

人类组织和生殖科。

[10] 邮寄地址：10903 New Hampshire Ave., Bldg. 75, Silver Spring, MD

20993.

收购和援助人员。

信息技术人员。

管理和物流人员。

财务管理司。

人力资本司。

法规办公室。

科学办公室。

监管科学与管理人员。

监管项目管理司。

监管项目管理科Ⅰ。

监管项目管理科Ⅱ。

监管项目管理科Ⅲ。

监管项目管理科Ⅳ。

监管科学信息学司。

产品科学司。

个人健康科学司。

人群健康科学司。

非临床科学司。

卫生传播与教育办公室。

公共卫生教育司。

卫生、科学和法规传播司。

遵守和执行办公室。

执行和制造司。

推广、广告和标签司。

国家计划司。

商业运营司。

[11] 邮寄地址：10903 New Hampshire Ave., Bldg. 51, Silver Spring, MD

20993.

受控物质工作人员。

专业事务和利益相关方参与人员。

反恐和紧急协调人员。

药品短缺人员。

监管政策司Ⅰ。

监管政策司Ⅱ。

监管政策司Ⅲ。

信息披露政策司。

主动披露科。

战略计划和倡议人员。

道德联络人员。

预算执行和资源管理司。

预算执行科。

收购支持科。

财务责任科。

管理服务司。

人力资本管理科。

人力资本计划科。

设施运营科。

财产和旅行事务科。

休假和绩效管理科。

用户费用管理和预算制定司。

仿制药科。

政策和运营科。

品牌科。

在线通信司。

卫生传播司。

药品信息司。

计划管理与分析人员。

制造指导和政策人员。

药品质量司 I 。

全球合规科 I 。

全球合规科 II 。

药品质量司 II 。

全球合规科 III 。

全球合规科 IV 。

处方药司。

处方药科。

配制和药学实践科。

非处方药和健康欺诈司。

非处方药品科。

健康欺诈司。

执法和上市后安全司。

合规执法科。

上市后安全科。

临床合规评估司。

药品临床试验质量管理规范合规监督科。

药品临床试验质量管理规范评估科。

进出口和召回司。

召回和短缺科。

进出口合规科。

供应链诚信司。

供应链战略与政策科。

供应链应对与执法科。

项目管理与协调人员 I 。

项目管理与协调人员Ⅱ。

药品注册和上市人员。

处方药推广办公室。

消费者药品推广司。

专业药品推广司。

医疗政策发展司。

医疗政策计划司。

临床试验质量司。

生物统计司Ⅰ。

生物统计司Ⅱ。

生物统计司Ⅲ。

生物统计司Ⅳ。

生物统计司Ⅴ。

生物统计司Ⅵ。

生物统计司Ⅶ。

生物统计司Ⅷ。

临床药理学司Ⅰ。

临床药理学司Ⅱ。

临床药理学司Ⅲ。

临床药理学司Ⅳ。

临床药理学司Ⅴ。

药品测量学司。

应用监管科学司。

新药生物等效性评估司。

通用药品生物等效性评估司。

学习与组织发展司。

科学和监管教育科。

培训设计和交付科。

领导和组织发展科。

执行业务司。

咨询委员会和顾问管理司。

监管科学人员。

监管事务人员。

医疗错误预防和分析司。

风险管理司。

流行病学司Ⅰ。

流行病学司Ⅱ。

药品警戒司Ⅰ。

药品警戒司Ⅱ。

药理 / 毒理人员。

心血管和肾脏产品司。

神经学产品司。

精神科产品司。

代谢与内分泌产品司。

肺、过敏和风湿病产品司。

麻醉、止痛和成瘾产品司。

胃肠病学和先天性效应产品司。

骨、生殖和泌尿科产品司。

皮肤科和牙科产品司。

抗感染产品司。

抗病毒产品司。

移植和眼科产品司。

非处方药产品司。

医学影像产品司。

儿科和孕产妇保健司。

肿瘤科产品司Ⅰ。

肿瘤科产品司Ⅱ。

血液学产品司。

血液学、肿瘤学和毒理学司。

计划评估和执行人员。

经济学人员。

绩效分析和数据服务人员。

精益管理人员。

监管评审和药品安全服务和解决方案司。

业务管理服务和解决方案司。

数据管理服务和解决方案司。

药品质量与合规服务和解决方案司。

临床安全监察人员。

通信人员。

治疗性性能司。

定量方法和建模司。

生物等效性司Ⅰ。

生物等效性司Ⅱ。

生物等效性司Ⅲ。

临床审查司。

法律和监管支持司。

政策发展司。

标签审查司。

立案审查司。

项目管理司。

质量管理体系司。

科学人员。

生物技术审查与研究司Ⅰ。

生物技术审查与研究司Ⅱ。

生物技术审查与研究司Ⅲ。

生物技术审查与研究司Ⅳ。

API 生命周期司。

生命周期科Ⅰ。

生命周期科Ⅱ。

生命周期科Ⅲ。

新药 API 司。

新药科Ⅰ。

新药科Ⅱ。

新药产品司Ⅰ。

新药产品科Ⅰ。

新药产品科Ⅱ。

新药产品科Ⅲ。

新药产品司Ⅱ。

新药产品科Ⅳ。

新药产品科Ⅴ。

新药产品科Ⅵ。

生物药剂司。

生物药剂科Ⅰ。

生物药剂科Ⅱ。

生物药剂科Ⅲ。

条例、指导和标准司。

政策发展与评估科Ⅰ。

政策发展与评估科Ⅱ。

药典操作与标准科。

内部政策和计划司。

流程评估司Ⅰ。

流程评估科Ⅰ。

流程评估科Ⅱ。

流程评估科Ⅲ。

流程评估司Ⅱ。

流程评估科Ⅳ。

流程评估科Ⅴ。

流程评估科Ⅵ。

流程评估司Ⅲ。

流程评估科Ⅶ。

流程评估科Ⅷ。

流程评估科Ⅸ。

微生物评估科Ⅰ。

微生物评估科Ⅱ。

微生物评估科Ⅲ。

微生物评估科Ⅳ。

检验评估科Ⅰ。

检验评估科Ⅱ。

检验评估科Ⅲ。

质量情报、风险分析和建模司。

数据完整性科。

质量情报科。

分析与建模科。

质量监督评估司。

质量偏差和评估科。

检验评估科。

产品质量研究司。

产品质量科Ⅰ。

产品质量科Ⅱ。

制药分析司。

制药分析科Ⅰ。

制药分析科Ⅱ。

监管和业务流程管理司Ⅰ。

监管和业务流程管理科Ⅰ。

监管和业务流程管理科Ⅱ。

监管和业务流程管理司Ⅱ。

监管和业务流程管理科Ⅲ。

监管和业务流程管理科Ⅳ。

业务卓越、学习和专业发展司。

学习与专业发展科。

组织卓越科。

速释产品司Ⅰ。

速释科Ⅰ。

速释科Ⅱ。

速释科Ⅲ。

速释产品司Ⅱ。

速释科Ⅳ。

速释科Ⅴ。

速释科Ⅵ。

改释产品司。

改释科Ⅰ。

改释科Ⅱ。

改释科Ⅲ。

液体型产品司。

液体型科Ⅰ。

液体型科Ⅱ。

液体型科Ⅲ。

上市后活动司Ⅰ。

上市后科Ⅰ。

上市后科Ⅱ。

上市后活动司Ⅱ。

上市后科Ⅲ。

上市后科Ⅳ。

上市后科Ⅴ。

[12] 邮寄地址：10903 New Hampshire Ave., Bldg. 66, Silver Spring, MD 20993.

法规人员。

道德与管理业务司。

人力资源与行政管理科。

诚信、协商和委员会管理科。

规划、分析和财务与财产司。

规划科。

财务管理科。

计划管理人员。

生物研究监测司。

生物研究合规科Ⅰ。

生物研究合规科Ⅱ。

分析和计划运营司。

质量管理体系和执行秘书人员。

实地检查支援科。

召回科。

注册和风险科。

监管不当行为指控科。

制造和质量司。

物理医学、骨科、神经病学和牙科器械科。

心血管器械科。

腹部和外科器械科。

呼吸、耳/鼻/喉、综合医院和眼科器械科。

上市前和标签合规司。

监察执法科 Ⅰ。

监察执法科 Ⅱ。

国际合规运营司。

外国执法科。

进口科。

出口科。

上市前批准人员。

调查器械豁免人员。

上市前通知科。

心血管器械司。

循环支持器械科。

心脏诊断器械科。

植入式电生理器械科。

血管外科器械科。

结构性心脏器械科。

介入心脏病学器械科。

心脏电生理器械科。

外围介入器械科。

生殖、胃肾和泌尿道器械司。

妇产科器械科。

泌尿科和碎石器械科。

肾器械科。

胃肠病学器械科。

骨科器械司。

恢复和修复器械科。

接合和固定科Ⅰ。

接合和固定科Ⅱ。

脊柱前路器械科。

脊柱后路器械科。

眼科和耳鼻喉科器械司。

眼内和角膜植入器械科。

诊断和手术器械科。

隐形眼镜和视网膜器械科。

耳鼻喉科器械科。

麻醉科、综合医院、呼吸道感染控制和牙科器械司。

综合医院器械科。

感染控制器械科。

麻醉器械科。

呼吸器械科。

神经学和物理医学器械司。

神经刺激器械科。

神经诊断和神经外科器械科。

物理医学器械科。

手术器械司。

普外科器械科Ⅰ。

普外科器械科Ⅱ。

整形外科器械科Ⅰ。

整形外科器械科Ⅱ。

生物学、化学与材料科学司。

生物医学物理司。

成像、诊断和软件可靠性司。

应用力学司。

行政和实验室支持司。

计划管理操作人员。

数字传播媒体人员。

卫生传播司。

网络传播科。

战略传播科。

工业和消费者教育司。

上市后和消费者科。

上市前计划科。

信息披露司。

信息自由科 A。

信息自由科 B。

员工培训与发展司。

员工发展科。

技术与学习管理科。

信息学工作人员。

信号管理人员。

治疗统计科 I。

治疗统计科 II。

治疗统计科 III。

诊断统计科 I。

诊断统计科 II。

上市后监督司。

产品评估科 I。

产品评估科 II。

产品评估科 III。

信息分析科。

MDR 政策科。

患者安全伙伴关系司。

临床外展科Ⅰ。

临床外展科Ⅱ。

流行病学评估与研究科Ⅰ。

流行病学评估与研究科Ⅱ。

流行病学评估与研究科Ⅲ。

化学与毒理学器械司。

化学科。

糖尿病科。

心脏－肾诊断科。

免疫学和血液学器械司。

血液科。

免疫学和流式细胞术科。

微生物器械司。

病毒性呼吸道和 HPV 科。

一般病毒和肝炎科。

一般细菌和抗菌药品易感性科。

细菌呼吸和医疗对策科。

放射卫生司。

磁共振和电子产品科。

诊断 X 射线系统科。

核医学与放射治疗科。

乳房摄影、超声和成像软件科。

乳房摄影质量标准司。

计划管理科。

信息管理科。

计划运营和管理司。

分子遗传学与病理学系。

分子病理学和细胞学科。

分子遗传学科。

[13] 邮寄地址：10903 New Hampshire Ave., Bldg. 1, Silver Spring, MD 20993.

[14] 邮寄地址：12420 Parklawn Dr., Element Building, Rockville, MD 20857.

[15] 邮寄地址：10903 New Hampshire Ave., Bldg. 31, Silver Spring, MD 20993. 信息技术人员。

[16] 邮寄地址：12420 Parklawn Dr., Element Building, Rockville, MD 20857.

规划评估与管理司。

计划规划和人力资源管理科。

计划评估科。

预算制定与执行司。

人力资源开发司。

管理运营司。

[17] 邮寄地址：7500 Standish Pl., MPN2 Building, Rockville, MD 20855.

大西洋中部地区办事处。

费城常驻单位。

中西部地区办事处。

东北区域办事处。

波士顿，MA 常驻单位。

太平洋地区办事处。

旧金山，CA 常驻单位。

东南区办事处。

圣胡安，PR 常驻单位。

亚特兰大，GA 常驻单位。

新奥尔良，LA 常驻单位。

西南区办事处。

达拉斯，TX 常驻单位。

质量管理体系人员。

项目协调人员。

通信司。

公共事务和编辑服务科。

网络和数字媒体策略科。

[18] 邮寄地址：12420 Parklawn Dr., Element Building, Rockville, MD 20857. 标准执行人员。合同和资助人员。

[19] 邮寄地址：12420 Parklawn Dr., Element Building, Rockville, MD 20857.

食品和饲料政策人员。

医疗产品和烟草政策人员。

风险管理人员。

工作规划科。

[20] 邮寄地址：10903 New Hampshire Ave., Bldg. 31, Silver Spring, MD 20993. 审计人员。

[21] 邮寄地址：12420 Parklawn Dr., Element Building, Rockville, MD 20857.

合规体系司。

执法系统科。

进口合规系统科。

进口运营司。

进口运营和维护科。

进口计划发展和执行科。

[22] 邮寄地址：12420 Parklawn Dr., Element Building, Rockville, MD 20857.

食品和饲料科学人员。

医疗产品和烟草科学人员。

实验室操作和支持人员。

[23] 邮寄地址：12420 Parklawn Dr., Element Building, Rockville, MD 20857.

食品防护目标司。

食品和饲料计划运作与检验司。

食品和饲料计划运营科。

食品和饲料检验科。

食品和饲料旅行规划科。

[24] 邮寄地址：12420 Parklawn Dr., Element Building, Rockville, MD 20857.

产品和烟草计划运营司。

医疗器械和烟草计划运营科。

团队生物科。

医疗产品和烟草检验科。

医疗产品及烟草检验科。

药品检验科。

医疗产品和烟草旅行规划科。

[25] 邮寄地址：158–15 Liberty Ave., Jamaica, NY 11433.

政府间事务人员。

纽约区办公室。[26]

[26] 邮寄地址：158–15 Liberty Ave., Jamaica, NY 11433.

国内合规科。国内调查科。

驻地 Long Island, NY。

驻地 White Plains, NY。

驻地 Albany, NY。

驻地 Binghamton, NY。

驻地 Rochester, NY。

驻地 Newburgh, NY。

驻地 Syracuse, NY。

进口运营科（州南部）。

驻地新泽西州伊丽莎白港。

进口运营科（州北部）。

驻地纽约尚普兰。

驻地纽约州亚历山大湾。

驻地纽约州马塞纳。

驻地纽约州奥格登斯堡。

东北地区实验室。[27]

[27] 邮寄地址：158-15 Liberty Ave., Jamaica, NY 11433.

微生物科学科。

化学科 1。

化学科 2。

新英格兰区办公室。[28]

[28] 邮寄地址：1 Montvale Ave., 4th Floor, Stoneham, MA 02180-3500.

驻地 Augusta, ME。

驻地 Bridgeport, CT。

驻地 Concord, NH。

驻地 Hartford, CT。

驻地 Providence, RI。

驻地 Worcester, MA。

驻地 Calais, ME。

驻地 Houlton, ME。

驻地 Highgate, VT。

温彻斯特工程与分析中心。[29]

[29] 邮寄地址：109 Holton St., Winchester, MA 01890.

分析科。

[30] 邮寄地址：4040 North Central Expressway, Dallas, TX 75204-3128.

国家合作计划人员。

驻地 Pharr。

达拉斯地区办公室。[31]

[31] 邮寄地址：4040 North Central Expressway, Suite 300, Dallas, TX 75204-3128.

驻地 Austin, TX。

驻地 Fort Worth, TX。

驻地 Houston, TX。

驻地 San Antonio, TX。

驻地 Oklahoma City, OK。

驻地 Little Rock, AR。

堪萨斯市区办公室。[32]

[32] 邮寄地址：8050 Marshal Dr., Suite 250, Lenexa, KS 66214.

驻地 Wichita, KS。

驻地 Omaha, NE。

驻地 Des Moines, IA。

驻地 Springfield, MO。

驻地 St Louis, MO。

驻地 Davenport, IA。

丹佛地区办公室。[33]

[33] 邮寄地址：Sixth Avenue and Kipling Street, Building 20, P.O.Box 25087, Denver, CO 80255-0087——Denver Federal Center.

驻地 Salt Lake City, UT。

驻地 Albuquerque, NM。

阿肯色州区域实验室。[34]

[34] 邮寄地址：3900 NCTR Rd., Bldg. 26, Jefferson, AR 72079.

普通化学科。

农药化学科。

微生物科。

西南进口区办公室达拉斯，TX。[35]

[35] 邮寄地址：4040 North Central Expressway, Suite 300, Dallas, TX 75204-3128.

驻地 Calexico。

驻地 Eagle Pass。

驻地 El Paso Bota。

驻地 El Paso Bota Westmoreland。

驻地 El Paso Ysleta Bridge。

驻地 Houston (SWID)。

驻地 Laredo [num]2 Bridge。

驻地 Laredo Columbia Bridge。

驻地 Laredo World Trade Bridge。

驻地 Los Tomates。

驻地 Nogales [num]1。

驻地 Nogales [num]2。

驻地 Otay Mesa [num]1。

驻地 Otay Mesa [num]2。

驻地 Rio Grande City。

驻地 San Luis。

堪萨斯市实验室。[36]

[36] 邮寄地址：11510 West 80th St., Lenexa, KS 66214.

丹佛实验室。[37]

[37] 邮寄地址：Sixth Avenue and Kipling Street, Building 20, Denver, CO 80255-0087——Denver Federal Center.

[38] 邮寄地址：20 N. Michigan Ave., Suite 510, Chicago, IL 60602.

国家合作计划人员 I。

国家合作计划人员 II。

区域运营人员。

巴尔的摩区办公室，Baltimore, MD。[39]

[39] 邮寄地址：6000 Metro Dr., Suite 101, Baltimore, MD 21215.

驻地 Charleston, WV。

驻地 Falls Church, VA。

驻地 Seva。

驻地 Richmond, VA。

驻地 Roanoke, VA。

驻地 Dundalk Marine Terminal, MD。

驻地 Morgantown, WV。

OH Cincinnati 区办公室。[40]

[40] 邮寄地址：6751 Steger Dr., Cincinnati, OH 45237.

驻地 Brunswick, OH。

驻地 Columbus, OH。

驻地 Toledo, OH。

驻地 Louisville, KY。

法医化学中心。[41]

[41] 邮寄地址：6751 Steger Dr., Cincinnati, OH 45237.

无机化学科。

有机化学科。

NJ Parsippany 区办公室。[42]

[42] 邮寄地址：10 Waterview Blvd., 3rd Floor, Parsippany, NJ 07054——Waterview

Corporate Center.

驻地 Voorhees, NJ。

驻地 North Brunswick, NJ。

PA Philadelphia 区办公室。[43]

[43] 邮寄地址：200 Chestnut St., Room 900, Philadelphia, PA

19106——U.S.

海关。

驻地 Harrisburg, PA。

驻地 Pittsburgh, PA。

驻地 Wilkes-Barre, PA。

驻地 Wilmington, PA。

IL Chicago 区办公室。[44]

[44] 邮寄地址：550 West Jackson Blvd., Suite 1500, Chicago, IL 60661.

驻地 Peoria, IL。

驻地 Hinsdale, IL。

驻地 Gurnee, IL。

驻地 Springfield, IL。

驻地 O'Hare Airport。

MN Minneapolis 区办公室。[45]

[45] 邮寄地址：250 Marquette Ave., Suite 600, Minneapolis, MN 55401.

驻地 La Crosse, WI。

驻地 Green Bay, WI。

驻地 Milwaukee, WI。

驻地 Madison, WI。

驻地 Fargo, ND。

驻地 Stevens Point, WI。

驻地 Sioux, SD。

MI Detroit 区办公室。[46]

[46] 邮寄地址：300 River Pl., Suite 5900, Detroit, MI 48207.

驻地 Kalamazoo, MI。

驻地 South Bend, IN。

驻地 Indianapolis, IN。

驻地 Evansville, IN。

费城实验室。[47]

[47] 邮 寄 地 址：200 Chestnut St., Room 900, Philadelphia, PA 19106——U.S.

海关。

底特律实验室。[48]

[48] 邮寄地址：300 River Pl., Suite 5900, Detroit, MI 48207.

[49] 邮寄地址：60 Eighth St. NE., Atlanta, GA 30309.

亚特兰大地区办公室。[50]

[50] 邮寄地址：60 Eighth St. NE., Atlanta, GA 30309.

驻地 Savannah, GA。

驻地 Tifton, GA。

驻地 Charlotte, NC。

驻地 Greensboro, NC。

驻地 Greenville, NC。

驻地 Raleigh, NC。

驻地 Charleston, SC。

驻地 Columbia, SC。

驻地 Greenville, SC。

驻地 Asheville, NC。

佛罗里达区办公室。[51]

[51] 邮寄地址：555 Winderley Pl., Suite 200, Maitland, FL 32751.

驻地 Jacksonville, FL。

驻地 Miami, FL。

驻地 Tallahassee, FL。

驻地 Tampa, FL。

驻地 Boca Raton, FL。

驻地 Ft.Meyers, FL.

驻地 Port Everglades, FL。

New Orleans, LA，区办公室。[52]

[52] 邮寄地址：404 BNA Dr., Building 200, Suite 500, Nashville, TN 37217.

驻地 Baton Rouge, LA。

驻地 Lafayette, LA。

驻地 Covington, LA。

驻地 Jackson, MS。

驻地 Mobile, AL。

那什维尔科。

驻地 Knoxville, TN。

驻地 Memphis, TN。

驻地 Birmingham, AL。

驻地 Montgomery, AL。

圣胡安区办公室。[53]

[53] 邮寄地址：466 Fernandez Juncos Ave., San Juan, PR 00901.

驻地 Aquada, PR。

驻地 Ponce, PR。

亚特兰大，GA 东南区实验室。54

[54] 邮寄地址：60 Eighth St., Atlanta, GA 30309.

化学科 I。

亚特兰大营养分析中心。

化学科 II。

圣胡安实验室。[55]

[55] 邮寄地址：466 Fernandez Juncos Ave., San Juan, PR 00901.

[56] 邮寄地址：1301 Clay St., Room 1180N, Oakland, CA 94612.

CA 旧金山区办公室。[57]

[57] 邮寄地址：1431 Harbor Bay Pkwy., Alameda, CA 94502.

驻地 Las Vegas, NV。

驻地 Fresno, CA。

驻地 Sacramento, CA。

驻地 Honolulu, HI。

驻地 San Jose, CA。

驻地 Stockton, CA。

驻地 South San Francisco。

CA 洛杉矶区办公室。[58]

[58] 邮寄地址：19701 Fairchild Rd., Irvine, CA 92612.

进口运营科。

驻地 Los Angeles Airport。

驻地 Ontario, CA——进口。

驻地 Woodland Hills, CA。

驻地 San Diego, CA。

驻地 Tempe, AZ。

驻地 Ontario, CA——国内。

WA Seattle 区办公室。[59]

[59] 邮寄地址：22215 26th Ave.SE., Suite 210, Bothell, WA 98021.

驻地 Anchorage, AK。

驻地 Boise, ID。

驻地 Portland, ID。

驻地 Spokane, WA。

驻地 Oroville, WA。

驻地 Portland, OR——Airport。

驻地 Blaine, WA。

驻地 Helena, MT。

驻地 Sweetgrass, MT。

驻地 Tacoma, WA。

驻地 Puget Sound, WA。

西南太平洋区域实验室。[60]

[60] 邮寄地址：19701 Fairchild Rd., Irvine, CA 92612.

食品化学科。

药品化学科。

西北太平洋区域实验室。[61]

[61] 邮寄地址：22201 23rd Dr. SE., Bothell, WA 98021-4421.

海产品研究中心。

员工资源与信息中心。

道德与诚信司。

合规人员。

预算编制司。

预算执行和控制司。

收购业务司。

收购计划司。

收购支持和资助司。

信息技术司。

委员会军团事务工作人员。

管理分析服务人员。

劳动关系司。

政策、计划和执行资源司。

局长办公室 / 业务办公室人力资源服务司。

食品和兽药办公室 / 全球运营和政策办公室人力资源服务司。

医疗产品和烟草办公室人力资源服务司。

FDA 大学。

Jefferson 实验室综合人员。

运营管理与社区关系司。

规划、工程和安全管理司。

基础设施运营司。

应用服务司。

交付管理和支持司。

商业伙伴关系和支持司。

[62] 邮寄地址：10903 New Hampshire Ave., Silver Spring, MD 20993.

管理和运营人员。

政府间事务人员。

法规政策和管理人员。

政策发展与协调人员。

规划人员。

计划评估和流程改进人员。

风险沟通人员。

[81 FR 78033，2016 年 11 月 7 日]

第 5.1105 节　食品药品管理局首席顾问。

首席顾问办公室的邮寄地址是 White Oak Bldg. 1, 10903 New Hampshire Ave., Silver Spring, MD 20993。

第 5.1110 节　FDA 新闻办公室。

(a) 卷宗管理处。卷宗管理处公用室位于 rm 1061, 5630 Fishers Lane, Rockville, MD 20852，电话：301-827-6860。

(b) 信息自由工作人员。信息自由人员的公共阅览室地址位于该机构的网站 http://www.fda.gov 上。

(c) 新闻关系人员。新闻办公室位于 White Oak Bldg. 1, 10903 New Hampshire Ave., Silver Spring, MD 20993，电话：301-827-6242；和 5001 Campus Dr., College Park, MD 20740，电话：301-436-

2335。

[77 FR 15962，2012 年 3 月 19 日，后修订为 79 FR 68114，2014
年 11 月 14 日；81 FR 49895，2016 年 7 月 29 日]

相关法规：5 U.S.C. 552; 21 U.S.C. 301–397.

来源：77 FR 15962，2012 年 3 月 19 日，除非另有说明。

第 7 部分 | 分章 A——通用条款

强制执行政策

子部分 A——通用条款

第 7.1 节 范围。

本部分规定了食品药品管理局根据《联邦食品药品和化妆品法案》（21 U.S.C. 301 等）及其管理的其他法律发起的监管执行措施的适用实践和程序。本部分还为制造商和分销商自愿撤回或更正上市违规产品提供指导。本部分的制定旨在阐明和解释食品药品管理局的监管实践和程序、提供公众认知、加强消费者保护及确保各机构间实践和程序应用的一致性。

[43 FR 26218，1978 年 6 月 16 日，后修订为 65 FR 56476，2000 年 9 月 19 日]

第 7.3 节 定义。

(a) "监管机构" 是指美国食品药品管理局。

(b) "传讯" 是指用于通知刑事被检控人向监管机构说明被检控项

的文件及其附件。

(c)"被告"是指通知中指定的被检控项陈述人，该陈述人可选择亲自陈述、由指定代表陈述或提供书面陈述。

(d)"负责人"包括侦查、阻止或更正《联邦食品药品和化妆品法案》违反行为的权力或权威机构负责人。

(e) [保留]

(f)"产品"是指由食品药品管理局管辖的物品，包括人用或动物用食品、药品和器械、人用化妆品和生物制品、人用烟草产品及受制于本章第 1240 部分检疫法规的任何物品。"产品"不包括发射辐射的电子产品，同时受制于本章第 1003 和 1004 部分。

(g)"召回"是指公司撤回或更正食品药品管理局认为已违反其法律规定且监管机构可能会采取没收等法律措施的上市产品。"召回"不包括市场撤出或库存回收。

(h)"更正"是指产品的原地修复、改良、调整、重新贴标、销毁或检验（包括患者监测）。

(i)"召回公司"是指启动召回或经食品药品管理局要求启动召回的公司以及对待召回产品的生产和上市负主要责任的公司。

(j)"市场退出"是指公司撤回或更正涉及轻度违规但食品药品管理局不会采取法律措施或未涉及违规的已分销产品，例如正常的库存周转、常规的设备调整和修复等。

(k)"库存回收"是指公司撤回或更正尚未上市或尚未离开公司直接控制范围的产品。即，该产品尚未离开公司厂房或由公司控制的经营场所，也就是说，该产品尚未放行销售或使用。

(l)"召回策略"是指执行特定召回期间计划采取的具体行动步骤，涉及召回深度、公共警告必要性及召回的有效性程度检查。

(m)"召回分类"是指食品药品管理局赋予特定产品召回的数字番号，即Ⅰ、Ⅱ或Ⅲ类，以说明待召回产品的相对健康危害程度。

(1)Ⅰ类召回是指使用或暴露于某违规产品可能会导致严重的不良健康结果或死亡。
(2)Ⅱ类召回是指使用或暴露于某违规产品可能会导致暂时的或医学上可逆的不良健康结果或指导致严重不良后果的可能性极低。
(3)Ⅲ类召回是指使用或暴露于某违规产品可能不会导致不良健康结果。

(n)"收货人"是指收到、购买或使用待召回产品的人。

[42 FR 15567，1977 年 3 月 22 日，后修订为 43 FR 26218，1978 年 6 月 16 日；44 FR 12167，1979 年 3 月 6 日；77 FR 5176，2012 年 2 月 2 日]

第 7.12 节 担保。

若作出本法案第 303 (c)(2) 或 (3) 节所述担保或保证，那么签署此类担保或保证的人应被视为已作出担保或保证。

第 7.13 节　建议的担保形式。

(a) 本法案第 303 (c)(2) 节中所述的担保或保证：

(1) 可能仅限于物品的特定运输或其他交付，在这种情况下，担保或保证可能是涉及此类运输或交付的发票或出货单的一部分或附件，或
(2) 可能是通用连续担保或保证。当应用于物品运输或其他交付时，该担保或保证于担保或保证人运输或交付物品当日生效。

(b) 以下是本法案第 303(c)(2) 节中建议的担保或保证形式：

(1) 仅用于发票或出货单。

（担保或保证人姓名）特此保证所列物品均不存在《联邦食品药品和化妆品法案》所述的掺假或标识错误现象，也不存在本法案第 404、505 或 512 节法规规定不可进入州际交易的物品。

（担保或保证人的签名和邮箱地址。）

(2) 通用连续担保或保证形式。

于运输或交付前特此保证由（担保人或保证人姓名）运输或交付至（担保或保证接收方的姓名和邮箱地址）的物品于运输或交付当日均不存在《联邦食品药品和化妆品法案》所述的掺假或标识错误现象，也不存在本法案第 404、505 或 512 节法规规定不可进入州际贸易的物品。

（担保或保证人的签名和邮箱地址。）

(c) 当物品在担保人或保证人完成运输或交付后出现《联邦食品药品和化妆品法案》所述的掺假或标识错误现象，或成为本法案第 404、505 或 512 节法规规定不可进入州际贸易的物品时，本法案第 303(c) (2) 节中所述、应用于物品运输或其他交付的担保或保证失效。

(d) 本法案第 303(c)(3) 节所述担保或保证应注明运输或其他交付涉及的着色剂由签署人生产。该担保或保证可能是此类着色剂发票或出货单的一部分或附件。若此类运输或交付源自外国制造商，那么担保或保证应由该制造商和居住在美国的该制造商代理人签署。

(e) 以下是本法案第 303(c)(3) 节中建议的担保或保证形式：

(1) 国内制造商：

（制造商姓名）特此保证此处所列着色剂均由本人生产，（若着色剂法规要求认证）均源自已根据《联邦食品药品和化妆品法案》发布的适用法获得认证的生产批次。

（制造商的签名和邮箱地址。）

(2) 国外制造商：

（制造商和代理人姓名）特此分别保证此处所列着色剂均由（制造商名称）生产，（若着色剂法规要求认证）均源自已根据《联邦食品药品和化妆品法案》发布的适用法获得认证的生产批次。

（制造商的签名和邮箱地址。）

（代理人的签名和邮箱地址。）

(f) 本法案第 303(c)(3) 节中的担保或保证之目的，运输或其他交付
着色剂的制造商也是该着色剂的包装商。

(g) 多人签署的担保或保证应注明多人分别担保担保中的物品。

(h) 标签中不得注明或建议某物品由该法案担保

子部分 B [保留]

子部分 C——召回（包括产品更正）——政策、程序和行业责任指南

第 7.40 节　召回政策。

(a) 召回是撤回或更正已违反食品药品管理局管理法的消费品的
一种有效方法。召回是一种自愿行为，因为制造商和分销商有责
任保护公共健康不受存在致伤或欺骗风险的产品或缺陷产品的
伤害。本节及 7.41 至 7.59 通过提供指导来认可召回的自愿本质。
通过指导，责任公司可以有效履行他们的召回职责。这些章节还
认可召回是食品药品管理局采取法律行动撤回或更正违规分销产
品的另一种替代方法，为食品药品管理局制定特定召回程序以监
控召回并评估公司的召回力度。

(b) 制造商和分销商可能随时自愿或经食品药品管理局要求采取召
回行动。食品药品管理局在紧急情况下才会要求公司召回产品，
召回命令将直接发布至对待召回产品的生产和上市负主要责任的
公司。

(c) 当多批产品已被广泛分销时，召回往往比没收更合理、更能保护消费者权益。当食品药品管理局要求但公司拒绝采取召回措施或当监管机构有理由认为召回无效或确定召回无效或发现违规行为正在持续时，应采取没收、多次没收或其他法律行动。

【43 FR 26218，1978 年 6 月 16 日，后修订为 65 FR 56476，2000 年 9 月 19 日】

第 7.41 节　健康危害评估和召回分类。

(a) 食品药品管理局的特设科学家委员会负责评估待召回产品或考虑召回的产品的健康危害。评估时考虑的因素包括但不限于以下因素：

(1) 该产品的使用是否已导致任何疾病或损伤。
(2) 现有情况是否会构成人类或动物可能暴露于健康危害的临床环境。科学文件和（或）有关结论是个人对健康危害判断的意见的声明应尽可能完全支持该结论。
(3) 评估所述产品对不同预期接触群体的危害，例如儿童、手术患者、宠物和家畜等。应特别关注产品对高风险个体造成的危害。
(4) 评估所述产品对风险群体的健康危害程度。
(5) 评估危害发生的可能性。
(6) 评估危害导致的后果（即时的或长期的）。

(b) 基于召回决定，食品药品管理局将召回归为 Ⅰ 类、Ⅱ 类或 Ⅲ 类以说明待召回产品或考虑召回产品的相对健康危害程度。

第 7.42 节　召回政策。

(a) 通用政策。(1) 监管机构和召回公司将分别为食品药品管理局要求的召回及公司启动的召回制定考虑以下因素的召回策略以满足特定召回的各自情况：

(i) 健康危害评估的结果。

(ii) 识别产品的难易度。

(iii) 消费者或用户评估的产品缺陷明显程度。

(iv) 产品在市场的未使用程度。

(v) 基本产品的持续可利用性。

(2) 食品药品管理局将评审召回公司制定的所述召回策略的合理性并根据实际情况提供变更建议。召回公司应根据批准的召回策略完成召回，但可以在审核召回策略前启动召回，无需延期。

(b) 召回策略的基本元素。召回策略将涵盖有关召回行动的以下元素：

(1) 召回深度。根据产品的危害程度和分销广度，召回策略将明确召回涉及的分销链级别，如下：

(i) 消费者或用户级别。不同的产品可能有不同的消费者或用户级别，包括中间批发或零售级别；或

(ii) 零售级别，包括任何中间批发级别；或

(iii) 批发级别。

(2) 公共警告。公共警告的目的在于提醒公众待召回产品对健康有严重危害。公共警告仅用于其他方法不足以阻止使用召回产品的紧急情况。食品药品管理局与召回公司协商后通常会发布此类公众信息。决定自行发布公共警告的召回公司被要求提交拟定公共警告并由食品药品管理局进行评审。召回策略将说明是否需要发布公共警告以及是否需要按照以下方式发布：

(i) 根据实际情况，由国家或当地一般新闻媒体发布一般公共警告，或

(ii) 通过专业新闻媒体（例如，专业或行业新闻）发布公共警告，或向特定群体（例如医生、医院等）发布公共警告。

(3) 有效性检查。有效性检查的目的在于验证召回策略规定的召回深度所涉及的承销商均已收到召回通知并采取适当的措施。承销商的联系方式可能包括个人访视、电话、信件或各项结合。根据食品药品管理局卷宗管理处 (HFA-305)（5630 Fishers Lane, rm）的要求，已制定一项指南，题为"召回有效性检查的执行办法"。该指南描述了各种不同方法的使用。1061, Rockville, MD 20852。召回公司通常负责执行有效性检查，但食品药品管理局在必要时会提供适当的帮助。召回策略将规定使用的方法和有效性检查等级，如下：

(i) A 级——联系 100% 的承销商；

(ii) B 级——联系部分承销商，可联系比例视情况而定，但介于 10% 至 100% 之间；

(iii) C 级——联系 10% 的承销商；

(iv) D 级——联系 2% 的承销商；或

(v) E 级——无有效性检查。

[43 FR 26218，1978 年 6 月 16 日，后修订为 46 FR 8455，1981 年
1 月 27 日；59 FR 14363，1994 年 3 月 28 日；68 FR 24879，2003
年 5 月 9 日]

第 7.45 节　食品药品管理局要求的召回。

(a) 食品药品管理局局长或指定人员在作出以下决定时可能要求公
司启动召回：

(1) 已分销产品存在致病或致伤风险或存在欺骗消费者行为。
(2) 公司尚未启动产品召回。
(3) 监管机构需采取行动以保护公共健康和福利。

(b) 局长或其指定人员负责通知公司该项决定并要求公司立即采取
召回行动。此项通知将通过信件或电报发布至公司负责人。当地
食品药品管理局区办公室的授权代表可能会先发布口头通知或上
门通知，随后由局长或其指定人员发布一份正式的书面确认函。
该通知将说明违规产品的违规行为、健康危害类别、召回策略以
及其他合理的召回执行说明。

(c) 收到召回要求后，食品药品管理局可能要求公司提供 7.46(a)
中所列的所有信息。同意召回要求后，公司可能还需提供与监管
机构召回决定相关的其他信息或召回的执行方式。

[43 FR 26218，1978 年 6 月 16 日，后修订为 69 FR 17290，2004

年 4 月 2 日]

第 7.46 节　公司启动的召回。

(a) 公司可以在任何情况下自行决定撤回或更正已分销产品。公司因认为产品已违规而采取撤回或更正行动的，应立即通知本章节 5.115 中所列的食品药品管理局区办公室。只有当食品药品管理局认为该产品涉及违规且需要采取没收等法律行动时，此类撤回或更正才被视为召回。在这种情况下，公司应向食品药品管理局提供以下信息：

(1) 所涉及产品的标识。

(2) 撤回或更正的原因，发现产品缺陷或潜在缺陷的日期和情况。

(3) 缺陷或潜在缺陷的风险评估。

(4) 此类产品的生产总量和（或）生产的时间跨度。

(5) 预计已进入分销渠道的产品总量。

(6) 分销信息，包括直接客户数，若必要，请提供直接客户的身份。

(7) 公司的召回通讯副本(若有)，若无副本，请提供一份拟定通讯。

(8) 拟定的召回策略。

(9) 召回联系人的姓名和电话。

(b) 食品药品管理局负责审核提交的信息、告知公司其指定的召回类别、为公司的召回策略提供变更建议并通知公司其召回将发布于 FDA 每周执法报告。审核前，公司无需延迟启动产品撤回或更正。

(c) 当食品药品管理局通知公司监管机构已确定所述产品违规但尚未专门发布召回要求时，公司可以决定召回产品。公司的这种行为也被视为公司启动的召回，受本节 (a) 和 (b) 款的约束。

(d) 当撤回或更正原因不明或不清楚但产品明显存在某种缺陷时
（例如产品投诉或不良反应）启动认为是市场撤出产品的撤回或
更正的公司应咨询相应的食品药品管理局区办公室。在这种情况
下，食品药品管理局将辅助公司确定问题的本质。

第 7.49 节 召回通讯。

(a) 通用要求。召回公司负责立即向每位受影响的直接客户说明有
关召回的相关信息。召回通讯的格式、内容和程度应与待召回产
品的危害及召回策略相对应。总之，召回通讯的目的在于表达：

(1) 所述产品即将召回。

(2) 应立即停止任何剩余产品的进一步分销。

(3) 若适用，直接客户应告知产品消费者有关召回的相关信息。

(4) 产品处理说明。

(b) 执行。可以通过电报、邮递电报或带醒目标记的一类信件完成
召回通讯。信件或信封上最好采用红色粗体："药品 [或食品、生
物制品等] 召回 [或更正]"。信件和信封上还应注明：

Ⅰ类和Ⅱ类"紧急"召回，若适用，Ⅲ类"紧急"召回。电话或
其他个人联系方式通常应通过上述方法确认和（或）以适当的方
式记录。

(c) 内容。(1) 应根据以下指南编写召回通讯：

(i) 简明扼要

(ii) 明确提供产品标识、尺寸、批号、代码或序列号及其他相关描

述性信息以便及时准确地识别产品；

(iii) 简要说明召回原因及涉及的危害，若有；

(iv) 提供召回产品的具体处理说明；和

(v) 为通讯接收方提供一种便捷方法以便向召回公司报告其是否有此类产品，例如，邮资已付有回邮地址的明信片或对方付费的电话。

(2) 召回通讯不得包含不相关的资质条件、宣传资料或可能贬损要旨的任何其他声明。若需要，应发送后续通讯至未对初次召回通讯作出回应的人群。

(d) 接收方的职责收到召回通讯的收货人应立即执行召回公司发出的指令。若需要，该收货人应根据本节 (b) 和 (c) 款向其收货人发送召回指令。

第 7.50 节　召回公告。

无论是食品药品管理局要求的召回还是公司启动的召回，食品药品管理局都会立即根据召回分类将每项召回的描述性列表及召回公司采取的具体措施公布于 FDA 每周执法报告。若监管机构确定公告可能导致患者出现不必要或有害的焦虑及患者有必要向医生进行初步咨询，食品药品管理局将有意延迟公布某种药品和器械的召回。该报告不包括监管机构确定为市场撤出或库存回收的产品撤回或更正。经食品药品管理局公共事务办公室 (HFI-1) (5600 Fishers Lane, Rockville, MD 20857) 要求，该报告还包括其他食品药品管理局采取的监管措施，例如没收、禁令和起诉。

第 7.53 节　召回状态报告。

(a) 要求召回公司向相应的食品药品管理局区办公室提交定期召回状态报告以便监管机构可以评估召回进度。食品药品管理局负责根据召回的相对紧急性确定每项召回中此类报告的频率；报告间期通常为 2 至 4 周。

(b) 除非另有说明或不适用于某项召回，否则召回状态报告应包含以下信息：

(1) 被通知召回的收货人数、通知日期和方法。

(2) 对召回通讯作出回应的收货人数及收到通讯时的剩余产品数量。

(3) 未作出回应的收货人数（若需要，食品药品管理局可能要求提供未作出回应的收货人的身份）。

(4) 联系上的每位收货人退还或更正的产品数及产品占比。

(5) 有效性检查数及结果。

(6) 完成召回的预计时间框架。

(c) 当食品药品管理局终止召回时，召回状态报告也停用。

第 7.55 节　终止召回。

(a) 当食品药品管理局确定已尽一切合理努力根据召回策略撤回或更正产品时，当有理由认为待召回产品已被撤回且已根据召回产品的危害程度进行适当处理或更正时，召回终止。相应的食品药品管理局区办公室将向召回公司发布终止召回的书面通知。

(b) 召回公司可以提出召回终止申请，具体方法为：向相应的食品药品管理局区办公室提交书面申请以说明召回有效并符合本节 (a) 款中提出的标准，并随附最新的召回状态报告和召回产品的处理说明。

第 7.59 节　通用行业指南。

召回会有损公司的经营业务，但稳健的公司会提前采取多项措施来降低召回的破坏性。尽管本章的其他部分也规定了特定产品的相似要求，但食品药品管理局仍提出以下指南以供公司参考：

(a) 制定并维护一份最新的书面应急方案，用于根据 7.40 至 7.49、7.53 和 7.55 启动召回。

(b) 受监管产品采用足够的编码，从而实现批次的精确识别并加快所有违规批次的有效召回。

(c) 必要时，保留产品分销记录以加快待召回产品的定位。此类记录的保存时间应超出产品有效期及产品的预期使用时间，至少应等于记录保存适用法规中规定的时间。

子部分 D［保留］

子部分 E——刑事违法行为

第 7.84 节　报告刑事违法行为前陈述观点的机会。

(a)(1) 除本节 (a) (2) 和 (3) 款所述外，食品药品管理局局长根据《联邦食品药品和化妆品法案》提出刑事诉讼的被起诉人应被给予适当的通知和陈述信息的机会以说明不应向美国律师提出刑事诉讼的理由。

(2) 如果局长有理由认为通知可能会造成证据篡改或破坏或导致被告逃避起诉，则无需提供通知和陈述机会。

(3) 如果局长考虑建议由司法部作进一步调查，也无需提供通知和陈述机会。

(b) 如果局长执行的法规不提供观点陈述机会，那么局长无需提供观点陈述机会，但也可以自行选择提供通知和观点陈述机会。

(c) 如果违法行为既违反了《联邦食品药品和化妆品法案》，又违反了其他联邦法规，且局长在该法规下也已提起诉讼，那么有关观点陈述机会的通知将包含所有违法行为。

(d) 可以通过信件、标准表格或说明产品和（或）行为已违法的其他文件发布有关观点陈述机会的通知。该通知应：

(1) 通过已注册或认证的邮件、电报、电传、专人递送或任何其他适当的书面通讯形式发送；

(2) 标明指定陈述人陈述观点的时间和地点；

(3) 总结构成起诉依据的所有违法行为；

(4) 说明陈述的目的和程序；和

(5) 提供一张表格，在表格中可以指定通知中所提人员的法律状态。

(e) 如果通知中指定多人，则应该根据要求分别安排观点陈述机会。如果原因合理，可以更改通知中规定的时间和地点。更改请求应递交至发布通知的食品药品管理局，该办公室应在通知中规定的时间前至少 3 个工作日收到该请求。

(f) 通知接收人没有法律义务出席或作出任何形式的回复。选择回复的人可以和代表一起出席或独自出席，可以指定代表替他（她）出席，还可以只作书面回复。如果通知接收人在计划时间当天或之前选择不作回复，局长将在不作进一步通知的情况下根据已有信息决定是否向美国律师提出刑事诉讼。

(g) 如果被告选择由指定代表独自出席，那么该代表应提交署名的授权声明。如果一位代表代替多人出席，那么该代表应提交每位授权人的授权文件。如果代表在无书面授权的情况下出席，那么只有在授权经电话或其他方式得到确认后才会得到观点陈述机会。

[44 FR 12167，1979 年 5 月 6 日]

第 7.85 节　报告刑事违法行为前陈述观点。

(a) 观点陈述应由食品药品管理局的指定人员听取。其他食品药品管理局人员也可能出席。

(b) 观点陈述不得公布于众。监管机构中指定的观点接收员不允许其他人参与出席，除非他们经被告要求代表被告或与被告的指定代表一起出席。

(c) 被告可以陈述与局长起诉决定相关的任何信息。这些信息可能包括代表被告出席的人员声明、信件、文件、实验室分析（若适用）或其他相关信息或论据。观点陈述机会应非正式。证据规则应不适用。被告陈述的所有信息（包括被告声明）应成为监管机构记录的一部分，可用于任何官方目的。食品药品管理局无义务提供证据或证人。

(d) 如果被告持有法案第 303(c) 节（21 U.S.C. 333(c)）所述的、适用于通知的"担保或保证"，那么被告也可以提交该文件和经验证的副本。

(e) 被告可以自费刻录口头陈述，在这种情况下，应向发布通知的食品药品管理局提交一份录音副本。指定的观点接收员可以刻录

一份观点陈述，费用由监管机构承担。在这种情况下，应为每位
被告提供一份录音副本。

(f) 如果未刻录口头陈述，监管机构中指定的观点接收员应听写一
份书面陈述总结，并向每位被告提供一份总结副本。

(g) 被告可以就总结发表意见，也可以补充书面或文件证据。任何
评论或补充均应提交至被告陈述观点的食品药品管理局。如果自
收到总结副本或陈述录音（若适用）后 10 个自然日内提交材料，
将在最终决定前审核材料以确定是否建议起诉。只要监管机构未
作出最终决定，补充回复期后收到的所有材料通常都会被考虑。

(h) (1) 当局长向通知中所有指定人员关闭涉及相同违规行为的刑
事诉讼建议考虑时，将书面通知每位人员。

(2) 当决定将通知中的指定人员排除在局长的刑事诉讼建议名单外
时，局长将通知该人员，但前提是该通知不会损害任何其他人的
诉讼。

(3) 当美国律师通知监管机构建议人员均不会被起诉时，局长应书
面通知每个人，除非美国律师已通知。

(4) 当美国律师通知监管机构打算起诉已被提供观点陈述机会且随
后又被纳入局长刑事起诉建议名单的部分人员时，局长将通知不
作进一步考虑的人员，前提是美国律师表示该通知不会损害任何
其他人的起诉且美国律师也未进行此类通知。

[44 FR 12168，1979 年 5 月 6 日]

第7.87 节　报告刑事违法行为前观点陈述机会的相关记录。

(a) 与第 305 节 "观点陈述机会" 相关的记录构成执法调查记录，可能包括监管机构间和监管机构内的备忘录。

(1) 尽管存在本章 20.21 中所述的法规，但仍不得公开披露与第 305 节 "观点陈述" 相关的记录，直至根据本节 (b) 款（除本章 20.82 规定的情况外）关闭刑事诉讼审议程序。

只有在对公众极其有利的情况下（极为罕见），局长才会在经授权的情况下决定在关闭刑事诉讼审议程序前根据本章 20.82 披露与第 305 节 "陈述" 相关的记录。

(2) 在关闭刑事诉讼审议程序后，根据《信息自由法》的要求公开披露可用记录，本章第 20 部分子部分 D 中可豁免披露的除外。不得公开披露经保密承诺获得的声明。

(b) 当根据通知及陈述时审议的控告最终决定不建议向美国律师提出刑事诉讼时，或当此类建议最终被美国律师拒绝时，或已提起刑事诉讼且该事件和所有相关上诉已得出结论时，或当过了法定诉讼时效时，基于第 305 节 "观点陈述机会" 的刑事诉讼审议程序在本章节和 7.85 节含义范围内应被视为已关闭。

(c) 在披露任何具体反映可能刑事起诉某人的记录前，应删除所有姓名和能识别考虑起诉但未建议起诉或未被起诉人员身份的其他信息。除非局长得出以下结论：披露姓名对公众十分有利。

在完成本章 20.32 中的公开披露前，应删除第 305 节 "观点陈述" 相关记录中能识别食品药品管理局人员身份的姓名和其他信息。

[44 FR 12168，1979 年 5 月 6 日]

相关法规：21 U.S.C. 321–393; 42 U.S.C. 241, 262, 263b–263n, 264.

来源：42 FR 15567，1977 年 3 月 22 日，除非另有说明。

第 10 部分 | 行政规范与程序

分章 A——通用条款

子部分 A——通用条款

第 10.1 节　范围。

(a) 第 10 部分规定了食品药品管理局根据《联邦食品药品和化妆品法案》《公共保健服务法》和食品药品管理局局长执行的其他法律提出请愿、听证和其他行政程序及活动的规范和程序。

(b) 如果第 21 卷中有另一部分的要求与本部分的要求不同，则本部分的要求在不与其他要求冲突的情况下适用。

(c) 除非另有说明，否则本部分及第 12、13、14、15 和第 16 部分对《美国联邦法规》监管部分的引用为第 21 篇第 I 章。

(d) 除非另有说明，否则本部分及第 12、13、14、15 和第 16 部分对发表、发表日期的引用或使用发表一词，均是指发表在联邦注册公告中。

[44 FR 22323，1979 年 4 月 13 日，后修订为 54 FR 9034，1989 年

3 月 3 日；69 FR 17290，2004 年 4 月 2 日]

第 10.3 节　定义。

(a) 以下定义适用于本部分与第 12、13、14、15、16 和第 19 部分：

法案指《联邦食品药品和化妆品法案》，另有说明的除外。

行政行为包括由局长执行任何法律所涉及到的任何行为，包括拒绝或不实施行为，但不包括向美国律师转交涉嫌民事或刑事诉讼程序的明显违法行为，或为准备转交而采取的行为。

行政案卷指包含特定行政行为所有相关文件的档案，包括内部工作备忘录和建议。

行政记录指特定行政行为的行政案卷中，受局长信赖用于支持行为的文件。

监管机构是指美国食品药品管理局。

首席法律顾问是指美国食品药品管理局的首席法律顾问。

局长是指美国卫生及公共服务部食品药品管理局食品与药品局长或者局长指定的人员。

部门是指美国卫生及公共服务部。

卷宗管理处是指美国卫生及公共服务部食品药品管理局管理与运营办公室卷宗管理处，地址为 5630 Fishers Lane, rm.1061,

Rockville, MD 20852。

单方面沟通是指由于没有向各方提供合理的事先通知而不在公开记录上的口头或书面沟通，但不包括对有关事项状态报告的请求。

FDA 是指美国食品药品管理局。

美国食品药品管理局职员或美国食品药品管理局代表包括美国卫生及公共服务部总法律顾问办公室食品与药品处的成员。

正式证据公开听证会指根据第 12 部分举行的听证会。

利害关系人或任何将受到不利影响的人员是指提交请愿、评论或反对意见或者要求参加非正式或正式行政程序或法律行动的人员。

会议是指任何通过电话或亲自参与的口头讨论。

局长办公室包括副局长的办公室，但不是中心、地区或区域办公室。

决议是指监管机构在涉及任何事宜的诉讼中作出的最终处理决定，不包括发布法规，但包括对新药申请、新动物药申请或生物制品许可采取的行动。

参与者指参与任何程序的任何人员，包括当事各方和任何其他利害关系人。

当事人是指美国食品药品管理局负责相关事宜的中心，以及行使权利或经局长授权根据第 12 部分或第 16 部分请求举行听证会或

放弃听证会的权利以获得根据第 13 部分设立公共调查委员会的
权利，并因其采取行动而举行听证会或成立公共调查委员会的任
何人员。

人员包括个人、合伙人、社团、协会或者其他的法定实体。

请愿指请求局长根据美国食品药品管理局管辖的法律，设立、修
订或撤销规定或决议，或者采取或不采取任何其他形式行政行为
的请愿、申请或其他文件。

审裁官指局长或局长指定的人员或根据 5 U.S.C. 3105 规定任命的
行政法法官。

程序和行政程序指发布、修订或撤销规定或决议的任何承诺，或
者采取或不采取任何形式的行政行为的承诺。

公众咨询监督委员会或咨询委员会指的是不完全由联邦政府全职
职员组成或美国食品药品管理局用于获取建议的任何形式的委员
会、理事会、讨论会、小组、工作小组或其他类似小组，或咨询
委员会的任何小组委员会或其他分组。

公共调查委员会或委员会指的是根据第 13 部分组成的行政法法庭。

公众咨询监督委员会公开听证会指根据第 14 部分举行的听证会。

公共调查委员会公开听证会指根据第 13 部分举行的听证会。

局长公开听证会指根据第 15 部分举行的听证会。

条例是指根据局长管辖的法律颁布的具有一般或特定适用性并具有未来效力的监管机构规定，或者与行政规范及程序有关的规定。根据 10.90(a)，各监管机构条例将在联邦注册公告中发表，并编入《美国联邦法规》中。

美国食品药品管理局监管听证会指根据第 16 部分举行的听证会。

部长是指卫生及公共服务部部长。

局长管辖的法律或美国食品药品管理局管辖的法律指的是局长有权执行的所有法律。

(b)《联邦食品药品和化妆品法案》第 201 节或第 1 部分定义的术语在该部分具有相同的定义。

(c) 单数形式的词语包含复数含义，阳性词语包含阴性含义，反之亦然。

(d) 无论何时，本部分对 FDA 人员的引用（如中心主任），该引用包括该人员授予相关特定职能的所有人员。

[44 FR 22323，1975 年 4 月 13 日，后修订为 46 FR 8455，1981 年 1 月 27 日；50 FR 8994，1985 年 3 月 6 日；54 FR 6886，1989 年 2 月 15 日；54 FR 9034，1989 年 3 月 3 日；59 FR 14363，1994 年 3 月 28 日；69 FR 17290，2004 年 4 月 2 日]

第 10.10 节　行政规范及程序摘要。
为了鼓励公众参与所有监管机构活动，局长将准备以易于理解的术语公开发行 FDA 行政规范及程序摘要。

第 10.19 节　程序要求的放弃、中止或修改。

局长或审裁官可自行或根据参与者的请求通过在听证会上宣布或
通过在听证会前发出通知放弃、中止或修改第 12 至 16 部分中适
用于举行公开听证会的任何规定，在不损害任何参与者利益的前
提下，以此达到伸张正义的目的，且该行为符合法律的规定。

子部分 B——一般行政程序

第 10.20 节　提交文件至卷宗管理处；时间的计算；公开
披露的可用性。

(a) 除非相关联邦注册公告或本章其他小节中另有具体规定，否则
提交至卷宗管理处的请愿书、评论、反对意见、通知、信息汇编
或任何其他文件均按照一式四份进行存档。卷宗管理处是这些文
件的保管部门。

(b) 提交的文件需要由其编制人、律师或此类人员的其他授权代表
签字。行业协会提交的文件也需要符合 10.105(b) 的要求。

(c) 提交文件引用或依据的信息必须完整地包含在内，不得以参考
文件的形式编入，除非之前已在相同的程序中提交过该文件。

(1) 复制的文章或引用的其他参考或来源必须包含在内，但以下类
型的参考或来源除外：

(i) 已报告的联邦法院案件；

(ii) 联邦法律或法规；

(iii) 通常情况下公开提供的 FDA 文件；或

(iv) 可随时提供给监管机构的公认医学或科学教材。

(2) 如果提交材料的部分内容为外语，则必须同时提供经确认完整准确的英语译文，同时附上翻译人员的姓名、地址以及资历简介。外语文献或其他材料的翻译必须与原始出版物一起提供。

(3) 凡相关信息所在的文件中同时存在不相关信息的，则删除不相关信息，只提交相关信息。

(4) 根据 20.63 (a) 和 (b)，任何记录中的姓名和可识别患者或研究受试者的其他信息需予以删除，然后再将记录提交至卷宗管理处，以防止出现明显的侵犯个人隐私的行为。

(5) 将记录提交至卷宗管理处之前，必须删除其中的诽谤、猥亵或过激内容。

(6) 未能符合本部分或 12.80 或 13.20 的要求将导致提交文件被拒绝存档，或者如已经存档，将排除考虑未满足要求的任何内容。如果提交文件无法满足本节的要求且卷宗管理处已知晓其不足之处，卷宗管理处将不会对提交文件进行存档，而是将其与一份说明不符合哪些规定的适用条例一起退还。有缺陷的提交文件可以进行纠正和补充，然后再进行存档。

卷宗管理处办公室不会做出关于提交文件保密性的决定。

(d) 提交文件的存档只代表卷宗管理处已确认提交文件中没有技术缺陷。请愿书的存档并不意味着或表示它符合所有适用的要求，或者包含所请求行为的合理理由，或者所请求的行为符合法律规定。

(e) 除 10.31(b) 中的规定之外，所有提交至卷宗管理处的文件将被视为于加盖的邮戳日期提交，或者，若是在正常工作时间内亲自送达，则视为在送达当日提交，除非本部分、适用的联邦注册公告、或由行政法法官签署、其中特别声明必须在规定日期前接收文件的决议（例如，涉及复议请愿书的 10.33(g)）中另有规定，否则在此情况下，将视为在接收当日提交。

(f) 所有提交文件将通过邮寄或专人递送提交至美国食品药品管理局卷宗管理处，5630 Fishers Lane, rm.1061, Rockville, MD 20852。

(g) FDA 通常不会确认文件的接收或提供回执，以下情况除外：

(1) 亲自送达或通过挂号信提交的文件要求提供回执；以及
(2) 按规范或按惯例需要提供存档回执的请愿，例如涉及公民请愿的 10.30(c)。

(h) 计算文件提交时间时，包含周六、周日和联邦法定节假日，但提交时间在周六、周日或联邦节假日失效时除外，期限将延伸至下一个工作日（含）。

(i) 提交人保证提交至卷宗管理处的所有文件均代表提交文件中所做的声明是真实准确的。所有提交文献均受关于虚假报告的政府法案 (18 U.S.C. 1001) 的约束，根据该法案，故意做出虚假陈述是一种犯罪行为。

(j) 公开审查和复制提交给卷宗管理处的文件受以下规则的约束：

(1) 除了本部分第 (j)(2) 和 (3) 项规定的内容之外，以下提交文件，包括其所有辅助材料，将在周一至周五上午 9 点至下午 4 点之间向公众展示，同时可进行公开审查。复制提交文件的请求将按照第 20 部分子部分 C 的以下小节进行存档和处理：

(i) 请愿书。

(ii) 请愿书、联邦注册公告上发表的文件和类似公开文件的评论。

(iii) 根据第 12 部分提交的反对意见和听证会请愿。

(iv) 根据 12.32(a)(2) 和第 12、13 和第 15 部分在听证会上提交的材料。

(v) 根据本章节的规定公开展示的材料，例如根据 10.115 指定的监管机构指导文件。

(2)(i) 根据 20.63（明显的侵犯个人隐私的行为）禁止公开披露的材料，以及，除本节第 (j)(3) 项的规定之外，具有根据第 12 部分提出的反对意见和听证会请求的提交材料，或者在根据第 12 或第 13 部分举行的听证会上，或者另一种形式的公众咨询监督委员会公开听证会或根据 12.32(a) (2) 或 (3) 举行的听证会上提交的以下类型的材料，将不会进行公开展示，将不会进行公开审查，并且将不得进行复制或者进行任何其他形式的文字抄录，除非第 20 部分允许进行公开披露：

(a) 安全和有效性信息，其中包括在动物或人体上对成分或产品进

行的所有研究和试验，以及对成分或产品的特性、稳定性、纯度、
效力、生物利用度、性能和实用性进行的所有研究和试验。

(b) 试验或研究的方案。

(c) 制造方法或工艺，包括质量控制程序。

(d) 生产、销售分部以及类似信息，收集信息的汇编和以不泄露保
密信息的方式编制的信息除外。

(e) 定量或半定量的公式。

(f) 产品设计或施工信息。

(ii) 根据本节第 (j)(2) 项提交的材料须与提交的所有其他材料分开
保管，并明确按照此原则进行标记。认为提交文件未根据第 (j)(2)
项进行正确处理的人员可请求公共事务副局长进行裁决，其裁决
具有最终效力，受 20.48 项下司法审查的约束。

(3) 本节第 (j)(2)(i) (a) 和 (b) 项中所列的材料可根据行政法法官或
其他审裁官在 (j)(2)(i) 项所述的听证会上下达的保护性决议进行披
露。行政法法官或审裁官允许只通过拍照并按照正常举行听证会
必要的程度披露数据。行政法法官或审裁官直接向信息的接收者
提供信息（例如，向当事人或参与者，或者仅向当事人或参与者
的律师），未明确获得访问数据权限的人员将被排除在程序的拍
照环节之外。行政法法官或其他审裁官可实施其他条件或保障措
施。本条项下材料的有限可用性不会构成 20.81 中所定义的提前
向大众披露，且不会将任何受特定决议约束的信息提交至 FDA，

或由其接收或供其参考，以支持任何其他人的请愿或其他请求。

[44 FR 22323，1979 年 4 月 13 日，后修订为 46 FR 8455，1981 年 1 月 27 日；49 FR 7363，1984 年 2 月 29 日；54 FR 9034，1989 年 3 月 3 日；59 FR 14363，1994 年 3 月 28 日；64 FR 69190，1999 年 12 月 10 日；65 FR 56477，2000 年 9 月 19 日；66 FR 56035，2001 年 11 月 6 日；66 FR 66742，2001 年 12 月 27 日；68 FR 25285，2003 年 5 月 12 日；81 FR 78505，2016 年 8 月 8 日]

第 10.25 节　行政程序的启动。

可通过以下三种方式启动行政程序：

(a) 利害关系人可向局长请愿，要求发布、修订或撤销规定或决议，或者采取或不采取任何形式的行政行为。请愿书必须：

(1) 使用其他适用的 FDA 条例中指定的请愿表，例如 71.1 中的色素添加剂请愿表、171.1 中的食品添加剂请愿表、314.50 中的新药品请愿表、514.1 中的新动物药品请愿表，或者
(2) 使用 10.30 中的公民请愿表。

(b) 局长可启动程序以发布、修订或撤销规定或决议，或者采取或不采取任何形式的行政行为。FDA 拥有对其法定职权范围内的问题进行初步裁定的初步管辖权，并要求法院驳回该监管机构之前未确定的任何问题或者暂停对其进行裁定或者将其提交给监管机构进行行政裁决，如果之前已经确定该问题，则应重新审议监管机构的结论，并受新行政裁决的约束。局长可利用本部分设立的任意程序对依据本项启动的任何事项进行审核，并作出裁定。

(c) 无论何时，只要任何法庭自行暂停任何事项或将其提交给监管机构进行行政裁决且局长断定可以在监管机构优先级与资源范围内作出行政裁决，则局长将制定程序，以确定是否发布、修订或撤销规定或决议，或者采取或不采取任何形式的行政行为。

[44 FR 22323，1979 年 4 月 13 日，后修订为 54 FR 9034，1989 年 3 月 3 日]

第 10.30 节　公民请愿。

(a) 本节适用于由人员（包括非美国公民）提交的任何请愿，但本章其他小节的不同要求对特定事项适用的情况除外。

(b) 请愿书（包括任何附件）必须根据 10.20 和 10.31（如果适用）提交。本小节的证明要求不适用于根据 10.31 的证明要求提出的请愿。请愿书必须按照以下各项的要求（如果适用）提交：

(1) 以电子方式提交。请愿书（包括任何附件）可以按照本节 (b)(3) 项和 10.20 的要求通过 http://www.regulations.gov 以电子方式提交，提交时使用的卷宗编号为 FDA 2013–S–0610。只需要提供一份即可。

(2) 以邮寄、快递或其他非电子方式提交。未按照本节 (b)(1) 项的要求以非电子方式提交的请愿书（包括任何附件）必须按照 (b)(3) 项和 10.20 的要求提交，送达至该地址：美国卫生及公共服务部食品药品管理局卷宗管理处，5630 Fishers Lane, Rm.1061, Rockville, MD 20852。只需要提供两份即可。

(3) 请愿书格式。根据本节 (b)(1) 和 (b)(2) 项规定提交的请愿书必须符合 10.20 的规定，并采用以下格式：

公民请愿书

_____ 日期：

下述签字人根据 __（《联邦食品药品和化妆品法案》、《公共保健服务法》和监管机构已授权食品药品局长执行的任何其他法律规定）的第 __（相关法令的条款，如果已知）规定提交此请愿书，以请求食品药品局长 __（发布、修订或撤销规定或决议，或者采取或不采取任何形式的行政行为）。

A. 请求的行为

（(1) 如果请愿书请求局长发布、修订或撤销规定，则提供准确措辞的现行法规（如果有）和准确措辞拟定法规或请求修订内容。）

（(2) 如果请愿书请求局长发布、修订或撤销决议，则提供一份引用现行决议内容（如果有）的准确措辞和对拟定决议请求的准确措辞。）

（(3) 如果请愿书中请求局长采取或不采取任何其他形式的行政行为，则提供所请求的具体行为或救济。）

B. 陈述理由

（一份以良好格式组织、对请愿人所依赖的事实和法律依据进行说明的完整陈述，其中包括请愿人依赖的相关信息和意见，以及请愿人已知的不利于请愿人立场的代表性信息。）

C. 环境影响

（(A) 根据本章 25.30、25.31、25.32、25.33 或 25.34 要求完全

排除或根据本章 25.40 要求环境评估。）

D. 经济影响

（以下信息只有在局长审查请愿书后要求提交时才进行提交：所请求行为对以下方面影响的陈述：(1) 行业、政府以及消费者增加的成本（和价格）;(2) 劳动者、企业或政府的生产力；(3) 竞争；(4) 重要材料、产品或服务的供应；(5) 就业；以及(6) 能源供应或需求。）

E. 证明

下述签字人证明，就其所知及所信，此请愿书包含请愿所依据的所有信息和意见，且包含请愿人已知的不利于请愿的代表性数据和信息。

_____（签名）

_____（请愿人姓名）

_____（邮寄地址）

_____（电话）

(c) 显示符合本节 (b)(3) 项、10.20 和 10.31（如果适用）要求的请愿书将由卷宗管理处进行存档，印上存档日期并为其指定唯一的卷宗编号。按照本部分的规定，唯一的卷宗编号确定了卷宗管理处为与请愿有关的所有提交文件建立的卷宗档案。与事项有关的后续提交文件必须参考根据本项指定的卷宗编号，并将存档在已建立的卷宗档案中。相关请愿可使用相同的卷宗编号一同进行存档。卷宗管理处将即时通知请愿人有关请愿书存档和唯一卷宗编号的事宜。

(d) 利害关系人可向卷宗管理处提交已存档请愿书的评论，此评论将成为卷宗档案的一部分。评论须指明请愿书的卷宗编号，并包括（如果适用）根据 10.31 进行的确认，并且可支持或反对请愿书的全部或部分内容。对备选或不同行政行为的请求必须作为单独的请愿进行提交。

(e)(1) 局长应根据 (e)(2) 项的要求，依据本节 (c) 项对存档的每一份请愿书进行裁定，并考虑以下方面：(i) 适用于主题事项类别的可用监管机构资源，(ii) 在同时考虑所涉主题事项类别和监管机构整体工作的情况下，为请愿书分配的优先级别，和 (iii) 法令规定的时间要求。

(2) 除本节 (e)(4) 和 (5) 项的规定外，局长应在收到请愿书的 180 天内向每位请愿人做出答复。答复将：

(i) 批准请愿，在此情况下，局长应同时采取适当的措施（例如，发表在联邦注册公告上）实施批准；

(ii) 拒绝请愿；

(iii) 驳回请愿，如果在任何时候局长认为自请愿书提交之日起法律、事实或情况的变化呈现在请愿书上没有实际意义，则可驳回请愿；或者

(iv) 提供临时答复，说明监管机构无法就请愿达成决议，例如，因存在其他监管机构优先级，或需要额外的信息。临时答复也可说明监管机构可能做出的最终答复，且可指定可能提供最终答复的时间。

(3) 局长可批准或拒绝此类请愿书的全部或部分内容，并可根据请愿书给予此类其他救济或采取其他措施。如果在任何时候，局长认为自请愿书提交之日起法律、事实或情况的变化呈现在请愿书上没有实际意义，则局长可驳回请愿。需将局长的决定通知请愿人。决定将放置在公开卷宗档案中，也可以公告的形式发表在联邦注册公告上。

(4) 局长在收到根据法案第 505(j)(2)(C) 节提交的请愿书时，应在 90 天内答复每位请愿人。答复将批准或不批准请愿。监管机构对请愿书采取的行动将受本章 314.93 的约束。

(5) 局长在收到根据《联邦食品药品和化妆品法案》第 505(q) 节提交的请愿书时，应在 150 天内答复每位请愿人。

(f) 如果根据本节 (c) 项提出的请愿请求局长发布、修订或撤销规定，则 10.40 或 10.50 也同样适用。

(g) 在未经监管机构批准且不影响重新提交的情况下，请愿人可随时补充、修订或撤回请愿书，直至局长对请愿书进行裁决为止，除非该请愿书已根据本章第 12、13、14 或 15 部分送交至听证会。在裁决或提交之后，可在经局长批准的情况下补充、修订或撤回请愿书。无论是否影响请愿书的重新提交，局长均可批准请愿书的撤回。

(h) 审查请愿书时，局长会采用以下程序：

(1) 10.65 项下的会议、讨论会以及通信。
(2) 第 12、13、14、15 或第 16 部分项下的听证会。

(3) 请求信息和意见的联邦注册公告。

(4) 根据 10.40 或 12.20 做出的发布、修订或撤销规定的提议。

(5) 本章中确立且明确适用于事项的任何其他特定公共程序。

(i) 行政程序记录由以下内容组成：

(1) 由卷宗管理处存档的请愿书，包括请愿书依据的所有信息。

(2) 收到的所有请愿书评论，包括作为评论的内容提交的所有信息。

(3) 如果请愿书提出发布、修订或撤销规定的提议，则包括 10.40(g) 项下规定的所有文件。

(4) 由任何文字记录、会议记录、报告、联邦注册公告以及按本节 (h) 项规定的可选程序提供的其他文件构成的记录，但公众咨询监督委员会会议闭幕部分的文字记录除外。

(5) 局长对请愿书的决定，包括由局长与卷宗管理处作为支持该决定的记录的一部分确定或存档的所有信息。

(6) 根据 10.65 (h) 向卷宗管理处提交的所有文件。

(7) 如果根据本节 (j) 提交复议或中止行为请愿书，则包括 10.33(k) 或 10.35(h) 中指定的行政记录。

(j) 本节 (i) 项中规定的行政记录是局长决定的唯一记录。除非指定其他日期，否则行政程序的记录将在局长作出决定当日截止。此后任何利害关系人可根据 10.33 提交复议请愿书，或根据 10.35 提交中止行为请愿书。希望依靠未列入行政记录的信息或意见的人员，应以新的请愿书将其提交给局长，以按照本节修改决定。

(k) 本节规定不适用于向美国律师转交事宜以启动法院强制执行的行为及相关通信，或 FDA 收到的日常通信中以非正式方式提出的请求、意见和建议。日常通信并不构成本节所指的请愿书，除非它能够符合本节的要求。日常通信行为不构成根据 10.45 进行司法审查的最终行政行为。

(l) 按照本节和 10.85 提交的每份请愿书，卷宗管理处将以时间顺序进行列表（但不包括根据 10.25(a)(1) 向机关其他监管机构提交的请愿书），并注明：

(1) 卷宗编号；
(2) 卷宗管理处将请愿书存档的日期；
(3) 请愿人姓名；
(4) 所涉主题事项；和
(5) 请愿书的处置。

[44 FR 22323，1979 年 4 月 13 日，后修订为 46 FR 8455，1981 年 1 月 27 日；50 FR 16656，1985 年 4 月 26 日；54 FR 9034，1989 年 3 月 3 日；57 FR 17980，1992 年 4 月 28 日；59 FR 14364，1994 年 3 月 28 日；62 FR 40592，1997 年 7 月 29 日；66 FR 6467，2001 年 1 月 22 日；66 FR 12848，2001 年 3 月 1 日；78 FR 76749，2003 年 12 月 19 日；81 FR 78505，2016 年 11 月 8 日]

第 10.31 节　有关简略新药申请、特定新药申请或特定生物制品许可申请的公民请愿及中止行为请愿。

(a) 适用性。本节适用于符合以下所有标准的公民请愿或中止行为请愿：

(1) 请愿书请求局长采取任何形式的措施，以延迟批准（如果采取）依据《联邦食品药品和化妆品法案》第 505(j) 节提交的简略新药申请、按照《联邦食品药品和化妆品法案》第 505(b) 节所述途经提交的新药申请或者根据《公共保健服务法》第 351(k) 节提交的生物制品许可申请。

(2) 2007 年 9 月 27 日或在此之后提交的请愿。

(3) 根据 10.30（公民请愿）或 10.35（中止行为请愿）以书面方式提交请愿书。

(b) 提交日期。受本节约束并依据 10.20、10.30、10.31 或 10.35 提交的请愿书被视为在卷宗管理处收到请愿书的当日提交。

(c) 证明。(1) FDA 将不会审查根据本节提交的请愿书，除非请愿书采用书面形式并包含以下证明：

> 本人证明，据所知及所信：(a) 本请愿书包含请愿所依赖的所有信息和意见；(b) 本请愿书包含请愿人已知不利于请愿的代表性数据和（或）信息；和 (c) 我已采取合理的措施确保我已获得任何不利于请愿的代表性数据和（或）信息。本人进一步证明，以我为代表提交该请愿书的当事人已于下列日期前后首次获悉我在此请求的行为所依据的信息：_____ [空格内填写请愿书提交人首次获悉此类信息的日期]。如果我因提交这些信息或其内容收到或将收到付款，包括现金和其他形式的报酬，那么我收到或将收到的付款来自于以下人员或组织：_____[在空格中填写此类人员或组织的姓名或名称]。本人根据伪证处罚法确认，截至提交本请愿书之日，上述信息是真实且正确的。

(2) 本节 (c)(1) 项中的证明必须在第一个空格内填写一个或多个具

体的日期（年，月，日）。如果在不同时期获悉不同类别的信息，则证明必须包含每个估算的相关日期。与特定日期相关的信息必须进行确认。

(d) 验证。(1) FDA 将不会接受本节项下请愿书的任何补充信息或评论，除非补充信息或评论以书面形式提交，并包含以下验证：

> 本人证明，据本人所知及所信：(a) 本人从未故意延迟提交本文件或其内容；以及 (b) 我已于 _____[空格内填写请愿书提交人首次获悉此类信息的日期] 获悉我在此请求的行为所依据的信息。如果我因提交这些信息或其内容收到或将收到付款，包括现金及其他形式的报酬，那么我收到或将收到的付款来自于以下人员或组织：_____[在空格中填写此类人员或组织的姓名或名称]。本人根据伪证处罚法确认，截至提交本文件之日，上述信息是真实且正确的。

(2) 本节 (d)(1) 项中的验证必须在第一个空格内填写一个或多个具体的日期（年、月、日）。如果在不同时期获悉不同类别的信息，则验证必须包含每个估算的相关日期。与特定日期相关的信息必须进行确认。

[81 FR 78506，2016 年 11 月 8 日]

第 10.33 节　行为的行政复议。

(a) 经局长自行决定或经利害关系人提出请愿后，局长可随时复议事项。

(b) 利害关系人可通过根据 10.25 提交的情愿书请求复议局长决定

的全部或部分内容。每一项关于复议的请求必须依据 10.20 的规定使用以下格式提交，不得迟于所述决定日期后的 30 天。局长可出于善意允许在 30 日后提交请愿书。如果决定发表在联邦注册公告上，则发表日期即为决定日期。

（日期）

美国卫生及公共服务部，食品药品管理局，卷宗管理处，rm.1–23, 5630 Fishers Lane, rm.1061, Rockville, MD 20852。

复议请愿书

[卷宗编号]

下述签字人提交此请愿书以复议

卷宗编号为 ＿ 的食品与药品局长的决定。

A. 所述决定

（简要说明请愿人希望复议的局长决定。）

B. 请求的行为

（请愿人请求局长在复议事项后做出的决定。）

C. 陈述理由

（一份以良好格式组织、对请愿人所依赖的事实和法律依据进行说明的完整陈述。理由必须证明在此之前局长未考虑或未充分考虑行政记录中包含的相关信息和意见。）

（复议请愿书中不得包含任何新信息或意见。）

（签名）

（请愿人姓名）

```
（邮寄地址）
（电话）
```

(c) 根据 10.25(a)(2) 提交的关于请愿的复议请愿书须符合 10.30 (c) 和 (d) 的要求，但当其存档在其相关请愿书所在的相同卷宗档案内时除外。

(d) 局长应及时审查复议请愿书。若局长认为请愿符合公众利益及公正利益，则局长可批准请愿。如局长确定以下所有规定适用，局长须通过任何程序批准复议请愿：

(1) 请愿书证明在此之前未考虑或未充分考虑行政记录中包含的相关信息和意见。
(2) 请愿人的立场不是轻率的，而是出于真诚的追求。
(3) 请愿人出示支持复议的有力公共政策依据。
(4) 复议的意义必须高于公众健康或其他公众利益。

(e) 复议请愿书不得以作出决定的行政记录中未包含的信息和意见为依据。希望依靠未列入行政记录的信息或意见的利害相关人，应以新的请愿书提交这些信息，以按照 10.25(a) 修改决定。

(f) 关于复议请愿书的决定是以书面形式进行的，并作为与事项有关的卷宗档案的一部分在卷宗管理处办公室公开展示。如果局长的原始决定发表在联邦注册公告上，那么批准复议的决定也将按此方式发表。批准或拒绝复议的任何其他决定也可以在联邦注册公告上发表。

(g) 只有在请愿人向法庭提起法律诉讼来审查诉讼之前，局长才可以考虑复议请愿，但如果局长已拒绝中止行为请愿，且请愿人已申请对局长的行为进行司法审查并要求审查法院批准暂停待议的审查，则也可以对请愿进行考虑。在所述决定下达日期后 30 天之后提交的复议请愿书将因未及时提交而被拒绝，除非局长允许在 30 日后提交请愿书。复议请愿书将被视为在卷宗管理处接收之日提交的。

(h) 局长可在达成决定或采取行动之后随时启动全部或部分事项的复议。如果事项的审查在法院待定，局长可以要求法院将事项交还给监管机构或暂停审查等待行政复议。该程序的行政记录包括与此类复议有关的所有其他文件。

(i) 在决定复议事项后，局长应根据 10.30(e) 对事项的是非曲直进行审查和裁定。局长可以重申、修改或推翻先前的全部或部分决定，并可以给予其他救济或采取其他必要的行动。

(j) 局长对根据 10.25(a)(2) 提交的请愿书涉及的事项进行复议应符合 10.30 (f)、(h)、(j) 和 (k) 的全部规定。

(k) 行政程序的记录由以下内容组成：

(1) 10.30(i) 中规定的原始请愿书记录。
(2) 由卷宗管理处存档的复议请愿书，包括请愿书依据的所有信息。
(3) 收到的所有请愿书评论，包括作为评论的内容提交的所有信息。
(4) 局长根据本节 (f) 项对请愿书做出的决定，包括由局长与卷宗管理处作为支持该决定的记录的一部分确定或存档的所有信息。
(5) 任何联邦注册公告或由请愿书产生的其他文件。
(6) 根据 10.65 (h) 向卷宗管理处提交的所有文件。

(7) 如果局长复议事项，则是与 10.30(i) 中规定的复议有关的行政
记录。

[44 FR 22323，1979 年 4 月 13 日，后修订为 46 FR 8455，1981 年
1 月 27 日；59 FR 14364，1994 年 3 月 28 日；66 FR 6467，2001
年 1 月 22 日；66 FR 12848，2001 年 3 月 1 日]

第 10.35 节　行为的行政中止。

(a) 局长可随时或在任何事项的决定之后中止或延长待定行为的生
效日期。

(b) 利害关系人可请求局长中止任何行政行为的生效日期。可请求
在特定时间期限中止或无限期中止。必须按照 10.20 的要求和以
下格式提交中止请求（但依据 10.31 规定的中止请求还必须包括
10.31 (c) 规定的证明），不得迟于所述决定之日后 30 天。局长可
出于善意允许在 30 日后提交请愿书。如果是在联邦注册公告中
发表的决定，则发表日期即为决定日期。

（日期）

卫生及公共服务部，食品药品管理局，卷宗管理处，5630 Fishers
Lane，rm。1061, Rockville, MD 20852。

中止行为请愿书

下述签字人提交此请愿书，请求食品药品局长中止以下事项
的生效日期。

A. 所述决定

（请求进行中止的局长具体行政行为，包括卷宗编号或对所涉行为的其他引用。）

B. 请求的行为

（请求中止的时间长度，可以是具体时间期限，也可以是无限期。）

C. 陈述理由

（一份以良好格式组织、对请愿人请求中止所依赖的事实和法律依据进行说明的完整陈述。）

（签名）

（请愿人姓名）

（邮寄地址）

（电话）

(c) 与根据 10.25 (a)(2) 提交的请愿书有关的中止行为请愿书应符合 10.30 (c) 和 (d) 的要求，但当其存档在其相关请愿书所在的相同卷宗档案内时除外。

(d) 提交中止行为请愿书或利害关系人根据任何本部分或本章任何其他小节中的其他行政程序采取的措施（例如，根据 10.30 提交公民请愿书或根据 10.33 提交复议请愿书或根据 10.85 提出咨询意见请求）均不会中止或延迟局长的任何行政行为，包括任何类型的强制措施，除非以下其中一项适用：

(1) 局长认为中止或延迟符合公众利益并中止行为。

(2) 法规要求中止该事项。

(3) 法院下达中止该事项的命令。

(e) 局长应及时审查中止行为请愿书。局长可批准或拒绝此类请愿书的全部或部分内容，并可根据请愿书给予此类其他救济或采取此类其他措施。如果在任何时候，局长认为自请愿书提交之日起法律、事实或情况的变化呈现在请愿书上没有实际意义，则局长可驳回请愿。若中止符合公众利益及公正利益，则局长可批准任何程序的中止。如以下所有规定适用，局长应批准任何程序的中止：

(1) 否则请愿人将受到无法弥补的伤害。
(2) 请愿人的立场不是轻率的，而是出于真诚的追求。
(3) 请愿人出示支持中止的有力公共政策依据。
(4) 因中止产生的延迟必须高于公众健康或其他公众利益。

(f) 关于中止行为请愿书的局长决定以书面形式呈现，并作为与事项有关的档案的一部分在卷宗管理处办公室公开展示。如果局长的原始决定发表在联邦注册公告上，那么批准中止的决定也将按此方式发表。批准或拒绝中止的任何其他决定也可以在联邦注册公告上发表。

(g) 在所述决定下达日期后 30 天之后提交的中止行为请愿书将因未及时提交而被拒绝，除非局长允许在 30 日后提交请愿书。中止行为请愿书将被视为在卷宗管理处接收之日提交的。

(h) 行政程序的记录由以下内容组成：

(1) 针对中止行为请愿书的程序记录。
(2) 由卷宗管理处存档的中止行为请愿书，包括请愿书依据的所有信息。

(3) 收到的所有请愿书评论，包括作为评论的内容提交的所有信息。

(4) 局长根据本节 (e) 段对请愿书做出的决定，包括由局长与卷宗管理处作为支持该决定的记录的一部分确定或存档的所有信息。

(5) 任何联邦注册公告或由请愿书产生的其他文件。

(6) 根据 10.65 (h) 向卷宗管理处提交的所有文件。

(i) 在未经监管机构批准且不影响重新提交的情况下，请愿人可通过书面方式随时补充、修订或撤回中止行为请愿书，直至局长对请愿书进行裁决为止，但是必须根据本节 (b) 段规定进行重新提交，除非该中止行为请愿书已根据本章第 12、13、14 或 15 部分送交至听证会。在裁决或提交之后，可在经局长批准的情况下补充、修订或撤回中止行为请愿书。无论是否影响请愿书的重新提交，局长均可批准中止行为请愿书的撤回。

[44 FR 22323，1975 年 4 月 13 日，后修订为 46 FR 8455，1981 年 1 月 27 日；54 FR 9034，1989 年 3 月 3 日；59 FR 14364，1994 年 3 月 28 日；66 FR 6468，2001 年 1 月 22 日；66 FR 12848，2001 年 3 月 1 日；81 FR 78506，2016 年 11 月 8 日]

第 10.40 节　颁布有效执法的条例。

(a) 只要有必要或在适当时，局长可以随时提出并颁布有效执行 FDA 管辖法律的条例。条例的发布、修订或撤销可以按 10.25 规定的任何方式启动。

(1) 本节适用于任何条例：(i) 不符合 10.50 和第 12 部分的要求，或 (ii) 如果符合 10.50 和第 12 部分的要求，条件是这些规定使本节适用。

(2) 利害关系人在根据 10.25(a) 提交的请愿书中提出的条例将作为提案发表在联邦注册公告上，前提是：

(i) 请愿书载有证明有合理理由做出提案的事实；和

(ii) 请愿书充分表明该提案符合公众利益，并将促进行为和监管机构目标的实现。

(3) 可以对同一主题发表两个或两个以上的替代拟建条例，以获得关于不同替代方案的评论。

(4) 利害关系人在根据 10.25(a) 提交的请愿书中提出的条例将与局长对提案和任何替代提案的初步观点一同发表在联邦注册公告上。

(b) 除本节 (e) 项另有规定外，各条例必须是在联邦注册公告上发表的拟定规章制定公告的主题。(1) 公告将包含：

(i) 监管机构的名称；

(ii) 行为的性质，例如提议的规定或公告；

(iii) 第一段的摘要以易于理解的术语描述文件的实质内容；

(iv) 相关日期，例如评论截止日期和提议的生效日期；

(v) 可以向公众提供公告详细信息的部门联系人姓名、工作地址和电话号码；

(vi) 提交书面评论的地址；

(vii) 与以序言形式总结提议及其所依据的事实和政策并援引提出条例的主管部门的公告有关的补充资料，包括引用局长做出提议所依赖的所有信息（其副本或完整清单是卷宗管理处办公室与事项有关的卷宗档案的一部分）；

(viii) 拟定条例的条款或内容或对涉及的主题和问题的描述；

(ix) 根据本章 25.52 对现有环境影响陈述或不需要环境影响陈述的引用；以及

(x) 事项的卷宗编号，用于确认由卷宗管理处为所有相关提交文件建立的卷宗档案。

(2) 该提议将提供 60 天的评论时间，但是局长可以出于合理的原因缩短或延长该期限。在任何情况下，评论的时间不得少于 10 天。

(3) 在拟定的规定发表后，任何利害关系人可以要求局长通过向卷宗管理处提交书面请求，将评论期限按规定额外延长一段时间，书面请求中需说明请求的依据。请求根据 10.35 提交，但应以"延长评论期限的请求"为标题。

(i) 请求必须论述评论无法在允许的时间内提交的原因，或者将在短时间内提供重要的新信息，或者另有健全的公共政策支持延长评论的时间。局长可以批准或拒绝该请求，或可以批准延期，但延长的期限不同于所请求的期限。延期可仅限于提出请求并证明请求合理性的具体人士，但通常适用于所有利害关系人。

(ii) 如果评论期限延长 30 天或以上，则延期将发表在联邦注册公告上，并适用于所有利害关系人。如果评论期限的延长不超过 30 天，则延期将成为向卷宗管理处提交的信函或备忘录的主题或联邦注册公告的公告主题。

(4) 拟定规章制定的公告将要求所有评论按一式四份提交至卷宗管理处，但个人可提交单独的一份。评论将加盖接收日期，并按时间顺序编号。

(5) 建议为拟定条例提交评论批判的人员附上他们认为更完善的替代措辞。

(c) 在对拟定条例发表评论的时间失效后，局长将审查该事项的全部行政记录，包括所有评论和联邦注册公告中发表的公告内容，局长将终止程序、发布新提议或颁布最终条例。

(1) 评论的质量和说服力将成为局长做决定的依据。评论的数量或长度通常不会成为影响决定的重要因素，除非评论的数量众多，以至于公共利益成为合理的考虑因素。

(2) 局长就此事宜作出的决定将完全以行政记录为依据。

(3) 在联邦注册公告上发表的最终条例将带有一份序言，以说明：(i) 监管机构的名称，(ii) 行为的性质，例如最终规定、公告，(iii) 第一段的摘要以易于理解的术语描述文件的实质内容，(iv) 相关日期，例如，规定的生效日期和评论结束日期（如果提供评论的机会），(v) 可以向公众提供公告详细信息的监管机构联系人姓名、工作地址和电话号码，(vi) 书面评论获得批准后提交书面评论的地址，(vii) 序言正文中的条例有关的补充信息，包括对相同事项的事先通知的引用，和为提议提交的各类评论的总结以及局长针对每一类评论做出的结论。序言需以彻底和可理解的方式对局长就每个问题做出决定的原因进行解释。

(4) 最终条例的生效日期不得少于联邦注册公告发表日期后 30 天，但以下情况除外：

(i) 批准免除或解除限制的条例；或

(ii) 局长为提前生效日期找到合理理由并在公告中进行陈述的条例。

(d) 本节 (b) 和 (c) 项中关于公告和评论的规定仅适用于《联邦行政程序法》（5 U.S.C. 551、552 和 553）要求的情况。但是，作为一项自由量裁权，局长可以在《联邦行政程序法》未作规定的情况下自行决定是否遵守这些规定。

(e) 本节 (b) 项中的公告与公共程序要求不适用于以下情况：

(1) 局长出于合理的原因判定它们是不切实际的、不必要的或违反公众利益的。在这些情况下，颁布条例的公告将说明进行判定的理由，并提供评论机会，以确定随后是否应修改或撤销该条例。基于这些评论的后续公告可以（但不是必须）为提供额外的机会进行公开评论。

(2) 符合 12.20(b)(2) 规定的食品添加剂和色素添加剂申请。

(3) 根据法案第 512(i) 节颁布的新动物药品管理条例。

(f) 除了本节 (b) 项规定的公告和公共程序外，局长还可以在发表至联邦注册公告前后以下列附加程序约束拟定最终条例：

(1) 10.65 项下的会议、讨论会以及通信。

(2) 第 12、13、14 或 15 部分项下的听证会。

(3) 发表在联邦注册公告、在局长决定是否拟定条例前提出信息和意见请求的公告。

(4) 放置在卷宗管理处办公室公开展示的拟定条例的草案。如果使用此程序，局长应在联邦注册公告中发表适当的公告，说明该文件的可用性，并指定以口头或书面方式提交提案草案评论的时间期限。

(5) 发表在联邦注册公告中、符合本节关于拟定条例的所有规定的提案的修订提案。

(6) 放置在卷宗管理处办公室公开展示以及发表在联邦注册公告上（如果局长认为合适）的暂定最终条例或暂定修订版最终条例。如果仅展示暂定条例，局长应在联邦注册公告中发表适当的公告，说明该文件的可用性，并指定以口头或书面方式提交暂定最终条例评论的时间期限。如果拟定条例已经发表，局长应将一份暂定最终条例和联邦注册公告邮寄给每个对拟定条例提出评论的人员。

(7) 发表在联邦注册公告上、并根据本条 (e)(1) 项提供提交详细评论机会的最终条例。

(8) 本章中确立且明确适用于事项的任何其他公共程序。

(g) 行政程序的记录由以下所有内容组成：

(1) 如果条例通过请愿书发起，则包括 10.30(i) 中规定的行政记录。

(2) 如果提交复议或中止行为请愿书，则包括 10.33(k) 或 10.35(h) 中指定的行政记录。

(3) 发表在联邦注册公告上的拟定规定，包括经局长和卷宗管理处确认或存档的所有与提案有关的信息。

(4) 收到的所有提议评论，包括作为评论的内容提交的所有信息。

(5) 颁布最终条例的公告，包括由局长与卷宗管理处作为最终条例定的行政记录的一部分确定或存档的所有信息。

(6) 任何文字记录、会议记录、报告、联邦注册公告以及按本节 (f) 项规定的程序提供的其他文件，但公众咨询监督委员会会议闭幕部分的文字记录除外。

(7) 根据 10.65 (h) 向卷宗管理处提交的所有文件。

(h) 除非指定其他日期，否则行政程序的记录将在最终条例发表在联邦注册公告的当日截止。此后，任何利害关系人可根据 10.33 提交复议请愿书，或根据 10.35 提交中止行为请愿书。希望依靠未列入行政记录的信息或意见的人员，应以新的请愿书将其提交给局长，以修改最终条例。

(i) 卷宗管理处应保留按时间顺序列出根据本节和 10.50 的规定拟定和颁发的所有条例的列表（该列表不包括因根据 10.30 提交并获得卷宗编号的请愿书而产生的条例），其中显示以下内容。

(1) 卷宗编号（对于直接提交至中心的请愿书，列表还包括中心指定的编号和其他名称，例如，为食品添加剂请愿书指定的编号）；

(2) 请愿人姓名（如果有）；

(3) 所涉主题事项；和

(4) 请愿书的处置。

[44 FR 22323，1979 年 4 月 13 日，后修订为 52 FR 36401，1987 年 9 月 29 日；54 FR 9034，1989 年 3 月 3 日；56 FR 13758，1991 年 4 月 4 日；62 FR 40592，1997 年 7 月 29 日；66 FR 6468，

2001 年 1 月 22 日；66 FR 12848，2001 年 3 月 1 日]

第 10.45 节　法院对最终行政行为的审查；用尽行政救济。

(a) 本节适用于法院对局长采取的最终行政行为进行的审查，包括根据 10.25 至 10.40 和 16.1 (b) 项采取的行动，但除符合 10.50 和第 12 部分的行为除外。

(b) 局长采取或不采取任何其他形式的行政行为的请求必须首先是以根据 10.25(a) 提交的请愿书、或者适用时，向法院提交关于行为或不作为的诉讼之前根据 16.1(b) 举行的听证会为基础做出的最终行政决定的主题。如果在根据 10.25(a)（如果适用）提交请愿书决定或根据 16.1(b) 举行听证会前对行为或不作为采取法律行动，则局长应请求驳回法院诉讼或因没有用尽全部行政补救办法、缺少 5 U.S.C. 701 以下条款规定的监管机构行为以及缺少 28 U.S.C. 2201 规定的事实争议而将其转交给监管机构进行初始行政决定。

(c) 关于中止行政行为的请求首先是以在提出法院中止行为的请求前根据 10.35 提交的中止行为请愿书为基础做出的行政决定的主题。如果在局长对依据 10.35 的要求及时提交的请愿书做出决定之前采取法律行动请求终止行政行为，则局长应请求驳回法院诉讼或因没有用尽全部行政补救办法、缺少 5 U.S.C. 701 以下条款规定的监管机构行为以及缺少 28 U.S.C. 2201 规定的事实争议而将其转交给监管机构进行初始决定。在中止行为请愿书因在 10.35 规定的时间期限或提交此类申请书的时间到期后提交而被拒之后，如果提交请求中止行政行为的法律行动，则局长将以没有用尽行政补救为依据请求驳回法律行动。

(d) 除非另有规定，否则局长的最终决定（根据 5 U.S.C. 701 及以下条款，适用时还有 28 U.S.C. 2201 的规定，可以进行审查）对依据 10.25(a) 提交的请愿书、依据 10.33 提交的复议请愿书、依据 10.35 提交的中止行为请愿书、依据 10.85 签发的咨询意见、涉及行政行为的事项（该行为是本章 16.1(b) 项下听证机会的主体）或依据 10.40 发表的最终条例的发布而言构成监管机构的最终行动，但是监管机构对根据法案 (21 U.S.C. 355(j)(2)(C)) 第 505(j)(2)(C) 条和本章 314.93 条规定提交的请愿书做出的答复将不会构成监管机构的最终行动，直到局长对请愿人提交任何复议请愿书采取行动为止。

(1) 除本节 (d)(2) 项另有规定外，FDA 的立场是：

(i) 除非适用的法律明确规定请愿人在可执行司法审查前采取进一步行动，否则最终监管机构行为须用尽所有行政补救措施，并且自最终决定之日起为提前执行司法审查做好准备；

(ii) 利害关系人受最终监管机构行为的影响，因此拥有对其进行司法审查权利；和

(iii) 驳回关于提前执行最终监管机构行为司法审查的诉讼是不合适的，原因是未联合不可分割的当事方，或该诉讼是在通过修改投诉即可解决过失的情况下未经同意对美国提起的诉讼。

(2) 局长应反对事项的司法审查，条件是：

(i) 根据法律规定，该事项是由局长酌情决定的，例如决定建议或不建议根据法案第 302、303 和 304 条实施民事或刑事行动；或

(ii) 在适当的法庭上不寻求审查。

(e) 利害关系人可以在没有事先请求局长进行复议或中止行为的情况下向法院请求对局长的最终决定进行司法审查，但本节 (c) 段规定的方式除外，在向法院提出中止请求前，该人员应根据 10.35 的规定请求局长中止。

(f) 对于根据 5 U.S.C. 701 及以下条款开展的司法审查，局长应在行动中坚定立场，无论其是否包括根据 28 U.S.C. 2201 提出的宣告式判决请求，或者在任何其他情况下，若行政行为的有效性受到合理质疑，认为行为的有效性必须完全依据 10.30(i)、10.33(k)、10.35(h)、10.40(g) 和 16.80(a) 中规定的行政记录或根据 16.1(b) 中引用的条例适用于任何决定或行为的行政记录进行确定，且可不考虑附加信息或意见。希望依靠未列入行政记录的信息或观点的利害相关人，应以新的请愿书向局长提交这些信息，以按照 10.25(a) 修改行动。

(g) 局长要求关于特定事项司法审查的所有请愿书提交至同一所美国地方法院。如果在多个司法管辖区提交请愿书，局长将采取适当行动，防止各司法管辖区出现重复诉讼，如：

(1) 根据 28 U.S.C. 1404(a) 或 28 U.S.C. 2112(a) 的要求转移一项或多项诉讼以合并单独行动的请求；
(2) 将除一个司法管辖区以外的所有行为中止，直到一项程序结束为止；
(3) 将除一项行为以外的所有行为驳回直至一项程序结束为止，同时建议其他原告介入该诉讼；或者
(4) 代表所有受影响人士将其中一件诉讼保留为集体诉讼的请求。

(h)(1) 根据 28 U.S.C. 2112(a) 条的规定，向任何美国联邦上诉法院提交的任意一份质疑局长最终行为的请愿书副本，均须通过认证邮件以要求提供回执的方式或通过专人递送的方式送至 FDA 首席法律顾问。在向法院提交原件时，请愿书应由法院书记官加盖时间戳。请愿书应提交给：美国食品药品管理局首席法律顾问办公室 (GCF-1)，5600 Fishers Lane, Rockville, MD 20857。首席法律顾问要求在附信中明确指出根据 28 U.S.C. 2112(a) 规定邮寄或交付至首席法律顾问办公室的所有请愿书的用途。

(2) 如果首席法律顾问收到两个或两个以上的已在美国联邦上诉法院存档的请愿书，以根据司法审查在该行为生效日起 10 天内对任何监管机构行为进行审查，则据委员会适用的规定，首席法律顾问将通知美国司法委员会多地区诉讼处关于在 10 日期限内接收的任何请愿。

(3) 为确定在本节 (h)(2) 项下规定的 10 日期限内是否收到待审查的请愿书，若通过专人递送，则请愿书应被视为在交付日期接收。如果通过邮件送达，接收日期应为回执卡上注明的日期。

(i) 在根据本节对行政行为进行司法审查之后：

(1) 如果法庭认为行政记录不足以支持行动，则局长应确定是否继续采取此类行动。(i) 如局长决定继续采取行动，法庭将会收到请求将该事宜交还给监管机构，以重启行政程序和记录，或者由局长在收到法院裁决后主动重启行政程序和记录。重新启动的行政程序将根据本部分的规定并按照法院的任何指示开展。

(ii) 如果局长认为公共利益要求行为保持有效至执行进一步行政程

序为止，在此期间将请求法院不中止事项，且局长将促进进一步
行政程序的执行。

(2) 如果法院认为行政记录已经足够，但是行为的理由必须进行进
一步说明：

(i) 局长须要求以书面方式直接向法院提供进一步的解释，但无需
进一步的行政程序，或根据本节 (i)(1)(i) 段重启行政程序；以及

(ii) 如果局长认为公共利益要求行为保持有效至执行进一步法律诉
讼或行政程序为止，在此期间将请求法院不中止事项，且局长将
促进进一步行政程序的执行。

[44 FR 22323，1979 年 4 月 13 日，后修订为 54 FR 6886，1989 年
2 月 15 日；54 FR 9034，1989 年 3 月 3 日；57 FR 17980，1992
年 4 月 28 日；65 FR 56477，2000 年 9 月 19 日；69 FR 31705，
2004 年 6 月 4 日]

第 10.50 节　在正式证据公开听证会后颁布法规和命令。

(a) 无论何时，只要以下所有内容适用，局长应在根据第 12 部分
举行正式证据公开听证会后颁布条例和命令。

(1) 条例或命令的主题事项根据法律有机会参与正式证据公开听证会。
(2) 请求听证会的人员有权享有参加听证会的机会，并按 12.20 至
12.22 和本章其他适用条款（例如 314.200、514.200 和 601.7(a)）
的要求为参与听证会提供充分理由。

(b) 只要符合公众利益，局长可以随时下令就任何事项举行正式证

据公开听证会。

(c) 为受到行政行为不利影响的人员提供参与正式证据公开听证会机会的法案或其他法律规定如下所示。该名单不给予听证会的权利，因为法定条文没有提供听证的机会。

(1) 第 401 节关于修订或撤销任何乳制品（包括根据本章第 131、133 和 135 部分管制的产品）或枫糖浆（根据本章 168.140 管制的产品）标识的任何定义和标准的行动。

(2) 第 403(j) 节关于特殊饮食用途食物标示的规定。

(3) 第 404(a) 节关于紧急许可控制的规定。

(4) 第 406 节关于食品中有毒物质的耐受性。

(5) 第 409 (c)、(d) 和 (h) 节关于食品添加剂的规定。

(6) 第 501(b) 节关于官方概略中描述的试验或药品试验方法。

(7) [保留]

(8) 第 502(h) 节对易变质药品提出要求的规定。

(9) 第 502(n) 条关于处方药广告的规定。

(10)–(11) [保留]

(12) 第 512(n)(5) 节关于动物抗生素药品和认证要求的规定。

(13) 第 721 (b) 和 (c) 节关于色素添加剂上市和认证的规定。

(14)《公平包装及标签法》第 4(a) 节关于食品、药品、器械及化妆品的标示规定。

(15)《公平包装及标签法》第 5(c) 节关于食品、药品、器械及化妆品的附加经济规定。

(16) 第 505 (d) 和 (e) 节关于新药申请的规定。

(17) 第 512 (d)、(e) 和 (m) (3) 及 (4) 项关于新动物药品申请的规定。

(18) 第 515(g) 节关于器械上市前批准申请和产品开发方案的规定。

(19)《公共保健服务法》第 351(a) 节关于生物制品的生物制品许可证。

(20) 第 306 节关于根据第 306(d)(3) 节规定禁止、禁止期限和考虑、终止禁止，暂停及终止暂停的规定。

[44 FR 22323，1979 年 4 月 13 日，后修订为 54 FR 9034，1989 年 3 月 3 日；58 FR 49190，1993 年 9 月 22 日；60 FR 38626，1995 年 7 月 27 日；63 FR 26697，1998 年 5 月 13 日；64 FR 398，1999 年 1 月 5 日；64 FR 56448，1999 年 10 月 20 日；67 FR 4906，2002 年 2 月 1 日]

第 10.55 节　职能分立；单方面沟通。

(a) 本节适用于根据法律有机会参与正式证据公开听证会的任何法律主题，如 10.50(c) 中所述，以及根据第 13 部分受公共调查委员会听证会管制的任何事项。

(b) 如果是 10.50(c) (1) 至 (10) 以及 (12) 至 (15) 项下所列的事项：

(1) 利害关系人可在发表公告宣布举行关于某一事项的正式证据公开听证会或公共调查委员会公开听证会之前，与任何 FDA 代表就该事项举行会议或进行通信；10.65 的规定适用于会议或通信；以及

(2) 在发表公告宣布举行关于某一事项的正式证据公开听证会或公共调查委员会公开听证会之后，以下职能分立规定适用：

(i) 负责该事项的中心，作为听证会的一方，负责所有调查职能和中心在听证会和任何辩论中的立场陈述，或者在局长面前进行口头辩论。中心的代表不得参与任何决定或对任何决定提出建议，但作为公开程序的证人或律师时除外。中心的代表和局长办公室的代表在局长作出决定之前，没有就事项进行其他的沟通。但是，局长可指定某个中心的代表向局长办公室提出建议，或指定该办

公室的成员向中心提出建议。该指定将以书面形式呈现，并在不迟于本节 (b)(2) 项规定的时间向卷宗管理处提交，以应用职能分立。除有关中心的代表以外的所有 FDA 成员（特别指定的人员除外），均可提出建议并与局长办公室一起分担其与听证会和最终决定有关的职能。

(ii) FDA 首席法律顾问应指定负责提出建议并与中心一起分担其在听证会中职能的总顾问办公室成员和负责针对其在听证会和最终决定方面的职能向局长办公室提出建议的成员。指定通知中心的总法律顾问办公室成员，除非在公开程序中担任律师，否则不得参与局长的任何决定或对决定提出建议。指定以提交至卷宗管理处且构成程序行政记录内容的备忘录形式执行。在局长作出决定前，负责通知局长办公室的总顾问办公室指定成员和总顾问办公室或相关中心的任何其他人员可能没有就事项任何其他沟通。首席法律顾问可以在程序的任何阶段指定新的律师向中心或转院办公室提供建议。首席法律顾问通常会通过局长办公室提出建议并分担与听证会和最终决定有关的职能。

(iii) 局长办公室负责对通过 FDA 任何人员的建议和参与事项进行监管机构审查并作出最终决定，但所述中心代表和指定帮助中心实现其听证会职能的总顾问办公室成员除外。

(c) 在 10.50(c) (11) 和 (16) 至 (19) 向所列的事项中，与 314.200(f)、514.200 和 601.7(a) 中所述的职能分立相关的规定在发表公告宣布举行关于某一事项的正式证据公开听证会或公共调查委员会公开听证会前适用。在发表听证会公告后，本节 (b)(2) 项的规定适用。

(d) 除本节 (e) 项的规定外，在职能分立根据本节 (b) 或 (c) 项规定适用的日期与局长就事项作出决定的日期之间，关于听证会所涉事项的沟通将受到如下限制：

(1) 监管机构外的任何人员不得就听证会事宜与审裁官或任何代表局长办公室的人员进行单方面沟通。审裁官或代表局长办公室的任何人员均不得与监管机构以外的人就听证会的事宜再进行单方面沟通。根据本部分的适用条款，所有沟通均为作为证人或顾问进行的公开沟通。

(2) 听证会的参与者可针对解决方案提议向局长办公室提交书面沟通。这些沟通将以起诉状的形式送达所有其他参与者，并像其他诉状一样交由卷宗管理处进行存档。

(3) 违反本节规定的书面沟通必须立即送达所有其他参与者，并由听证会审裁官或局长交予卷宗管理处，具体取决于收到沟通的人员。违反本节规定的口头沟通必须立即记录在书面备忘录中，以相同方式送达所有其他参与者，并交予卷宗管理处。违反本节规定参与口头沟通的人员，包括参与听证会参加者必须在听证会上回答针对谈话内容的质询（如有可能）。允许提供与违反本节规定的书面或口头交流有关的反驳证词。质询和反驳证词将进行文字记录并提交给卷宗管理处。

(e) 本节 (d) 项规定的禁止条件适用于从获得信息之时起就已提前知晓听证会公告发表消息的人员。

(f) 违反本节规定但符合公正利益和基本规约政策的沟通可能导致产生对故意进行此类沟通或引起此类沟通发生的人员不利的决定。

[44 FR 22323，1979 年 4 月 13 日，后修订为 50 FR 8994，1985 年 3 月 6 日；54 FR 9035，1989 年 3 月 3 日；64 FR 398，1999 年 1 月 5 日]

第 10.60 节　法院转交。

(a) 本条适用于联邦、州或地方法院根据 10.25(c) 或 10.45(b) 的规定将进行初始行政决定的任何事项暂停或转交给局长的情况。

(b) 局长应立即同意或拒绝接受法院转交事项。根据监管机构的优先事项和资源，只要可行，局长应同意接受转交事项，并继续对所转交的事项进行裁决。

(c) 在审查事项时，局长可采用以下程序：

(1) 10.65 项下的会议、讨论会以及通信。
(2) 第 12、13、14、15 或第 16 部分项下的听证会。
(3) 发表在联邦注册公告上提出信息和意见请求的公告。
(4) 本章其他小节确立且根据这些条款明确适用于事项的任何其他公共程序。

(d) 如果局长对事项的审查产生拟定规定，则 10.40 或 10.50 的规定也同样适用。

第 10.65 节　会议与通信。

(a) 除本部分和本章其他小节所确立的公开听证会和程序之外，FDA 代表和 FDA 之外的利害关系人之间还可以在局长管辖的法律管辖范围内就事项举行会议或进行通信。会议和通信行为不构成根据 10.45 进行司法审查的最终行政行为。

(b) 局长可认定举行开放性公开会议来讨论 FDA 待处理的事项（或事项类别）符合公众利益，任何利害关系人均可以参加此类会议。

(1) 局长须将会议的时间及地点及所讨论事项通知公众。

(2) 会议以非正式形式举行，即任何利害关系人均可以出席并参加讨论，无需在事先通知监管机构，除非会议通知另有规定。

(c) 联邦政府以外的每个人都可以请求在监管机构办公室与 FDA 代表进行私人会议以讨论事项。FDA 将采取合理的措施以满足这种要求。

(1) 会议申请人可与数量合理的员工、顾问或与之有本章 20.81(a) 中所述商业约定的人员一起出席。未经会议申请人的同意，FDA 和任何其他人员均不得要求非联邦政府行政部门职员的人员出席。任何人员可以在会议申请人和 FDA 的互相同意的情况下参加会议。

(2) FDA 将确定出席会议的监管机构代表。会议申请人可以请求，但不得要求或排除特定 FDA 职员的出席。

(3) 希望出席私人会议但未收到会议申请人或 FDA 参会邀请的人员，或不能出席会议的人员可以请求与 FDA 举行单独会议，讨论同一事项或其他事项。

(d) FDA 职员有责任与社会各界人士会面，以促进实现该监管机构管辖的法律目标。为履行这一职责，以下一般政策适用于监管机构职员受联邦政府以外的人员邀请作为监管机构代表出席或参加监管机构外会议的情况。

(1) 行政部门以外的人员可以邀请监管机构代表出席或参加在监管

机构办公室之外举行的会议。监管机构代表没有义务出席或参与会议，但是在符合公共利益的情况下可以这样做，这将有利于实现该行为的目标。

(2) 如果符合公众利益，监管机构代表可以要求会议以公开形式举行。如果能够最大程度地符合公众利益，监管机构代表可拒绝参加作为私人会议举行的会议。

(3) 监管机构代表不得故意参加基于性别、种族或宗教的会议。

(e) 当监管机构确定此类文档有用时，由 FDA 代表准备一份官方文字记录、记录或备忘录，以总结本节所述任何会议的内容。

(f) FDA 将及时提交由 FDA 代表准备的适当的会议行政案卷备忘录和所有信件，包括参与者提供的涉及监管机构待处理事项的任何会议书面摘要。

(g) FDA 代表可就与局长管辖的法律有关的任何事项召开会议或进行通信。除非法律另有规定，否则 FDA 可酌情决定会议是公开性质还是私人性质。

(h) 咨询监督委员会会议须符合本章第 14 部分的规定。

[66 FR 6468，2001 年 1 月 22 日]

第 10.70 节　行政案卷中的重大决定文档。

(a) 本节适用于 FDA 根据局长管辖的法律对任何事项做出的每一项重大决定，无论以正式方式提出（例如通过请愿书）还是以非正式方式提出（例如通过信函）。

(b) 负责处理事项的 FDA 职员负责确保与之相关的行政案卷的完整性。该档案必须包含：

(1) 作出决定所依据的适当文档，包括相关评估、审查、备忘录、信函、顾问意见、会议记录和其他相关书面文件；和
(2) 职员个人的建议和决定，包括监督人员、负责处理事项的人员。

(i) 这些建议和决定用于揭示观点和其解决方案之间的重大争议或分歧。

(ii) 与及时完成其他任务相一致，正在处理某一事项的监管机构职员和已处理过某一事项的监管机构职员，可以在书面备忘录中记录个人对此事项的意见，该意见将放置在档案中。

(c) 放置在行政案卷中的书面文件必须：

(1) 涉及正在考虑的事实、科学、法律或相关问题；
(2) 由作者注明日期和署名；
(3) 转交档案的适当的监督人员和其他适当的职员，并显示所有收到副本的人员；
(4) 避免使用诽谤性语言、过激言论、无证据的指控或无关事项（例如人事投诉）；
(5) 如果记录了作者以外的监管机构职员的意见、分析、建议或决定，则应交予其他员工；和
(6) 一旦完成（即输入最终的表格，注明日期并署名）则不得进行更改或删除。之后，必须在新文件中为文件新增或修订内容。

(d) 由监管机构职员准备且不在行政案卷中的备忘录或其他文件不

具有任何重要性或影响。

(e) 处理某一事项的 FDA 职员有权获取关于该事项的行政案卷，具体视其工作进展情况而定。已经处理过某一事项的 FDA 职员有权获取关于该事项的行政案卷，只要不妨碍对其任务的关注。获取档案时可以进行合理的限制，以确保文件的正确编目和存储、档案对他人的可用性以及待审查档案的完整性。

第 10.75 节　内部监管机构审查决定。

(a) 除了局长的 FDA 员工对此事项作出的决定，在以下情况下由职员的主管进行审查：

(1) 应职员的请求。

(2) 在主管的倡议下。

(3) 应监管机构外利害关系人的请求。

(4) 按照授权机构的要求。

(b)(1) 审查工作通过职员和主管进行协商或者通过审查有关事项的行政案卷执行，或者同时采用两种方式。审查通常会按照针对该事项规定的监管机构监督或审查渠道执行。

(2) 发起人、申请人或法案或《公共保健服务法》(42 U.S.C. 262) 项下管制的药品或器械的制造商可以请求由法案 505(n) 节所述的适当科学咨询委员会或法案 515(g)(2)(B) 节所述的咨询监督委员会对科学争议进行审查。拒绝提出此类审查请求的原因应以书面形式向请求者进行简要说明。收到中心根据本条款拒绝其请求的人员可以提交申请审查拒绝行为。该请求应发送给首席调解员和监察局长。

(c) 监管机构外的利害关系人可以通过既定的监管机构监督或审查渠道请求对决定进行监管机构内部审查。中心主任或局长办公室将出于以下任意一项目的对这些事项进行个人审查：

(1) 为解决监管机构内较低级别无法解决的问题（例如，中心或监管机构其他组成部分的两个部分之间、两个中心或监管机构其他组成部分之间、或者监管机构和监管机构利害关系人之间）。

(2) 审查需要中心或监管机构管理层关注的政策事宜。

(3) 为符合公众利益需要立即审查的异常情况。

(4) 按照授权机构的要求。

(d) 决定的内部监管机构审查必须基于行政案卷中的信息。如果利害关系人在档案中提供新的信息，则将根据新信息将该事项退还给监管机构适当的下级部门进行重新评估。

[44 FR 22323，1979 年 4 月 13 日，后修订为 50 FR 8994，1985 年 3 月 6 日；63 FR 63982，1998 年 11 月 18 日]

第 10.80 节　分发联邦注册公告和条例草案。

(a) FDA 代表与利害关系人可以通过口头或书面方式就公告或条例提出意见和建议。FDA 欢迎大家协助我们为公告和条例提供意见并收集支持信息。

(b) 公告和拟定条例。(1) 在确定编制公告或拟定条例后，通用概念可由 FDA 代表与利害关系人进行讨论。公告或拟定条例的草案细节只能在经过局长特别许可的情况下与行政部门以外的人员进行讨论。许可必须以书面形式提交给卷宗管理处。

(2) 公告或拟定条例的草案或其序言、或其任意部分可提供给行政部门以外的利害关系人，但只有通过在联邦注册公告上发表公告才能向所有利害关系人提供。以此方式提供的公告或拟定条例的草案可与利害关系人进行讨论，无需局长的事先许可，以澄清和解决提出的问题和对草案提出的疑问。

(c) 公告或拟定条例发表在联邦注册公告上后，起草最终公告或条例之前，FDA 代表可以根据本节 (b)(2) 项的规定与利害关系人讨论提案。

(d) 最终公告与条例。(1) 最终公告或条例的草案细节只能在经过局长特别许可的情况下与行政部门以外的利害关系人进行讨论。许可必须以书面形式提交给卷宗管理处。

(2) 最终公告或条例的草案或其序言、或其任意部分可提供给行政部门以外的利害关系人，但只有通过在联邦注册公告上发表公告才能向所有利害关系人提供，本节 (g) 和 (j) 段中另外规定的除外。以此方式向利害关系人提供的最终公告或条例，未经局长事先许可，可按本节 (b)(2) 段规定进行讨论。

(i) 最终公告或条例及其序言将完全根据行政记录进行编制。

(ii) 如果在起草最终公告或条例或其序言时，需要行政部门以外的人员提供额外的技术信息，则应由 FDA 以一般条款提出请求，并直接提交给卷宗管理处，作为行政记录的一部分列入记录。

(iii) 如果需要由 FDA 与行政部门外的人员直接讨论最终公告或条例或其序言的草案，则必须采取适当的保护程序，以确保建立了一个全面公正的行政记录。此类程序可能包括：

(a) 根据 10.65(b) 安排开放性的公开会议，在会议上利害关系人可以参与草案文件的审查和评论；或

(b) 根据 10.40(f)(6) 制定暂定最终条例或暂定修订版最终条例，通过这种方式为利害关系人提供更多时间进行口头和书面评论。

(e) 在最终条例发表后，FDA 代表可与利害关系人讨论其任何方面的内容。

(f) 除了本条的要求外，10.55 的规定适用于依据 10.50 和第 12 部分颁布条例。

(g) 可以向请愿人提供食品添加剂、色素添加剂或新动物药品条例的最终草案，以对该条例的技术准确性发表评论。就草案与请愿人进行的每次会议将记录在书面备忘录中，所有备忘录和通信将作为 10.65 项下条例的行政记录内容提交给卷宗管理处。

(h) 根据 42 U.S.C 263f 的规定，局长应在制定电子产品的任何执行标准前，咨询利害关系人以及技术电子产品辐射安全标准委员会 (TEPRSSC)。因此，如果正在考虑电子产品的拟定或最终执行标准（包括任何修正案），局长应在联邦注册公告中发表公告，同时将根据请求向利害相关人提供任何拟议或最终标准的任何草案，并可以进行详细的讨论。

(i) 10.65 的规定适用于与起草公告及条例有关的会议和通信。

(j) 本节关于限制讨论和披露公告和条例草案的规定不适用于 20.83 至 20.89 所述的情况。

[44 FR 22323，1979 年 4 月 13 日，后修订为 54 FR 9035，1989 年 3 月 3 日；64 FR 398，1999 年 1 月 5 日]

第 10.85 节　咨询意见。

(a) 利害关系人可就普遍适用的事项向局长寻求咨询意见。

(1) 只要可行，即批准请求。

(2) 如果有以下情况，则请求可能会被拒绝：

(i) 请求包含不完整信息，并在知情的情况下以此为依据提供咨询意见；

(ii) 局长认为无法对所述事项合理地提出咨询意见；

(iii) 之前的咨询意见或条例已充分涉及了该事项；

(iv) 请求涉及特定产品、成分或标签，且不会引起广泛适用的政策问题；或

(v) 局长认为咨询意见不符合公众利益。

(b) 咨询意见请求须按照 10.20 提交，须符合 10.30 (c) 至 (l) 项的规定，且必须以下列形式呈现：

（日期）

卫生及公共服务部，食品药品管理局，卷宗管理处，5630 Fishers Lane，rm。1061, Rockville, MD 20852。

咨询意见请求

下述签字人提交此请求以获取食品药品局长对 ___（所涉事项的一般性质）的咨询意见。

A. 涉及的问题。

（要求提出意见的问题和疑问的简单说明。）

B. 陈述事实与法律。

（完整陈述与请求有关的所有事实和法律要点。）

下述签字人证明，据其所知及所信，该请求包括与该事项有关的所有数据、信息和意见，无论有利或不利于签字人的立场，均是该请求的主题。

（签名）

（提出请求的人员）

（邮寄地址）

（电话）

(c) 局长可对作为咨询意见的请求向监管机构提出的口头或书面请求作出答复，在此情况下，请求将交予卷宗管理处并受本节规定的约束。

(d) 以下文件中作出的政策陈述或解释，除非随后被监管机构否认或被法院驳回，否则将构成咨询意见：

(1) 除拟定或最终条例的文本外，联邦注册公告的任意部分，例如向制造商发出通知或拟定或最终条例的序言。

(2) 由 FDA 在 1938 年和 1946 年之间发布的外贸函电（T.C. 第 1–431 和 1A–8A 号）。

(3) FDA 从 1968 年开始发布并编制成《合规政策指南》手册的合规政策指南。

(4) 特别认定为咨询意见的其他文件（例如关于诊断性 X 射线系统性能标准的咨询意见）、1975 年 7 月 1 日前发布、并在信息自由管理处 (ELEM–1029) 为之前的咨询意见维护的永久公共档案中存档的其他文件，"并在其位置上补充"（信息自由处职员的地址可在监管机构网站 http://www.fda.gov 上查阅）。

(e) 咨询意见代表 FDA 就此事项的正式立场，除本节 (f) 项规定的情况外，监管机构应遵守该规定，直至其被修改或撤销。局长不得就根据未经修改或撤销的咨询意见采取的行动向某人或产品提出法律诉讼。

(f) 在涉及直接及重大健康危险的异常情况下，局长可以先采取与咨询意见相反的适当民事强制措施，再修改或撤销意见。只有经局长的批准才可以采取这一行动，但局长不能委派这一职能。将加快对咨询意见进行适当的修改或撤销。

(g) 咨询意见可在其发布后随时修改或撤销。修改或撤销公告将按照最初提供咨询意见公告的相同方式提供或发表在联邦注册公告中，并将作为该事项档案的一部分在卷宗管理处办公室公开展示。对所提交的所有咨询意见，卷宗管理处应保留一份单独的按时间排序的索引。该索引将指明提出咨询意见请求的日期、意见的日期和相应档案的标识。

(h) FDA 可以接受根据随后修改或撤销的咨询意见采取或完成的行动，除非局长出于实质公共利益的考虑阻止其继续接受。只要可行，修改或撤销的咨询意见将说明之前采取或完成的行动在何时不能接受，并指明任何可能适用的过渡期。

(i) 利害关系人可以就咨询意见或修改后的咨询意见提交书面评论。任何评论将按一式四份寄往卷宗管理处，以列入关于咨询意见的公开档案中。每个人只能提交一份。在决定是否有必要进一步修改咨询意见时，会参考评论。

(j) 咨询意见可用于行政程序或法庭审理，以说明可接受和不可接受的程序或标准，但不作为法律规定使用。

(k) FDA 职员提供的陈述或建议只有在根据本节规定以书面形式发布时才构成咨询意见。FDA 职员提供的口头陈述或建议，或者虽以书面方式提供但不符合本节或 10.90 规定的陈述或建议均属于非正式沟通，只代表该员工在当时做出的最佳判断，而不能构成咨询意见，也不一定代表 FDA 的正式立场，因此对于监管机构没有约束力，监管机构也无需为其中所表达的观点担责或做出承诺。

[44 FR 22323，1979 年 4 月 13 日，后修订为 46 FR 8455，1981 年 1 月 27 日；59 FR 14364，1994 年 3 月 28 日；65 FR 56477，2000 年 9 月 19 日；76 FR 31469，2011 年 6 月 1 日；79 FR 68114，2014 年 11 月 14 日]

第 10.90 节　食品药品管理局的条例、建议和协议。

(a) 条例。FDA 条例根据 10.40 或 10.50 的规定发布在联邦注册公告中，编入《美国联邦法规》中。条例可能包含作为法律要求执行的规定，或仅旨在提供指导用途的文件和建议，或两者兼有。
公告和条例草案的分发须遵守 10.80 的规定。

(b) [保留]

(c) 建议。除 10.115 规定的指导原则外，FDA 还经常针对局长
管辖的法律授权的事项制定和分发的建议，例如，示范性州立
或地方法规，或根据 42 U.S.C. 243 和 21 U.S.C. 360ii 发布的用
于减少辐射照射的人员操作，但是不包括根据此类法律采取的
直接监管行为。这些建议可以由局长按照 10.115 中规定的程序
酌情处理，但建议将被列入卷宗管理处为其建立的单独公共档
案中时和将与联邦注册公告中发表的可用性公告中的指导原则
分开、或根据本节 (a) 项作为条例发表在联邦注册公告中的情况
下除外。

(d) 协议。FDA 和其他人员执行的正式协议、谅解备忘录或其他
类似的书面文件将被列入信息自由管理处 (ELEM–1029) 建立的协
议公共档案中，根据 20.108，"并在其位置上补充"（信息自由处
职员的地址可在监管机构网站 http://www.fda.gov 上查阅 ）。未列入
在公开档案的文件被视为已被撤销，无任何效力或影响力。

[44 FR 22323，1979 年 4 月 13 日，后修订为 54 FR 9035，1989 年
3 月 3 日；65 FR 56477，2000 年 9 月 19 日；75 FR 16346，2010
年 4 月 1 日；79 FR 68114，2014 年 11 月 14 日]

第 10.95 节　参加外部标准制定活动。

(a) 通用要求。本节适用于 FDA 职员参与监管机构外的标准制定
活动。标准制定活动包括制定绩效特征、测试方法、制造规范、

产品标准、科学方案、合规标准、成分规格、标签或其他技术或政策标准等事项。FDA 鼓励职员参与符合公众利益的外部标准制定活动。

(b) 其他联邦政府监管机构开展的标准制定活动。(1) 根据当前监管机构的《工作人员手册指南》规定的程序，FDA 职员可以在活动得到批准后参加这些活动。

(2) 描述活动的批准表格和所有相关背景信息将列入信息自由管理处 (ELEM–1029) 建立的标准制定活动公开档案中，"并在其位置上补充"（信息自由处职员的地址可在监管机构网站 http://www.fda.gov 上查阅）。

(3) 如果公众的一员受到 FDA 的邀请，在会议上向 FDA 职员提出意见或陪伴 FDA 职员出席会议，则邀请可延伸至从公众中抽选的一位代表，包括消费者群体、行业协会、专业协会以及学术部门。

(4) 被任命为活动联络代表的 FDA 职员应将所有有关活动信息或参与活动的请求转交给负责该活动的小组或组织。

(c) 州和地方政府监管机构、联合国组织、其他国际组织和外国政府根据条约举行的标准制定活动。(1) 根据当前监管机构的《工作人员手册指南》规定的程序，FDA 职员可以在活动得到批准后参加这些活动。

(2) 描述活动的批准表格和所有相关背景信息将列入信息自由管理处 (ELEM–1029) 建立的标准制定活动公开档案中，"并在其位置上补充"（信息自由处职员的地址可在监管机构网站 http://www.

fda.gov 上查阅）。

(3) 公开披露有关活动记录的可用性将由第 20 部分管辖。

(4) 如果公众的一员受到 FDA 的邀请，在会议上向 FDA 职员提出意见或陪伴 FDA 职员出席会议，则邀请可延伸至从公众中抽选的一位代表，包括消费者群体、行业协会、专业协会以及学术部门。

(5) 被任命为活动联络代表的 FDA 职员应将所有有关活动信息或参与活动的请求转交给负责该活动的集团或组织。

(d) 私人集团和组织开展的标准制定活动。(1) 根据当前监管机构的《工作人员手册指南》规定的程序，FDA 职员可以在活动得到批准后参与这些活动。集团或组织必须以书面形式请求官方参与，必须说明活动的范围，并且必须证明本节 (d)(5) 项中所列的最低标准得到满足。除本节 (d)(7) 项另有规定外，授予的请求将是局长或中心主任发送给组织的信件的主题，其中对以下事宜进行说明。

(i) 个人的参与是否作为投票或非投票联络代表；

(ii) 个人的参与并不意味着 FDA 对所达成的任何决定同意或认可；以及

(iii) 如果之后将标准呈交给 FDA，则个人的参与排除代表所述标准的官方决定人员。官方决定人员是在裁定标准的文件上签字的人员。

(2) 请求 FDA 官方参与的信件、批准表以及局长或中心主任的信件、与描述所述活动的所有相关背景信息将被列入信息自由管理处 (ELEM-1029) 建立的标准制定活动公开档案中，"并在其位置上补充"（信息自由处职员的地址可在监管机构网站 http://www.fda.gov 上查阅）。

(3) 公开披露有关活动记录的可用性将由第 20 部分管辖。

(4) 被任命为活动联络代表的 FDA 职员应将所有有关活动信息或参与活动的请求转交给负责该活动的小组或组织。

(5) 下列最低标准适用于 FDA 职员参与的外部私人标准制定活动：

(i) 该活动将以对科学技术信息的考虑为依据，将允许依据新信息进行修改，旨在防止公众得到不安全、无效或欺骗性的产品或规范。

(ii) 活动和因此而指定的标准不是为了任何公司、集团或组织的经济利益而设计的，也不会用于固定价格或阻碍竞争的反垄断违规行为，且不涉及认证的确立或对个别产品或服务的具体批准。

(iii) 负责标准制定活动的集团或组织必须具有一个程序，通过该程序，利害关系人将有机会就所涉及的活动和标准提供信息和意见，且不需要支付费用，信息和意见也将得到考虑。活动完成的方式是亲自展示还是以书面形式呈现，将由负责该活动的集团或组织决定。

(6) FDA 职员在开展标准制定活动的组织中的成员资格不会援引本节的规定，除非职员参与了标准制定活动。参与标准制定活动受本节规定的约束。

(7) 如果 FDA 直接参与特定的标准制定活动符合公众利益并将促进行为和监管机构目标的实现，局长可以书面方式确定参与者可以免受本节 (d)(1) (ii) 和（或）(iii) 项要求的约束。这一决定列入信息自由管理处 (ELEM-1029) 建立的标准制定活动公开档案中"并在其位置上补充"（信息自由处职员的地址可在监管机构网站 http://www.fda.gov 上查阅）以及任何相关行政案卷中。该活动可能包括建立和验证监管用途的分析方法，起草统一的法律法规，以及由国家和国际组织制定关于公共卫生和预防医学实践的建议。

(8) 由于 FDA 与本段下文所列的州协会和地方政府官员之间的日常密切合作，以及作为这些协会成员或与之合作的大批监管机构职员，因此参与这些协会的活动，将免受本节第 (d)(1) 至 (7) 项的约束，但是这些协会的委员会和其他群体的名单将列入除了将这些协会的委员会和其他团体的名单列入信息自由管理处 (ELEM-1029) 建立的标准制定活动公开档案中"并在其位置上补充"（信息自由处职员的地址可在监管机构网站 http://www.fda.gov 上查阅）。

(i) 美国食品卫生兽医协会 (AAFHV)。

(ii) 美国公共卫生协会 (APHA)。

(iii) 美国饲料控制官员协会 (AAFCO)。

(iv) 食物药品监督管理局协会 (AFDO)。

(v) AOAC 国际 (AOAC)。

(vi) 国家和地区卫生官员协会 (ASTHO)。

(vii) 食品安全大会 (CFP)。

(viii) 国家卫生和环境管理人员会议 (COSHEM)。

(ix) 辐射控制计划主任会议 (CRCPD)。

(x) 国际牛奶、食品和环境卫生协会 (IAMFES)。

(xi) 贝类环境卫生州际委员会 (ISSC)。

(xii) 全国药学委员会协会 (NABP)。

(xiii) 全国农业部联合会 (NADA)。

(xiv) 全国州际牛奶运输会议 (NCIMS)。

(xv) 全国地方环境卫生行政人员会议 (NCLEHA)。

(xvi) 全国度量衡会议 (NCWW)。

(xvii) 全国环境卫生协会 (NEHA)。

(xviii) 国家职业卫生学会 (NSPS)。

[44 FR 22323，1979 年 4 月 13 日，后修订为 46 FR 8455，1981 年 1 月 27 日；52 FR 35064，1987 年 9 月 17 日；54 FR 9035，1989 年 3 月 3 日；70 FR 40880，2005 年 7 月 15 日；70 FR 67651，2005 年 11 月 8 日；76 FR 31469，2011 年 6 月 1 日；79 FR 68114，2014 年 11 月 14 日]

第 10.100 节　公共日历。

(a) 公共日历。FDA 将每周制作并公开公共日历,在可行的程度内,展示上一周的重大事件，包括与行政部门以外的人员参加的重大会议，其中包括本节 (c) 项下指定的 FDA 代表。

(1) 公共日历条目将包括 :

(i) 在会议涉及法院案件、行政听证或其他监管行为或决定时，与司法部门成员、国会代表或国会委员会工作人员进行的重大会议;

(ii) 重要的会议、研讨会和演讲；和

(iii) 受监管行业赞助的社交活动。

(2) 公共日历不会报告妨碍执法活动（例如与举报人举行会议）或侵犯隐私的会议（例如，与可能在 FDA 就职的候选人举行会议）、与新闻界成员的会议或与现场承包商的会议。

(b) 日历条目。日历将为每个条目指定有关的日期、人员和主题事项。如果有大量人员出席，则不需要指定每个人的姓名。当有多名 FDA 代表参加时，最高级别的监管机构官员将在公共日历上报告会议。

(c) 受影响的人员。以下 FDA 代表符合本节的要求：

(1) 食物与药品局长。

(2) 高级副局长。

(3) 副局长。

(4) 法规事务副局长。

(5) 中心主任。

(6) 食品药品管理局总顾问。

(d) 公开展示。公共日历将在以下地点公开展示：

(1) 卷宗管理处。

(2) 公共事务副局长办公室。

(3) 如果可行，FDA 主页。

[66 FR 6468，2001 年 1 月 22 日]

第 10.105 节　由组织代表。

(a) 组织可以通过提交请愿书、评论和反对意见代表其成员，并以其他方式参与本部分规定的行政程序。

(b) 组织的请愿书、评论、反对或代表不会削弱成员以自己的名义采取类似个人行为的权利。

(c) 参加 FDA 行政程序的每个组织必须每年向卷宗管理处提交该组织目前的所有成员名单。

(d) 组织根据 12.20 至 12.22 的规定对听证会提出的反对意见或请求，

并不为成员提供可由其独立行使的反对或请求听证会的法律权利。希望对听证会提出反对意见或请求的组织成员必须独立提出。

(e) 在组织参与的法庭程序中，局长将采取适当的法律措施将案件提交或视为集体诉讼，或以其他方式对所有组织成员产生约束力，按名称特别排除的组织除外。无论案件是作为集体诉讼提起还是被视为集体诉讼，或是以其他方式对组织的所有成员具有约束力，除了按名称特别排除的组织外，局长将在涉及相同问题及本组织成员的任何后续诉讼中担任该职务，根据禁反言原则或既判案件，通过成员阻止对问题的进一步诉讼。

第 10.110 节　解决建议。
在本部分规定的诉讼程序过程中，个人可随时对有关问题提出解决建议。程序的参与者将有机会考虑所提议的解决办法。解决方案和相关事宜的未经接收的提议，例如未经同意的拟定规定，将不允许出现在 FDA 行政程序的证据中。在法庭程序或另一个行政诉讼程序中，FDA 将不会承认有关解决方案信息的证据。

第 10.115 节　指导质量管理规范。
(a) 什么是指导质量管理规范 (GGP)？指导质量管理规范是 FDA 用于制定、发布和使用指导性文件的政策和程序。

(b) 什么是指导原则？(1) 指导原则是为 FDA 工作人员，申请人 / 发起人和公众准备的文件，用于描述监管机构对监管问题的解释或政策。

(2) 指导原则包括但不限于涉及以下内容的文件：规范产品的设计、生产、标签、推广、制造和测试；提交文件的处理、内容和评估或批准；检查和执行政策。

(3) 指导原则不包括：有关内部 FDA 程序的文件、监管机构报告、向消费者或卫生专业人员提供的一般信息文件、演讲、期刊文章和社论、媒体访谈、新闻材料，警告信、谅解备忘录或针对个人或公司的其他通信。

(c) 其他术语有什么特殊含义？ (1) "一级指导原则"包括以下类型的指导原则：

(i) 阐述法定或法规要求的初步解释；

(ii) 阐述非次要解释或政策的变化；

(iii) 包含复杂的科学问题；或

(iv) 涉及高度争议的问题。

(2) "二级指导原则"是阐明现有规范或解释或政策次要变化的指导原则。二级指导原则包括未分类为一级的所有指导原则。

(3) "您"是指 FDA 以外所有受影响的各方。

(d) 您或 FDA 是否需要遵循指导原则？ (1) 不需要。指导原则不具有法律上可执行的权利或责任。它们对公众或 FDA 没有法律约束力。

(2) 您可以选择使用指导原则中所述方式以外的方法。但是，您的替代方法必须符合相关的法律法规。FDA 愿意与您讨论替代方法，以确保其符合相关法律法规。

(3) 尽管指导原则对 FDA 没有法律约束力，但它们代表监管机构目前的想法。因此，FDA 职员只有在具有正当理由和监管同意的情况下离开指导原则。

(e) FDA 是否可以使用除指导原则以外的方式向广大群众传达新的监管机构政策或新的监管方法？该监管机构不得使用指导原则定义排除的文件或其他通信手段等非正式方式首次向广大群众传达新的或不同的监管期望。无论何时，只要法律或法规中不明显的监管期望是首次传达给广大群众，均必须遵守这些 GGP。

(f) 您如何参与指导原则的制定和发布？ (1) 您可以根据本节 (g) 项所述的程序提供关于 FDA 正在制定的指导原则的输入。

(2) 您可以建议制定指导原则的领域。您的建议应该提出需要指导原则的理由。

(3) 您可以提交拟定指导原则的草案供 FDA 考虑。当您这样做时，您应该标记文件为"指导原则提交"，并将其提交给卷宗管理处 (HFA–305)，5630 Fishers Lane，rm.1061, Rockville, MD 20852。

(4) 您可以随时建议 FDA 修改或撤销现有的指导原则。您的建议应该提出修订或撤销指导原则的原因，以及如何进行修订（如果适用）。

(5) FDA 将每年在联邦注册公告和互联网上发布一次明年制定或

修订指导原则的可能议题列表。您可以对此列表进行评论（例如，通过提出替代方法或就 FDA 正在考虑的主题提出建议）。

(6) 为了通过本节 (f)(1)、(f)(2) 或 (f) (4) 项所述的机制之一参与指导原则的制定和发布，您应当与负责指导原则所涉监管活动的中心或办公室进行联系。

(7) 如果 FDA 同意起草或修改指导原则，在根据本节 (f)(1)、(f)(2) 或 (f)(4) 项提出建议后，您可以根据本节 (g) 项中所述的程序参与该指导原则的制定。

(g) FDA 制定和发布指导原则的程序是什么？ (1) FDA 制定和发布一级指导原则的程序如下：

(i) 在 FDA 制定一级指导原则草案之前，FDA 可以寻求或接受来自该监管机构以外的个人或团体的提前输入。例如，FDA 可以通过参加或举行公开会议和研讨会来做到这一点。

(ii) 在 FDA 制定一级指导原则草案之后，FDA 将：

(A) 在联邦注册公告中发表公告，宣布指导原则草案可用；

(B) 在互联网上发布指导原则草案，并以硬拷贝形式提供；和

(C) 请您对指导原则草案发表评论。本节 (h) 项段向您介绍如何提交评论。

(iii) 在 FDA 制定一级指导原则草案之后，FDA 还可以：

(A) 举行公开会议或研讨会；或者

(B) 将指导原则草案提交给咨询监督委员会进行审查。

(iv) 在为公众提供评论一级指导原则的机会之后，FDA 将：

(A) 审查所收到的任何评论，适当时制定纳入建议变更的指导原则的最终版本；

(B) 在联邦注册公告上发表公告，宣布指导原则可用；

(C) 在互联网上发布指导原则，并以硬拷贝形式提供；和

(D) 执行指导原则。

(v) 在提供评论机会之后，FDA 可决定发布指导原则的另一草案。在这种情况下，FDA 将遵循本节 (g)(1)(ii)、(g)(1)(iii) 和 (g)(1)(iv) 项中的步骤执行。

(2) 如果该监管机构确定以前的公众参与不可行或不合适，FDA 将不会在实施一级指导原则之前征求您的意见。

(3) FDA 将根据本节 (g)(2) 项所述的情况，使用以下程序制定和发布一级指导原则：

(i) FDA 制定指导原则后，FDA 将：

(A) 在联邦注册公告上发表公告，宣布指导原则可用；

(B) 在互联网上发布指导原则，并以硬拷贝形式提供；

(C) 立即实施指导原则；和

(D) 发布或发表指导原则时，请您进行评论。本节 (h) 项段向您介绍如何提交评论。

(ii) 如果 FDA 收到有关指导原则的评论，FDA 将会对这些评论进行审查，并酌情修改指导原则。

(4) FDA 将使用以下程序制定和发布二级指导原则：

(i) 制定指导原则后，FDA 将：

(A) 在互联网上发布指导原则，并以硬拷贝形式提供；

(B) 立即实施指导原则，除非在提供文件时 FDA 另有规定；和

(C) 请您对二级指导原则发表评论。本节 (h) 项段向您介绍如何提交评论。

(ii) 如果 FDA 收到有关指导原则的评论，FDA 将会对这些评论进行审查，并酌情修改文件。如果修改版本，则新版本将被放置在互联网上。

(5) 您可以随时对任何指导原则进行评论。本节 (h) 项段向您介绍如何提交评论。FDA 会酌情修改指导原则以回复您的评论。

(h) 您应该如何提交关于指导原则的评论？ (1) 如果您选择根据本节 (g) 项所述提交任何关于指导原则的评论，您必须将其交送至卷宗管理处 (HFA–305), 5630 Fishers Lane, rm.1061, Rockville, MD 20852。

(2) 如果指导原则具有卷宗编号，则在评论时应标明卷宗编号。对于没有编号的文件，应列出指导原则的标题。

(3) 根据关于将文件提交给 10.20(j) 中指定的卷宗管理处的 FDA 条例，公众将进行评论。

(i) FDA 必须在指导原则中列入哪些标准要素？ (1) 指导原则必须：

(i) 包含"指导"一词，

(ii) 标明发布文件的中心或办公室，

(iii) 标明该文件适用的活动和人员，

(iv) 突出显示文件无约束效力的陈述，

(v) 列出发布日期，

(vi) 请注意，如果是先前已发布指导原则的修订版，则注明其替换的文件，以及

(vii) 如果文件为草案，则必须包含"草案"一词。

(2) 指导原则不得包含强制性语言，例如"应"、"必须"、"必需"或"要

求"，除非 FDA 使用这些词语来描述法定或监管要求。

(3) 在发布作为国际谈判产物的指导原则草案（例如国际协调会议的指导意见）时，FDA 不需要应用本节 (i)(1) 和 (i)(2) 项规定。但是，根据本条规定发布的任何最终指导原则必须包含本节 (i)(1) 和 (i)(2) 项的内容。

(j) 在 FDA 内谁可以批准指导原则的发布？各中心和办公室必须以书面程序批准指导原则。这些程序必须确保所有文件的发布都得到相应 FDA 高级官员的批准。

(k) FDA 将如何审查及修订现有的指导原则？(1) 监管机构将定期审查现有的指导原则，以确定是否需要更改或撤销。

(2) 当法规或条例发生重大变更时，监管机构将审查并酌情修改与此类已变更的法律或法规相关的指导原则。

(3) 如本节 (f)(3) 项所述，您可以随时建议 FDA 修改指导原则。

(1) FDA 如何确保 FDA 工作人员遵循 GGP？（1）参与制定、发布或应用指导原则的所有现任和新任 FDA 职员将接受该监管机构 GGP 培训。

(2) FDA 中心和办公室将监督指导原则的制定和发布，以确保遵守 GGP。

(m) 如何获得 FDA 指导原则的副本？FDA 将提供硬拷贝副本，可行时，可通过互联网提供副本。

(n) FDA 将如何告知您哪些指导原则是可用的？ (1) FDA 将在互联网上保留所有指导原则的最新列表。新的文件将在发行 30 天内添加到此列表中。

(2) FDA 将每年在联邦注册公告上发表一次其指导原则的详细列表。详细列表将确认自上一个详细列表以来添加到列表中或从列表中删除的文件。

(3) FDA 的指导原则列表将包括指导原则的名称、发行和修订日期以及如何获取文件副本的信息。

(o) 如果您认为 FDA 的某位人员没有遵守 GGP 要求,您该怎么办？如果您认为 FDA 的某位人员没有遵守本节中的程序，或者 FDA 的某位人员将指导原则视为有约束力的要求，您应联系在发布指导原则的中心或办公室就职的该人员的主管。如果无法解决问题，您应该联系更高一级的主管。您还可以联系中心或办公室监察局长以协助解决问题。如果您无法在中心或办公室层面解决问题，或者如果您认为求助于行政管理系统没有取得任何进展，您可以要求首席调解员和监察局长办公室参与其中。

[65 FR 56477，2000 年 9 月 19 日]

子部分　C—— 公共行政程序的电子媒体报道； 政策和程序指南

第 10.200 节　范围。

本指南描述了适用于监管机构公共行政程序的电子媒体报道的 FDA 政策和程序。本指南旨在明确说明 FDA 关于在此类程序中出现并使用电子记录设备的政策，并确保在整个监管机构内统一、一致地应用规范和程序。

第 10.203 节　定义。

(a) 本指南中使用的公共行政程序是指公众有权参加的任何 FDA 程序。其中包括第 12 部分所述的正式证据公开听证会，第 13 部分所述的公共调查委员会公开听证会，第 14 部分所述的公众咨询监督委员会公开听证会，第 15 部分所述的的局长听证会，第 16 部分所述的 FDA 监管听证会，消费者交流会议以及局长与卫生专业人员的公开会议。

(b) 本指南使用的事先通知是指向 FDA 的公共事务办公室（新闻关系人员）提供的表达以电子方式记录监管机构公共行政程序意图的书面或电话通知。

(c) 本指南中使用的电子记录是指由录像带录像设备或移动胶片摄像机和（或）其他电子记录设备制成的任何视频或音频记录。

[49 FR 14726，1984 年 4 月 13 日，后修订为 54 FR 9035，1989 年 3 月 3 日]

第 10.204 节　总则。

(a) FDA 多年来一直致力于实现政策的公开性。在大多数情况下，FDA 一直试图使监管机构公共行政程序的公开部分更容易被公众获取。同样，FDA 也尽可能地寻求允许完整的书面媒体访问其行政程序，以便新闻界成员有机会提供第一手报告。然而，由于电子媒体报道展现出的一些困难可通过事先通知监管机构和所有参与者得到更容易地解决，因此，FDA 认为，其政策的编纂将有助于进一步增加媒体接触其公共行政程序的机会。在联邦注册公告上发表听证会公告或独立的咨询委员会会议时，监管机构打算参考本指南。因此，监管机构将通知程序所有当事人，程序可以通过电子方式记录，而任何对使用录像带或其他方式记录程序感兴趣的人员将得到通知，已有需要遵循的既定程序。

(b) 公共行政程序的指定审裁官保留现有的自由裁量权，该自由裁量权在对其主持的程序之行为进行管制的各类行政程序相关的具体条例中列出。在第 10 至 16 部分其他条款设立的审裁官职责包括与及时召开听证会有关的义务、有限地提供证人、减少程序可能发生的干扰。每个程序各不相同，审裁官无法预期所有可能发生的事情。传统上授予审裁官在程序中规范行为的自由量裁权，以便其能够履行职责，迅速召开公平有序的听证会。

(c) 本指南为审裁官提供了一定程度的灵活性，其中规定了监管机构政策以及审裁官通常应遵循的程序，但是在特殊情况下，如有必要，可以不按照程序执行，而是根据电子媒体报道公开程序的公开性预设而定。审裁官设立附加程序或限制电子报道的自由量裁权只能在本指南规定的异常情况下行使。即使审裁官在特定情况下可能需要设立附加程序或限制，他（她）将以本指南中所述的政策为指导，来确定这些条件。考虑到听证会的持续时间和房间设计等因素，审裁官也可能会受到较少限制。

(d) 若因讨论的材料根据适用的法律不可向公众披露，而造成程序的部分或全部内容不得向公众公开，那么程序也不会向电子媒体报道公开。

(e) 监管机构要求提供事先通知，表达以电子方式记录监管机构公共行政程序意图，以促进程序的有序开展。了解预期的媒体报道将使审裁官能够根据程序的情况进行任何特别安排。监管机构认为，本指南确立了足够具体的标准来促进统一性。

(f) 监管机构允许所有感兴趣的媒体代表录制他们感兴趣的行政程序。然而，如果因空间限制而无法有大量摄像机在场，则审裁官可能需要安排共享资源。在这种情况下，应向所有允许进行拍摄和排除在外的媒体提供最终录像带的共享安排。经指定提供共享资源的人员安排和发布最终影片或录像带的方法可由确定的网络共享系统确定。但监管机构承诺，确保除主要网络以外的媒体代表也能够通过付费获得录像带副本。FDA 担忧的问题是，如果网络共享系统代表仅希望录制程序的一小部分，而被排除在外的媒体则希望录制整个过程，这样就会产生混乱。该监管机构期望有关媒体代表在程序开始前自行商议，达成合适的协议。例如，网络共享系统代表可能同意录制该程序到休息时间的部分，此时，当网络代表拆卸设备时，另一媒体代表可入场继续录制。如果在程序开始前无法达成协议，监管机构将使用收到事先通知的时间来确定各类媒体的代表性，例如一名网络记者，一名独立记者。监管机构建议有意录像的各方尽可能做出事先通知，以便监管机构能够最有效地回应电子媒体的需求。

(g) 为确保及时举行监管机构听证会、防止出现中断，设备在程序进行期间将处于固定状态，应在未进行程序时进行搭建和拆卸。如前文所述，审裁官可以自行决定减少其限制（如果合适）。

(h) 监管机构认识到电子媒体代表可能只需要程序的短片、程序的传真和（或）采访机会，因此他们可能没有必要受到在程序进行前搭建设备、然后在允许拆卸其设备前等待直至休息时才拆卸设备等要求的限制。为了适应这种可能性，FDA 的新闻关系人员将尝试作出安排，以回应这种需求，例如要求审裁官在程序开始后不久就提供休息时间，以允许拆卸设备。

(i) 监管机构作出充分承诺，尽可能允许对其公共行政程序进行电子报道，但须遵守本指南规定的有限限制。

第 10.205 节　公共行政程序的电子媒体报道。

(a) 根据本指南规定的程序，任何公开的公共行政程序均可以电子方式进行记录。程序包括监管机构公共程序向电子媒体开放的预设。FDA 将尽可能允许所有利害关系人记录监管机构的公共行政程序。只有在特殊情况下，才会强制实施 10.206 所列内容以外的限制。

(b) 录像带录制的 FDA 公共行政程序不是该程序的官方记录。唯一官方记录是由官方记者记录的程序文字记录。

第 10.206 节　公共行政程序的电子媒体报道程序。

(a) 为便于监管机构对回应媒体的需求，有意为 FDA 公共行政程序录像的人员应尽可能至少在程序开始前 48 小时通过书面或电话（电话：301–443–4177）方式提前通知食品药品管理局公共事务办公室新闻关系人员 (HFI–20)（食品药品管理局公共事务办公室，5600 Fishers Lane, Rockville, MD 20857）。新闻关系人员将通知审裁官，电子媒体代表将出席该程序，并确定审裁官是否需要除本子部分规定以外的任何特别规定。如果需要，新闻关系人员将担任审裁官和有意记录程序的人员之间的联络人，以促进本部分所列程序之外的任何程序的开展。主持人将不会因未能提前 48 小时通知而拒绝访问。任何事先通知可能会说明预期的录制时间长度（如果已知），使用的设备数量和类型，以及任何特殊需求，如采访。

(b) 摄像机应在程序预定的开始时间前或程序的休息期间完全设置好，并应竖立在为电子媒体设备指定的区域。摄像机可在休息期间或听证会结束后取下。在程序期间，不允许携带摄像机走动。应使用不引人注目的人造灯光。麦克风和摄相机一样，应在程序开始之前就位，并可按照本项所述拆下。

(c) 如果听证会会议上的空间有限，则审裁官可能会限制摄像机或设备的数量。如果必须如此限制，那么参与的媒体将负责进行资源共享安排。监管机构鼓励网络共享系统制作录像带、影片或其他产品的副本，以便以收费的方式提供给非共享系统的参与者。但如果这一措施不可行，监管机构可能需要使用收到事先通知的时间来确定各类媒体的代表性，例如一名网络记者，一名独立记者。

(d) 不得在程序的录制区域之外进行录像。

(e) 在诉讼之前或期间，审裁官可为提出请求的程序确定其他特定的条件。这些条件可能比本指南所述限制更多或更少，除了审裁官应遵守监管机构对电子媒体报道公开程序的公开性预设。只有对监管机构的利益、公平和及时性构成实质性的明确威胁，才能授权审裁官施加额外的限制。这种威胁必须超过公众对电子媒体报道监管机构程序的兴趣。在特定情况下应狭义地提供附加限制。以下所列的因素目的在于协助审裁官确定监管机构的利益是否足够令人信服，以提出采取不同寻常的措施来实施额外的限制。一般情况下，当满足以下其中一个因素时，这一措施就是合理的：

(1) 电子录音将很有可能导致程序中断，这种中断显然不包含在通过本节 (a) 至 (d) 项确定的程序中。

(2) 电子录音很有可能会对诉讼的公平性或程序中的实质性讨论产生司法影响。

(3) 如果对证人的证词进行电子记录，由于证人的年龄或心理状态，特别是证人证词的个人或私人性等独有的个人情况，证人作证的能力很有可能受到损害。

(f) 程序开始之前，新闻关系人员应要求提供审裁官施加的任何附加条件的书面副本（如本条 (e) 项所述）以向媒体成员提出要求。任何上诉都应按照本条 (h) 项的规定进行。

(g) 如果有必要作出决定，则审裁官有权限制或停止对程序或程序部分内容进行录像或以其他方式进行记录的行为。审裁官召开听证会的责任包括去除大量干扰源的权利和义务。审裁官在行使其权力时，应遵守监管机构公开程序向电子媒体开放的预设。只有当审裁官认为监管机构在公平有序地开展行政程序方面的利益受到实质性威胁时，才可以行使其自由量裁权，以限制或停止对公开程序或公开程序部分内容的电子媒体报道。在程序开展过程中对电子媒体施加额外限制之前，对监管机构程序完整性的明确和实质威胁必须明显大于程序电子媒体报道中的公众利益。本节 (e) 项提到的因素表明了程序开展过程中可能需要施加额外限制来控制的监管机构利益实质性威胁。如果听证会期间确立了额外要求，则审裁官应立即通过电话将该事实通知食品药品管理局的副局长，如果副局长提出要求，则须在 24 小时内及时提交一份书面解释，说明必须采取该行为的情况。在副局长缺席或未设置副局长的情况下，审裁官应通知法规事务副局长。

(h) 审裁官在程序开展前或程序开展过程中作出的除本指南所述最低标准之外确立其他要求的决定，可以由任何有意以电子方式录制程序但因该决定受到不利影响的人员提出上诉。上诉可以书面形式或电话方式向副局长提出，若副局长缺席，则向法规事务副局长提出。无论是在程序之前还是在程序开展期间提出上诉，均不需要审裁官中断程序。但是，副局长或法规事务副局长（在其缺席的情况下）将尽快解决上诉，以尽可能保留汇报者记录程序的机会。

[49 FR 14726，1984 年 4 月 13 日，后修订为 54 FR 9035，1989 年 3 月 3 日]

相 关 法 规：5 U.S.C. 551–558、701–706；15 U.S.C. 1451–1461；21 U.S.C. 141–149、321–397、467f、679、821、1034；28 U.S.C. 2112；42 U.S.C. 201、262、263b、264。

来源：44 FR 22323，1979 年 4 月 13 日，除非另有说明。

第 11 部分 | 分章 A——通用条款
电子记录；电子签名

子部分 A——通用条款

第 11.1 节 范围。

(a) 本部分法规陈述了管理局判断电子记录、电子签名和电子记录上执行的手写签名是真实可靠的，并且一般等同于纸质记录和纸上执行的手写签名的标准。

(b) 本部分适用于根据管理局规定中的任何记录要求创建、修改、保留、归档、检索或传送的电子形式的记录。该部分也适用于根据《联邦食品药品和化妆品法案》和《公共保健服务法》的要求提交给管理局的电子记录，即使这些记录在管理局规定中没有具体确定。但是，此部分不适用于通过或已通过电子方式传送的纸质记录。

(c) 除非 1997 年 8 月 20 日或之后生效的法规另有规定，否则电子签名及其相关电子记录符合本部分要求时，管理局将根据管理局规定要求将电子签名视为等同于完全手写的签名、英文缩写和其他一般签字。

(d) 除非特别要求纸质记录外，否则可以根据 11.2 使用符合本部分要求的电子记录代替纸质记录。

(e) 根据本部分保留的计算机系统（包括硬件和软件）、控制措施和随附文件应随时可用于并接受 FDA 检查。

(f) 本部分不适用于根据本章 1.326 至 1.368 要求创建或保留的记录。满足本章第 1 部分子部分 J 要求，但根据其他适用法定条款或规定也同样需要的记录仍受本部分制约。

(g) 本部分不适用于根据本章 101.11(d) 获得的电子签名。

(h) 本部分不适用于根据本章 101.8(d) 获得的电子签名。

(i) 本部分不适用于根据本章第 117 部分要求创建或保留的记录。满足本章第 117 部分要求，但根据其他适用法定条款或规定也同样需要的记录仍受本部分制约。

(j) 本部分不适用于根据本章第 507 部分要求创建或保留的记录。满足本章第 507 部分要求，但根据其他适用法定条款或规定也同样需要的记录仍受本部分制约。

(k) 本部分不适用于根据本章第 112 部分要求创建或保留的记录。满足本章第 112 部分要求，但根据其他适用法定条款或规定也同样需要的记录仍受本部分制约。

(l) 本部分不适用于根据本章第 1 部分子部分 L 要求创建或保留的记录。满足本章第 1 部分子部分 L 要求，但根据其他适用法定条款或规定也同样需要的记录仍受本部分制约。

(m) 本部分不适用于根据本章第 1 部分子部分 M 要求创建或保留的记录。满足本章第 1 部分子部分 M 要求，但根据其他适用法定条款或规定也同样需要的记录仍受本部分制约。

(n) 本部分不适用于根据本章第 1 部分子部分 O 要求创建或保留的记录。满足本章第 1 部分子部分 O 要求，但根据其他适用法定条款或规定也同样需要的记录仍受本部分制约。

(o) 本部分不适用于根据本章第 121 部分要求创建或保留的记录。满足本章第 121 部分要求，但根据其他适用法定条款或规定也同样需要的记录仍受本部分制约。

[62 FR 13464，1997 年 3 月 20 日，后修订为 69 FR 71655，2004 年 12 月 9 日；FR 71253，71291，2014 年 12 月 1 日；80 FR 71253，2015 年 6 月 19 日；80 FR 56144，56336，2015 年 9 月 17 日；80 FR 74352，74547，74667，2015 年 11 月 27 日；81 FR 20170，2016 年 4 月 6 日；81 FR 34218，2016 年 5 月 27 日]

第 11.2 节　实施。

(a) 对于需要保留但不要提交给管理局的记录，只要符合本部分要求，个人可全部或部分使用电子记录代替纸质记录或电子签名代替传统签名。

(b) 对于提交给管理局的记录，只要符合以下要求，个人就可全部或部分使用电子记录代替纸质记录或电子签名代替传统签名：

(1) 符合本部分要求；以及

(2) 待提交的文件或文件部分已经在第 92S-0251 号公共卷宗中识别为管理局以电子形式接受的提交类型。该卷宗将具体识别什么类型的文件或文件部分可接受以电子形式提交而无需纸质记录以及管理局接收提交的单位（例如，具体的中心、办公室、部门、分部）。如果以电子形式提交文件，则提交给非公共卷宗中指定的管理局接收单位的文件将被视为非官方文件；这些文件的纸质形式将被视为官方文件，并且必须伴有任何电子记录。有关如何（例如，传送方式、媒介、文件格式和技术方案）以及是否进行电子提交的详细信息，请咨询有关管理局接收单位。

第 11.3 节　定义。

(a) 该法案第 201 节中所含术语的定义和解释适用于本部分中使用的术语。

(b) 以下术语定义也适用于本部分：

(1) "法案" 是指《联邦食品药品和化妆品法案》（第 201-903 节 (21 U.S.C. 321-393)）。

(2) "管理局" 是指美国食品药品管理局。

(3) "生物统计学" 是指根据个体的体貌特征或可重复动作的测量来验证个体身份的方法，其中这些特征和（或）动作对于该个体是独特的并且是可测量的。

(4) "封闭系统" 是指系统访问受负责系统上电子记录内容的人员控制的环境。

(5) "数字签名" 是指通过使用一组规则和一组参数计算的基于发

起者认证加密方法的电子签名，签名使得可以验证签名者的身份和数据完整性。

(6)"电子记录"是指由计算机系统创建、修改、保留、归档、检索或分发的数字形式的文本、图形、数据、音频、绘画或其他信息表示的任何组合。

(7)"电子签名"是指由个人执行、采纳或授权的任何符号或符号系列的计算机数据会变，其具有与个人手写签名同等法律约束力。

(8)"手写签名"是指由个人手写的该个人姓名或法定标识，并以当前意向执行或采纳，从而以永久形式对书写进行认证。使用书写或标记工具（如钢笔或铁笔）签字的行为得以保留。传统上适用于纸张的手写姓名或法定标识也可以应用于可捕获该姓名或标识的其他设备。

(9)"开放系统"是指系统访问不受负责系统上电子记录内容的人员控制的环境。

子部分 B —— 电子记录

第 11.10 节　封闭系统的控制措施。

使用封闭系统创建、修改、保留或传输电子记录的人员应采用设计旨在确保电子记录真实性、完整性和适当时的机密性，以及确保签名者不能轻易否定签署记录真实性的程序和控制措施。此类程序和控制措施应包括以下内容：

(a) 验证系统以确保准确性、可靠性、一致的预期性能以及辨别无效或变更记录的能力。

(b) 以适用于管理局检查、审查和复制的人类可读和电子形式生成准确和完整记录副本的能力。如果对于管理局执行电子记录的此类审查和复制的能力有任何疑问，应联系管理局。

(c) 保护记录，使其能够在记录保存期内准确迅速地进行检索。

(d) 限制系统访问授权的个人。

(e) 使用安全、计算机生成的、带时间标记的审计跟踪来独立记录操作者条目和创建、修改或删除电子记录的日期和时间。记录变更不得隐藏以前记录的信息。这种审计跟踪文档应保留至少与主题电子记录要求相同的时间，并应可用于管理局审查和复制。

(f) 酌情使用操作系统检查来强制执行所允许的步骤和事件排序。

(g) 使用权限检查来确保只有经授权个人可以使用系统、电子签署记录、访问操作或计算机系统输入或输出设备、更改记录或执行手头操作。

(h) 使用设备（例如，终端）检查来酌情确定数据输入源或操作指令的有效性。

(i) 确定开发、维护或使用电子记录／电子签名系统的人员具有执行其指定任务的教育、培训和经验。

(j) 制定和遵守书面政策，使个人对其电子签名下发起的行动负责，以防止记录和签名伪造。

(k) 对系统文档使用适当的控制措施，包括：

(1) 对系统运行和维护文档的分发、访问和使用进行充分控制。

(2) 修改和变更控制程序，以维持审计跟踪，从而记录系统文档按时间序列的开发和修改。

第 11.30 节　开放系统的控制措施。

使用开放系统创建、修改、保留或传输电子记录的人员应采用设计旨在确保从创建点到接收点的电子记录真实性、完整性和适当时的机密性。此类程序和控制措施应包括 11.10 中确定的程序和控制措施以及其他措施，例如文件加密和使用适当的数字签名标准，以在必要情况下确保记录真实性、完整性和保密性。

第 11.50 节　签名显示。

(a) 签署的电子记录应包含与签字有关的信息，明确指出以下所有内容：

(1) 签名人的印刷姓名；

(2) 执行签名的日期和时间；以及

(3) 签名相关的含义（如审查、批准、责任或作者身份）。

(b) 对于本节 (a)(1)、(a)(2) 和 (a)(3) 段中确定的项目应受与电子记录相同的控制，并应作为电子记录任何人类可读形式的一部分（如电子显示或打印输出）而包含在其中。

第 11.70 节　签名 / 记录链接。

对电子记录执行的电子签名和手写签名应与其各自的电子记录相链接，以确保签名不能以普通方式被删除、复制或以其他方式转移来伪造电子记录。

子部分 C ——电子签名

第 11.100 节　一般要求。

(a) 每个电子签名对于个人而言应是唯一的，不得由其他任何人重复使用或重新分配给其他任何人。

(b) 在确立、分配、证实或批准个人的电子签名或该电子签字的任何要素之前，机构应核实个人的身份。

(c) 使用电子签名的人员应在使用之前或使用时向管理局证明其系统中在 1997 年 8 月 20 日或之后使用的电子签名预期具有与传统手写签名相同的法律约束力。

(1) 认证应以传统手写签名方式签署并以纸质形式提交至 Office of Regional Operations (HFC–100), 5600 Fishers Lane, Rockville, MD 20857。

(2) 使用电子签名的人员应根据管理局要求提供额外的证明或证词，证明特定电子签名具有与签名人手写签名相同的法律约束力。

第 11.200 节　电子签名组件和控制措施。

(a) 非基于生物统计学的电子签名应：

(1) 使用至少两个不同的识别组件，如识别码和密码。

(i) 当个人在受控系统访问的单一连续期间执行一系列签名时，应使用所有电子签名组件执行首个签名；应使用至少一个电子签名组件执行后续签名，该电子签名组件只能由个人执行并且其设计为仅可由个人使用。

(ii) 当个人未在受控系统访问的单一连续期间执行一个或多个签名时，每个签名应使用所有电子签名组件执行。

(2) 只能由其真正所有人使用；并且

(3) 接受管理和执行，以确保除其真正所有人之外的任何人试图使用个人电子签名需要两个或多个人的合作。

(b) 基于生物统计学的电子签名应设计成确保其不能由其真正所有人以外的任何人使用。

第 11.300 节 识别码 / 密码控制措施。

采用识别码与密码共同使用电子签名的人员采取控制措施来确保其安全性和完整性。此类控制措施应包括：

(a) 维持每个识别码和密码组合的唯一性，确保两个人不会有相同的识别码和密码组合。

(b) 确保定期检查、召回或修改识别码和密码配给（例如，以解决密码过期等事件）。

(c) 遵循耗损监控程序，以电子方式解除丢失、被盗、缺失或以潜在受损的令牌、卡片和承载或生成识别码或密码信息的其他设备的认证，并使用适当的严密控制措施发布临时或永久更换。

(d) 使用交易保障措施来防止未经授权使用密码和（或）识别码，并检测和立即报告未经授权使用系统安全单元的任何尝试，并酌情进行组织管理。

(e) 对承载或生成识别码或密码信息的设备（如令牌或卡片）进行初始和周期性测试，以确保其正常工作并且未以未经授权的方式更改。

相关法规：21 U.S.C. 321–393; 42 U.S.C. 262.

来源：62 FR 13464，1997 年 3 月 20 日，除非另有说明。

第 12 部分 | 分章 A——通用条款
正式的证据公众听证

子部分 A——通用条款

第 12.1 节　范围
本部分中的行政程序适用于以下情况：

(a) 根据 10.50 中规定的法律有权参与听证；或

(b) 局长得出以下结论：在 FDA 前就任何事件举办正式证据公众听证对公众有利。

子部分 B——启动诉讼程序

第 12.20 节　启动涉及法规发布、修订或撤销的听证。
(a) 法案第 409(f)、502(n)、512(n)(5)、701(e) 或 721(d) 节或《包装和标签法》第 4 或 5 节中的诉讼程序可以经以下方式启动。

(1) 由局长根据自己的意愿启动。例如，如 170.15 "食品添加剂"

中所述；或

(2) 由申请书启动。

(i) 采用本章其他部分规定的申请书形式，例如 71.1 中的色素添加剂申请书形式；或

(ii) 如果未规定任何形式，采用 10.30 中的申请书。

(b) 如果局长收到本节 (a)(2) 款中的申请书，

(1) 该申请书中涉及的事件受制于法案第 701(e) 节或《包装和标签法》第 4 或 5 节且该申请书符合立案要求，那么局长将遵守 10.40 (b) 至 (f) 中的规定；

(2) 该申请书涉及色素添加剂或食品添加剂，符合 71.1 和 71.2 或 171.1、171.6、171.7 和 171.100 中的立案要求，那么局长将在提交申请书后 30 天内发布申请呈递通知而非拟定的规则制定通知。

(c) [保留]

(d) 法规颁布通知将说明如何提交异议和听证请求。

(e) 可以在发表最终法规之日或发布由 10.25(a) 中申请启动的提案的撤回通知之日后 30 天内向局长提交书面异议和听证请求。30 天期限不得延长，除非在出现疏忽遗漏和困难 30 天后可能收到支持异议的其他信息且异议审核和听证请求不会因此受阻。如果在终版色素添加剂法规发表后根据法案第 721(b)(5)(C) 节向咨询委员会提交法规相关申请书或提案，那么可以在发布局长既往指令

的确认或修正指令 (c) 之日后 30 天内提交异议和听证请求。[44
FR 22339，1979 年 4 月 13 日，后修订为 64 FR 399，1999 年 1 月
5 日]

第 12.21 节　启动涉及指令发布、修订或撤销的听证。

(a) 法案第 505 (d) 或 (e)、512 (d)、(e)、(m) (3) 或 (4) 及第 515(g)(1)
节或《公共卫生服务法》第 351(a) 节中的诉讼程序可以经以下方
式启动。

(1) 由局长根据自己的意愿启动 ;
(2) 经本章其他部分规定的申请书形式启动，例如，314.50 新药申
请、514.1 动物新药申请、514.2 动物饲料申请或 601.3 生物制品
许可证 ; 或
(3) 经 10.30 中的申请书启动。

(b) 有关否决或撤销整个或部分指令的提案的听证机会通知将与所
述措施的原因说明一起发表。该通知将说明如何提交听证请求。
通知中所述人员在请求听证后会有 30 天准备时间。30 天期限不
得延长。

(c) 局长可以使用 10.30(h) 中规定的可选程序发布、修订或撤销一
项指令。

(d) 在法案第 505(e)、512(e) 或 (m) 或 515(e) 节的诉讼程序中，当
事人愿意申请报销《司法平等法》(5 U.S.C. 504 和 504 说明) 中
的某些费用，在该情况下，FDA 将遵守第 13 部分 45 CFR 中卫生
及公共服务部的规定。

[44 FR 22339，1979 年 4 月 13 日，后修订为 47 FR 25734，1982
年 6 月 15 日；54 FR 9035，1989 年 3 月 3 日]

第 12.22 节　就法规或指令提出异议和听证请求。

(a) 12.20(d) 中的异议和听证请求必须提交至卷宗管理处，其受理
条件如下：

(1) 必须在 12.20(e) 中规定的时间内提交。

(2) 每项异议必须有自己的编号。

(3) 每项异议必须特别指出所反对的法规或指令条款。

(4) 应特别说明听证请求基于的各项异议。未能就某项异议请求听
证即构成弃权。

(5) 听证请求基于的每项异议包括支持性事实资料的详细说明和分
析。未纳入某项异议的说明和分析即构成弃权。该说明和分析只
可用于根据 12.24 确定听证是否合理，不限制授予听证后可呈递
的证据。

(i) 必须提交任何可靠报告、文章、调查或其他书面文件的副本，
除非该文件是：

(a) 定期公布的 FDA 文件；或

(b) 随时可提供给监管机构的、经认可的医学或科学教科书。

(ii) 必须提交可靠目击证人提供的非文件性证据。

(b) 根据 12.21 提交的听证请求将提交至卷宗管理处，其受理条件
如下：

(1) 必须在听证机会通知发布之日后 30 天内提交。

(2) 符合 314.200、514.200 或 601.7(a)。

(c) 如果异议或公众听证请求不符合本节的要求且卷宗管理处知道该缺陷，卷宗管理处将退还该听证请求并随附适用的法规副本以说明听证请求不符合这些条款。可以对有缺陷的异议或听证请求进行补充并在 12.20(e) 或 12.21(b) 中规定的 30 天期限内再次提交。

(d) 当根据 12.20(a)(2) 提交申请时有人反对发布的法规，申请人可以向卷宗管理处提交书面回复。

[44 FR 22339，1979 年 4 月 13 日，后修订为 54 FR 9035，1989 年 3 月 3 日；64 FR 69190，1999 年 12 月 10 日]

第 12.23 节　异议呈请通知。

在根据法案第 502(n)、701(e) 或 721 (d) 节或《包装和标签法》第 4 或 5 节就涉及法规发布、修订或撤销的监管机构行为提出异议和听证请求的时间到期后，局长应尽快在联邦公报中发布通知以指出法规中因适当异议而保留的部分，若未提出异议，则应说明事实。该通知不代表已确定任何异议或听证请求是合理的。当该行为不会引起不当延迟时，本节要求的通知可以与 12.28 和 12.35 中所述的通知相结合。

第 12.24 节　异议和听证请求的裁决。

(a) 局长将尽快审核 12.22 中的所有异议和听证请求并确定。

(1) 法规是否应根据 12.26 进行修订或撤销；

(2) 听证是否合理；和

(3) 若要求，确定根据第 13 部分在公众调查委员前举行听证、根据第 14 部分在公众咨询委员会前举行听证或根据第 15 部分在局长前举行听证是否合理。

(b) 若提交的材料符合以下要求，则批准听证请求：

(1) 存在有待在听证会上解决实质性事实问题。有关政策或法律问题的听证会不予批准。

(2) 该事实性问题可以通过具体说明的可靠证据解决。基于无证据主张或否决或论点一般说明的听证不予批准。

(3) 根据听证要求提交的数据和信息应足以说明根据申请人提供的方法解决事实性问题的合理性。若局长推断提交的数据和信息不足以说明事实认定的合理性，即便合理，听证也将被否决。

(4) 按申请人提供的方法解决事实性问题足以说明请求的监管机构行为的合理性。如果事实性问题在有关请求行为的解决中不具有决定性，那么基于该事实性问题的听证也不予批准。例如，局长推断即便事实性问题按照提供的方法得以解决，所请求的监管机构行为也不会发生改变，或请求最终法规包含提案中未合理包含的条款。当食品标准或其他法规可以有效排除或影响产品或成分时，基于合理异议和请求的听证将予以批准。

(5) 请求的行为与法案中的任何条款或本章中的任何法规（尤其是法定标准）一致。这些情况下的合理程序适用于请求听证相关法规的修订或撤销申请的人。

(6) 符合其他适用法规（例如，10.20、12.21、12.22、314.200、514.200 和 601.7(a)）及最终法规颁布通知或听证机会通知中规定的要求。

(c) 在作出本节 (a) 款中的决定时，局长可以使用 10.30(h) 或其他适用法规（例如，314.200、514.200 和 601.7(a)）中的可选程序。

(d) 如果不确定听证在本节 (b) 款中的原则下是否合理且局长认为应审议对听证请求人所作的简易判决，那么局长可以通过注册邮件发送拟定指令以否决听证。可以在自收到拟定指令后 30 天内证明所提交材料足以说明听证的合理性。

[44 FR 22339，1979 年 4 月 13 日，后修订为 54 FR 9035，1989 年 3 月 3 日；64 FR 399，1999 年 1 月 5 日]

第 12.26 节　法规或指令的修订或撤销。
如果局长在审核异议或听证请求后确定应修改或撤销法规或指令，局长将立即采取此类措施并在联邦公报中发布通知。可以根据 12.20 至 12.22 就修改或撤销再次提交异议或听证请求，但不可对法规或指令中的其他条款提出异议。未受修改或撤销影响的异议和听证请求将存档并在适当的时候执行。

第 12.28 节　整体或部分否决听证。
如果局长在审核异议或听证请求后确定整体或部分听证不合理，将发布确定通知。

(a) 该通知将说明听证已被整体或部分否决。如果听证被部分否决，该通知将联合 12.35 中要求的听证通知以说明已被批准和否决的异议和听证请求。

(1) 说明每项否决的原因。对于经分析用于说明听证合理性的信息后提出的否决，将说明信息的不足之处。
(2) 该通知将证实修改或保留所涉及法规或指令的有效日期。

(b) 与公众听证（异议或听证请求）整体或部分否决相关的行政诉讼记录包括以下内容。

(1) 如果诉讼涉及法规：

(i) 10.40(g) 中规定的文件；

(ii) 卷宗管理处提出的异议和听证请求；

(iii) 如果诉讼涉及根据法案第 721(b)(5)(C) 节向咨询委员会提交的色素添加剂法规，那么记录应包括委员会报告和委员会诉讼记录；和

(iv) 正式证据公众听证的否决通知。

(2) 如果诉讼涉及指令：

(i) 听证机会通知；

(ii) 卷宗管理处提出的听证请求；

(iii) 转录本、会议纪要、报告、联邦公报通知以及构成 12.24(c) 中规定的由局长使用的任何可选程序记录的其他文件，但不包括公开咨询委员会会议中非公开部分的转录本；和

(iv) 听证否决通知。

(c) 本节 (b) 款中规定的记录是局长用于决定完全或部分否决听证的专用记录。将自局长作出决定之日起关闭诉讼记录，除非已规

定其他日期。被否决的听证请求人可以提交一份 10.33 中的复议申请或提交一份 10.35 下的诉讼中止申请。希望诉诸于非行政记录中的信息或观点的人员应提交这些信息或观点至局长，并随附一份 10.25(a) 中的申请以修改最终法规或指令。

(d) 根据所涉事件的法律规定，听证请求的整体或部分否决自否决在联邦公报上发表之日起成为法院中可审核的最终监管机构行为。

(1) 在请求法院中止待审诉讼前，应首先提交一份 10.35 下的诉讼中止申请。

(2) 根据 28 U.S.C. 2112(a)，FDA 将请求合并特定事件的所有申请书。

(3) 在以下情况时，异议或问题听证否决的司法审查申请时间自否决在联邦公报上发表之日起开始计算，(i) 当异议或问题与法规相关，如果有关一部分提案的所有异议和问题的听证被否决且该部分对提案其他部分的影响在听证前已被延迟 ; 或 (ii) 当问题与指令相关，如果有关特定新药申请、动物新药申请、器械上市前批准申请或产品开发方案或生物制品许可证的所有问题的听证被否决。未能在所涉事件的法律规定中的规定时间内提出司法审查申请即表示已放弃该异议或问题的司法审查权，不论其他异议和问题的听证是否已获得批准。

第 12.30 节　放弃法规听证权后的司法审查。

(a) 有权提交 12.20(d) 中异议和听证请求的人员可以提交异议和放弃听证权。弃权可以是明确声明，也可以是听证请求失败，如 12.22(a)(4) 中所述。

(b) 如果放弃听证权，局长将根据 12.24 至 12.28 对该弃权者的异议进行裁决。局长也可以根据该部分中的任意条款自行提出听证要求。

(c) 如果局长对某人的异议作出不利裁决，该人可以根据法案向美国联邦上诉法院申请司法审查。

(1) 司法审查记录即为 12.28(b)(1) 中指定的记录。

(2) 司法审查的申请时间自发表局长的异议裁决之日起计算。

第 12.32 节　请求替代听证。

(a) 有权请求听证的人可以弃权并请求以下任意一种替代听证：

(1) 根据第 13 部分在公众调查委员前举行听证。

(2) 根据第 14 部分在公众咨询委员会前举行听证。

(3) 根据第 15 部分在局长前举行听证。

(b) 请求：

(1) 可以是请求人自己的意愿，也可以是局长的建议。

(2) 必须按照 10.30 中的公民申请书形式提交，且必须在 12.35 中的听证通知或 12.28 下的听证否决前提交；和

(3) 必须：

(i) 可以代替本部分中的听证请求；或

(ii) 如果在听证请求后或和听证请求一起提交，必须以替代听证为条件的听证弃权形式提交。经局长受理后，弃权开始具有约束力。只有当放弃任何听证权时，才可撤回弃权声明书，除非局长另有决定。

(c) 当多人请求并证明本部分中的听证合理时，只有当所有人同意放弃本部分中的听证权时才可使用替代听证。

(d) 局长将负责决定是否应采用替代听证，若采用，还将负责审议提交的请求及异议中所述问题的替代方案的合理性，从而确定何种替代听证适用。局长受理具有约束性，除非局长另有较好的决定。

(e) 局长将发布替代听证通知，通知中包含以下信息。

(1) 作为听证主题的法规或指令。
(2) 一份用于说明经法律要求或局长决定已暂缓的法规或指令部分的声明。
(3) 听证的时间、日期和地点，或此类信息将包含在后续通知中的声明。
(4) 听证方。
(5) 听证中待解决的问题。问题声明决定听证的范围。
(6) 如果听证由公众调查委员执行，在规定时间内：

(i) 听证方应提交 13.10(b) 中的委员会提名；

(ii) 应提交 12.45 中的参与申请；和

(iii) 参与者应提交 13.25 中要求的书面信息。该通知将列出与委员会前听证问题相关的行政记录部分的内容。在发布通知前，所列部分将公布于卷宗管理处办公室的公示栏上。后续提交中无需纳入已根据 13.25 提交的材料副本。

(f)(1) 本节中在公众调查委员或公众咨询委员会前举行听证的决定

具有法律效力，将被视为 12.120 下的初步决定。

(2) 本节中在局长前举行公众听证的决定将被发布为最终指令。最终指令与初步决定具有相同的内容，如 12.120 (b) 和 (c) 所述。

(3) 因此，诉讼参与者可以采取 12.120 至 12.159 中规定的行政和法院补救措施。

(g) 如果公众咨询委员会前听证或局长前听证被用作替代听证，所有资料应提交至卷宗管理处。10.20(j) 规定公众检查和复制的可用性。

(h) 本节未影响本法案第 515(g)(2) 节中在公众咨询委员会前举行器械市场前批准申请和产品开发方案相关听证的权利。咨询委员会听证程序见第 14 部分。

第 12.35 节　听证通知；中止诉讼。

(a) 如果局长在审核异议或听证请求后确定任意问题的听证合理，局长将立即发布通知以说明以下事项。

(1) 作为听证主题的法规或指令。
(2) 一份用于说明经法律要求或局长决定已暂缓的法规或指令部分的声明。
(3) 听证方。
(4) 已证明听证合理的事实性问题。
(5) 尚未证明听证合理且受制于 12.28 的任何异议或听证请求声明。
(6) 审裁官或后期通知中将指定审裁官的声明。
(7) 根据 12.45 发布参与通知的时间。
(8) 听证前会议的日期、时间和地点或后期通知中将公布日期、时间和地点的声明。听证前会议只可在 12.45(a) 要求的参与通知的发布时间到期后开始举行。

(9) 参与者提交 12.85 中的书面信息和观点的时间限制。该通知将列出与听证问题相关的行政记录部分的内容。在发布通知前，所列部分将公布于卷宗管理处办公室的公示栏上。后续提交中无需纳入已根据 12.85 提交的材料副本。

(b) 问题声明决定听证及证据基于的事件的范围。审裁官可能会修改这些问题。申请人可能获得中间审核，局长可能决定由审裁官修改问题以纳入局长未批准听证所基于的问题或删除已批准听证所基于的问题。

(c) 听证被视为自听证通知发布之日起开始。

[44 FR 22339，1979 年 4 月 13 日，后修订为 47 FR 26375，1982 年 6 月 18 日]

第 12.37 节　法规的有效期。

(a) 如果未根据 12.20(e) 就法规提出异议和听证请求，那么法规将于颁布法规中的规定日期生效。

(b) 局长将发布法规有效期的确认函。确认法规有效期的联邦公报文件可能会延长遵守规定的时间。

第 12.38 节　指令的有效期。

(a) 如果 12.21(b) 下听证机会通知的指定人员未请求听证，局长将：

(1) 发布最终指令以整体或部分否决或撤销 NDA 批准、NADA 批

准、器械上市前批准申请或生物制品许可证或撤销器械产品开发
方案或完成通知或宣布此方案尚未完成，及标明指令的有效期；
和

(2) 如果指令涉及撤销 NADA 批准，局长将即刻整体或部分撤销
法案第 512(i) 节中的适用法规。

(b) 如果 12.21(b) 下听证机会通知的指定人员已请求听证而其他人
未请求听证，那么局长可能发布一项最终指令以一次涵盖所有药
品或器械产品或可能发布多项指令以在不同时间段涵盖不同药品
或器械产品。

子部分 C——出席和参与

第 12.40 节　出席。

(a) 已提交 12.45 中参与通知的人员可以亲自出席或由顾问或其他
代表出席任何听证，根据 12.89，可以听证所有相关问题。

(b) 审裁官可能因参与者违背 12.90 中的行为规则而取消其出席资格。

第 12.45 节　参与通知。

(a) 希望参与听证的人员可以在 12.35 中的听证通知发布后 30 天
内根据 10.20 向卷宗管理处提交一份以下形式的参与通知：

（日期）

卫生及公共服务部，食品药品管理局，卷宗管理处，5630
Fishers Lane，rm。1061, Rockville, MD 20852。

参与通知

请在 21 CFR 第 12 部分下输入参与者的：

（姓名）

（街道地址）

（城市及国家）

（电话）

上述服务的受理人：

（姓名）

（街道地址）

（城市及国家）

（电话）

以下声明将作为该参与通知的一部分：

A. 具体利益（诉讼中人员的具体利益声明，包括听证人希望听到的相关具体事实性问题。诉讼当事人无需完成本部分）。

B. 承诺参与（在听证会上将呈递文件性证据或证词并遵守 21 CFR 12.85 的要求或遵守 21 CFR 13.25 的要求（若在公众调查委员前举行听证）的声明）。

（签名）

(b) 参与通知的修正案应提供至卷宗管理处和所有参与者。

(c) 未提交书面参与通知或本节 (e) 款限制参与的人均不得参与听证。

(d) 若出示的原因合理，审裁官可能允许延迟提交参与通知。

(e) 审裁官可能会取消未参与听证或未遵守该子部分中任何要求的参与者的参与资格，例如 12.85 要求的信息披露或 12.92 中发布的听证前指令。参与受限的任何人可以向局长申请中间审查。

案卷号 ___

[44 FR 22339，1979 年 4 月 13 日，后修订为 46 FR 8456，1981 年 1 月 27 日；59 FR 14364，1994 年 3 月 28 日；68 FR 24879，2003 年 5 月 9 日]

第 12.50 节　有关公众参与听证会的建议。

(a) 指定的监管机构联系人。公众对日程安排、位置和一般程序的所有资讯应提交至食品药品管理局政策副局长 (HF–22)，5600 Fishers Lane，Rockville，MD 20857 或电话 301–443–3480。监管事务副局长将尽量及时回复公众人员的所有咨询并回复听证参与者的简单信息请求。

(b) 听证计划变更。听证参与者应以书面形式直接向食品药品管理局的行政法官 (HF–3)（5600 Fishers Lane，Rockville，MD 20857）申请变更听证计划或申请文件、简短声明或其他诉状。

(c) 为个体提供法律建议。FDA 没有资源可以向参与听证的公众人员提供法律建议。而且，这么做会影响局长办公室的独立性并会增加听证过程中的不当干扰费用。因此，政策副局长 (HF–22) 不会回答当事人在听证中的位置的优缺点、诉讼策略或类似事件的相关问题。

(d) 首席顾问办公室的职责。FDA 首席顾问办公室绝对不会直接向参与或可能参与听证的人员提供任何听证建议。在每次听证中，办公室均会指定律师代表其行为是听证主题的中心机构。并指定办公室的其他人员（通常包括首席顾问）就该事件的最终决定向局长提供建议。向听证中的其他参与者提供建议或回复听证中其他参与者的咨询并不符合首席顾问办公室的职能，也不是首席顾问办公室律师或可能被要求向局长提供建议的律师的专业职责，因为此类参与者可能主张与所涉中心机构相反观点或所主张观点与局长的最终结论相反。因此，除负责代表行为是听证主题的中心机构的律师外，首席顾问办公室的其他成员不会回答任何参与者或潜在参与者的听证问题。

(e) 参与者和律师间的沟通。听证参与者可能会与负责代表行为是听证主题的中心机构的律师沟通，其沟通方式与他们和另一相关当事人顾问沟通听证中事件呈递的方式相同。禁止讨论此事件为事实规定，禁止联合提出证词或听证问题的潜在解决方案是不妥的。但是，建议公众人员（包括听证参与者）将所有此类沟通（包括电话沟通）记录于备忘录，随后可提交至卷宗管理处。

[44 FR 22329，1979 年 4 月 13 日，后修订为 50 FR 8994，1985 年 3 月 6 日；54 FR 9035，1989 年 3 月 3 日；58 FR 17096，1993 年 4 月 1 日]

子部分　D——审裁官

第 12.60 节　审裁官。

听证中的审裁官将由局长担任，该局长是局长办公室的一位成员，已被指定负责所涉及的事件，或由 5 U.S.C. 3105 中的合格行政法官担任。

第 12.62 节　启动职能。

审裁官的职能自任命之日起生效并于初步决定后失效。

第 12.70 节　审裁官的权利。

审裁官拥有一切必要的权利以主持公正、高效及有序的听证，包括有权：

(a) 规定和更改口头听证和会议的日期、时间和地点；

(b) 建立证据事实开发中使用的程序，包括 12.92(b) 中的程序，确定 12.87(b) 中口头证词和盘问的必要性；

(c) 准备参与者间实际争议区域的声明；

(d) 召开会议以解决、简化或确定听证中的问题或审议可能加快听证进度的其他事件；

(e) 管理誓言和誓词；

(f) 控制听证进度和参与者的行为；

(g) 审问证人并审查证词以确定他们是否未能充分回答合理的问题；

(h) 确定、认可、排除或限制证据；

(i) 设定起诉时间；

(j) 就请求和其他程序事宜作出裁决；

(k) 就 12.93 下的简易判决请求作出裁决；

(l) 若涉事方众多或问题较多、较复杂，则负责分阶段举行听证；

(m) 如果审裁官确定当事人均无异议、正义得到伸张且行为符合法律规定，则根据 10.19 放弃、暂缓或修改该子部分中的任何规则；

(n) 根据 12.45(e) 确定参与者或根据 12.90 排除不符合听证参与资格的人员，或采取其他合理的纪律处分；和

(o) 采取一切措施以主持公正、高效及有序的听证。

第 12.75 节　取消审裁官的资格。

(a) 参与者可以请求审裁官取消资格并退出诉讼程序。可以根据 12.97(b) 对此类请求的裁决进行上诉。

(b) 审裁官在得知取消资格的原因后应退出诉讼。

第 12.78 节　审裁官无效。

(a) 如果审裁官因任何原因而无法履行职责，局长将赋予另一位审裁官权力和职责。该取代不会影响听证，除非新的审裁官可以下令。

(b) 该取代必须在 10 天内提出申请。

子部分 E——听证会程序

第 12.80 节　提交文件的提交和服务。

(a) 提交文件（包括听证中的诉状）将根据 10.20 提交至卷宗管理处，只有两份需要提交的除外。为了确定与听证中提交期限的相符性，提交材料被视为于卷宗管理处实际收到之日提交。当本部分允许对提交材料作出回复并规定回复的提交期限时，若提交通过邮件完成，那么可以有 3 天的时间完成回复提交。

(b) 提交人应向其他参与者提供副本。无需向每位参与者提交文件资料和信息，但必须为每位参与者提供随附的送函、诉状、总结、立场声明以及本节 (d) 款下的证书或相似文件。

(c) 通过将提交材料邮寄到出庭通知书显示的地址或通过专人递送来完成服务。

(d) 所有提交文件必须随附一份服务证明或一份无需服务的声明。

(e) 除 12.105 中的规定外，书面提交材料或行政记录的其他部分无需保密。

第 12.82 节　申请参与贫民诉讼。

(a) 认为满足本节提交和服务要求会造成不合理的经济负担的参与者可以向局长提交贫民诉讼的参与申请。

(b) 申请书采用 10.30 中规定的形式，听证为："请求参与贫民诉讼,案卷号 __。"的除外。申请书的提交和服务要求见 本节 (c) 款，无论申请是否获得批准。该申请书必须证明：(1) 申请人很贫困且参与会对公众十分有利或 (2) 申请人的参与是为了公众的利益，因为该参与被视为公众的基本利益。

(c) 委员会可以批准或拒绝该申请。如果申请获得批准，参与者只需向卷宗管理处提交一份各提交资料。卷宗管理处将复印足够的副本以用于行政记录并向每位参与者提供一份副本。

第 12.83 节　咨询意见。

根据 10.85，可以在听证前或听证期间向局长征询有关诉讼中待复议法规或指令是否适用于特定情境的咨询意见。

第 12.85 节　由参与者披露数据和信息。

(a) 根据 12.35 发布听证会通知之前，负责听证事项的中心负责人应向卷宗管理处提交：

(1) 诉讼行政记录的有关部分。与听证会问题无关的部分行政记录不属于行政记录。

(2) 包含真实信息的负责人文件夹中的所有文件，不论对负责人立场有利或是不利，均与听证会所涉及的问题相关。"文件"是指中心的主要文件，该中心通常保存与听证会议题相关的文件，例如议题涉及食品添加剂的情况下，食品添加剂主文档和食品添加剂申请书、或者议题涉及新药的情况下，新药申请书。无需提交反映审议过程的内部备忘录，和专门用于听证会的律师工作产品和材料。

(3) 所有其他可靠的文件资料和信息。

(4) 一份有关听证通知中事实性问题的叙述性立场声明及负责人计划引入的支持性证据类型。

(5) 一份带签名的声明，声明就负责人所知及所信，提交材料符合本节的要求。

(b) 在听证通知发布后 60 天内或无参与者有异议，每位参与者应在审裁官规定的另一期限内向卷宗管理处提交本节 (a)(2) 至 (5) 款中规定的所有数据和信息，以及表明根据本节 (a)(1) 款提交的行政记录不完整的任何反对意见。关于本节 (a)(2) 款中规定的数据和信息，参与者应努力识别与该款中所述文件类似的文件。

(c) 本节 (a) 和 (b) 款要求的提交材料可以经委员会批准，随后在诉讼中补充，前提是：补充材料中包含的材料在提交时未知或没有，或补充材料中所包含材料的相关性无法合理预见。

(d) 参与者未能实质性遵守本节的要求即表示已放弃进一步参与听证会的权利；当事人未能遵守即表示放弃听证权。

(e) 参与者可以参阅彼此的提交材料。为了降低重复提交率，鼓励参与者交换和合并文件证据列表。如果某文件过于庞大或供应有限，又无法被合理复制，且构成相关证据，审裁官可以授权提交缩减的份数。

(f) 审裁官就与本节相关的问题进行裁决。[44 FR 22339，1979 年 4 月 13 日，后修订为 54 FR 9035，1989 年 3 月 3 日]

第 12.87 节 目的；口头和书面证词；举证责任。

(a) 正式证据听证的目的是公平确定与所有相关参与人员权利和公众利益一致的相关事实，及时处理影像公众健康和福利的争议事件。

(b) 因此，通过书面提交材料最大程度发掘听证证据，包括书面的直接证词，可以是叙述性，也可以是问答式。

(1) 在听证中，问题可能具有普遍适用性，取决于与特定当事人特定行为无关的一般事实，例如，某类药品的安全性或有效性，食品或色素添加剂的安全性，或食品标识的定义和标准；或问题对过去的行为具有普遍适用性，取决于与该当事人相关的特定事实，例如，保留条款对特定品牌药品的适用性，或特定制造商未能满足要求的制造或加工标准或其他通用标准。

(i) 如果诉讼涉及一般问题，将提交书面的直接证词，除非证明书面的直接证词不足以全面、真实地披露相关事实及若无法呈递口头的直接证词，参与者将有异议。如果诉讼涉及特殊问题，每位当事人可以决定呈递口头或书面的直接证词，以及呈递证词的程度。

(ii) 如果开发证据的替代方式不足以全面、真实地披露相关事实且请求口头盘问的一方通过否决请求而提出异议，或确定口头盘问是阐明问题事件的最有效及最高效的方法，则允许口头盘问证人。

(2) 证人应在宣誓下提供证词。

(c) 除本节 (d) 款中的规定外，在涉及法规或指令发布、修订或撤销的听证中，方案或申请或任何重大修订的起草人在 5 U.S.C. 556(D) 含义内将是法规或指令的支持者，具有举证责任。提议使用新法规代替遭反对法规的参与者有责任提供新法规的相关证据。

(d) 在涉及发布、修订或撤销与药品、器械、食品添加剂或色素添加剂安全性或有效性的法规或指令的听证中，声称产品安全或有

效，或既安全又有效的参与者及申请批准或拒绝撤销标准的参与
者有责任提供证据以确立产品的安全性和（或）有效性及批准权。
在修订或撤销诉讼中，该参与者仍具有举证责任。

[44 FR 22339，1979 年 4 月 13 日，后修订为 64 FR 399，1999 年
1 月 5 日]

第 12.89 节　案外人参与。

(a) 案外人参与者可以——

(1) 参与所有会议（包括听证前会议），口头诉讼和辩论；
(2) 提交书面证词和文件证据，以纳入记录；
(3) 提出书面异议、简短说明和其他诉状；和
(4) 呈递口头论据。

(b) 案外人参与者不可以——

(1) 提交书面质询；和
(2) 执行盘问。

(c) 申请是听证主题的提交人与当事人有相同的权利。

(d) 如果审裁官认为参与者的利益无法得到充分保护或需要更多人
参与以全面、真实地披露事实，那么案外人参与者将被允许行使
其他权利，但其权利不得超过当事人。

[44 FR 22339，1979 年 4 月 13 日，后修订为 48 FR 51770，1983
年 11 月 14 日]

第 12.90 节 口头听证或会议上的行为。

所有听证参与者将注意自己的言行并遵守实践和伦理的司法标准。他们不会沉溺于个人攻击、无理争吵或无节制职责或描述。当事人代表应尽量约束客户在诉讼中的不当行为。无礼、无序或命令式语言或行为、拒绝服从指令、使用拖延战术或在听证期间拒绝遵守合理的有序道德行为标准的人都将可能被审裁官立即请出诉讼程序。

第 12.91 节 听证前会议时间和地点。

听证前会议的日期、时间和地点将公布于听证通知或后续通知中，或由审裁官在既往通知的修订通知中给出。在该会议中，审裁官将制定证据开发中使用方法和程序、确定听证的合理时间，若允许执行口头审问，那么还将负责尽量确定证人接受直接盘问的时间和地点。

第 12.92 节 听证前会议程序。

(a) 听证参与者出席听证前会议，准备讨论和解决本节 (b) 款中规定的所有事件。

(1) 为了加快听证进度，鼓励参与者在听证会议前做好准备。参与者应彼此合作，请求信息并尽早准备证词。参与者未能出席听证前会议或未能提出当时可以合理预期和解决的事件不会导致听证进度延迟，但表示该参与者已放弃对达成的协议、采取的措施或审裁官发布的法规提出异议的权利，可能构成 12.45 下取消参与资格的依据。

(2) 参与者应在听证前会议中提交以下具体信息，该信息也将根据 12.80 提交至卷宗管理处：

(i) 根据 12.85 提交资料的其他补充资料，若 12.85 下的提交资料获得批准，也可提交。

(ii) 在听证会上提供口头或书面证词的证人列表及各证人的履历。经审裁官批准，后期也可确定其他证人。前提是证明听证会议时证人不够或当时无法合理预见证人观点的相关性。

(iii) 之前的所有书面声明，包括签名或采用的文章或任何书面声明，或证人提供的口头声明的记录或转录，前提是——

(a) 该声明未要求证人或任何其他人；

(b) 该声明与证人证词的主题相关；和

(c) 该声明是声明人在同意成为证人前所作的声明或是在声明人公开场合所作的声明。

(b) 审裁官召开听证前会议的目的如下：

(1) 确定听证会上将审议的事实性争议区域。审裁官可以召开非正式会议，以尽力就有争议的事实性问题达成一致。
(2) 为存在争议的问题确定最佳证据开发技术、确定技术使用的方式和顺序，包括（若执行口头审问）证人的确定顺序和口头盘问的时间和地点。审裁官可以审议——

(i) 提交的、有关存在争议的事实性问题的叙述性立场声明；

(ii) 提交的、用以支持该声明的证据或既往证据，例如：宣誓书、经验证的事实声明、数据、研究和报告；

(iii) 针对证人的书面质询交流；

(iv) 其他文件、数据或其他相关信息的书面请求；

(v) 提交的、由审裁官询问特定证人的书面问题；和

(vi) 口头审问和（或）盘问合理的事实依据的认定。

(3) 组织利益基本相似的参与者呈递证据、提出请求和异议，包括请求简易判决、提供论点和呈递口头论据。

(4) 审理有关将证据纳入 12.85 下提交的信息的反对意见并作出裁决。

(5) 获得事实的规定和认可。

(6) 采取其他措施以加快听证进度。

(c) 审裁官应发布口头或书面的听证前指令，以详述听证前会议上采取的措施并陈述听证的时间安排。该指令将控制听证的后续进程，除非审裁官因合理原因而作出修改。

第 12.93 节　简易判决。

(a) 听证开始后，参与者可以在有或没有支持性书面陈述的情况下请求就听证中的任何问题作出简易判决。其他参与者可以在请求发出后 10 天内（若原因合理，该期限可延长 10 天）就简易判决提出反对性陈述或对策。审裁官可以组织讨论该事件并要求提交

论点。

(b) 如果异议、听证请求、其他诉状、宣誓和其他听证相关材料或官方通知的事件表明材料事实无争议及参与者有权得到简易判决，那么审裁官将批准该请求。

(c) 书面陈述应详述将采纳为证据的事实并能证明宣誓者有能力证明所述事件。当提出合理的简易判决请求时，反对该请求的参与者不得依靠无证据主张或否决或论点一般说明；书面陈述或其他回复必须详述具体事实以证明听证事实确实存在争议。

(d) 如果简易判决请求的反对者因合理原因无法在书面陈述中提供反对事实依据，审裁官可以否决简易判决请求并允许继续提供书面陈述或其他证据或发布其他公正指令。

(e) 如果请求后，整个案件未得出简易判决、也未得到豁免，且还需发掘证据性事实，那么审裁官将发布指令以说明无实质性争议的事实并提出进一步的证据性诉讼。说明的事实将被视为已确立。

(f) 申请人可以通过由局长要求审裁官作出简易判决而获得中间审查。

第 12.94 节　　证据接收。

(a) 听证包括开发证据和解决该子部分和听证前指令中详述的事实性问题。

(b) 所有指令、转录、书面的立场声明、书面的直接证词、书面的质询和回复以及诉讼中提交的任何其他书面材料均被视为听证记录的一部分，将立即公布于卷宗管理处办公室的公示栏上，

12.105 中规定的除外。

(c) 书面证据等被视为可接受，除非参与者反对且审裁官因参与者反对或个人意愿而将其排除在可接受范围外。

(1) 审裁官可以将证据归为不可接受，前提是——

(i) 证据不相关、不重要、不可靠或重复；

(ii) 参与者有必要排除部分或整个书面证据以执行本子部分中的要求；或

(iii) 证据未按 12.85 中的要求提供。

(2) 书面证据文件将作为单独文件提交并按序编号，但大篇幅文件除外，此类文件可以以交叉参考 12.85 下提交的文件的形式提交。

(3) 被审裁官归为不可接受的书面证据仍是行政记录的一部分，作为证据以供司法审查。

(d) 直接证词或盘问证词均被纳为证据，除非参与者反对且审裁官将其排除在证据外。

(1) 审裁官可以将口头证据归为不可接受，前提是——

(i) 证据不相关、不重要、不可靠或重复；或

(ii) 有必要排除部分或整个证据以执行本部分的要求。

(2) 如果口头证据被归为不可接受，参与者可以就该裁决向局长提出简要的书面异议，无需在听证会上提出口头异议。如果局长确定该排除是错误的、有偏见的，那么经审核后，局长可以重启听证会以纳入证据。

(e) 审裁官可以根据需要安排会议以监控听证程序、缩小和简化问题、审议动议、请求和于证据开发相关的其他事件并作出裁决。

(f) 审裁官将在以下情况下执行此类诉讼：需要获取口头证词、审裁官需要根据当事人既往提交的书面问题口头审问证人及当事人需要盘问证人。审裁官应排除不相关的或重复的书面问题并限制口头盘问或阻止不相关的或重复的审问。

(g) 审裁官应启动关闭的诉讼以获取与 10.20(j)(2)(i) (a) 和 (b) 中规定事件相关的口头证词。根据 10.20(j)(3) 执行此类关闭的诉讼。只有证人、证人顾问和联邦政府行政部人员及特别政府雇员可以参与已关闭的诉讼。只有在需要获取与 10.20(j)(3) 中规定事件直接相关的口头证词时才可启动关闭的诉讼。

第 12.95 节　官方通知。

(a) 官方通知可能通知美国法院司法通知的事件，也可能通知专家机构 FDA 常识中的任何其他事件。

(b) 如果官方通知的事件不再记录证据中，经实时要求后，参与者将有发表反对观点的机会。

第 12.96 节　论点和论据。

(a) 证据采集完成后，审裁官将宣布论点提出计划。通常在听证关闭后 45 天内提交论点。论点必须包括各问题的立场声明及证据和可靠法律据点的具体和全面引用。论点必须包含拟定的事实和法律结论。

(b) 审裁官可以根据自己的意愿允许在提交论点后提交口头论据。

(c) 论点和口头论据不得披露书面和口头证词及与 10.20(j)(2)(i)(a) 和 (b) 中规定事件相关的文件的具体细节，10.20(j)(3) 下按保护顺序获得特别授权的除外。

第 12.97 节　对审裁官裁决提出的中间上诉。

(a) 除本节 (b) 款及 12.35(b)、12.45 (e)、12.93(f) 和 12.99(d) 中的规定外，当中间上诉经该子部分特别授权时，审裁官裁决在局长审议整个听证记录前不得上诉至局长。

(b) 如果审裁官通过记录或以书面形式证明需要立即审核以防止产生意外延迟、费用或参与者异议或防止对公众利益造成重大伤害，那么对审裁官裁决的中间上诉可以提交至局长。

(c) 当向局长提出中间上诉时，如果经审裁官或局长特别授权且该授权在局长指定期限内获得批准，那么参与者可以向局长提交论点。如果参与者经授权可以提交论点，那么其他参与者均可以在局长指定的期限内提交反对论点。如果无论点获得授权，那么诉讼将被作为口头论据呈递至局长。口头论据将被转录。如果论点获得授权，那么口头论据的听证将取决于局长。

第 12.98 节　官方转录本。

(a) 审裁官将安排一份口头证词的逐字速记转录本及副本。

(b) 转录副本在收到后将立即公布于卷宗管理处办公室的公示栏上。

(c) 除 12.105 中的规定外，可以通过向官方报告者申请并支付第 20 部分中提供的费用来获取转录副本。

(d) 证人、参与者和顾问自收到转录本后 30 内可以对口头证词的转录本提出修改意见。只有在转录本出现错误的情况下才可作出修改。审裁官应立即作出正确的修改。

第 12.99 节　提议。

(a) 有关诉讼事件的请求将按照 12.80 提交，必须包括一个起草指令，在审裁官前的口头听证过程中提交的请求除外。

(b) 必须在收到提议后 10 天内提交回复。若原因合理，审裁官可以缩短或延长该期限。

(c) 请求方无权回复，审裁官批准的除外。

(d) 审裁官应就该请求作出裁决，并可以将该裁决提交至局长，让其进行中间审核。

子部分 F——行政记录

第 12.100 节　听证的行政记录。

(a) 听证记录包括——

(1) 产生听证的指令或法规或听证机会通知；

(2) 卷宗管理处在 12.20 至 12.22 下提出的所有异议和听证请求；

(3) 12.35 下发布的听证通知；

(4) 12.45 下发布的所有参与通知；

(5) 与诉讼相关的所有联邦公报通知；

(6) 12.82 下提交的所有提交材料，例如，12.85 要求的提交材料，所有其他文件性证据、书面证词、诉讼、立场声明、论点和其他类似文件；

(7) 在 12.92 下准备的转录本、书面指令及听证前会议相关的所有其他文件；

(8) 与 12.93 下简要判决提议相关的所有文件；

(9) 与 12.95 下官方通知相关的所有文件；

(10) 12.96 下提交的所有诉状；

(11) 与 12.97 下中间上诉相关的所有文件；

(12) 在 12.98 下准备的所有转录本；和

(13) 由审裁官或任何参与者提交至卷宗管理处的、与听证相关的任何其他文件；

(b) 关闭行政诉讼记录——

(1) 根据审裁官规定，关闭证据采集；和

(2) 在 12.96(a) 中规定的论点提交时间内，关闭诉状。

(c) 审裁官可以在初步决定提交前重启记录以随时接收新的证据。

第 12.105 节　记录检查。

将根据 10.20 (j) 公布记录中的文件。在办公室收到用于公众检查或复印的文件后，将立即公布于卷宗管理处办公室的公示栏上。

子部分 G——初步决定和最终决定

第 12.120 节　初步决定。
(a) 审裁官在提交论点和口头论据后应尽快准备提交初步决定。

(b) 初步决定必须包含——

(1) 基于相关、重要和可靠的记录证据的事实结果；
(2) 法律结论；
(3) 结果和结论的原因讨论，包括申请人提出的显著论点的讨论；
(4) 支持结果和结论的记录引用；
(5) 由实质性记录证据支持并基于事实结果和法律结论的适当法规或指令；和
(6) 当法规或指令的有效期。

(c) 初步决定不得披露 10.20(j)(2)(i)(a) 和 (b) 中规定事件的具体细节，10.20(j)(3) 下按保护顺序获得特别授权的除外。

(d) 初步决定将提供至卷宗管理处和所有参与者。一旦初步决定被提交至卷宗管理处，审裁官就失去了对所涉事件的裁判权。局长将决定提交至卷宗管理处的动议或请求。

(e) 经法律操作，初步决定将成为局长的最终决定，除非参与者根据 12.125(a) 向局长提出异议或局长根据 12.125(f) 发布审核通知。

(f) 有关初步决定因无上诉且无审核必要性已成为局长决定的通知将发布于联邦公报或局长也可为了大众利益发布该决定。

第 12.125 节　初步决定的上诉或审核。

(a) 参与者可以就初步决定向局长提起上诉，上诉方式为：在初步决定发布后 60 天内向卷宗管理处和其他参与者提出异议。

(b) 异议必须具体指出初步决定中事实结果和法律结论中的错误并提供支持性记录应用。在出现异议的情况下可能要求在局长前呈递口头论据。

(c) 在异议提出期限结束后 60 天内提交异议回复。

(d) 只有在参与者证明的特殊情况下，局长才可根据本节 (a) 款延长异议提交期限或根据本节 (c) 款对异议作出回复。请求延长期限的方式为：向局长执行秘书处 (HF-40) 提交书面请求并将副本发送至卷宗管理处 (HFA-305)、首席顾问 (GCF-1) 及所有听证参与者。

(e) 如果局长决定听取口头论据，应通知参与者听证的日期、时间、地点及分配至每位参与者的时间以及待解决的问题。

(f) 局长可以在异议提出期限到期后 10 天内向卷宗管理处和参与者发布一份局长决定审核初步决定的通知。局长可以邀请所有参与者提交论点或就该事件呈递口头论据。该通知或后续通知将注明论点提交时间或口头论据的呈递时间。

[44 FR 22339，1979 年 4 月 13 日，后修订为 53 FR 29453，1988 年 8 月 5 日]

第 12.130 节　局长决定初步决定的上诉或审核

(a) 有关初步决定的上诉或审核，局长有权作出初步决定。局长可以按照自己的意愿或经请求将该事件发回至审裁官，要求其采取必要的措施，从而作出更合适的决定。

(b) 上诉问题的范围与公众听证中的问题范围相同，除非局长另有规定。

(c) 局长将在论点和任何口头论据提交后尽快发布诉讼中的最终决定，这符合 12.120 (b) 和 (c) 中规定的要求。

(d) 局长可以将初步决定用作最终决定。

(e) 有关局长决定的通知将发布于联邦公报或局长也可为了大众利益发布该决定。

第 12.139 节　复议和诉讼中止。

在通知或最终决定发布后，参与者可以向局长申请根据 10.33 复议部分或整体决定或可以申请根据 10.35 中止决定。

子部分 H——司法审查

第 12.140 节　法院审查

(a) 局长的最终决定构成最终的机构行为，对于该行为，参与者可以根据所涉事件的管理规定申请司法审查。在请求法院中止待审诉讼前，应首先提交一份 10.35 下的诉讼中止申请。

(b) 根据 28 U.S.C. 2112(a)，FDA 将请求合并特定事件的所有申请书。

第 12.159 节　司法审查申请的副本。

部长已指定 FDA 首席顾问担当司法审查申请副本的接收人。该接收人负责提交最终决定基于的记录。该诉讼记录由局长认证。

相 关 法 规：21 U.S.C. 141–149, 321–393, 467f, 679, 821, 1034; 42 U.S.C. 201, 262, 263b–263n, 264; 15 U.S.C. 1451–1461; 5 U.S.C. 551–558, 701–721; 28 U.S.C. 2112.

来源：44 FR 22339，1979 年 4 月 13 日，除非另有说明。

第 13 部分

分章 A——通用条款

在公众质询委员会前的公众听证

子部分 A——通用条款

第 13.1 节　范围

本部分中的程序适用于以下情况：

(a) 局长酌情作出结论，在公众质询委员会（以下简称"委员会"）前就 FDA 前的任何问题召开听证会符合公众利益；

(b) 根据本章的特定章节，FDA 面前的问题受委员会前的听证会的制约；或

(c) 根据 12.32，有权参与正式的证据公开听证会的人员放弃了这一机会，并要求委员会就所涉及的问题充当行政法庭，并且由局长决定是否接受该请求。

第 13.5 节　在委员会前的听证通知

若局长决定应设立委员会就任何问题进行听证时，则在联邦公报

中发布通知，说明以下信息：

(a) 若根据 13.1 (a) 或 (b) 进行听证时，12.32(e) 中描述的所有适用信息。

(1) 作为听证会主题的任何书面文件将作为通知的一部分发布，或者若文件已在联邦公报中发布，则通知将参考该文件或者说明该文件可由卷宗管理处或通知指定的监管机构雇员提供。

(2) 针对根据 13.1 (a) 或 (b) 的听证会目的，根据 12.32(e)(6)(ii) 提交参与通知的所有参与者被视为当事人，并且根据 13.15(b) 有权参与选拔委员会。

(b) 根据 13.1(c) 中的规定，若听证会代替正式的证据听证会，12.32(e) 中描述的所有信息。

[44 FR 22348，1979 年 4 月 13 日，后修订为 47 FR 26375，1982 年 6 月 18 日]

第 13.10 节　委员会成员。

(a) 委员会的所有成员必须具备与待考量问题相关的医疗、技术、科学或其他资格，必须遵守适用于特别政府雇员的利益冲突规则并且不受与涉及问题相关的偏倚或偏见的影响。委员会的成员可以是全职或兼职的联邦政府雇员，或者可以在 FDA 咨询委员会内任职，但除非得到各方的同意，否则不是全职或兼职 FDA 雇员或担任 FDA 特别政府雇员。

(b) 发布听证会通知的 30 日内，委员会中负责该问题的 FDA 中心负责人、诉讼的其他各方、批准请愿书且是听证会主体的任何人员应向卷宗管理处提交五名委员会成员被提名者的姓名和完整履历。提名必须说明被提名者是否了解此次提名、是否愿意担任委员会成员，以及是否具有利益冲突。

(1) 任何有权提名成员的两位或以上人员可以就五名合格被提名者的联名名单达成一致。

(2) 根据本款必须将被提名者名单提交给有权提交被提名者名单的人员，但不是所有参与者。收到被提名者名单的 10 日内，这类人可以就其他人的被提名者是否符合根据本节 (a) 款确定的标准问题，向卷宗管理处提交意见。向卷宗管理处提交意见的人员应将其提交给所有有权提交被提名者名单的人员。

(3) 应由卷宗管理处将被提名者名单及其意见作为诉讼行政记录的一部分私密保存，并且不得公开披露，提交或接收被提名者名单及其意见的所有人员应以相同的方式私密保存。部分行政记录仍是机密，但是若与法庭的任何问题相关，可以提供这些行政记录进行司法审查。

(c) 审查被提名者名单和任何意见后，局长将选择三名合格人士作为委员会的成员。一名成员来自中心负责人和被批准请愿书的任何人员提交的被提名者名单，该名成员是听证会的主体。第二名成员将来自其他各方提交的被提交者名单。局长可以从任何来源选择第三名成员。该成员即是委员会主席。

(1) 若局长无法从被提名者名单中找到没有利益冲突的合格人选，或者需要其他信息，则局长将要求提交所需的其他被提名者或信息。

(2) 若某人无法按照本节 (b) 款的要求提交被提名者名单，则局长可以选择合格成员，而无需与该人员进一步磋商。

(3) 局长将通过在诉讼记录中提交备忘录并将副本发送给所有参与者来发布委员会成员。

(d) 在不使用本节 (b) 和 (c) 款中选拔方法的情况下，中心负责人、诉讼的其他各方以及被批准请愿书且是听证会主体的任何人，经局长批准，可能会同意 14.80 中所列的常设咨询委员会构成用于特定诉讼的委员会，或者将使用另一程序选拔委员会成员，或者委员会由更多的成员组成。

(e) 委员会成员担任局长顾问，是特别政府雇员或政府雇员。委员会在诉讼中起到行政法庭的作用，而不是受联邦咨询委员会法的要求或第 14 部分制约的咨询委员会。

(f) 委员会的主席根据 12.70 的规定具有担任审裁官的权利。

[44 FR 22348，1979 年 4 月 13 日，后修订为 50 FR 8994，1985 年 3 月 6 日]

第 13.15 节　职能分立；单方面通信；行政支持。

(a) 委员会的诉讼受 10.55 中关于职能分立和单方面通信的条款的制约。委员会前任何诉讼中的参与者代表（包括 FDA 指派建议中心负责该问题的首席法律顾问办公室的任何成员）可能与委员会成员没有联系，诉讼中的参与者和无法参加委员会审议的参与者除外。

(b) 只能由局长办公室和 FDA 首席法律顾问办公室为委员会提供行政支持。

[44 FR 22348，1979 年 4 月 13 日，后修订为 54 FR 9035，1989 年
3 月 3 日]

子部分 B——听证会程序

第 13.20 节　提交给委员会的材料。

(a) 根据 10.20 向卷宗管理处提交材料。

(b) 除 13.10(b)(2) 和 13.45 中的规定外，提交材料的人员应向诉讼
中的每个参与者提供副本。不需要向每位参与者提交文件资料和
信息，但是必须提交任何随附的送函、摘要和立场声明以及根据
本节 (d) 款的认证资料或相似文件。

(c) 必须将提交的材料邮寄到出庭通知书显示的地址或亲自交付。

(d) 所有提交文件必须随附一份服务证明或一份无需服务的声明。

(e) 除 13.10(b)(2) 和 13.45 中的规定外，不用私密保存书面材料或
其他部分的行政记录。

(f) 认为符合本节要求构成不合理的经济负担的参与者可以向局长
提交请愿书，以 12.82 中规定的形式和方式参与贫民诉讼。

第 13.25 节　由参与者披露数据和信息。

(a) 根据 13.5 发布听证会通知之前，负责听证事项的中心负责人
必须向卷宗管理处提交——

(1) 诉讼现行行政记录的有关部分。与听证会问题无关的部分行政

记录不属于行政记录；

(2) 在听证会上以口头或书面形式发表意见的所有人员名单；

(3) 包含真实信息的负责人文件中的所有文件，不论对负责人立场有利或是不利，均与听证会所涉及的问题相关。文件是指中心的主要文件，该中心通常保存与听证会议题相关的文件，例如议题涉及食品添加剂的情况下，食品添加剂主文件和食品添加剂请愿书、或者议题涉及新药的情况下，新药申请书。不需要提交反映协商过程的内部备忘录，和专门用于听证会的律师工作产品和材料；

(4) 依赖于所有其他文件信息；和

(5) 提交材料符合本节的签署声明(根据负责人最佳的知识和信念)。

(b) 在根据 13.5 发布的听证会通知规定的时间内，每位参与者应向卷宗管理处提交本节 (a)(2) 至 (5) 款中规定的所有信息，以及根据本节 (a)(1) 款提交的行政记录不完整的任何反对意见。关于本节 (a)(3) 款中规定的信息，参与者将努力识别与该款中所述文件类似的文件。

(c) 本节 (a) 和 (b) 款要求的提交材料可以经委员会批准，随后在诉讼中补充，这表明：补充材料中包含的人员意见或材料未知或者在提交初始提交材料时可以合理使用，或者无法合理预见补充材料中包含的人员意见或材料之间的相关性。

(d) 在参与者放弃进一步参与听证会的权利的情况下和一方放弃听证权的情况下，无法在实质上良好遵守本节。

(e) 主席就与本节相关的问题进行裁决。任何不满裁决的参与者可以向局长请愿进行中间审查。

[44 FR 22348，1979 年 4 月 13 日，后修订为 50 FR 8994，1985 年
3 月 6 日；54 FR 9035，1989 年 3 月 3 日]

第 13.30 节　委员会诉讼。

(a) 委员会旨在以公正和迅速的方式审查医疗、科学和技术问题。
委员会的诉讼是作为科学探究而不是法律审理执行的。

(b) 委员会可能不会举行第一次听证会，直至所有参与者提交
13.25 所要求的信息后。

(c) 主席召开委员会的第一次听证会。应至少提前 15 天发布关于
第一次听证会时间和地点的通知，并且听证会将向公众开放。所
有参与者将有机会在第一次听证会上口头陈述与委员会正在决议
问题相关的信息和意见。可能不止一人进行参与者陈述。由主席
确定陈述的顺序。参与者不能打断陈述，但委员会成员可以提问
题。陈述结束时，其他的每位参与者可以对陈述进行简要评论，
并且可以要求委员会就指定问题进一步提问。然后委员会成员可
以进一步提问。若主席确定其有助于解决问题，则可以允许任何
其他参与者提问。

(d) 该听证会是非正式的，证据规则不适用。不得提出或审议与信
息和意见证据能力相关的请求或异议，但其他参与者可评论或反
驳所有这类信息和意见。参与者不能以任何理由打断另一参与者
的陈述。

(e) 在第一次听证会后委员会规定的时间内，参与者可以根据
13.20 提交书面反驳信息和意见。然后，若参与者要求且合理，
则主席将安排第二次听证会。只有主席得出结论：需要充分并公

正展示不能充分考虑的信息并妥善解决问题的情况下才会召开第二次听证会和后续听证会。应至少提前 15 天发布关于第一次听证会时间和地点的通知。听证会对公众开放。

(f) 委员会可以与任何可能会得出与问题相关信息或意见的人员进行磋商。

(1) 只能在宣布的委员会听证会上进行磋商。按照本节 (c) 和 (d) 款的规定，参与者有权提出建议或经主席许可，向顾问提问，并给出反驳信息和意见，但是只有征得所有参与者的同意，才能向委员会提交书面声明。

(2) 参与者可以提交委员会与可能具有与问题有关的信息或意见的具体人员磋商的请求。该请求将说明与该人磋商的原因以及此人的意见无法通过 FDA 为该人安排方式之外的方式提交给委员会的原因。委员会可酌情决定是否准许或拒绝该请求。

(g) 转录所有听证会。所有听证会对公众开放，但根据 10.20(j)(3) 对提出和参与陈述的人员、联邦政府行政部门雇员和特别政府雇员之外所有人员非公开的听证会除外。至少大部分委员会成员将出席每次听证会。委员会的行政会议（期间委员会对这些问题进行商议）为非公开形式，且不能转录。委员会的所有成员应对委员会的报告进行表决。

(h) 所有法律问题应提交给 FDA 首席法律顾问解决。首席法律顾问就程序或法律权力事宜提出的建议将以书面形式传送，并作为记录的一部分或在公开会议上提交并转录。

(i) 所有公开听证会结束后，委员会将宣布记录不接收信息。委员

会将为参与者提供机会，以提交其立场的书面声明，并提出拟建
的结果和结论，并且可以酌情为参与者提供机会，以口头概述其
立场。

(j) 委员会将就所有问题作出决定。决策将包括支持和解释委员会
结论的具体结果和参考资料，以及对结论所依据论的详细说明。
委员会的任何成员可以提交说明附加意见或异议的单独报告。

子部分 C——在委员会前的听证记录

第 13.40 节　委员会的行政记录。

(a) 在委员会前的听证行政记录由以下内容组成：

(1) 所有相关的联邦公报通知。

(2) 所有根据 13.20 的书面材料。

(3) 所有委员会听证的转录本。

(4) 委员会的初始决策。

(b) 关闭行政诉讼记录，

(1) 与 13.30 (i) 中规定的时间内接受信息和数据相关；和

(2) 与 13.30(i) 中规定的时间内用于提交立场的书面声明以及拟建
结果和结论的起诉状相关。

(c) 委员会可自行决定重新开放记录，以在提交初始决策之前随时
收到进一步的证据。

第 13.45 节　行政记录检查。

(a) 公众检查和复印作为行政记录一部分的每个文件的可用性受 10.20(j) 约束。在办公室收到提供用于公众检查和复印的每份文件后，立即在卷宗管理处办公室进行公开展示。

(b) 不得披露根据 13.10(b)(3) 提交的被提名者和意见列表，除非这是诉讼程序中的问题。

第 13.50 节　行政决策的记录。

13.40(a) 中规定的听证行政记录构成决策的独家记录。

相 关 法 规：5 U.S.C. 551–558, 701–721; 15 U.S.C. 1451–1461; 21 U.S.C. 141–149, 321–393, 467f, 679, 821, 1034; 28 U.S.C. 2112; 42 U.S.C. 201, 262, 263b–263n, 264.

来源：44 FR 22348，1979 年 4 月 13 日，除非另有说明。

第 14 部分 | 分章 A——通用条款
在公众咨询委员会前的公众听证

子部分 A—通用条款

第 14.1 节 范围。

(a) 当以下任一情况适用时，本部分对程序进行管理：

(1) 局长总结认为，一个常设或特设政策或技术公众咨询委员会（咨询委员会或委员会）有权酌情举行公众听证，并在 FDA 和利益关系人于咨询委员会召开前将在口头公开听证上呈现信息和提出意见前就任何事项进行审查和提出建议。

(2) 根据 FD & C 法案或本章其他小节的具体规定，在公众咨询委员会前须就事项召开听证会议。具体规定为：

(i) 第 14.120 节，有关电子产品辐射安全标准化技术委员会 (TEPRSSC) 对电子产品性能标准进行审查的规定；

(ii) 第 14.140 节，有关对色素添加剂安全性进行审查的规定；

(iii) 第 14.160 节，有关对人用处方药安全性和有效性进行审查的规定；

(iv) 第 330.10 节，有关对非处方药安全性和有效性进行审查的规定；

(v) [保留]

(vi) 第 860 部分，有关器械分类的规定；

(vii) FD&C 法令第 514(b)(5) 节，有关设立、修正或撤销器械性能标准的规定；

(viii) FD&C 法令第 515 条，有关对器械上市前批准和产品开发方案进行审查的规定；以及

(ix) FD&C 法令第 520(f) 节，有关对器械生产质量管理规范进行审查的规定。

(3) 根据第 12 部分（而非 12.32 中的规定），有权参与正式证据的公众听证的人员放弃放弃该机会，在咨询委员会前请求进行听证，而局长可酌情决定是否接受该请求。

(b) 在确定一个团体是否为 10.3(a) 中所定义的公众咨询委员会期间，以及确定是否因此受该部分和联邦咨询委员会法限制时，将使用以下指南：

(1) 咨询委员会可是常设咨询委员会或特设咨询委员会。所有常设咨询委员会列于 14.100 中。

(2) 咨询委员会可是政策咨询委员会或技术咨询委员会。政策咨询委员会就广泛和一般事宜提供咨询意见。技术咨询委员会就具体技术或科学问题提供咨询意见，可能与 FDA 批准前的监管决策相关。

(3) 当小组代表委员会工作时，咨询委员会包含其任何小组。第 14.40(d) 节对将小组设立为独立于上级委员会的咨询委员会的时间进行说明。

(4) 完全由全职联邦政府雇员组成的委员会并非咨询委员会。

(5) 一个咨询委员会通常具有固定的会员资格、就特定主题向机构提供咨询的明确目的、例行和定期会议，以及组织结构，例如主席和工作人员，并充当提供独立专业意见的人员，而非充当任何特殊利益团体的代表或提倡者。以下团体不是咨询委员会：

(i) 以讨论 FDA 当前利益为目的临时召集的人员团体，但无持续性职能或组织，且不涉及实质性的特殊训练。

(ii) 临时与监管机构会面的两名或多名 FDA 顾问团体。

(iii) 专家团体，其受雇于私人公司或已经 FDA 要求提交其尚待 FDA 批准的监管事宜意见的行业协会。

(iv) 由 FDA 聘请，就事宜提供咨询的顾问公司。

(6) FDA 所运用的咨询委员会，该咨询委员会即使不是由 FDA 设立，也受该子部分约束。通常，当 FDA 就具体事宜要求委员会提供意见或建议时会运用委员会，以获得具体事宜的独立审查和独立对价，而不是在 FDA 仅仅是寻求所有利益关系人或者在此事宜中有特定利益关系的人员时使用咨询委员会。

(i) 如果 FDA 要求该委员会而不是上级组织提供意见，或者情况表明意见由委员会而不是上级组织提供，则会运用由独立科学或技术组织组成的委员会。如果 FDA 要求该组织而不是委员会提供意见，以及如果以回应该要求为目的形成的任何委员会建议受制于上级组织管理机构的实质性独立政策及事实审查，则不会使用由独立科学或技术组织组成的委员会。

(ii) 如果委员会只提供与意见、评鉴或建议存在差异的信息，FDA 不会使用该委员会。

(iii) FDA 负责征求不同阶段的公众对有关局长实施的法律执行情况上的意见。事实上，社会团体或委员会定期与 FDA 会面，例如每月与消费者代表会面，并不使该团体或委员会成为咨询委员会。因此，本部分不适用于 FDA 与任何代表或倡导消费者特殊利益的委员会、行业、专业组织或其他机构之间的例行会议、讨论和其他来往（包括交流意见）。

(7) 在内部 FDA 委员会上引进一名或两名特殊政府雇员的 FDA 顾问，不会让该委员会成为咨询委员会。

(8) 根据第 13 部分设立的公众质询委员会或团体双方就尚待 FDA 批准的有关对代替正式证据的公众听证问题的初始决策进行审查和准备的监管程序进行商定召集的其他类似团体，充当行政法院，其并非咨询委员会。

(9) 根据 10.65(b) 举行的公开公众会议或会议不是咨询委员会会议。

(10) 主要负有运营责任而不是提供意见和建议的 FDA 委员会不是
咨询委员会，例如涉及人类受试者之研究的研究委员会 (RIHSC)。

(c) 本部分仅在委员会就执行委员会事务开会时适用。实地视察、
社交聚会、电话或餐桌或途中或就其他专业职能进行非正式讨论、
或者其他类似活动并非会议组成。

(d) 一个由 FDA 运用而不是由其设立的咨询委员会仅受该部分制
约（仅在此类使用程度内），不涉及该委员会的任何其他活动。

(e) FDA 的雇员与非咨询委员会全体委员或团体之间的任何大会或
会议均须遵守 10.65 或特别适用于委员会或团体的其他规定，例
如公众质询委员会须遵守第 13 部分规定。

(f) 该部分适用于所有 FDA 咨询委员会，除非对特定委员会另有指
定法令要求，例如根据 1976 年医疗器械修正案设立的 TEPRSSC
和咨询委员会的要求除外。

[44 FR 22351，1979 年 4 月 13 日，后修订为 54 FR 9035，1989 年
3 月 3 日；78 FR 17087，2013 年 3 月 20 日；81 FR 45409，2016
年 7 月 14 日]

第 14.5 节 咨询委员会讨论前进行诉讼的目的。

(a) 利用咨询委员会就 FDA 重要的事宜进行公众听证、审查有关
问题，以及向局长提供咨询意见和建议。

(b) 对由咨询委员会审议的任何事宜，局长有全权酌情决定是否采取措施和政策。

第 14.7 节　行政救济。

任何宣称局长或咨询委员会有违反本部分或联邦咨询委员会法规定的行为的人员，可寻求以下行政救济：

(a) 若该人员拒绝任何措施，包括不采取措施，除了拒绝访问咨询委员会文件外，该人员应以表格根据 10.30 的要求提交请愿书。有关行政救济用尽的 10.45 的规定适用。

(1) 若该人员反对过去的诉讼，其应当在反对该诉讼的 30 天内提交请愿书。若局长确定存在违反本分部或联邦咨询委员会法任何规定的行为，局长将给予适当救济，并采取适当措施，防止未来再次发生。

(2) 若该人员反对拟建的未来诉讼，局长将加快对请愿书进行审查，并作出合理努力，对在请愿书中的有关诉讼之前作出判决。

(3) 若该人员反对即将发生或正在发生并且已对其作出不合理预料的诉讼，例如，在会议当天首次公开会议的一部分会议结束时，则该事宜可通过口头请愿来代替书面请愿进行处理。

(b) 若该人员反对拒绝访问咨询委员会文件，行政复议与 45 CFR 5.34 下由卫生及公共服务部制定的程序一致。

[44 FR 22351，1979 年 4 月 13 日，后修订为 55 FR 1404，1990 年 1 月 16 日]

第 14.10 节　对国会的适用性。

本部分适用于国会、国会个体成员，以及其他国会雇员或代表，正如适用于任何其他公众成员，但向国会披露咨询委员会记录受 20.87 约束。

第 14.15 节　按照与 FDA 签订的合同工作的委员会

(a) FDA 可与独立的科学或技术机构签订合同，就特定事宜征求意见和建议，反过来，此类组织可通过现有或新的委员会进行这种工作。根据此类合同工作的特定委员会是否为根据联邦咨询委员会法和该子部分工作的咨询委员会，取决于 14.1(b) 中标准和原则的应用。

(b) 以下最低标准适用于任何独立的科学或技术组织委员会，该组织 1975 年 7 月 1 日后根据最初执行的与 FDA 签订的合同进行工作，但确定其不会成为咨询委员会：

(1) 该委员会应公告其会议和议程，并向利益关系人提供在任何时间以书面形式提交相关信息和意见以及在指定时间口头提交相关信息和意见的机会。通知可在联邦公报上公布，也可以其他合理方式传播。无论如何，在会议之前至少 15 天内提交至卷宗管理处。口头报告的时间和委员会在公开会议上举行的时间和程度，除了这种口头报告时间外，由委员会酌情决定。

(2) 将保留公开会议的会议记录，所有在公开会议上提交至委员会的书面意见书附件也一并保留。批准后，会将会议记录转交至卷宗管理处，并进行公开展示。委员会在闭门会议中维持的时间和程度由委员会酌情决定。

(3) 在选拔委员会成员时，参与的组织须应用与 FDA 在设立公众咨询委员会中所使用的利益冲突有关的原则。这些原则在本部分和第 19 部分中列出或交叉引用。根据要求，FDA 将协助或指导任何组织达成这一要求。

子部分 B——会议程序

第 14.20 节 咨询委员会前的听证会通知。

(a) 在每个月的第一天前，并至少在会议召开前 15 天，局长将在联邦公报上公布将在本月举行的所有咨询委员会会议的通知。每月通知发布后，须至少提前 15 天在联邦公报上单独公布该月召集的任何咨询委员会会议。局长在紧急情况下或因其他原因要求立即召开咨询委员会会议时，可授权这些通知要求的例外情况，在这种情况下，将尽可能早地以最可行的方式公开给出公告，包括在联邦公报上发布公告。

(b) 联邦公报通知将包括：

(1) 委员会名称；

(2) 会议日期、时间和地点；

(3) 委员会一般职能；

(4) 一个所有议程项目的列表，显示每个议程项目是否将在会议的公开或非公开部分进行讨论；

(5) 如果会议的任何部分为非公开，则说明公开和非公开会议部分的时间；

(6) 将在会议非公开部分期间讨论的议题性质，以及会议闭幕原因；

(7) 留出口头陈述和其他公众参与的时间；

(8) 咨询委员会的名称、地址和电话号码，指定的联邦官员，以及指定负责咨询委员会行政支持的任何其他监管机构雇员；

(9) 除非在 14.35(d)(2) 下确定了截止日期，否则可随时通过指定的联邦官员向咨询委员会提交书面意见书的声明；

(10) 当在会议前少于 15 天在联邦公报上公布通知时，对通知延迟作出的解释；以及

(c) 如果在咨询委员会之前进行的公众听证被用来代替 14.1(a)(3) 下正式证据的公众听证，听证会的初步通知须在联邦公报中单独公布，初步通知包含 12.32(e) 所述的所有信息。当局长对酌情决定的事宜作总结时，此程序可用于咨询委员会前的任何其他听证，向公众提供信息。

(d) 咨询委员会会议名单将由公共事务准局长向新闻界分发。

[44 FR 22351，1979 年 4 月 13 日，后修订为 47 FR 26375，1982 年 6 月 1 日；54 FR 9035，1989 年 3 月 3 日；66 FR 6469，2001 年 1 月 22 日；66 FR 12850，2001 年 3 月 1 日]

第 14.22 节 咨询委员会会议。

(a) 在指定的联邦雇员或候补人的号召下或预先批准，以及议程已批准的情况下，没有咨询委员会也可主持会议。在没有指定的联邦雇员参加的情况下，不得举行会议。

(1) 在 14.20(b)(4) 下于联邦公报中公布事宜后，如果任何事宜增补至会议议程，则尝试通知已知的在此事宜中存在利益关系的人员，变更须在会议公开部分开始时宣布。

(2) 咨询委员会会议将按照实际可行的最终议程进行。

(b) 咨询委员会会议将在可合理面向公众的地点举行。除非局长收到并批准来自不同地点的咨询委员会的书面请求，所有咨询委员

会议将在华盛顿哥伦比亚特区、罗克维尔华盛顿特区，或附近地区举行。当以下一个或多个情况适用时，可批准在不同地点举行：

(1) 对政府来说，会议的总费用会减少。

(2) 由于其他原因，例如专业协会会议，大多数委员会成员将至FDA 不会有任何花费的地点。

(3) 其为更易面向委员会成员的中心位置。

(4) 需要在该地点增加面向公众的参与。

(5) 委员会希望审查特定地点的工作或设施。

(6) 委员会关注其他地方职务上或历史上发生的事宜，例如，国家毒理学研究中心科学咨询委员会通常会在附近阿肯色州小石城举行会议。

(c) 咨询委员会成员可在 FDA 批准下进行与其工作相关的现场考察。

(d) 除非委员会章程另有规定，咨询委员会的法定人数为委员会现有表决权成员的多数，除 14.125(c) 中对 TEPRSSC 的规定外。咨询委员会前的任何事宜须由当时出席的有表决权成员的多数票决定，但指定的联邦官员可要求委员会所有现有表决权成员投票通过任何最终报告。委员会任何现有表决权成员可对额外或大多数意见的单独报告进行归档。

(e) 若有可用空间，任何利益关系人可出席任何公开咨询委员会会议的任何部分。

(f) 在可行情况下，会议将在政府机构或其他对公众来说费用最少的机构中进行。会议室规模须合理，考虑委员会的规模、预计参加会议的人数以及可用的资源和设施等因素。

(g) 局长可授权通过电话会议举行会议。对于这些会议，将在位于华盛顿哥伦比亚特区的洛杉矶市区或附近的会议室提供对讲电话，以便在如 14.25 和 14.29 中所述的会议公开部分允许公众参与。这些会议一般简短并经授权。

(1) 委员会在其他会议上以最终投票或确认诉讼为目的；或者
(2) 因时间原因，不允许在中心地点举行会议的情况。

(h) 只有须对应在 14.27(b) 下的闭门会议中审议但局长已确定的事宜进行讨论时，委员会主席才能决定会议的任何未公开部分。如果会议的一部分为未公开会议，未公开部分将在可行时在公开部分结束之后进行。

(i) 在 FDA 和咨询委员会经 FDA 同意采用的规则和规定内，任何委员都可在会议期间做记录，也可在会议完成后或正式会议记录前或者报告可用时进行讨论或报告，包括所有以下规则和规定：

(1) 在闭门会议中陈述的个人意见可能无归因理论，也没有透露得票数。
(2) 如果委员会或 FDA 特别指示，例如审议不完整或涉及需要准备或实施的敏感监管决策，则可能不会对任何特定事宜进行任何报告或讨论。
(3) 可能不会报道或讨论 14.75 下禁止公开披露的信息。
(4) 由委员会编写的通知或会议记录，除非在委员会的正式会议记录或报告中通过，否则无其他法律地位或效力。

[44 FR 22351, 1979 年 4 月 13 日；48 FR 40887, 1983 年 9 月 12 日，后修订为 54 FR 9035, 1989 3 月 3 日；78 FR 17087, 2013 年 3 月

20 日]

第 14.25 节　咨询委员会会议部分。

咨询委员会会议具备以下部分：

(a) 公开的公众听证。每次委员会会议都包括一个构成公众听证的公开部分，在此期间利益关系人可口头或书面陈述相关信息或意见。该听证会议根据 14.29 进行。

(b) 委员会公开讨论。委员会在其会议的公开部分内讨论任何未决事宜，除非有关该事宜的会议已根据 14.27 成为闭门会议。在可行性最大的程度上，委员会根据 14.27 中所述的政策，公开讨论未决事宜。除非经委员会主席同意，否则在该会议部分期间不允许公众参与。

(c) 不公开陈述数据资料。在会议非公开部分期间向委员会提交第 20 部分下禁止公开披露的信息及其中引用的法规。但是，如果信息是以公开披露方式未被禁止的摘要形式，则表示将在会议公开部分进行陈述。

(d) 委员会审议不公开。咨询委员会前有关事宜的审议只有在局长根据 14.27 作出适当裁定的情况下，才能在闭门会议上举行审议会议。

第 14.27 节　对咨询委员会会议未公开部分的裁定。

(a) 委员会会议不应完全处于不公开状态。会议部分只能根据本节下局长的书面裁定进行保密。

(b) 指定的联邦官员或其他指定代理机构的雇员应准备对会议一部
分进行保密的初始裁定请求，详细说明在未公开部分期间讨论的
事宜以及应对该部分进行保密的原因。局长根据该请求，经首席
法律顾问同意，将决定是否对会议的一部分进行保密。不公开会
议部分的原因将根据以下规则在 14.20 下的联邦公报会议通知中
公布：

(1) 对会议的一部分保密的任何裁定限制了与本节中的政策相一致
的最短非公开会议时间。

(2) 只要在 5 U.S.C. 552B(c) 下局长判定会议一部分可是非公开的，
则非公开会议就有必要。

(3) 如果会议部分涉及对草案或法规、指导原则或类似的现有内部
机构文件的审查、讨论和评估，则通常会议部分可是非公开的。
但只有过早披露会严重妨碍拟议的机构行为；对商业秘密以及商
业和财务机密信息进行审查；对出于执法目的而编制的涉及调查
档案的事宜进行考量；以及对披露将构成明显无理侵犯个人隐私
的事宜进行审查时通常会议部分可是非公开的。

(4) 以下情况下，通常会议部分可是公开的：如果会议部分涉及对
一类药品或器械的一般临床前和临床试验方案和程序的审查、讨
论和评估；一类市售药品和器具标签要求的考量；以前公布的具
体调查或上市药品和器械信息的审查；根据 5 U.S.C. 552B(c) 未免
除公开披露的任何其他信息的陈述；就不能单独证明此类事宜为
公开事宜而向 FDA 提出意见和建议。

(5) 任何在本节 (b)(1) 至 (3) 款指定以外的有关事宜的任何部分均
可是非公开会议。

(6) 只有在该事宜与非公开部分中讨论的事宜密切相关的情况下，
在会议公开部分中适当考量的事宜可在非公开部分中被考量，在
非公开部分中，将两项事宜分开考量或将不利于在非公开部分讨

论的事宜放在公开部分考量，是不可行的。

(c) 会议非公开部分的出席人数受以下规则约束：

(1) 关于构成 20.61 中定义的商业秘密以及商业和财务机密信息的信息陈述或讨论的非公开会议部分只能由咨询委员会有表决权的成员、代表同样是 14.80(b) 中给出的特殊政府雇员的消费者权益的无表决权成员、咨询委员会指定的联邦官员、誊写员、顾问和咨询委员会主席可邀请的此类 FDA 其他正式雇员（包括首席法律顾问办公室成员）出席，以及 14.25(c) 下授权陈述禁止公开披露的信息的人员可出席该非公开会议部分。14.25(c) 中所述进行陈述的人员可由合理数量的雇员、法律顾问或符合 20.81(a) 中目的的商业安排中的其他人员陪同。

(2) 由于对属于 20.62 内现有内部机构文件进行审议，已将会议一部分保密，在 20.62 内过早披露可能会严重妨碍拟议的机构行为；人事、医疗和类似档案，其披露将对 20.63 含义内个人隐私构成明显的不当侵犯；或根据 20.64 中定义的执法目的编制的调查记录只能由委员会成员（有投票资格或无投票资格）、委员会指定的联邦官员、誊写员和委员会主席可邀请的 FDA 其他正式雇员（包括首席法律顾问办公室成员）出席。法律顾问、执行个人服务合同的个人、其他联邦机构的雇员和公众不得参加此类会议非公开部分。

(3) 如果人员（不同于符合本节 (c) (1) 和 (2) 款允许出席的人员）在未经指定的联邦官员和主席批准的情况下试图参加会议未公开部分，提请其注意，其将被要求立即离开会议。这种由疏忽造成的出席和未经授权的出席使得未经授权的人员无出席会议的权利，本质上也无法授予权利。也不构成发布会议未公开部分 14.75 和第 20 部分下另可豁免披露任何其他文件副本的理由。

(4) 如果人员（不同于符合本节 (c) (1) 和 (2) 款允许出席的人员）由指定的联邦官员及委员会主席批准允许其出席会议不公开部分，则任何利益关系人可公开出席该会议部分。

[44 FR 22351，1979 年 4 月 13 日，后修订为 65 FR 56479，2000 年 9 月 19 日]

第 14.29 节　咨询委员会前听证的实施。

(a) 对于每次会议，构成 14.25(a) 下公众听证会的公众参与的会议公开部分要至少进行 1 小时，除非公众参与不会持续很长时间，以及委员会主席判定会对委员会工作有利的情况下可持续更长时间。14.20 下发布的联邦公报通知将指定专门为听证会保留的时间，这通常是会议的第一部分。委员会主席有全权酌情决定公众是否可进一步参与 14.25(b) 下会议任一公开部分。

(b) 希望有权在会议上作出口头陈述的利益关系人应在会前以口头或书面形式告知指定的联邦官员或其他指定监管机构雇员。

(1) 该人员应说明陈述的一般性质和大致所需的时间。只要有可能，该人员须在会议上讨论的所有书面信息应提前提交至指定的联邦官员或其他指定的监管机构雇员。如果时间允许，该材料可在会议前由 FDA 分发或邮寄给委员会成员，否则当委员会成员抵达会议时，只能在会议结束时将其分发给成员。除 FDA 授权人员邮寄或分发该材料之外，邮寄或分发仅只能由 FDA 进行。

(2) 会前，指定的联邦官员或其他指定的监管机构雇员应确定分配给每个人员口头陈述的时间量以及开始陈述的时间。将以书面形式通知每个人员，或在时间允许时通过电话通知。FDA 可要求有共同利益关系的人员进行共同陈述。

(c) 委员会主席按照 14.30 主持会议，并由其他委员会成员陪同，此类委员会成员在进行会议听证部分期间担任专家组。

(d) 与听证会有序进行保持一致，每个人员可根据需要使用分配的时间。任何人员可由其他人员陪同，并可根据 14.35(c) 的要求提供任何书面信息或意见，以便纳入听证记录。

(e) 如果某个人员在其规定的陈述时不在场，在其之后的人员将按顺序到场。听证会结束时，将尽力获悉该人员的陈述。对于出席该听证会，但之前未请求进行口头陈述的利益关系人，委员会主席可酌情决定是否给予其机会进行口头陈述。

(f) 主席和其他成员可就该人员的陈述向其提问。但是，其他人不得向该人员提问。当涉及公众利益的陈述，主席可分配出额外时间，但在未经该人员同意的情况下不得缩短分配的时间。

(g) 参与者只能在委员会成员的许可下仅向该委员会成员提问，并仅就委员会前的事宜提问。

(h) 该听证是非正式的，证据规则不适用。不得提出或审议与信息和意见证据能力相关的请求或异议，但其他参与者可评论或反驳所提出的事宜。参与者不可打断另一参与者的陈述。

第 14.30 节　咨询委员会主席。

(a) 咨询委员会主席有权举行听证会和会议，包括有权推迟听证会和会议（如果咨询委员会主席确定会议延期符合公众利益）、中止对事宜的讨论、终止会议的公开部分，或采取任何其他行动让听证会或会议更加公正和高效。

(b) 如果主席不是 FDA 的全职雇员、指定的联邦官员或其他指定的监管机构雇员或候补主席，则委员会主席须是指派给咨询委员会的指定的联邦雇员。如果指定的联邦雇员确定会议延期符合公众利益，该联邦雇员也有权推迟听证会和会议。

第 14.31 节　咨询委员会与其他人员磋商。

(a) 委员会可与可能具有与委员会任何未决事宜相关的信息和意见的人员交换意见。

(b) 利益关系人可向委员会提交书面请求，请求其与特定人员就委员会任何未决事宜交换意见。该请求须涵盖足够的正当理由。委员会可酌情决定是否准许该请求。

(c) 委员会只能在会议公开部分时间内与不是联邦政府行政部门雇员的人员交换意见。但是，该人员可以书面形式依据 14.70 向委员会提交作为行政记录一部分的意见。只有如本节 (e) 款规定的由局长任命为特别政府雇员时，该人员才可参加会议的非公开部分。

本款 (c) 在就根据 14.25(c) 和 14.27(c) 禁止公众披露的事宜进行的会议不公开部分期间，预期不会妨碍人员提供证词。

(d) 为防止意外违反联邦利益冲突的法律和禁止披露商业秘密的法律（18 U.S.C. 208、21 U.S.C. 331(j)、18 U.S.C. 1905），非联邦政府雇员的行政部门雇员，除非其由局长根据本节以下 (e) 款任命为特别政府雇员，此类行政部门雇员不得在咨询委员会会议任何部分进行协商、作证或以其他方式参加（作为旁观者除外），(e) 款不适用于 14.127 中规定的被任命为 TEPRSSC 成员的联邦行政部门雇员。

(e) 局长可任命特别政府雇员担任咨询委员会的法律顾问。被任命的法律顾问可提供专门知识（一般涉及专业性极强的问题，此类专门知识无法随时从委员会成员处获得）。顾问可能来自政府外部，也可能来自食品药品管理局以外的机构。顾问向公众咨询委员会提交的报告、数据、信息和其他书面意见书是 14.70 中逐条记载的行政记录的一部分。

[44 FR 22351，1979 年 4 月 13 日，后修订为 55 FR 42703，1990 年 10 月 23 日]

第 14.33 节　提交给咨询委员会成员的材料汇编。

局长应为所有委员会成员准备并提供有关成员义务和责任的资料，包括：

(a) 所有适用的利益冲突法律法规及其主要规定摘要；

(b) 与商业秘密和不得公开披露的机密性商业或财务信息有关的所有适用法律法规及其主要规定摘要；

(c) 与咨询委员会控制的主题有关的所有适用法律、法规和指导性文件及其主要规定摘要；

(d) 所有适用的法律、法规（包括本章第 20 部分中的法规、咨询委员会章程、联邦公告通知、履历、咨询委员会采用的规则，以及涉及咨询委员会的组建、组织和运作有关的其他材料）及其主要规定摘要；

(e) 有关出现问题时联系人方面的说明；以及

(f) 涉及 FDA 和可能会对委员会工作有利的委员会所负责主题的其他材料。

[44 FR 22351，1979 年 4 月 13 日，后修订为 65 FR 56479，2000 年 9 月 19 日]

第 14.35 节　提交至咨询委员会的书面意见书。

(a) 提交至委员会的 10 份书面意见书复印件将发送给指定的联邦官员，除非本章适用的联邦公告通知或其他规定另有规定。意见书须符合 10.20 的规定，但不需要将复印件发送至卷宗管理处。

(b) 应委员会的要求，或局长主动要求，局长可在联邦公报上发布通知，要求以书面形式向委员会提交与正处于委员会审查中的事宜相关的信息和意见。通知可规定提交信息和意见的方式。

(c) 应委员会的要求，或局长主动要求，局长可在任何时候要求有关具体产品（尚待 FDA 批准，并正处于咨询委员会审查中）申请或请愿书的申请人或申办方对安全性、有效性或涉及委员会定期召开的会议期间产品的其他数据进行陈述或讨论。该要求可能是对会前由委员会审查的相关信息的口头陈述或简要的、结构清晰的书面总结，或口头陈述和书面总结同时进行。除非另有规定，会议前至少 3 周，书面总结的一份复印件以及概述须涵盖的议题以及对将介绍每个主题的参与行业工作人员或顾问进行确定的议程，须提交至指定的联邦官员或其他指定的监管机构雇员。

(d) 利益关系人可向委员会提交有关被审查事宜的书面信息或意见。大容量数据须随附总结。须将意见书提交至指定的联邦官员，而非直接向委员会成员提交。

(1) FDA 将通过邮件或在下次会议上将意见书分发至每个成员。委员会将在此事宜的审查过程中对意见书进行审议。

(2) 委员会可创建和发布截止日期的通知，在此之后不再接收或审议有关事宜的意见书。

(e) 局长会向委员会提供其认为具有相关性的所有资料。根据要求，成员还将向 FDA 提供任何其认为适用于对此事宜进行独立判断的可用材料，例如总结或报告的原始数据，或关于该事宜法律方面的简报。

第 14.39 节　有关特定咨询委员会的附加规则。

(a) 除了这些规则外，咨询委员会还可在经指定的联邦雇员同意下，采用不违反该子部件或其他法律要求的附加规则。

(b) 任何附加规则将在被采用时纳入会议记录和根据 14.33 编制的材料中，并将根据 14.65(c) 公开披露。

子部分 C——设立咨询委员会

第 14.40 节　咨询委员会的设立和延期。

(a) 每当委员会有必要或适当时举行公众听证和就尚待 FDA 批准的任何事宜进行审查并对其提出建议时，可以设立委员会或延长其期限。除依照法规设立的委员会外，设立咨询委员会及延长其期限前，必须首先经联邦政府部门根据 45 CFR 第 11 部分和总务管理局批准。

(b) 设立咨询委员会及延长其期限时，局长将发布联邦公告通知，证明设立或延期符合公众利益，并对委员会的结构、职能和目的进行说明，如果是常设咨询委员会，则应对 14.100 进行修订，将该常设咨询委员会列入常设咨询委员会名单。根据本节 (c) 款，将在对咨询委员会章程归档的至少 15 天前，发布设立通知。延期通知不需要在 15 天内通知。

(c) 根据《联邦咨询委员会法》第 9(c) 节的要求，任何一个委员会都可在其章程准备和存档之前举行会议或采取行动。FDA 运用的咨询委员会须符合此项要求，尽管在运用前该委员会不是由该机构设立。

(d) 本条 (a) 款中引用的联邦行政部门法规规定上级委员会章程可包含有关小组活动的信息。这种情况下，不会将小组设立为不同于上级委员会的委员会。但是，当上级委员会的章程未包含该小组的活动，或者该小组包括的成员并非全是来自上级委员会时，该小组将被设立为一个单独的委员会。

(e) 只有咨询委员会符合公众利益，以及其职能无法由其他现有咨询委员会或由 FDA 合理执行时，才能设立或运用无需通过法律进行设立的咨询委员会。

(f) 咨询委员会必须符合以下标准：

(1) 明确规定其目的。
(2) 其全体成员应在所需执行的职能见解中陈述的观点方面取得相当好的平衡。虽然无需比例代表制，但应在不考虑种族、肤色、国籍、宗教、年龄或性别的情况下，选拔咨询委员会成员。
(3) 咨询委员会的建立和运用旨在确保其意见和建议是咨询委员会独立判断的结果。

(4) 其工作人员符合要求。局长为每个咨询委员会指派一名指定的联邦官员和候补人员，此类人员为 FDA 的雇员。指定的联邦官员负责支持所有工作人员，除非该职能已指定其他机构雇员。

(5) 只要切实可行或法令规定,咨询委员会都包括公众利益的代表。

[44 FR 22351，1979 年 4 月 13 日，后修订为 55 FR 42703，1990 年 10 月 23 日]

第 14.55 节　终止咨询委员会。

(a) 除本节 (c) 款另有规定外，除非常设咨询委员会延长 2 年的时间，则在不再需要常设咨询委员会时，或在不迟于其设立之日起 2 年内终止。委员会可以根据公众利益要求延长 2 年的时间。14.40 下委员会的设立要求也适用于其延期。

(b) FDA 将发布联邦公告通知，宣布终止委员会的原因，以及（若该委员会是常设委员会）修订 14.100，将该委员会从名单中删除的原因。

(c) TEPRSSC 是根据《公共保健服务法》第 358(f)(1)(A) 条设立的永久性的法定咨询委员会，TEPRSSC 根据 1968 年《健康和安全辐射控制法》增补并转至 FD&C 法案 (21 U.S.C. 360kk(f)(1)(A))，且不受本条 (a) 款下终止和延期的制约，除非根据 14.40(c) 中规定的在每 2 年时期结束时编制新的章程。另外，根据 FD&C 法令 (21 U.S.C. 360C(b)(1)) 第 513(b)(1) 节和第 860 部分设立的法定医疗器械分类小组，以及根据 FD&C 法令 (21 U.S.C. 360J(f)(3)) 第 520(f)(3) 节设立的法定医疗器械生产质量管理规范咨询委员会特别免除标准的 2 年期限。

(d) 需要根据 FD&C 法令（21 U.S.C. 379e(b)(5)(C) 和 (D)）第 721(b)(5)
(C) 和 (D) 节中规定的情况设立色素添加剂咨询委员会。色素添加
剂咨询委员会受《联邦咨询委员会法》和本部分终止和延期要求
的制约。

(e) 烟草制品科学咨询委员会是根据《家庭吸烟预防和烟草控制法
案》(21 U.S.C. 387Q) (Pub.L. 111–31) 第 917 节设立的永久性法定咨
询委员会，不受本节 (a) 款下的终止和延期要求制约。

[44 FR 22351，1979 年 4 月 13 日，后修订为 75 FR 73953，2010
年 11 月 30 日；78 FR 17087，2013 年 3 月 20 日]

子部分 D ——咨询委员会前会议和听证会记录

第 14.60 节　咨询委员会会议记录和报告。

(a) 除为根据 14.61 进行的会议公开部分编制的较简略的会议记录
必须由监管机构转录或记录外，指定的联邦官员或其他指定的
监管机构雇员为所有咨询委员会会议编制详细的会议记录。其
准确性由委员会批准并经主席认证。批准和认证可通过邮件或
电话完成。

(b) 会议记录包括以下内容：

(1) 会议时间和地点。
(2) 出席的成员、委员会工作人员、监管机构雇员，以及公众参与
者姓名、附属机构或利益。
(3) 所有诉讼期间供委员会考量的可用书面信息的复印件或参考资料。
(4) 对所讨论事宜完整和准确的说明和得出的结论。应分别说明以

下部分，以促进其公开披露：14.25 (a) 及 (b) 中规定的公开部分、根据 14.25(c) 作出陈述的任何非公开部分，以及根据 14.25(d) 的任何非公开审议部分。会议非公开审议部分的会议记录不得涉及成员姓名，除非有其请求，还不得涉及 14.75(b) 中所述的数据或信息。任何发生的无意涉及将在公开披露前被删除。

(5) 委员会收到、发布或批准的所有报告的复印件或参考资料。

(6) 会议向公众公开的程度。

(7) 公众参与程度，包括提出口头或书面陈述的公众人士名单。

(c) 对于已确定为会议非公开的部分：(1) 根据 14.75(a)(6)(i)，非公开部分的会议记录可用于公众披露；或 (2) 根据 14.75(a)(6)(ii)，若不能及时提供此类会议记录，指定的联邦官员或其他指定的机构雇员应为符合 5 U.S.C. 552(B) 的公众编制一份以信息方式考量的事宜小结。

(d) 如果委员会会议的重要部分为非公开，委员会将至少每年发布一份报告，其中列出其活动摘要以及以信息方式向符合 5 U.S.C. 552(B) 的公众提出的有关事宜。本报告须是根据本节 (c) 编制的有关会议非公开部分的个别报告的汇编或须是为此类个别报告编制。

[44 FR 22351，1979 年 4 月 13 日，后修订为 45 FR 85725，1980 年 12 月 30 日]

第 14.61 节　咨询委员会会议副本。

(a) 监管机构将为会议的每一部分准备转录本或录音。

(b) FDA 的会议公开部分的转录本或录音将纳入在委员会诉讼记录中。

(c) FDA 会议的任何非公开部分的转录本或录音不会被纳入委员会诉讼的行政记录中。转录本或录音将由 FDA 作为机密记录保留，不会被丢弃或删除。

(d) 根据本条可公开获得的会议或其部分的任何转录本或录音将以副本的实际成本提供，如果适用，将在 20.45 中确定费用。FDA 可将所要求的转录本或录音提交至私人承包商，该承包商应根据 20.53 直接收取复印费。

(e) 参加会议公开部分的人员可按照有序进行的会议记录或其他方式转录会议。该转录不会是行政记录的一部分。

(f) 仅 FDA 可编制会议非公开部分的转录本或录音。

[44 FR 22351，1979 年 4 月 13 日，后修订为 68 FR 25285，2003 年 5 月 12 日]

第 14.65 节　咨询委员会记录的公众质询及请求。

(a) 除记录请求外，有关总务委员会事宜的公众质询须直接提交至食品药品管理局咨询委员会监督和管理机构 (10903 New Hampshire Ave., Bldg. 32, Rm 5103, Silver Spring, MD 20993) 中的管理官员。

(b) 除记录请求外，有关特定委员会事宜的公开质询须直接提交至列于根据 14.20 发布的联邦公告通知名单中的指定联邦官员或指定监管机构雇员。

(c) 对公众咨询委员会记录的请求（包括会议记录），须根据 20.40

和第 20 部分相关的规定提交至 FDA 信息自由部门（在该机构网站上提供了信息自由部门工作人员的地址：http://www.fda.gov）。

[44 FR 22351，1979 年 4 月 13 日，后修订为 46 FR 8456，1981 年 1 月 27 日；76 FR 31469，2011 年 6 月 1 日；78 FR 17087，2013 年 3 月 20 日；79 FR 68114，2014 年 11 月 14 日]

第 14.70 节　咨询委员会前的公众听证会行政记录。

(a) 只能在委员会诉讼的行政记录中提出对咨询委员会的意见或建议。除其他 FDA 法规中规定外，行政记录由以下所有与此事宜相关的条目构成：

(1) 会议公开部分的任何转录本或录音。

(2) 根据 14.60(b)(4) 删除的任何条目后，所有会议所有部分的会议记录。

(3) 由委员会考量的所有书面意见书和信息。

(4) 委员会编制的报告。

(5) 由顾问根据 14.31(e) 编制的任何报告。

(b) 在咨询委员会提出意见或建议时或者委员会或本章其他部分规定的较早时候对诉讼记录保密。

第 14.75 节　行政记录和其他咨询委员会记录的检查。

(a) 可根据第 20 部分对行政记录和其他委员会记录进行公开披露，本节 (b) 款规定的以下时间除外：

(1) 供委员会在任何会议上考量的书面信息：同时可向委员会提供。

(2) 会议任何公开部分的转录本或录音：一旦提供即可进行披露。

(3) 任何会议公开部分的会议记录：由委员会批准并经主席认证后。

(4) 根据 14.60 (c) 编制的会议非公开部分的小结：一旦提供即可进行披露。

(5) 在会议公开部分提交至委员会的所有书面信息或意见：一经提交即可进行披露。

(6) 会议非公开部分的会议记录或非记录部分内容，

(i) 根据 14.22(i) (2)，有关未指定作为机密记录进行维护的事宜会议：此类记录由委员会批准并经主席认证后；以及

(ii) 根据 14.22(i) (2)，有关指定作为机密记录进行维护的事宜会议：在根据局长对有关此类会议记录或其部分的委员会提出意见或进行记录后，或根据局长判定此类会议记录或其部分是否可在不会对机构或咨询委员会运作造成不当干扰的情况下进行公众披露后。

(7) 正式的委员会意见或报告：根据局长如批准、不批准或拒绝进行建议或报告后，或根据局长判定此类正式的意见或报告是否可在不会对机构或咨询委员会运作造成不当干扰的情况下进行公众披露后。可在此类正式意见或报告保留处于积极磋商时将其为保密为机密记录。

(8) 除会议非公开部分转录本和录音外，有关事宜的任何其他委员会记录：在根据局长对有关此类记录的委员会提出意见或进行记录后，或根据局长判定此类记录是否可在不会对机构或委员会运作造成不当干扰的情况下进行公众披露后。

(b) 除 12.32(g) 中规定外，行政记录中的以下信息不可用于公众检查或打印：

(1) 由 FDA 向委员会提供的材料，根据第 20 部分以及在第 20 部分所引用的规定，该材料免除公开披露。

(2) 由 14.25(c) 中所述进行陈述的人员提交至咨询委员会的材料和根据第 20 部分以及在第 20 部分所引用的规定禁止进行公开披露的材料。

(c) 卷宗管理处 (HFA–305) 将维护每个委员会的档案，档案包含以下公众可迅速访问的主要记录：

(1) 委员会章程。

(2) 委员会成员名单及其履历。

(3) 委员会会议记录。

(4) 任何正式的委员会意见或报告。

[44 FR 22351，1979 年 4 月 13 日，后修订为 54 FR 9035，1989 年 3 月 3 日]

子部分 E——咨询委员会成员

第 14.80 节　常设政策和技术咨询委员会成员资格。

(a) 政策咨询委员会成员，

(1) 利益、教育、培训和经验应不同；具体的专业技术不是必要条件；

(2) 受利益冲突法律法规的制约，不论是作为特别政府雇员还是作为军职部门成员都受利益冲突法律法规的制约，包括公共卫生服务军官团（因为代表特定利益的成员，例如工人代表、工业代表、消费者或农业代表，被列入专门为代表这些利益、根据 18 U.S.C. 208(A) 由成员代表的涉及未免除益冲突法律法规的制约的联邦政府服务以及以此方式根据 18 U.S.C. 208(B) 由于对其服务完整性影响极小、同时也不重要而免除的那类人员的经济利益的咨询委员会名单，局长已对其进行判定）；以及

(3) 应是有表决权成员。

(b) 技术咨询委员会。(1) 技术咨询委员会有表决权成员，

(i) 应具有委员会关心主题的专业知识，并具有多样化的专业教育、培训和经验，以便委员会能够反映出足够的科学专业知识的均衡组合来处理其面前的问题；以及

(ii) 除电子产品辐射安全标准化技术委员会 (TEPRSSC) 成员外，技术咨询委员会有表决权成员受利益冲突法律和法规制约，不论是作为特别政府雇员还是作为军职部门成员，包括公共卫生服务军官团都受利益冲突法律和法规制约。

(2) 当法规要求及无要求时，局长应规定技术咨询委员会的无表决权成员担任利益相关组织代表及其联络人员。无表决权成员，

(i) 根据 14.84 中规定，应由利益相关组织选出，委员会参与的主题的技术专长不是必要条件；以及

(ii) 除 14.84(e) 规定外，可是受利益冲突法律法规制约的特殊政府雇员。

(c) 除非局长以书面形式确定双会籍有助于所涉及的委员会的工作并符合公众利益，否则任何人只能在一个 FDA 咨询委员会充当有表决权成员或无表决权成员。

(d) FDA 咨询委员会成员及主席从根据 14.82 和 14.84 提名的人员中指定或由部长任命、通过国授权任命、由卫生部副部长，或由局长任命。

(e) 任命为咨询委员会的成员在委员会期间任职，或在任用期满前，其辞职或由局长撤职。

(f) 可因正当理由撤销委员会成员资格。正当理由包括过多缺席委员会会议、已显示出干扰提供客观咨询能力的偏差、不遵守该子部分中建立的程序，或违反其他适用的规则和法规，例如14.86(c) 有关无表决权成员的规定。

(g) 根据 14.31(e) 任命的顾问并非咨询委员会成员。

[44 FR 22351，1979 年 4 月 13 日，后修订为 53 FR 50949，1988年 12 月 19 日；54 FR 9035，1989 年 3 月 3 日]

第 14.82 节 常设咨询委员会有表决权成员的提名书。

(a) 局长每年将在联邦公报上公布一个或多个通知，请求对现有常设咨询委员会有表决权成员任命。通知将要求对个人和组织中有表决权的成员任命。

(b) 宣布根据 14.40(b) 设立新委员会的通知将要求提交任命有表决权成员的意见书。

(c) 一个人员可提名一名或多名有资格的人员进入咨询委员会。提名将规定推荐被提名人的咨询委员会，并将纳入被提名人的完整履历。提名须说明被提名人了解此次提名、愿意担任咨询委员会成员，以及似乎没有排除成员资格的利益冲突。

(d) 有表决权成员为个人而不是对其提名的任何团体或组织代表或与之相关的团体或组织代表。

第 14.84 节　常设技术咨询委员会无表决权成员的提名和选拔。

(a) 本节在局长就技术咨询委员会应包括代表和担任与利益相关个人和组织联络人的无表决权成员议定时适用。

(b) 除局长另有议定外，根据本节 (c) 和 (d) 款选拔技术咨询委员会的无表决权成员，无表决权成员通常仅限于由消费者团体和组织选出的人员，以及行业团体和组织选出的人员。

(c) 除本节 (c)(5) 款中规定外，若要选拔代表消费者利益的无表决权成员，局长应在联邦公报通知上发布通知，要求每个特定委员会或小组委员会对将被任命的无表决权成员提名。

(1) 该委员会或小组委员会提交提名的允许时间为 30 天。利益相关人员可提名一名或多名代表消费者权益的有资格人员。虽然接受个人提名，但鼓励个人通过本节 (c)(3) 款中所定义的消费者组织提交提名。综合考虑，可随时提名有资格的人员为非特定咨询委员会或小组委员会的无表决权成员。所有提名将以书面形式提交至食品药品管理局咨询委员会监督和管理机构 (10903 New Hampshire Ave., Bldg. 32, rm.1503, Silver Spring, MD 20993)。

(2) 须包括任何被提名人的完整履历。提名必须说明被提名人是否了解此次提名、是否愿意担任咨询委员会成员，以及是否无利益冲突出现。提名必须说明被提名人是否只对特定咨询委员会或小组委员会感兴趣，或者提名人是否有兴趣成为任何咨询委员会或小组委员会的成员。不符合本款要求的提名将不予考虑。

(3) 咨询委员会监督和管理机构将编制一份以促进、鼓励和有利于消费者教育和解决消费者问题为目的的组织名单。列于名单中的所有机构均有权对被提名人进行表决。该名单将包括代表公众利益的组织，消费者保护团体以及联邦、州和地方政府的消费者 / 健康部门。符合标准的任何组织可根据要求纳入此名单。

(4) 执行秘书或其他指定的监管机构雇员将审查被提名人名单，并选出 3 至 5 名有资格的被提名人进行投票。未入选姓名将继续保留在合格被提名人名单上，由咨询委员会监督和管理机构定期审查，以确定持续性关注。一经被提名人选拔开始进行投票，每名被提名人的履历将发送至根据本条 (c)(3) 款所编制的名单上的每个组织，并随附发送待填写的投票用纸（30 天内发回）。投票用纸发回时间截止后，将计算选票，获得最高票数的被提名人将被选为代表消费者权益的特定咨询委员会或小组委员会无表决权成员。得票相同的情况下，局长将通过抽签从获得相同最高票数的被提名人中选出优胜者。

(5) 如果代表消费者权益的成员在其任职的委员会终止之前辞职或被撤职，则以下程序将用于任命将工作到前任成员任职期满的代替者：

(i) 根据本条 (c)(4) 款提交的最初投票，局长将按照收到的选票数量任命第二名，以填补空缺。如果第二名不再愿意担任委员会成员，那么将任命第三名。

(ii) 如果最初投票中没有愿意担任委员会成员的被提名者，或者最初投票中只有一名被提名人，咨询委员会监督和管理机构将通过电话联系符合条件的个人，此类个人的姓名过去曾被提交为作为消费者利益代表的成员候选人。然后将编制一份有兴趣在咨询委员会任职的人员名单。根据本节 (c)(3) 款，此类人员的履历和投票须发送至已确定有资格对消费者代表进行投票的消费者组织代表电话。经过 4 天时间，咨询委员会监督和管理机构将通过电话联系消费者组织，并得出其投票。将选出获得最高票数的候选人。得票相同的情况下，局长将通过抽签从获得相同最高票数的候选人中选出优胜者。

(d) 为选出代表行业利益的无表决权成员，局长将会就决定为每个委员会任命的非投票成员发布通知，要求任何有兴趣参与选举适合代表行业利益的无表决权成员的行业组织在 30 天内发送说明对通知中指定的 FDA 雇员感兴趣的信件。30 天后，将向每个表示出兴趣的组织发送一封信件，附上所有此类组织的完整名单，并说明收到信件后 60 天内其有责任在选拔中相互进行协商，一名无表决权成员将代表该委员会的行业利益。如果在 60 天内没有选出任何个人，将由局长选出代表行业利益的无表决权成员。

(e) 由于代表消费者和行业利益的无表决权成员包括在专门代表此类利益以及无表决权的咨询委员会中，局长已判定成员代表的一类人员根据 18 U.S.C. 208(a) 涵盖的任何经济利益与政府期望此类无表决权成员所进行的服务不相关。因此，根据 18 U.S.C. 208(b)，由于对其服务完整性的影响极小和不重要而排除这一类人。

[44 FR 22351，1979 年 4 月 13 日，后修订为 54 FR 9035，1989 年 3 月 3 日；75 FR 15342，2010 年 3 月 29 日]

第 14.86 节　咨询委员会无表决权成员的权利和责任。

(a) 除以下情况外，被选为代表和担任利益相关个人、协会和组织联络人的咨询委员会无表决权成员与其他任何委员会成员的权利相同。

(1) 无表决权成员仅可就程序性事项投票，例如根据 14.39(a) 采用的附加规则、根据 14.60(a) 的会议记录批准、根据 14.61(b) 编制的转录本和录音，以及未来会议日期；
(2) 只有当代表行业利益的无表决权成员被任命为 14.80(b) 下的特殊政府雇员时，该人员才可访问构成 20.61 中界定的商业秘密以及商业和财务机密信息数据和资料。

(b) 咨询委员会无表决权成员应受制于并遵守 FDA 和委员会采用的所有规则和法规。

(c) 在所有审议中，咨询委员会的无表决权消费者和行业成员有责任代表消费者和行业利益。

(1) 无表决权成员不代表任何特定的组织或团体，而是代表选出该成员这一类人中的所有利益相关人员。因此，根据要求，由该无表决权成员代表的利益相关人员可查阅有关无表决权成员编制的委员会所有书面陈述或口头简报，以便分发给委员会以外的任何人员。当利用非政府资金编制文件时，希望获得复印件的人员可能需要支付合理的费用来支付打印费和类似费用。
(2) 无表决权成员审查所有正式的委员会会议记录，以确保其完整性和准确性。
(3) 无表决权成员充当委员会与该成员代表的利益相关人员之间的联络人，并向委员会转交委员会的有关信息和意见请求。无表决权成员主动联系其代表的利益相关人员，以便寻求相关信息和意见，并叙述咨询委员会的进展。

(4) 无表决权行业成员代表该行业的所有成员，但不代表任何特定协会、公司、产品或成分。若在委员会前，事宜直接或间接影响到雇用无表决权行业成员的公司，该成员应告知委员会，但不必在讨论期间缺席或拒绝参加讨论。同样，无表决权行业会员不可讨论公司的立场，但可概括讨论任何事宜。除 14.25 (c) 中规定外，所有关于科学数据的陈述和讨论以及代表公司的科学数据解释都将在公开会议上进行。

(5) 咨询委员会的无表决权成员在该委员会实施的听证期间不可向该咨询委员会作任何陈述。

(6) 尽管无表决权成员以代表身份任职，但无表决权成员行使此种职能时应予以克制，不可参加不当的宣传或企图对其他委员会成员施加不当的影响。

(d) 若由于不符合本节和 14.80(f) 规定，局长可撤销咨询委员会无表决权成员的职务。

第 14.90 节　特设咨询委员会成员。

局长在选拔特设咨询委员会成员时，可使用 14.82 和 14.84 中的程序或任何其他被认为适当的程序。

第 14.95 节　咨询委员会成员报酬。

(a)(1) 除本节 (a) (2) 和 (3) 款中规定外，所有有表决权的咨询委员会成员和无表决权成员分别应该和可以被任命为特别政府雇员、获得咨询费，并报销差旅费用，包括每日津贴代替膳宿津贴，除非自动放弃这种报酬和报销。

(2) 电子产品辐射安全标准化技术委员会 (TEPRSSC) 成员不是经任命的特别政府雇员。任何非联邦雇员或军职部门（包括公共卫生服务军官团）成员的 TEPRSSC 成员，应获得咨询费，并报销差旅费用，包括每日津贴代替膳宿津贴，除非自动放弃这种报酬和报销。

(3) 作为军职部门（包括公共卫生服务军官团）成员的有表决权和无表决权咨询委员会成员，对食品药品管理局咨询委员会提供服务，作为其分配职能的一部分，此类成员不是经任命的特别政府雇员，但由食品药品管理局报销差旅费用。

(b) 尽管考虑到成员的主要居住地，无论会议是在华盛顿哥伦比亚特区或其他地区举行，咨询委员会成员在出席全体委员会或小组委员会会议时将会支付其差旅费用。

(c) 委员会成员在家、营业场所或在位于成员通勤区域内的 FDA 机构进行指定工作时，报酬将按小时支付给参加任何由机构指派任务的成员。委员会成员需要到通勤区域以外的地区出差执行任务时，将按日支付其报酬。不会因在委员会会议正常的会议准备上所花费的时间对委员会成员支付报酬。

(1) 机构指派的任务符合以下标准：

(i) 需要进行确定性研究的活动。活动必须产生有形的最终产物，通常为书面报告。例如：

(a) 对一类药品的使用风险与获益作出的分析，或者 IND 或 NDA 产生的具体问题报告；

(b) 除正常会议准备外，进行为咨询委员会审议提供支持的类似调查或行业意见书复杂性研究；

(*c*) 导致毒理学安全剂量水平估计值的统计分析报告编制；以及

(*d*) 动物毒性、致突变性、致畸性或致癌性研究的设计或分析。

(ii) 进行 IND 或 NDA 审查或类似审查。

(2) 进行特别任务的委员会成员，若其最终产物不代表咨询委员会的最终产物，而是委员会成员自身任务的产物，可得到报酬。若由全体成员完成的准备得出成委员会的最终产物，则认为是正常的会议准备工作，委员会成员无法因这项工作得到报酬。

(d) 当委员会成员在执行此类工作期间，其日常事务由于一日或多日后额外一天的大部分时间而被打断，以及造成委员会成员损失正常报酬时，在出差期间向其提供薪水。如果特殊政府雇员损失当天可在其他方面应得的收入，这种情况适用于周末和假期工作。考虑到出差目的，将一天中的大部分时间定义为工作日的 50%，将按日支付给出差人员报酬。

[44 FR 22351，1979 年 4 月 13 日，后修订为 53 FR 50949，1988 年 12 月 19 日]

子部分 F——常设咨询委员会

第 14.100 节　常设咨询委员会名单。
常设咨询委员会及其设立日期如下：

(a) 局长办公室。

(1) 茶话会专家委员会。

(i) 设立日期：1897 年 3 月 2 日。

(ii) 职能：根据 21 U.S.C. 42，就建立进口到美国的所有用于消费的茶叶纯度、质量和适合度统一标准提出建议。

(2) 食品药品管理局科学董事会。

(i) 设立日期：1992 年 7 月 26 日。

(ii) 职能：该董事会应主要向机构的高级科学顾问提供意见，并根据需要就具体的复杂和技术问题以及行业和学术界中科学共同体内新出现的问题向局长和其他有关官员提供意见。此外，该董事会将就保持与监管科学领域技术和科学进化步伐相一致；就制定适当的研究议程；以及就提高其科研设施方面为监管机构提供意见，以便与此类变革相同步。还将为监管机构资助的院内和院外科学研究项目提供关键性审查手段。

(3) 儿科咨询委员会。

(i) 设立日期：2004 年 6 月 18 日。

(ii) 职能：就食品药品管理局对其负有监管责任的儿科治疗、儿科研究及涉及儿科的其他事宜提供建议。

(4) 风险交流咨询委员会。

(i) 重新根据特许状设立的日期：2009 年 7 月 9 日。

(ii) 职能：该委员会审查和评估旨在与公众交流 FDA 监管产品风险和获益的战略和计划，以促进此类产品的优化利用。委员会还对由 FDA 和其他实体与公众进行的这种沟通相关研究进行审查和评估。同样促进与公众交互式共享风险和获益信息，以便公众能对使用 FDA 监管产品做出有事实根据的独立判断。

(5) 烟草制品科学咨询委员会。

(i) 设立日期：2009 年 8 月 12 日。

(ii) 职能：该委员会对有关烟草制品的安全、依赖性和健康问题进行审查和评估，并向食品药品管理局局长提出适当意见、信息和建议。具体而言，该委员会将就烟草相关议题提交报告和建议，其中包括：在香烟中使用薄荷脑对公共卫生的影响，包括这类使用在儿童、非裔美国人、西班牙裔和其他种族和少数族裔间的影响；使用可溶性烟草制品对公共卫生的性质和影响，包括这类使用对儿童的性质和影响；改变烟草制品中尼古丁量的影响以及是否存在低于尼古丁量不会对所涉烟草制品产生依赖性的阈值水平；以及由制造商提交的风险弱化烟草制品的任何申请。该委员会可向卫生及公共服务部长提交有关根据《联邦食品药品和化妆品法案》发布的任何法规的建议，并可根据《家庭吸烟预防和烟草控制法案》第 906(e) 节，审查任何新烟草制品申请或豁免请求。该委员会可根据《家庭吸烟预防和烟草控制法案》中规定的任何其他事宜进行考量并提出建议。

(b) 生物制品审评与研究中心。

(1) 过敏药品咨询委员会。

(i) 设立日期：1984 年 7 月 9 日。

(ii) 职能：审查并评估预期用于诊断、预防或治疗人类疾病的过敏原生物制品的安全性和有效性数据。

(2) 细胞、组织及基因治疗咨询委员会。

(i) 设立日期：1988 年 10 月 28 日。

(ii) 职能：在预防和治疗广泛的人类疾病以及各种条件的组织的重建、修复或替换方面，审查并评估涉及人体细胞、人体组织、基因转移治疗和用于移植、植入、输注和转移的异种移植制品的安全性、有效性和适当用途的现有数据。该委员会也对为此类产品的监管提供科学支持的 FDA 研究计划质量和相关性进行考量，并向食品药品管理局局长提出适当建议。

(3) 血液制品咨询委员会。

(i) 设立日期：1980 年 5 月 13 日。

(ii) 职能：对关于预期用于诊断、预防或治疗人类疾病的血液制品安全性和有效性，以及适当用途的数据进行审查及评估。

(4) 疫苗及其相关生物制品咨询委员会。

(i) 设立日期：1979 年 12 月 31 日。

(ii) 职能：审查并评估预期用于诊断、预防或治疗人类疾病的疫苗的安全性和有效性数据。

(c) 药品审评与研究中心。

(1) 麻醉和镇痛药品咨询委员会。

(i) 设立日期：1978 年 5 月 1 日

(ii) 职能：审查并评估有关市售药品和试验性人用药品的安全性和有效性数据，包括镇痛药（例如遏制滥用型阿片类镇痛药、新型镇痛药），以及与阿片类药品滥用和用于麻醉的镇痛药相关的问题。

(2) 抗菌药品咨询委员会。

(i) 设立日期：1980 年 10 月 7 日。

(ii) 职能：审查并评估有关用于治疗传染病和失调症的市售和试验性人用药品安全性和有效性的现有数据。

(3) 关节炎咨询委员会。

(i) 设立日期：1974 年 4 月 5 日。

(ii) 职能：审查并评估关于用于关节炎疾病的市售和试验性人用药品安全性和有效性数据。

(4) 心血管和肾病药品咨询委员会。

(i) 设立日期：1970 年 8 月 27 日。

(ii) 职能：审查并评估关于用于心血管疾病和肾病症的市售和试验性人用药品安全性和有效性数据。

(5) 皮肤和眼部药品咨询委员会。

(i) 设立日期：1980 年 10 月 7 日。

(ii) 职能：审查并评估有关用于治疗皮肤病和眼科疾病的市售及试验性人用药品安全性和有效性的现有数据。

(6) 药品安全和风险管理咨询委员会。

(i) 设立日期：1978 年 5 月 31 日。

(ii) 职能：审查并评估有关风险管理计划、商标研究、风险管理交流方法和相关问题的数据，提供的积极监督方法。

(7) 内分泌和代谢药品咨询委员会。

(i) 设立日期：1970 年 8 月 27 日。

(ii) 职能：审查并评估关于用于内分泌和代谢失调的市售和试验性人用药品安全性和有效性数据。

(8) 骨骼、生殖和泌尿系统药品咨询委员会。

(i) 设立日期：1978 年 3 月 23 日。

(ii) 职能：当局长或指定人员涉及帮助确保人用药品以及食品药品管理局按照规定对其负有监管责任的任何其他产品的安全性和有效性时，就局长或指定人员履行职责方面提供意见。

(9) 肠道药品咨询委员会。

(i) 设立日期：1978 年 3 月 3 日。

(ii) 职能：审查并评估关于用于胃肠疾病的市售和试验性人用药品安全性和有效性数据。

(10) 肿瘤药品咨询委员会。

(i) 设立日期：1978 年 9 月 1 日。

(ii) 职能：审查并评估关于用于治疗癌症的市售和试验性人用药品安全性和有效性数据。

(11) 外周和中枢神经系统药品咨询委员会。

(i) 设立日期：1974 年 6 月 4 日。

(ii) 职能：审查并评估关于用于神经系统疾病的市售和试验性人用药品安全性和有效性数据。

(12) 精神药理学药品咨询委员会。

(i) 设立日期：1974 年 6 月 4 日。

(ii) 职能：审查并评估关于用于精神病学和相关领域实践的市售和试验性人用药品安全性和有效性数据。

(13) 肺变态反应药品咨询委员会。(i) 设立日期：1972 年 2 月 17 日。

(ii) 职能：审查并评估关于用于治疗肺病以及过敏和（或）免疫机制相关疾病的市售和试验性人用药品安全性和有效性数据。

(14) 医学成像药品咨询委员会。

(i) 设立日期：2011 年 5 月 18 日。

(ii) 职能：使用放射诊断学中所用的放射性药品和造影剂，审查并评估有关用于诊断和治疗程序的市售和试验性人用药品安全性和有效性数据。

(15) 药品科学和临床药理学咨询委员会。

(i) 设立日期：1990 年 1 月 22 日。

(ii) 职能：委员会应就涉及用于治疗广泛人类疾病的药品产品（此类药品声称具有质量特性或其显示出质量特性）以及食品药品管理局根据需要对其负有监管责任的其他任何药品产品的安全性和有效性的科学、临床和技术问题提供意见，并向食品药品管理局局长提出适当建议。委员会还可审查监管机构资助的院内和院外生物医学研究计划，以支持 FDA 的药品监管责任及其涉及提高药品疗效和安全性以及提高药品开发效率的关键路径计划。

(16) 非处方药品咨询委员会。

(i) 设立日期：1991 年 8 月 27 日。

(ii) 职能：该委员会审查并评估有关用于治疗广泛人类症状和疾病
的柜台发售（非处方）人用药品安全性和有效性的现有数据。

(17) 药房配药咨询委员会。

(i) 重新设立日期：2012 年 4 月 25 日。

(ii) 职能：根据《联邦食品药品和化妆品法案》第 503A 和 503B 节，
就涉及药品配制以及食品药品管理局根据需要对其负有监管责任
的其他任何药品产品的科学、技术和医疗问题提供意见，并向食
品药品管理局局长提出适当建议。

(d) 器械与放射卫生中心。

(1) 医疗器械咨询委员会。

(i) 设立日期：1990 年 10 月 27 日。

(ii) 职能：审查并评估关于市售和试验性器械安全性和有效性数
据，并未此类器械的监管提出建议。

(2) 器械生产质量管理规范咨询委员会。

(i) 设立日期 : 1987 年 5 月 17 日。

(ii) 职能 : 审查关于管理生产质量管理规范中所用的方法和用于管理生产质量管理规范的设施及控制，以及管理器械制造、包装、储存和安装的生产质量管理规范试行条例，并就试行条例的可行性和合理性提出建议。

(3) 电子产品辐射安全标准化技术委员会。

(i) 设立日期 : 1968 年 10 月 18 日。

(ii) 职能 : 根据 42 U.S.C. 263f(f)(1)(A)，就电子产品性能标准的技术可行性、合理性和实用性提供意见，以便控制辐射。

(4) 国家乳腺 X 线摄影质量保证咨询委员会。

(i) 设立日期 : 1993 年 7 月 6 日。

(ii) 职能 : 就制定用于乳腺 X 线摄影设施的适用质量标准和法规提供意见。

(5) 患者参与咨询委员会。

(i) 设立日期 : 2015 年 10 月 6 日。

(ii) 职能 : 就与医疗器械、医疗器械法规和患者使用情况有关的复杂问题向局长提供意见。机构指导原则和政策、临床试验或注册表设计、患者偏好研究设计、获益 – 风险确定、器械标签、未被

满足的临床需求、可用替代方案、患者报告结局，以及器械相关
生命质量或健康状况问题以委员会可考虑的议题为中心。委员会
提供相关技能和观点来改善获益、风险和临床结果的沟通，并提
高患者观点与医疗器械监管过程的一体化程度。该委员会通过确
定新方法、促进创新、识别意外风险或障碍和识别 FDA 政策可能
产生的意外后果来履行其职责。

(e) 国家毒理研究中心——科学咨询委员会。

(1) 设立日期：1973 年 6 月 2 日。
(2) 职能：就创建和实施协助食品药品管理局局长履行监管责任的
研究计划提供意见。

(f) 食品安全和应用营养中心——食品咨询委员会。

(1) 设立日期：1991 年 12 月 15 日。
(2) 职能：该委员会就未来 10 年 FDA 认为会出现的最重要食品安
全、食品科学和营养问题提供意见。

[54 FR 9036，1989 年 3 月 3 日]

编者按：

有关影响 14.100 的联邦公报引用，参见刊印在打印卷上"搜索帮
助章节"中的"CFR 受影响章节列表"和访问 www.fdsys.gov。

子部分 G ——电子产品辐射安全标准化技术委员会

第 14.120 节　电子产品辐射安全标准化技术委员会的设立。
由 15 名成员组成的电子产品辐射安全标准化技术委员会
(TEPRSSC) 的设立与《联邦食品药品和化妆品法案》(21 U.S.C.
360kk(f)(1)(A)) 相一致，旨在局长对电子产品的性能标准进行任何
规定前，提供意见。

[44 FR 22351，1979 年 4 月 13 日，后修订为 78 FR 17087，2013
年 3 月 20 日]

第 14.122 节　TEPRSSC 的职能。
(a) 在执行向局长提供意见的职能方面，TEPRSSC：

(1) 可向局长提议供其考虑的电子产品辐射安全标准；
(2) 根据 21 U.S.C. 360kk，就所有予以考虑的提议标准向局长提供
咨询；以及
(3) 可就委员会认为在履行此行为的目的方面必要或适当的任何其
他事宜向局长提出建议。

(b) 根据 21 U.S.C. 360Kk，该委员会在收到 TEPRSSC 意见后，负
责按照性能标准采取行动。

[44 FR 22351，1979 年 4 月 13 日，后修订为 78 FR 17087，2013
年 20 月 3 日]

第 14.125 节　TEPRSSC 行政程序。
(a) 当局长正考虑颁布电子产品性能标准或修改现有标准时，在联

邦公报上发布拟议的规定前，局长将向 TEPRSSC 提交在考虑之中的拟议标准或修正案以及对 TEPRSSC 审议期间有帮助的其他相关信息。

(b) 任何会议上审议的议程和其他材料要尽可能在会议前的至少 2 周发送至会员。

(c) 假如出席该委员会的成员至少有 3 名来自 21 U.S.C. 360kk(f)(1)(A) 中规定的每个团体以及来自 14.127 (a) 规定的人员，例如政府、行业和公众人员，则构成法定人数的成员为 10 名。

(d) TEPRSSC 主席通常会在考量后 60 天内，向局长提交委员会考量的电子产品拟议性能标准的报告。如果主席认为需要更多时间，主席要以书面形式告知器械与放射卫生中心主管，这种情况下，提供报告的时间允许增加 30 天。

(e) 除第 14.120 至 14.130 节中具体列出的其他规定外，第 14.1 至 14.7 节适用于 TEPRSSC。

[44 FR 22351，1979 年 4 月 13 日，后修订为 54 FR 9037，1989 年 3 月 3 日；78 FR 17087，2013 年 3 月 20 日]

第 14.127 节　TEPRSSC 成员资格。

(a) 与涉及电子产品辐射安全技术方面的公众和民间组织进行磋商后，局长将任命其成员。

TEPRSSC 由 15 名成员组成，凭借其在适用于电子产品辐射安全的一个或多个科学或工程领域中的培训和经验，其中每名成员在技术上都符合资格，成员构成如下：

(1) 5 名成员从政府机构（包括州政府和联邦政府）中选出。

(2) 与行业代表磋商后，5 名成员从受影响行业中选出。

(3) 5 名成员从一般公众中选出，其中至少 1 名应为隶属工会的工人代表。

(b) 局长将任命 1 名委员会成员为 TEPRSSC 主席。

(c) 委任的任期为 3 年或由局长规定。

(1) 主席任期与其作为 TEPRSSC 成员的任期同步。如果在没有充分通知的情况下主席职位空缺，在局长任命新的主席前，指定的联邦官员可任命一名委员会成员为临时主席。

(2) 成员不得连任两次。

(d) 如果局长确定该人员不符合利益冲突法律法规要求，则具有成员资格的人员不符合从政府机构或一般公众中选为 TEPRSSC 成员的条件。

(e) 成员资格的保留条件如下：

(1) 担任从按本节 (a) 款规定选出中成员中的团体成员连任情况。

(2) 在本条 (d) 款规定的成员任期间无任何利益冲突。

(3) 积极参与 TEPRSSC 活动。

(f) 任命为 TEPRSSC 成员的条件为证明意向成员：

(1) 同意该子部分规定的程序和标准。

(2) 没有本节 (d) 款中规定的利益冲突。

(3) 在 TEPRSSC 的代表身份存在任何违反任命条件的变更前，要告知指定的 TEPRSSC 联邦官员。

(g) 依照 42 U.S.C. 210(c)，TEPRSSC 的成员不是根据 14.95 获得薪酬的全职官员或美国雇员。

第 14.130 节　TEPRSSC 会议的实施；TEPRSSC 记录的可用性。

(a) 根据 21 U.S.C. 360kk(f)(1)(B)，已记录 TEPRSSC 所有诉讼，每个诉讼记录可供公众查阅。

(b) 除非局长根据 14.27 确定会议部分可是非公开会议，TEPRSSC 的所有诉讼均处于公开状态。

[44 FR 22351，1979 年 4 月 13 日，后修订为 78 FR 17087，2013 年 20 月 3 日]

子部分 H——色素添加剂咨询委员会

第 14.140 节　色素添加剂咨询委员会的设立。

局长将在下列情况下设立色素添加剂咨询委员会：

(a) 局长酌情作出结论，色素添加剂咨询委员会就重要的 FDA 未决问题对色素添加剂安全性进行审查和提出建议符合公众利益，并于色素添加剂咨询委员会前在公众听证上以口头方式提出信息符合相关利益人员的利益。

(b) 存在 FD&C 法令第 721(b)(5)(B) 节下出现的有关色素添加剂安全性的问题，包括其潜在或实际的致癌性，需要运用科学判断的问题和发布、修改或废止色素添加剂上市规定可能对人员产生不利影响的问题，或者局长可酌情决定是否应将其提交至色素添加剂咨询委员会的问题。

(1) (b) 款不适用于 1960 年《色素添加剂修正案》第 203 节有关商业上确定色素的临时上市。根据本节 (a) 款，将设立对任何此类事宜进行考量的色素添加剂咨询委员会。

(2) 根据 10.30，提交设立色素添加剂咨询委员会的请求。如果对设立色素添加剂咨询委员会进行说明的理由不充分，局长可拒绝任何请愿。对设立色素添加剂咨询委员会的请求不得仅仅是无证据陈述或否决，而必须提出说明存在需要科学判断的真实和实质性事实问题的具体事实，并在色素添加剂咨询委员会之前证实听证会的合理性。当根据色素添加剂咨询委员会的要求决定性地显示该事项为时尚早，或不涉及根据 FD&C 法案第 721(b)(5)(B) 节发生的问题，或者不存在需要科学判断的真实和实质性事实问题，或由于任何其他原因，无法为色素添加剂咨询委员会提供法律依据，局长可否决设立色素添加剂咨询委员会。

(3) 根据利益相关人员的请求，设立色素添加剂咨询委员会的条件为收到 14.155 中规定的申请费用。

(4) 任何受到不利影响的人员可在局长根据色素添加剂请愿书或提案采取行动的命令发布后的 30 天前或 30 天内任何时间请求将该事宜转介色素添加剂委员会。

第 14.142 节　色素添加剂咨询委员会的职能。

(a) 色素添加剂咨询委员会审查与所提交事宜相关的所有可用信

息，包括任何相关色素添加剂请愿书和 FDA 文件中包含的所有信息。所有经审查的信息都将公开展示，并可在卷宗管理处办公室查看。

(b) 局长会以书面形式向色素添加剂咨询委员会详细说明请求审查和建议的问题。

(c) 每个委员会成员收到行政记录后，指定首次色素添加剂咨询委员会会议的日期为委员会开始允许考量此事宜的时期。首次会议后 60 天内，除非本节 (d) 款规定延长时间，委员会主席应向局长证明含有委员会建议的报告，包括任一少数报告。该报告对委员会的建议及其理由或依据进行说明。该报告包括委员会已考量的所有材料复印件，以及向其提供的行政记录。

(d) 如果主席认为色素添加剂咨询委员会需要更多时间，主席应以书面形式告知局长，并可在 90 天（而不是 60 天）内向局长证明委员会报告。

(e) 色素添加剂咨询委员会可同时处理多项事宜。

第 14.145 节　色素添加剂咨询委员会的程序。

(a) 色素添加剂咨询委员会受《联邦咨询委员会法》和本部分所有要求的制约。

(b) 所有利益相关人员都有权根据本部分的程序与审查事宜的色素添加剂咨询委员会进行协商，并向色素添加剂咨询委员会提交信息和意见。

第 14.147 节　色素添加剂咨询委员会的成员资格。

(a) 色素添加剂咨询委员会的成员均按以下方式选出：

(1) 若设立色素添加剂咨询委员会的目的不包括审查本法案第 721(b)(5)(B) 下出现的问题，或该色素添加剂咨询委员会是根据局长倡议设立的，则局长可使用本节 (a)(2) 款中的程序选拔成员或可使用 14.100 所列的现有常设咨询委员会，或者可根据该子部分设立一个新的咨询委员会。一旦局长根据该款设立色素添加剂咨询委员会并向其提交涉及色素添加剂的事宜，相关利益人员不可在此之后请求设立额外的或不同的色素添加剂咨询委员会对关于该色素添加剂事宜进行审查并提出建议。

(2) 若局长已根据利益相关人员的请求设立了对 FD&C 法案第 721(b)(5)(B) 节下出现的问题进行审查的色素添加剂咨询委员会，应按照以下要求设立该咨询委员会：

(i) 除本节 (a)(2) (ii) 和 (iii) 款中规定外，局长将请求国家科学院从在委员会待审查主题中著有资格的专家中选出色素添加剂咨询委员会成员，此类成员同时充分具备多样化的专业背景。局长将任命其中一名成员作为主席。

(ii) 如果国家科学院不能或拒绝选拔色素添加剂咨询委员会成员，将由局长选出。

(iii) 若经局长或请求方同意，则可取消 FD&C 法案第 721(b)(5)(D) 节，该事宜可提交至列于 14.100 中的任何常设咨询委员会或提交至根据互相认可的任何其他程序设立的咨询委员会。一旦局长设立色素添加剂咨询委员会并向其提交涉及色素添加剂的事宜，相关利益人员不可在此之后请求设立额外的或不同的色素添加剂咨询委员会对关于该色素添加剂事宜进行审查并提出建议。

(b) 除色素添加剂咨询委员会不可仅仅由于这种成员资格成为特殊政府雇员或受利益冲突法律法规要求制约外，色素添加剂咨询委员会成员受《联邦咨询委员会法》和该子部分要求的约束。

第 14.155 节　有关色素添加剂咨询委员会的费用和薪酬。

(a) 向色素添加剂咨询委员会提交该事宜时，所有有关费用，包括委员会成员的个人薪酬、差旅、材料和其他费用，由请求转介的人员承担，此类费用须根据实际成本提交至政府进行评定。这些成本的补偿费包括委员会的个人薪酬，按照每名成员每天不超过128.80 美元。

(b) 如果要求转介至色素添加剂咨询委员会，则需要提供 2,500 美元的特殊定金。若需要，须根据局长请求，每项增加 2,500 美元的定金。所有转介至色素添加剂咨询委员会超过实际费用的定金，都将退还给支付定金的人员。

(c) 本节要求的所有定金和费用将通过邮政汇票、银行汇票或根据食品药品管理局命令签发的保付支票，在华盛顿哥伦比亚特区可代收。所有定金和费用将转交至食品药品管理局和运营准局长管理 (5600 Fishers Lane, Rockville, MD 20857)，并对其进行适当的记录后，将其转送至美国财政部，以专用帐户"食品药品管理局工资和费用、认证和检验以及其他服务"存款。

(d) 局长可完全或部分放弃或退还此类费用，局长的这种判决行为将促进公众利益。任何认为此类费用的支付会存在困难的人员，可根据 10.30 向局长提出放弃或退还费用请愿。

子部分 I——人用处方药咨询委员会

第 14.160 节　人用处方药常设技术咨询委员会的设立。

人用处方药常设技术咨询委员会的设立旨在向局长提供以下意见：

(a) 通常就安全性和有效性提供建议，包括标签和广告，以及属于咨询委员会药理学类所涵盖的人用处方药监管控制，并就适用于确定此类药品安全性和有效性的科学标准提供意见。

(b) 具体就涉及 FDA 待批准人用处方药的任何特定事宜提供意见，包括现有信息是否足以支持确定——

(1) 是否可正确进行特定 IND 研究；
(2) 特定药品是否符合作为上市批准或继续批准证据所需的安全性和有效性的法定标准；或者
(3) 是否可正确将特定药品分类为新药、旧药或禁药。

第 14.171 节　FDA 倡议的咨询委员会的利用情况。

(a) 涉及由局长酌情决定在机构内处于审查中的人用处方药的任何事宜，可由适当的人用处方药常设技术咨询委员会进行公众听证和持续或定期审查。局长对该委员会议程的决定以属于该委员会所涵盖的药理学类的机构各项未决事宜的优先事宜为基础。

(b) 给予以下类型的人用处方药高优先权，由适当的人用处方药常设技术咨询委员会进行听证和审查：

(1) 从安全性和有效性角度看，其潜在治疗优于当前市售产品、造成重大安全隐患、需要对上市批准作出严格判断性决定的需要狭窄效益 – 风险考虑、新的释放系统或配方、主要科学或公共争议的主题，或者可能受到特殊监管要求限制（如临床试验限制、患者随访要求、上市后 IV 期研究、分配控制或黑框警告）的试验性药品。

(2) 已发现重要新用途、新发现具有安全隐患、主要科学或公众争议的主题、可能受制于重要监管行为（例如撤销上市批准、黑框警告、分配控制或新近要求的科学研究）的市售药品。

(c) 委员会可向局长请求举行公众听证和对涉及属于该委员会所涵盖药理学类范围内人用处方药的任何事宜进行审查的机会。局长可根据此类请求与委员会协商，根据委员会未决的其他事宜优先顺序，同意或拒绝该请求。可行情况下，若与委员会的其他工作相一致，将同意该请求。

(d) 对于符合本节 (b) 款中规定的任何标准的药品，可选出 1 名或多名适当咨询委员会的成员或顾问对事宜进行更详细的监测，并代表委员会与 FDA 协商。可邀请该成员或顾问参加适当的会议，并协助该中心就该事宜向委员会进行任何简述。

(e) 咨询委员会可从其他咨询委员会、顾问及专家（该咨询委员会和中心推断其可促进咨询委员会工作）处获得意见及建议。

(f) 将在公开会议上对有关该事宜的所有相关信息进行陈述，除非其涉及其存在于之前尚未向公众披露的第 20.81 节所述 IND，或根据第 20 部分和此处参考规定以任何方式禁止公开披露的 IND。第 314.430 和 601.51 节确定公开披露中是否可提供相关信息以及披露程度，以及是否在公开会议上讨论相关信息。但不得以其他方式公开披露、不得以任何方式在公开会议上讨论或披露，或以其他方式向公众披露。

[44 FR 22351，1979 年 4 月 13 日，后修订为 54 FR 9037，1989 年 3 月 3 日]

第 14.172 节　在利益相关人员请求下，咨询委员会的利用情况。

根据 10.30，涉及特定人用处方药的特定事宜须提交至适当的咨询委员会，用于听证和审查，并提出建议。该请求必须证明当时该事宜的重要性和应提交用于听证的原因。委员会可同意或拒绝该请求。

第 14.174 节　书面意见和建议。

委员会通常以书面报告形式就特定药品和一类药品给出意见和建议。该报告可包括会议批准的会议记录或单独的书面报告。该报告对局长向咨询委员会提出的具体问题作出回应，并说明委员会意见和建议的依据。

相关法规：5 U.S.C. App.2; 15 U.S.C. 1451–1461, 21 U.S.C. 41–50, 141–149, 321–394, 467f, 679, 821, 1034; 28 U.S.C. 2112; 42 U.S.C. 201, 262, 263b, 264; Pub.L. 107–109; Pub.L. 108–155; Pub.L. 113–54。

来源：44 FR 22351，1979 年 4 月 13 日，除非另有说明。

第 15 部分

分章 A——通用条款
在 FDA 局长前的公众听证

子部分 A——通用条款

第 15.1 节　范围。

本部分中的程序适用于以下情况：

(a) 局长酌情作出结论，允许人员在公众听证会上就食品药品管理局前任何未决问题提出信息和意见符合公众利益。

(b) 特别针对该问题为局长前的公众听证提供的法案或法规，例如与非处方药相关的 330.10(a)(8) 以及 520 (b) 和 (f)(1)(B) 章节，以及根据 808.25(e) 与允许人员订购定制器械的提案、拟议的器械生产质量管理规范以及拟议的对州和地方医疗器械要求的优先权的豁免相关的法案的 521。

(c) 根据第 12 部分，有权参与正式的证据公众听证的人员放弃这一机会，但根据 12.32 请求参与 FDA 局长前的公众听证，则局长可酌情决定是否接受该请求。

子部分 B——在 FDA 局长前的公众听证程序

第 15.20 节　在 FDA 局长前的公众听证通知。

(a) 若局长确定应就该问题举行公众听证会时，则局长将在联邦公报中发布听证通知，说明下列情况：

(1) 若听证会依据 15.1 (a) 或 (b)，则通知将说明以下内容：

(i) 听证会的目的和主题将予以考量。若书面文件即是听证会的主题，则将该书面文件作为通知的一部分发布，或者若书面文件已在联邦公报中发布，则参考该文件，或者通知将说明该文件可由通知中确认的机构办公室提供。

(ii) 听证会的时间、日期和地点，或后续通知中将包含信息的声明。

(2) 若听证会根据 15.1(c) 代替正式的证据公开听证会时，12.32(e) 中描述的所有信息。

(b) 听证会的范围由听证会通知和举行听证会所依据的任何法规决定。若法规(例如 330.10(a) (10))限制听证会审查现有的行政记录，则听证会上可能不会考虑尚未记录的信息。

(c) 若局长确定根据 15.30(e) 小组需要提前提交的材料，以在听证会上提出有用问题时，则听证会通知可能要求参与者在听证会之前提交陈述文本。若局长确定提交的纲要材料充足，则通知可规定提交一份综合性纲要，作为提交文本的备选方案。

[44 FR 22366，1979 年 4 月 13 日，后修订为 47 FR 26375，1982

年 6 月 18 日]

第 15.21 节　参与通知；听证会时间表。

(a) 听证会通知将向人员提供一个机会：在指定的时间段内，向卷宗管理处提交一份参与通知，其中包含通知内指定的信息，例如，参与者姓名、地址、电话号码、附属机构，若有，陈述主题和陈述所需的大概时间。若公众利益需要，例如，听证会将在短时间内进行，或者主要由没有组织隶属关系的个人出席，则该通知可以向听证会时给出口头参与通知或提交参与通知的人指定一名具体的 FDA 雇员及其电话号码。书面参与通知或口头参与通知必须在通知规定的工作日结束时由指定人员接收。

(b) 提交通知的时间截止后，局长将立即确定分配给每个人的时间以及口头陈述计划开始的大致时间。若就同一主题举行多次听证会，则人员通常只能在一次听证会的分配时间内进行陈述。

(c) 敦促具有共同利益的个人和组织巩固或协调他们的陈述，并要求联合发言的时间。局长可以要求具有共同利益的人员联合发言。

(d) 局长将准备一份听证会时间表，显示进行口头陈述的人员及为每个人分配的时间，并向卷宗管理处提交该时间表，并在听证会之前向每位参与者邮寄或电话通知该时间表。

(e) 听证会时间表将说明参与者是否必须在规定的时间出席，以确保在没有参加者提前安排的情况下进行听证。

第 15.25 节　书面材料。

根据 10.20，人员可以以书面形式向卷宗管理处提交有关听证会主题的信息或意见。听证会记录将在举行听证会后为任何额外的书面材料保持开放 15 天,除非听证会通知另有规定或者审裁官另有规定。

第 15.30 节　在 FDA 局长前的公众听证的开展。

(a) 局长或指定人员可以主持该听证会,但法规规定局长亲自主持的情况除外。审裁官可由局长指定的其他 FDA 雇员或其他联邦政府雇员陪同,这些人可以组成小组进行听证会。

(b) 将转录该听证会。

(c) 人员可以按照他们希望的方式使用他们的分配时间,符合合理有序的听证会。任何人员可由任何人数的其他人陪同,并可根据 15.25 的要求提供任何书面信息或意见,以便纳入听证记录。当官员得出结论,这涉及工作利益时,审裁官可以给其他人员分配额外时间,但在未经该人员同意的情况下不得缩短为任何人分配的时间。

(d) 若在为陈述指定的时间内没有人陈述,则下列人员将按顺序进行陈述,并对在预定时间内陈述的人做出调整。听证会结束时,将尽力让迟到的任何人进行陈述。其他出席听证会但未要求进行口头陈述的感兴趣人员,在时间允许的情况下,将由审裁官酌情决定是否给予这些人员在听证会结束时进行口头陈述的机会。

(e) 审裁官和其他在小组任职的人员可以在陈述期间或陈述结束时向任何人提问。此外,没有其他出席听证会的人员可以对进行陈述的人员提问。审裁官可酌情允许将问题提交给审裁官或小组,以便由审裁官或出席听证会的人员作出回应。

(f) 该听证会本质上是非正式的，证据规则不适用。不得提出或审议与信息和意见证据能力相关的请求或异议，但其他参与者可评论或反驳所有这类信息和意见。参与者在任何听证会上不能以任何理由打断另一参与者的陈述。

(g) 根据 15.21(e)，只有在为稍后陈述安排的所有人员已到场或超过听证会时间表规定的时间的情况下，听证会才能提前结束，否则参与者必须出席。

(h) 根据 10.19，局长或审裁官可以暂停、修改或放弃本部分的任何条款。

子部分 C——在 FDA 局长前的公众听证记录

第 15.40 节　行政记录。

(a) FDA 局长前的公众听证行政记录由以下内容组成：

(1) 所有相关的联邦公报通知，包括他们参考的任何文件。

(2) 所有根据 15.25 的书面材料。

(3) 口头听证会的转录本。

(b) 行政诉讼的记录将在 15.25 中规定的时间内非公开。

第 15.45 节　行政记录检查。

第 10.20(j) 节管理对听证会行政记录中的每个文件进行公众检查和复制的可用性。

相关法规：5 U.S.C. 553; 15 U.S.C. 1451–1461; 21 U.S.C. 141–149,

321–393, 467f, 679, 821, 1034; 28 U.S.C. 2112; 42 U.S.C. 201, 262, 263b–263n, 264。

来源：44 FR 22366，1979 年 4 月 13 日，除非另有说明。

第 16 部分

分章 A——通用条款

食品药品管理局前的监管听证会

子部分 A——通用条款

第 16.1 节　范围。

本部分的程序适用于：

(a) 局长正考虑任何监管行动（包括拒绝行事）并酌情决定对局长的倡议或任何人的建议作出结论，以便进行监管听证会，从而可在作出决定或采取行动之前获得其他信息。

(b) 该法令或法规支持监管行动（包括提议行动）听证会，同时该法令或法规明确支持本部分的监管听证会，或支持该法规要求之外的程序听证会。有关监管听证会的法定条文和监管规定如下所示：

(1) 法定条文：

第 304(g) 节有关器械和药品行政拘留的法令（参见本章 800.55(g) 和 1.980(g)）。

第 304(h) 节有关人或动物消耗食品行政拘留的法令（参见本章第
1 部分，子部分 K）。

《联邦食品药品和化妆品法案》第 419(c)(2)(D) 节有关修正或废除
第 419 节要求中差异的法令（参见本章第 112 部分，字部分 P）。

第 515(e)(1) 节有关提议撤销批准器械上市前批准申请的法令。

第 515(e)(3) 节有关暂停批准上市前批准申请的法令。

第 515(f)(6) 节有关撤销器械产品开发协议或声明未完成协议的提
议要求的法令。

第 515(f)(7) 节有关废除完成产品开发协议通知的法令。

第 516(b) 节有关禁止具有特殊生效期的医疗器械的提议法规的法令。

第 518(b) 节有关确定器械需进行修复、更换或退款订单，或制造
商、进口商或分销商提交的不恰当的修改计划（包括修订后的修
改计划）的法令。

第 518(e) 节有关停止销售以及通知订购或强制召回人用医疗器械
的法令。

第 520(f)(2)(D) 节有关器械现行生产质量管理规范要求豁免或变动
的法令（参见 820.1(d)）。

第 520(g)(4) 和 (g)(5) 节有关反对和撤销研究器械豁免申请批准的

法令（参见本章 812.19(c)、812.30(c)、813.30(d) 和 813.35(c)）。

《联邦食品药品和化妆品法案》第 903(a)(8)(B)(ii) 节有关烟草产品的标签错误。

《联邦食品药品和化妆品法案》第 906(e)(1)(B) 节有关烟草产品生产质量管理规范要求的制定。

《联邦食品药品和化妆品法案》第 910(d)(1) 节有关对允许将烟草新产品引入或交付给州际商业订单的撤销。

《联邦食品药品和化妆品法案》第 911(j) 节有关对允许将改良风险烟草产品引入或交付给州际商业订单的撤销。

(2) 监管规定：

1.634 和 1.664，有关对认证机构认可的废除以及对第三方认证机构（对食品进口供应链中合格实体进行食品安全审核并颁发食品和设备认证）评审的撤销。

56.121(a)，有关机构审查委员会或机构的资格取消。

58.204(b)，有关不合格的测试设备。

71.37(a)，有关含色素添加剂食品的使用。

80.31(b)，有关一批色素添加剂的认证拒绝。

80.34(b)，有关色素添加剂认证服务的暂停。

99.401(c)，有关确定进行新药品或器械使用补充申请所需研究的尽职调查。

112.201 至 112.213（参见本章第 112 部分，子部分 R），有关合格豁免的撤销。

117.251 至 117.287（参见本章第 117 部分，子部分 E），有关合格设备豁免的撤销。

130.17(1)，有关不同于食品标准的临时许可证。

170.17(b)，有关含研究用食品添加剂食品的使用。

202.1(j)(5)，有关处方药广告的批准。

312.70，关于研究员是否有资格接收本章第 312 部分的供试品，以及是否有资格进行任何支持 FDA 监管产品的研究或上市许可申请的临床研究，包括药品、生物制剂、器械、动物新药材、食品（包括达到营养成分要求或健康要求的膳食补充剂、婴儿配方奶粉、食品和色素添加剂以及烟草制品）。

312.70(d) 和 312.44，有关申办方 IND 的终止。

312.160(b)，有关终止审办方用于体外和实验室研究动物的 IND 试验。

507.60 至 507.85（参见本章第 507 部分，子部分 D），有关合格设备豁免的撤销。

511.1(b)(5)，有关含研究用动物新药材食品的使用。

511.1(c)(1)，关于研究员是否有资格接收本章第 511 部分的供试品，以及是否有资格进行任何支持 FDA 监管产品的研究或上市许可申请的临床研究，包括药品、生物制剂、器械、动物新药材、食品（包括达到营养成分要求或健康要求的膳食补充剂、婴儿配方奶粉、食品和色素添加剂以及烟草制品）。

511.1(c) (4) 和 (d)，有关申办方 INAD 的终止。

812.119，关于研究员是否有资格接收本章第 812 部分的供试品，以及是否有资格进行任何支持 FDA 监管产品的研究或上市许可申请的临床研究，包括药品、生物制剂、器械、动物新药材、食品（包括达到营养成分要求或健康要求的膳食补充剂、婴儿配方奶粉、食品和色素添加剂以及烟草制品）。

第 814.46(c) 节有关撤销器械上市前批准申请的批准。

822.7(a)(3)，有关根据该法令第 522 节对医疗器械进行上市监督的命令。

830.130，有关暂停或撤销发证机构的认证。

895.30(c)，有关禁止具有特殊生效期的医疗器械的提议法规。

900.7，有关批准、重新批准或撤销乳腺 X 射线照相认可机构的批准或拒绝认证的建议费用。

900.14，有关暂停或撤销乳腺 X 射线照相认证。

900.25，有关批准或撤销认证机构的批准。

1003.11(a)(3)，有关不符合适用标准的电子产品或电子产品的缺陷。

1003.31(d)，有关对不符合适用标准或有缺陷电子产品的通知要求豁免的否定。

1004.6，有关回购、修复或更换电子产品的计划。

1107.1(d)，有关取消对烟草制品实质等同的证明要求的豁免。

1210.30，关于根据"联邦进口牛奶法案"拒绝、暂停或撤销许可证。

1270.43(e)，有关人体组织的保留、召回和销毁。

1271.440(e)，有关人体细胞、细胞以及基于细胞和组织的产品 (HCT/P) 的保留、召回和销毁，和（或）生产 HCT/P 的终止。

[44 FR 22367，1979 年 04 月 13 日]

编者按语：

关于联邦公报引用影响 16.1，参见"CFR 受影响章节列表"，该列表列于打印卷"搜索帮助"部分，并且网址为：www.fdsys.gov。

第 16.5 节　不适用性和有限可适用性。

(a) 本部分不适用于以下情况：

(1) 根据"联邦进口牛奶法案"第 5 节以及 1210.31 和该法令的第 305 节在报告犯罪行为之前非正式提出意见。

(2) 根据该法令第 801(a) 节和 1.94 拒绝接纳食品、药品、器械或化妆品的听证会，或根据"公共保健服务法"第 360(a) 节和 1005.20 拒绝接纳电子产品的听证会。

(3) 工厂检查、召回（除强制召回人用的医疗器械之外）、监管信件以及与执法有关的类似合规活动。

(4) 根据"公共保健服务法"(42 U.S.C. 264) 第 361 节以及本章 115.50 和 101.17(h) 重新标记、转向或破坏壳蛋命令的听证会。

(5) 根据"公共保健服务法"(42 U.S.C. 264) 第 361 节以及本章 118.12 转向或破坏壳蛋命令的听证会。

(b) 若法规可为人员提供参与听证会的机会并规定一些听证程序（非全面程序），则本部分程序作为补充，并与听证会规定的其他程序不矛盾。因此，第 108 部分 A 部分关于紧急许可控制的程序由本部分非冲突程序进行补充，例如辩护权利、听证会公告、复议和中止以及司法审查。

[44 FR 22367，1979 年 04 月 13 日，后修订为 57 FR 58403，1992 年 12 月 10 日；65 FR 76110，2000 年 12 月 05 日；74 FR 33095，2009 年 07 月 09 日]

子部分 B——启动诉讼程序

第 16.22 节　监管听证会的启动。

(a) 监管听证会由 FDA 通过听证机会通知启动。该通知将——

(1) 通过邮件、电报、电传、专人递送或任何其他书面通信方式进行发送；

(2) 规定听证会机会的主题，即事实和行为；

(3) 声明听证会机会通知和听证会是由本部分规定；并

(4) 说明可能进行听证会的时间段，并附上负责处理听证会请求的 FDA 雇员的姓名、地址和电话号码。

(5) 参阅 FDA 关于其行政程序电子媒体报道的指南（21 CFR 第 10 部分，子部分 C）。

(b) 在通知书中为有参加听证会机会的人员标明回复是否参与听证会的考虑时间，即在收到通知书后 3 个工作日或以上进行回复。该回复请求可通过邮寄、电报、电传、专人递送或任何其他书面通信方式提交给指定的 FDA 雇员。若在该时间内没有提交回复，则视为拒绝参与听证会的机会，并不会举行听证会。

(c) 若请求听证会，局长则将指定一名主席，并且听证会将在请求听证会的当事人、FDA 和主席一致同意的地点和时间内进行，若不能达成统一意见，则在主席指定的地点和合理时间内进行听证会。

(d) 根据本节发出的听证会机会通知书，将不得拖延或暂停任何行政诉讼，包括该机构的执法诉讼，除非局长酌情考虑后确定该拖延或暂停符合公众利益。

[44 FR 22367，1979 年 04 月 13 日，后修订为 49 FR 32173，1984
年 08 月 13 日]

第 16.24 节　该法令或法规要求的监管听证会。

(a) 根据 16.1(b)，法令或法规要求的监管听证会将以与本节附加程
序规定的其他监管听证会相同的方式发起。

(b) [保留]

(c) 根据本节 (d) 段，该通知书将说明任何关于听证会机会主题的
行为是否会使听证会悬而不决。

(d) 根据本节，局长可采取此类诉讼使听证会悬而不决，因为局长
推断是保护公共卫生所必需的，另有法律或法规明文禁止除外。
将会加快进行考虑已执行并未被局长暂停的行动的听证会。

(e) 听证会可能不需在收到听证请求后少于两个工作日内举行。

(f) 听证会前，FDA 将向请求听证会的一方提供听证会考虑事项的
合理通知，包括对所采取或提议的决策或行动（即听证会主题以
及 FDA 在听证会上提出支持决策或行动的信息概括性总结）基础
的综合声明。该信息可由 FDA 口头或书面提供。

(g) 如果可行，FDA 和请求听证方的一方将在听证会前至少 1 天向
彼此提供任何已发表文章的书面通知或将在听证会上呈现或依赖
的书面信息。另外，若合理地预期其他参与者没有副本或不可获
得副本，则需提前提供副本。若未提供书面通知或副本，主席可
在时间允许的情况下允许没有收到通知或副本的一方在听证会结

束后存续时间内就该文章或信息提交意见。

[44 FR 22367，1979 年 04 月 13 日，后修订为 47 FR 26375，1982 年 06 月 18 日 ; 54 FR 9037，1989 年 03 月 03 日]

第 16.26 节 拒绝听证会和简要决定。

(a) 若被授权对此事有最终决定权的局长或 FDA 确定提交的材料未提出真实和实质性的事实问题，则有可能全部或部分拒绝听证会请求。若局长或其代表确定听证会是不合理的，则将向当事人提供解释拒绝理由的书面通知。

(b) 听证会开始后 , 若主席根据与听证会有关的提交材料或官方注意事项确定没有就该问题提出真实和实质性的事实争议，则主席可在听证会上就任何问题公布简要决定。为了本段目的，听证会在 FDA 收到根据 16.22(b) 提交的听证会请求后开始。

(c) 局长或其代表可应当事人一方的要求或出于自己的计划审查任何根据本节 (b) 段发布的主席简要决定。

[53 FR 4615，1988 年 02 月 17 日，后修订为 69 FR 17290，2004 年 04 月 02 日]

子部分 C——局长和主席

第 16.40 节 局长。

每当局长根据本部分就有关监管听证会的事宜授予权力时，任何被授予权利的官员 (如中心主任) 可执行局长在这方面上的职责。

[69 FR 17290，2004 年 04 月 2 日]

第 16.42 节　主席。

(a) 被局长授予此权力的 FDA 雇员、或由其授权的雇员指定的任何其他机构雇员、或符合 5 CFR 930.209(b) 或 (c) 的规定，授予该权力的行政法官可担任主席，并根据本部分进行监管听证会。

(b) 在该法令或法规要求的监管听证会上，主席不得有偏见或成见，同时也可能没有参与关于听证会主题的调查或行动，或者为参与此类调查或行动的人员（局长除外）。

(c)(1) 根据本节 16.40 规定，局长或代表可事先参与关于听证会主题的调查或行动。若事先有参与，局长或代表则应在可行的情况下指定一名其非下级人员为听证会主席。因此，若局长将最终决定权授权给了中心主任，则主席可以是另一个中心的官员或局长办公室的官员。行使一般监督职责或指定主席不属于事先参与作为听证会主题的调查或行为，从而排除局长或代表指定下属为主席的可能性。

(2) 除本节 (c)(1) 段的要求外，根据 16.40 规定，请求听证会的一方可以书面请求要求让局长或代表作为主席。若局长或代表酌情考虑后接受了该请求，则该请求对提出请求的一方具有约束力。

(3) 不同的主席可替代原来根据 16.22 指定的主席,并无需通知双方。

[44 FR 22367，1979 年 04 月 13 日，后修订为 54 FR 9037，1989 年 03 月 03 日 ；67 FR 53306，2002 年 08 月 15 日]

第 16.44 节　主席和局长的沟通。

(a) 监管听证会不受 10.55 职能分立规则的限制。

(b) 若沟通不符合 16.95(b)(1) 关于行政记录为决策独家记录的要求，直接参与调查或介绍 FDA 职务的人员或者法令或法规要求的监管听证会的任何一方应避免向主席或局长或其顾问进行任何关于此事的非正式沟通。若进行了任何此类沟通，则写入并作为记录的一部分将会减少，并且另一方提供了回应的机会。

(c) 听证会参与者与主席或局长之间的任何信件或会议备忘录的副本（如主席在听证会期间对变更请求作出的回应）将由写信或备忘录的人员发送给所有参与者。

子部分 D——监管听证会程序

第 16.60 节　听证会程序。

(a) 监管听证会是公开的，除非局长确定应不公开全部或部分听证会以防明显无根据地侵犯个人隐私；以防披露根据 20.61 规定不可用于公开披露的商业秘密或机密商业信息或财务信息；或保护根据 20.64 规定不可用于公开披露的符合执法目的的调查记录。

(1) 在请求听证会时，局长可根据自己的倡议或请求监管听证会当事人的请求决定是否不公开监管听证会。

(2) 若该听证会为非公开听证会，则有资格参与该听证会的人员有：请求听证会的一方、法律顾问和证人，和 20.81(a) 定义的商业安排雇员或顾问或其他人员，以及对诉讼主题有直接专业意见的 FDA 代表。

(b) 主席将进行监管听证会。FDA 雇员首先将对听证会主题的活动及支持其的资料和理由作出充分而完整的陈述，并提供与听证会有关的任何口头或书面信息。然后，请求听证会的一方会提供与听证会有关的任何口头或书面信息。各方均可比较并对在听证会上就此事作出任何陈述的任何人（主席和各方律师除外）进行合理的盘问。

(c) 该听证会实际上是非正式的，因而证据规则不适用。不会提出或考虑与信息和意见可采性有关的请求或反对意见，但任何其他方均可评论或反驳所有这些数据、信息和观点。

(d) 主席可命令文字记录该听证会。请求听证会的一方可对该听证会进行文字记录，并且费用由其支付，在这种情况下，还将向 FDA 提供文字记录副本。任何听证会的文字记录均将包括主席的听证会报告。

(e) 主席应准备听证会的书面报告。在听证会上提交的所有书面材料都将附在本报告上。只要时间允许，听证会各方将有机会审查和评论主席的听证会报告。

(f) 主席应列入证人（专家证人除外）可信度的调查结果作为听证会的一部分，因为可信度一直以来都是实质性的争论点；还应包括一项建议性决策并附有理由说明，除非局长另有指示。

(g) 主席有权采取必要或适当的此类行动和制定必要或适当的此类规则，以维持秩序、进行公正、迅速、公平的听证会，并执行本部分有关听证会的要求。主席可指导以法律和本规定允许的任何适当方式进行听证会。

(h) 根据 10.19，局长或主席有权中止、修改或放弃本部分的任何规定。

[44 FR 22367，1979 年 04 月 13 日，后修订为 66 FR 6469，2001年 01 月 22 日；66 FR 12850，2001 年 03 月 01 日]

第 16.62 节　辩护权利。

根据本部分，听证会的任何一方均有权随时向律师咨询并要求其陪同。

子部分 E——行政记录和决策

第 16.80 节　监管听证会行政记录。

(a) 监管听证会行政记录包括：

(1) 听证会机会通知书以及回复。

(2) 所有书面资料和意见均在听证会期间提交给主席；若经主席明确许可，可在听证会后提交。

(3) 听证会的任何文字记录。

(4) 根据 16.60(e)，主席对听证会的报告以及对该报告的评论。

(5) 关于参与者与主席或局长之间进行会议或交流的所有书信和备忘录，参阅 16.44(c)。

(b) 听证会结束时，监管听证会的记录不再提交信息和意见，除非主席允许在附加时间内进行进一步地提交。

第 16.85 节　审查行政记录。

第 20 部分规定了公开披露作为监管听证会行政记录一部分的每

份文件的可用性。

第 16.95 节　行政决定和决定记录。

(a) 关于局长根据 16.1(a) 主动发起的监管听证会，局长应考虑 16.80(a) 规定的听证会行政记录以及 FDA 可查阅的所有其他相关信息和意见，以确定是否应采取监管行为，若应采取监管行为，则又该采取何种形式。

(b) 关于 16.1(b) 中法令或法规要求的监管听证会：

(1) 16.80(a) 规定的听证会行政记录组成了决策独家记录；
(2) 根据听证会行政记录，局长应发布决定书以说明局长行政行为的理由和记录依据；同时
(3) 对于 10.45 规定的司法审查目的，行政程序记录包括听证会记录和局长决定记录。

子部分 F——复议和中止

第 16.119 节　复议和诉讼中止。

在完成本部分作为听证会主题的任何最终行政行为后，任何一方均可向局长申请复议 10.33 中的任何部分或全部决定或行为，或可申请中止 10.35 中的决定或行为。

[44 FR 22367，1979 年 04 月 13 日，后修订为 54 FR 9037，1989 年 03 月 03 日]

子部分 G——司法审查

第 16.120 节　司法审查

第 10.45 节规定了关于作为本部分听证会主题的任何监管行为的司法审查可用性。

相关法规 :15 U.S.C. 1451–1461; 21 U.S.C. 141–149, 321–394, 467f, 679, 821, 1034; 28 U.S.C. 2112; 42 U.S.C. 201–262, 263b, 364。

来源 : 44 FR 22367，1979 年 04 月 13 日，除非另有说明。

第 17 部分 | 分章 A——通用条款
民事罚款听证会

第 17.1 节　范围。

本部分阐述了有关 FDA 行政强制执行民事罚款的听证会实践和程序。以下列出的是授权这些程序管辖的民事罚款的法定条款。

(a)《联邦食品药品和化妆品法案》（法令）第 303(b)(2) 和 (b)(3) 节，授权对某些与处方药销售实践有关的违法行为进行民事罚款。

(b) 该法令第 303(f)(1) 节，授权对某些医疗器械有关违法行为进行民事罚款；该法令第 303(f)(2) 节，授权对某些农药残留有关违法行为进行民事罚款。

(c) 该法令第 303(f)(3) 节，授权对某些向临床试验数据库提交证书和（或）临床试验信息有关违法行为进行民事罚款；该法令第 303(f)(4) 节，授权对某些上市后研究、临床试验要求、风险评估以及药品缓解措施有关违法行为进行民事罚款。

(d) 该法令第 303(g)(1) 节，授权对某些已批准药品或生物制品的直接面对消费者的广告宣传有关违法行为进行民事罚款。

(e) 该法令第 307 节，授权对某些与简化新药申请相关的行为或某些与本法令第 306 节排除人员或个体相关的行为进行民事罚款。

(f) 该法令第 539(b)(1) 节，授权对某些电子产品有关违反行为进行民事罚款。

(g)《公共卫生服务法》（PHS 法）第 351(d)(2) 节，授权对违反生物制品召回令的行为进行民事罚款。

(h) "PHS 法"（经 1992 年《乳腺 X 线摄影质量规范》和 1998 年《乳腺 X 线摄影质量规范》修订）第 354(h)(3) 节，授权对认证失败或不符合既定标准的行为进行民事罚款。

(i) "PHS 法"第 2128(b)(1) 节，授权对故意毁坏、更改、伪造或隐藏疫苗制造商根据"PHS 法"第 2128 节编制、维护或提交的任何记录或报告的行为进行民事罚款。

(j) 该法令第 303(f) 节，授权对违反《家庭吸烟预防及烟草控制法案》烟草制品要求的任何人进行民事罚款。

[60 FR 38626，1995 年 07 月 27 日，后修订为 69 FR 43301，2004 年 07 月 20 日；73 FR 66752，2008 年 11 月 12 日；75 FR 73953，2010 年 11 月 30 日]

第 17.2 节　最高罚款金额。

根据《联邦食品药品和化妆品法案》或《公共卫生服务法》，与

授权民事罚款法定条款相关的最高民事罚款可见第 102 部分 45
CFR。关于最高民事罚款表，可参见 45 CFR 102.3。

[81 FR 62358，2016 年 09 月 09 日]

第 17.3 节　定义。

本部分适用以下定义：

(a) 对于根据 21 U.S.C. 333(G)(1) 引起民事罚款诉讼的具体行为：

(1) 为了解释 21 U.S.C. 333(g)(1) (B)(i)，重大违背意味着违背了单一
重大事件或一系列共同发生事件的要求。

(2) 为了解释 21 U.S.C. 333(g)(1)(B) (i)，认知违背意味着违背了以下
要求，即：(a) 明知该行为违背了要求，或 (b) 故意无视要求，或 (c)
不计后果的漠视要求。

(3) 为了解释 21 U.S.C. 333(g)(1)(B) (ii)，轻微违规意味着违背了单
一重大事件或一系列共同发生事件级别以下的要求。

(4) 为了诠释 21 U.S.C. 333(g)(1)(B)(iii)，缺陷包括器械性能、制造、
构造、部件、材料、规格、设计、安装、维护或维修中的任何缺陷，
或器械机械、物理或化学性质上的任何缺陷。

(b) 个人或被上述人包括个体、合伙企业、公司、协会、科学或学
术机构、政府机构或其组织单位，或其他法律实体，或与民事罚
款诉讼相关的法令或法规给出的定义。

(c) 主席是 5 U.S.C. 3105 规定的行政法官。

(d) 该法令定义的任何术语与基于该法令的民事罚款诉讼具有相同

的定义。

(e) "联邦法规" 第 21 篇中定义的任何术语与适用该法规的民事罚款诉讼具有相同的定义。

(f) PHS 法令定义的任何术语与基于该法令的民事罚款诉讼具有相同的定义。

(g) 上诉委员会 (DAB) 指卫生及公共服务部的上诉委员会。

第 17.5 节　投诉。

(a) 对所涉事项具有主要管辖权的中心应向被上诉人送达该中心首席律师签署的诉状，并向食品药品管理局卷宗管理处 (HFA-305) (5630 Fishers Lane, rm.1061, Rockville, MD 20852) 提交诉状副本，从而开始着手所有行政民事罚款诉讼。对于针对烟草制品零售商的民事罚款诉讼，诉状可由首席律师指定的任何部门雇员签署。

(b) 投诉应当说明：

(1) 对被告人的责任指控，包括责任法定基准、确定作为所谓的责任依据的违法行为以及被告人对违法行为负责的理由；

(2) 中心要求的处罚金额和评估；

(3) 申请听证的说明，包括具体声明被告人有申请听证会的权利以及保留被告人代表律师的权利；

(4) 若未能在诉状送达 30 天内提出答复，则将按照 17.11 的规定强制执行建议罚款金额和评估。

(c) 中心经动议后可根据司法需要，修订其申诉以符合行政程序中所提出的证据。

(d) 主席将负责处理本部分投诉归档的案例。

[60 FR 38626，1995 年 07 月 27 日，后修订为 79 FR 6091，2014
年 02 月 03 日]

第 17.7 节　诉状送达。

(a) 诉状送达可通过以下方式进行：

(1) 挂号信或挂号邮件或类似带有回执记录（表明收据）的邮件传
递服务；或

(2) 亲自送达给：

(i) 被告人；或

(ii) 在公司或非公司企业情况下，送至高级职员或管理人员或总代
理人。

(b) 送达证明（说明被告人的姓名和地址以及送达方式和日期）可
通过以下方式进行：

(1) 根据个人伪证罪，亲自送达诉状宣誓书或申诉书；

(2) 美国邮政管理局或类似带有回执记录（表明收据）的邮件传递
服务；或

(3) 由被告人或被告人律师或授权代表或代理收到的书面确认书。

第 17.9 节　答复。

(a) 在诉状送达 30 天内，被告人可通过向食品药品管理局卷宗管理处 (HFA-305) (5630 Fishers Lane, rm.1061, Rockville, MD 20852) 提交答复来请求听证会。除非另有说明，否则答复应被视为是听证会请求。

(b) 在答复中，被告人：

(1) 应承认或否认投诉中的每一项责任指控；答辩中未明确否认的指控均被视为承认；
(2) 应陈述被告人所有打算陈述的辩词；
(3) 应说明被告人认为罚款和评估应低于要求金额的理由；同时
(4) 应提供被告人律师的姓名、地址和电话号码（若有）。

(c) 若被告人无法在规定的时间内给出满足本节 (b) 段要求的答复，则被告人应在诉状送达 30 天内申请延期，并在延期内给出满足本节 (b) 段要求的答复。若给予了正当理由，主席可允许被告人延期高达 30 天，并要求其在延长时间内给出满足本节 (b) 段要求的答复。

(d) 被告人可根据请求修改其答复以符合司法要求的证据。

第 17.11 节　未能给出答复时的违约。

(a) 若被告人在 17.9 规定的时间内没有给出答复但服务已按照 17.7 的要求进行，主席应假定投诉中声称的事实是正确；若此类事实根据有关法规确定了责任，则主席应在答复到期之后的 30 天内作出初步决定，强制执行：

(1) 法律规定的对涉嫌违法行为的最高罚款金额；或

(2) 在投诉中要求的金额，以较少金额为准。

(b) 除本节另有规定外，被告人因未及时给出答复放弃了听证会的任何权利，以及质疑本节 (a) 段要求罚款和评估的金额的权利，初审决定自发布之日起 30 天后，成为最终决定并对各方有约束力。

(c) 在该决定成为最终确定之前，若被告人以特殊情况妨碍了其给出答复的为由提出了重新开始的动议，则在对该动议作出决定之前，应暂缓作出初审决定。

(d) 按照此议案，若被告人可证明确实是因特殊情况导致未能及时给出答复，则主席可撤销根据本节 (a) 段作出的决定；若已发布此类决定，则应授予被告人按照 17.9(a) 规定答复投诉的机会。

(e) 若主席决定被告人未及时给出答复的理由是不可接受的，则他（她）应根据本节 (a) 段肯定此决定；同时，主席根据本节 (c) 段在提出的被告人议案上发布决定 30 天后，该决定成为最终决定并对当事人具有约束力。

第 17.13 节　听证会通知。

给出答复后，中心应向被告人送达听证会通知。此类通知应包括：

(a) 预审会议的日期、时间和地点（若有）；若未举行听证会前会议，则应提供听证会的日期、时间和地点；

(b) 听证会性质以及举行听证会的法定权力和管辖权；

(c) 听证会程序说明；

(d) 政府代表和被告人的姓名、地址和电话号码（若有）；并且

(e) 中心或主席认为适当的其他事宜。

第 17.15 节　听证会各方。

(a) 听证会当事人应为被告人和对该待解决事项具有管辖权的中心。其他任何人不得参加。

(b) 在实体作出任何上诉最终决定前的任何时间内，各方可随时同意解决全部或部分事项。调解书应归档在诉讼事件表中，并完整或部分解决调解书指定的行政案例。调解书应一经诉讼事件表归档后生效，并无需得到主席或食品药品局长的批准。

(c) 律师可代表当事人，并且其可出席听证会。

第 17.17 节　简要决定。

(a) 在提出投诉之后的任何时间，不管有无支持的宣誓书（就本部分而言，其应包括因伪证罪而作出的声明），一方可在听证会上就任何问题作出简要决定。另一方可在提出议案后 30 天（可能会因正当理由延长 10 天）内反对宣誓书或对抗简要决定。

审裁官可以组织讨论该事件并要求提交摘要。

(b) 若记录中记载的辩护词、宣誓书和其他材料或官方注意事项表明任何重要事实均无真正的问题，并且该方在法律上有权作出简要决定，则主席应同意该议案。

(c) 宣誓书应仅提供可采纳为证据的事实，并肯定宣誓人足够证明所述事宜。当本法规支持作出简要决定的议案时，反对议案的一方不得仅仅依据指控或否认或立场和争论的一般说明；宣誓书或其他答复必须提出具体事实，以表明听证会上的重要事实存在真正的争议。

(d) 根据本节议案，若未对所有问题或所有要求的救济方面作出简要决定，并要制定其他事实，则主席将发布命令，以说明没有实质性争议的事实并对仍在争议的事实进一步提出证据诉讼。规定为非待解决的事实应被视为既定事实。

(e) 除 17.18 另有规定外，当事人可能无法通过决定上诉的实体（现为 DAB）取得主席部分简要决定的中间审查。可通过 17.47 规定的程序审查所有问题的最终简要决定。

第 17.18 节　主席裁定的中间上诉。

(a) 除本节 (b) 段规定外，主席的裁决不得在审理听证会完整记录的上诉前予以上诉。

(b) 若主席以记录或书面形式证明有必要立即进行审查以防异常延误、特殊费用或对任何参与者造成的偏见或对公共利益造成的重大损害，则主席的裁定可向决定上诉的实体（目前为 DAB）提出中间上诉。

(c) 当提出中间上诉时，只有得到主席或决定上诉的实体（目前为 DAB）的授权，参与者才可提交上诉简报；若准予了此类授权，参与者必须在主席或决定上诉的实体规定的时间内进行提交。若参与者有权提出简要意见，任何其他参与者则可在决定上诉实体

（目前为 DAB）允许的时间内提出反对意见。申请中间上诉的截止日期须由主席酌情决定。

第 17.19 节　主席权利。

(a) 主席应当进行公平公正的听证会、避免延误、维持秩序，并保证诉讼程序的记录。

(b) 主席有权：

(1) 合理地规定并更改听证会的日期、时间和地点，并通知各方；

(2) 在合理期限内，继续或中止全部或部分听证会；

(3) 要求各方出席和解会议、确定或简化问题，或考虑可能有助于迅速处理该程序的其他事项；

(4) 管理宣誓和肯定法；

(5) 发出要求证人出席和出示证词，以及提供待查事项有关证据的传讯；

(6) 规定议案和其他程序事项；

(7) 根据 17.23 规定证据的范围和时间；

(8) 规范听证会进程和各方行为；

(9) 调查证人；

(10) 只要当事人可为议案提供正当理由，主席可为附加证词召回证人。

(11) 接收、裁决、排除或限制证据；

(12) 关于当事人议案或主席自己的议案，请官方通知事实；

(13) 一方当事人提出议案时，在重要事实不存在实质性问题的情况下，通过简要决定确定全部或者部分案例；

(14) 亲自或通过电话进行关于本议案的任何会议、论证或听证；

(15) 合并有关或类似的诉讼程序或不相干事宜；

(16) 限制诉状篇幅；

(17) 若主席确定不会对任何一方有偏见，并自始至终秉公依法行事，则可放弃、暂停或修改本部分的任何规则。

(18) 根据 17.28 发出保护令；以及

(19) 执行必要的此类其他权利，以履行主席本部分的职责。

(c) 主席无权作废联邦法律或法规。

第 17.20 节　单方联系。

任何一方或个人（主席办公室的雇员除外）不应以任何方式与主席沟通案例中任何待解决事项，除非各方都有参与的通知或机会参与。这项规定不禁止任何一方或个人查询案例的状况或询问有关行政职能或程序的常规问题。

第 17.21 节　预审会议。

(a) 主席可酌情安排预审会议。

(b) 只要任何一方提出议案，则主席应在听证会之前的合理时间内至少安排一次预审会议。

(c) 主席可通过预审会议讨论以下内容：

(1) 简化问题；

(2) 修改诉状的必要性或可取性，包括需要更明确的陈述；

(3) 规定和接纳关于文件内容和可靠性的事实；

(4) 当事人是否同意根据法定的记录提交案例；

(5) 当事人是否会选择不出席口头听证会，而仅提交证明文件（如对方有异议）和书面理由；

(6) 限制证人人数；

(7) 安排交换证人名单和建议证据的日期；

(8) 证据和安排完成证据的日期；

(9) 举行听证会的日期、时间和地点；以及

(10) 可能会促进公平公正处理诉讼程序的其他事宜。

(d) 主席应发布命令，其中包含在预备会议上各方约定的所有事项或主席命令的所有事项。

第 17.23 节　证据。

(a) 不晚于听证会前 60 天，除非主席另有规定，一方可向另一方提出请求，以在提交主席之前制作、检查和复制与议题相关的文件。必须在提出请求后 30 天内提供文件。

(b) 就本部分而言，该术语"文件"包括信息、报告、答复、记录、说明、证件和其他数据以及证明文件。本节所述任何内容不得解释为要求创建单证，除非必须以请求方易于访问的形式生成存储在电子数据存储系统中的请求数据。

(c) 除了本节 (a) 和 (e) 段特许的文件以外，请求文件、入场请求、书面质询、口供以及任何形式的证据均未经授权。

(d)(1) 在请求文件制作的 10 天内，一方可提出保护令的申请。

(2) 主席可同意全部或部分保护令的议案，只要其认定所寻求的证据：

(i) 过分昂贵或繁重，

(ii) 将不正当地拖延诉讼，或者

(iii) 寻求特权信息。

(3) 请求保护令的当事人应承担显示保护令是必要的责任。

(4) 请求制作文件的当事人应承担说明应制作文件的责任。

(e) 仅在以下情况下，主席应就口头提问整理口供：

(1) 所寻求的信息不能通过替代方法获得，而且
(2) 有充分理由相信，可能不会保留相关可提供证明的证据供听证
会的证人出示。

第 17.25 节　交换证人名单、证词和证据。

(a) 在听证会前至少 30 天，或主席规定的其他时间内，各方应交
换证人名单／拟议证人事先书面陈述的副本，以及拟议的听证会
证据副本，包括书面证词。

(b)(1) 若一方反对根据本节 (a) 段交换证据的提议，若主席确定不
符合本节 (a) 段应导致排除该类证据，则将排除此类证据。

(2) 除非主席确定是因特殊情况导致未按本节 (a) 段要求及时交换
证人名单，否则他（她）必须将证人名单以外的任何证人的证词
排除在当事人的听证会证据之外。

(3) 若主席确定存在特殊情况，主席则必须确定接纳根据本节 (a)
段交换证人名单以外的证人证词是否会对反对方造成实质性偏

见。若主席确定不存在实质性偏见，则可承认证据。若主席确定存在实质性偏见，其则可排除此证据，或由其酌情延迟听证会，以供留出反对方准备和回应此证据所需的时间。

(c) 除非一方在听证会前 5 天内提出反对，对于听证会可接受性的目的，按照本节 (a) 段交换的文件将被视为可信的。

第 17.27 节　听证会传票。

(a) 希望出席听证会并获得任何个人证词的一方，在法律授权时，可请求主席发出传票。

(b) 要求个人出席和作证的传票也可要求个人在听证会上出示文件。

(c) 请求传票的一方应在选定听证会日期前至少 20 天提出书面请求，除非主席另有准许（因当事人给出了正当理由）。此类请求应指定要出示的任何文件，并指定证人，同时详细说明其地址和地点，以便能找到此类证人。

(d) 该传票应详细说明证人出庭的时间和地点以及证人需出示的任何证件。

(e) 请求传票的一方应以 17.7 诉状送达方式送达传票。

(f) 若接收传票的一方或个人认为该传票不合理、具有压制性、范围过大或过度沉重，或若要提出任何其他法律所承认的异议或特权，则该方或个人可在送达后 10 天内或在传票指定的合规时间里或之前（送达后 10 天内）提出议案以撤销传票。此类议案将说明撤销传票的理由。基于公正，主席可能撤销或修改传票或命令执行传票。

第 17.28 节　保护令。

(a) 当事人或潜在证人可就当事人找到的证据或听证会提出保护令议案，以寻求限制访问或披露证据。

(b) 当发出保护令时，主席可发布任何公正所要求的命令，以保护当事人或个人不受压迫或不当负担或费用，或保护本章第 20.61 条所定义的商业秘密或机密商业信息、保护将明显无理侵犯个人隐私的信息免于公开披露或保护根据第 20 部分 21 CFR 应避免公开披露的其他信息。此类命令可能包括但不限于以下一个或多个：

(1) 该证据无效；
(2) 该证据可能只在指定的条款和条件下有效，包括指定时间或地点；
(3) 该证据只能通过除了所请求之外的这部分提供的方法来查找；
(4) 某些事项不能被查询，或证据范围限于某些事项；
(5) 证据或证明的内容被封存；
(6) 该信息不得向公众披露或仅以指定的方式进行披露；或
(7) 各方同时提交指定的文件或资料（以信封密封保存），同时按照主席提供的方式打开。

第 17.29 节　费用。

请求传票的一方应支付在美国联邦地区法院诉讼程序中向证人支付的传唤证人里程费用和成本费用。送达传票时，还附有证人费用和里程费用的支票。

第 17.30 节　时间计算。

(a) 计算本部分或发出命令的任何时间段时，时间从该行为或事件当天开始计算，并包括该期间的最后一天，若最后一天是星期六、星期日或联邦假日，则在这种情况下事件时间应包括下一个工作日。

(b) 若允许时间少于 7 天时，则该期间的星期六、星期日和联邦假日将被排除在计算之外。

(c) 通过邮寄方式送达或发放文件时，会在任何答复允许时间的基础上增加 5 天。

第 17.31 节　文件的形式、归档和送达。

(a) 形式。(1) 向食品药品管理局卷宗管理处 (HFA–305) (5630 Fishers Lane, rm.1061, Rockville, MD 20852) 提交的文件应包括一份原件和两份副本。

(2) 诉讼程序中每一份诉状和文件的第一页应载有一个标题，其中列出了诉讼标题、首席顾问办公室指定的案件编号，以及诉状或文件名称（例如"传票"）。

(3) 每份诉状均由当事人或提出诉讼的人或其律师签字，并且诉状应包括签署人的地址和电话号码。

(4) 当卷宗管理处接收诉状或文件时，则诉状或文件被视为提交。

(b) 送达。根据本部分向卷宗管理处提交文件的当事人应在不迟于提交时间内向其他当事人提供此类文件的副本。对于任何一方的任何文件（投诉送达除外）的送达，应亲自或通过美国邮政或快递服务递交副本至当事人已知的最新地址，并预付邮资。当律师代表当事人时，应由律师代替实际当事人进行送达。

(c) 送达证明。通过专人递送或邮寄送达文件的个人证明（包括送达时间和方式）应为送达证明。

第 17.32 节　议案。

(a) 任何命令或裁决应通过议案向主席申请。议案应说明所需的解除、权力和声称的事实，并应向食品药品管理局卷宗管理处 (HFA–305) (5630 Fishers Lane, rm. 1061, Rockville, MD 20852) 进行提交，还需寄往主席，同时送达给所有其他当事人。

(b) 在预审会议或听证会上作出的议案除外，所有议案均为书面形式。主席可要求将口头议案简化为书面议案。

(c) 在送达书面议案后 15 天内，或在主席规定的其他时间内，任何一方可给出对此类议案的答复。

(d) 除非经各方同意或进行议案听证会，主席在给出答复期限到期之前不得同意书面议案，但可推翻或否认此类议案（无需等待答复）。

第 17.33 节　听证会和举证责任。

(a) 主席应进行听证会记录，以确定被告人是否应承担民事罚款，若需承担，则应考虑任何加重或减轻的因素以确定任何此类民事罚款的适当金额。

(b) 为了获胜，中心必须通过证据优势来证明适用法规下的被告人责任和适用罚款。

(c) 被告人必须通过证据优势来证明任何积极性抗辩和任何减轻因素。

(d) 听证会应向公众开放，除非主席另有规定；主席可命令听证会不向公众开放，以保护本章第 20.61 条所定义的商业秘密或机密商业信息、保护将明显无理侵犯个人隐私的信息免于公开披露或保护根据本章第 20 部分应避免公开披露的其他信息。

第 17.34 节　确定罚款和评估的金额。

(a) 在确定民事罚款和评估的适当金额时，主席和食品药品管理局局长或局长指定决定上诉的实体（目前为 DAB）应评估任何减轻或加重违规行为的情况，并应在他们意见中阐明支持实施罚款和评估的原因。

(b) 决定上诉的主席和实体应参照法规中确定的因素，其中评估罚款是为了确定罚款金额。

(c) 本节不得解释为对主席或决定上诉的实体考虑任何其他因素（在任何特定情况下，可能会减轻或加重对过错施加的罚款和评估）的限制。

第 17.35 节　制裁。

(a) 主席可制裁个人，包括任何一方或律师，制裁理由如下：

(1) 没有遵守有关程序诉讼的命令、传票、规定或程序；
(2) 没有提起诉讼或辩护诉讼；或
(3) 从事其他妨碍听证会进展、秩序或公正的不当行为。

(b) 任何此类制裁，包括但不限于本节 (c), (d) 和 (e) 段所列的制裁，应合理地与失败或不当行为的严重性和性质进行关联。

(c) 当一方未能遵守证据令时，包括本部分证据和传票的规定，主席可：

(1) 对所要求的信息作出支持请求方的推断；
(2) 禁止不遵守此类命令的当事人提供关于或以其他方式依赖所要求信息相关证词的证据；和
(3) 废除不遵守此类请求当事人的诉状的任何部分或其他提交物。

(d) 主席可取消拒绝服从主席命令的任何法律顾问、当事人或证人参与听证会的资格。在反复拒绝的情况下，主席可对反对方作出判决。

(e) 若当事人在送达听证会通知后未能根据本部分提起诉讼或者辩护诉讼，则主席可驳回该诉讼或可发布作出罚款和评估的初步决定。

(f) 主席可拒绝审议未能及时提出或不符合本部分规定的议案、请求、答复、简报或其他文件。

(g) 根据本节施加的制裁可以是 17.18(b) 获准的中间上诉的主体，前提是此类上诉不会中止或延迟诉讼程序。

第 17.37 节　证人。

(a) 本节 (b) 段规定除外，证人应在听证会上宣誓或确认以口头提供证词。

(b) 应承认根据伪证罪提交的直接证词（以书面声明形式）。必须向各方提供此类书面声明以及证人已知的最新地址。证人的任何事先书面声明（作为听证会上的证据）应按 17.25(a) 的规定进行交换。

(c) 主席应对询问证人和呈现证据的方式和顺序进行合理控制,以便:

(1) 有效检查和介绍确定的真相;
(2) 避免不必要的时间消耗;和
(3) 保护证人免于骚扰或不适当的尴尬。

(d) 主席应准许各方进行此类盘问,因为可能是全面披露事实所要求的。

(e) 经主席酌情决定,证人可在有关事宜上进行交互讯问,并不考虑其直接审查范围。在主席允许的范围内,证人可在有关事宜上进行交互讯问,并考虑其直接审查范围。在主席允许的范围内,只要证人是敌对证人、他方当事人或确认为他方当事人的证人,应以直接审查的方式和引导性问题进行直接审查范围以外的事项盘问。

(f) 只要任何一方提出议案,主席就可命令排除证人,以免他们听到其他证人的证词。此规则不授权排除:

(1) 当事人为个人;
(2) 对于当事人非个人的情况下,被指定为该听证会当事人唯一代表的官员或雇员;或
(3) 对于当事人而言是出席其案件必不可少的个人,包括当事人雇来协助其律师的个人。

(g) 若在盘问前以书面形式提交了证人的证词,则盘问方不必传唤

证人或支付其前往听证会的所用费用。申办方负责自费出示证人，若未履行该责任，则证人的证词将被废除。

第 17.39 节　证据。

(a) 主席应确定证据的可接受性。

(b) 除本部分规定外，主席不受"联邦证据规则"的约束。但是，主席在适当时可应用"联邦证据规则"，例如排除不可靠的证据。

(c) 主席应排除不相关或非重要的证据。

(d) 若证据的证明价值远远低于不公平偏见的危害、混淆问题或不必要拖延的考虑或累积证据的陈述，则相关证据可能会被排除。

(e) 若根据联邦法律享有特权，则相关证据可能被排除.

(f) 提供或提议提供或承诺提供，或接受或提议接受或承诺接受在解决或企图解决对有效性或金额有争议的民事罚款评估时的等价有偿的证据，其是无法证明民事罚款或其金额的责任或无效。在协商解决中作出的行为或声明证据也是不可接受的。这项规则不会仅因为在协商解决中提到而要求排除任何其他可发现的证据。该规则也不会要求排除出于其他目的出示的证据，例如：证明证人的偏见或成见或反对不正当延误的争议。

(g) 主席可酌情允许各方介绍反证证人和证据。

(h) 用于记录的所有文件和其他证据应向各方开放以进行审查，除非主席根据第 17.28 条另有规定。

第 17.41 节　行政记录。

(a) 将记录和转录听证会。证人、参与者和律师有 30 天的时间（即文字记录可用前）来修改口头证词的文字本。只有在转录本出现错误的情况下才可作出修改，审裁官应立即作出正确的修改。听证会后，可从卷宗管理处获取文字本，并且费用不会超过副本实际的成本。

(b) 听证会上录取的证词、证据和其他证明的文字本以及在诉讼程序中提交的所有文件和请求组成了由主席和食品药品管理局局长指定决定上诉的实体（目前为 DAB）的决策行政记录。

(c) 行政记录可由任何人进行检查和复制（需支付合理费用），除非主席另有规定；在任何一方的提出议案时，主席有必要保护本章第 20.61 条所定义的商业秘密或机密商业信息、保护将明显无理侵犯个人隐私的信息免于公开披露或保护根据第 20 部分应避免公开披露的其他信息。

第 17.43 节　会后简报。

任何一方均可提交一份会后简报。主席应当确定提交此类简报(应同时提交）的时间，其不得超过各方收到听证会文字本（若适用，规定记录）之日起 60 日。此类简报可能随附有拟议的事实认定和法律裁定。主席可允许各方提交应答简报。简报页数不得超过 30 页（不包括拟议的认定和裁定）；除非主席有发现诉讼中的问题非常复杂或行政记录非常庞大以至需较长的简报，在这种情况下，主席可设置较多的页面限制。拟议的事实认定和法律裁定页数不得超过 30 页；除非主席有发现诉讼中的问题非常复杂或行政记录非常庞大以至需较长拟议的认定和裁定，在这种情况下，主席可设置较多的页面限制。

第 17.45 节　初始裁决。

(a) 主席应仅根据行政记录作出初始裁决。该裁决应包含事实认定、法律裁定以及任何处罚金额和评估。

(b) 事实认定应包括以下每个问题的调查结果：

(1) 投诉中的指控是否属实；若属实，投诉中确定的被告人行为是否违法；

(2) 任何积极性抗辩是否有价值；同时

(3) 若被告人负责罚款或评估，则在确定此类罚款或评估的适当金额时需考虑本案件中的任何减轻或加重的因素。

(c) 主席应在提交会后简报和应答简报（若允许）期满后 90 天内为所有各方提供初步决定或准予简要决定的决定。若主席认为 90 天期限完成不了，则其应通知食品药品管理局局长或局长指定决定上诉的其他实体其不能完成的理由，从而局长或该实体可设置新的截止期限。

(d) 除非及时对主席的初步决定或准予简要决定的决定提出上诉，否则准予简要决定的初步决定或决定应组成 FDA 的最终决定，并在主席发布后 30 天内应为最终决定且对各方具有约束力。

第 17.47 节　上诉。

(a) 中心或任何被告人可对初步决定提出上诉，包括不撤销缺席判决的决定，或食品药品管理局局长或局长指定决定上诉的其他实体准予简要决定的决定。根据本部分，局长现时已指定上诉委员会 (DAB) 决定上诉。根据本节，各方可通过美国卫生及公共服务部上诉委员会上诉庭 MS6127(330 Independence Ave.SW., Cohen

Bldg., rm.G–644, Washington, DC 20201) 和美国食品药品管理局卷宗管理处 (HFA–305) (5630 Fishers Lane, rm.1061, Rockville, MD 20852) 向 DAB 提交上诉通知书。

(b)(1) 上诉通知书可在主席作出初步决定或准予简要决定的决定之后 30 天内随时提交。

(2) 若中心或任何被告人在最初 30 天期限内提出延期请求并给出正当理由，则局长或由局长指定聆讯上诉的实体可酌情决定延长最初 30 天的期限。

(c) 上诉通知书应随附一份不超过会后简报允许页数的书面简报。通知书必须确定初始决定的具体异议、通过引用记录来支持每个异议并解释每个异议的依据。

(d) 对方当事人可在收到上诉通知书和随附简报后 30 天内提交反对异议的简报（不超过会后简报允许的页数），除非对方当事人提出请求并给出正当理由，局长或由局长指定聆讯上诉的实体决定延长了此类时间期限。任何反对异议的简报应提交给卷宗管理处和 DAB（地址见上文）。

(e) 上诉人可在送达被上诉人的简报后 10 天内提交不超过 10 页的答辩书。

(f) 在食品药品管理局局长或其他决定上诉的实体（现为 DAB）之前个人无权出庭。

(g) 决定上诉的实体将仅考虑在主席之前提出的问题，但被上诉人可根据记录作出任何支持初始决定或准予简要决定的决定的论证。

(h) 若决定上诉的实体考虑了各方未充分通报的上诉问题，实体则可要求进一步的简报。然而，除非另有要求，否则不会考虑此类进一步的简报。

(i) 为了满足决定上诉的实体（现为 DAB），若任何一方表明听证会上没有提供的其他证据是相关的和重要的，而且给出了在听证会上没有提供此类证据的合理理由，则决定上诉的实体可将该事项发回主席，以考虑其他证据。

(j) 食品药品管理局局长或其他决定上诉的实体（现为 DAB）将会在提交被上诉人简报的截止日期 60 天内，在可行情况下，就上诉作出决定。在决定前，决定上诉的实体可能会拒绝审查案件、确认初始决定或准予简要决定的决定（无论是否有意见），或撤销初始决定或准予简要决定的决定，或增加、减少、颠倒或发回在初始决定中由主席确定的任何民事罚款。若决定上诉的实体拒绝审查案件，初始决定或准予简要决定的决定则组成 FDA 的最终决定，并在决定上诉的实体拒绝 30 天后成为最终决定并对各方具有约束力。

(k) 事实争议问题的审查标准是初始决定是否得到整个记录中重要证据的支持。法律争议问题的审查标准是初始决定是否错误。

[60 FR 38626，1995 年 07 月 27 日，后修订为 71 FR 5979，2006 年 02 月 06 日]

第 17.48 节　无害错误。

在接受或排除证据方面不存在任何错误，主席或各方在任何裁定或命令或任何法令上没有造成或遗漏错误或缺陷，其目的是撤销、修改或以其他方式扰乱其他适当的裁定或命令或法令；除非对于主席或食品药品管理局局长或其他决定上诉的实体（现在为DAB）而言，拒绝采取此类行为是与实质公正相矛盾的。主席和决定上诉的实体在诉讼程序的每个阶段都将忽视程序中不影响当事人实质权利的任何错误或缺陷。

第 17.51 节　司法审查。

(a) 食品药品管理局局长或其他决定上诉的实体（现在为 DAB）的最终决定构成最终审定，其中被告人可根据有关事项的法令向司法审查提出诉状。虽然根据本部分不会对提交司法审查诉状暂缓决定，但被告人可根据本章 10.35 就暂缓此决定提出诉状。

(b) 卫生及公共服务部长指定 FDA 首席顾问为司法审查诉状副本的收件人。该诉讼程序的记录由决定上诉的实体（目前为 DAB）进行证明。

(c) 向决定上诉的实体用尽上诉（目前为 DAB）是司法审查的管辖权先决条件。

第 17.54 节　美国财政部中的存款。

根据本部分评估的所有金额应交付给食品药品管理局财政管理处 (HFA-100) (rm.11-61, 5600 Fishers Lane, Rockville, MD 20857) 主任，并应作为预算外收入存放在美国财政部。

相关法规：21 U.S.C. 331, 333, 337, 351, 352, 355, 360, 360c, 360f,

360i, 360j, 371; 42 U.S.C. 262, 263b, 300aa−28; 5 U.S.C. 554, 555, 556, 557。

来源：60 FR 38626，1995 年 07 月 27 日，除非另有说明。

第 19 部分

分章 A——通用条款

行为标准与利益冲突

子部分 A——通用条款

第 19.1 节　范围。

本部分管理所有食品药品管理局雇员的行为标准，并制定防止所有食品药品管理局雇员发生利益冲突的法规。

第 19.5 节　部门法规的参考。

(a) 确定所有部门雇员的行为标准的 45 CFR 第 73 部分的条款完全适用于所有食品药品管理局雇员，除此类法规应适用于特别政府雇员的情况之外，即食品药品管理局的顾问，但仅限于 45 CFR 第 73 部分的子部分 L 所述的范围内。

(b) 45 CFR 第 73a 部分的条款对部门行为标准进行了补充，并仅适用于食品药品管理局雇员，但特别政府雇员除外。

第 19.6 节　政府服务伦理守则。

国会于 1958 年 7 月 11 日采纳的下列伦理守则应适用于所有食品

药品管理局雇员：

政府服务伦理守则

从事政府服务的任何人员应：

1.忠于最高的道德准则并忠于国家高于忠于人类、政党或政府部门。

2.坚持美国及其所有政府的宪法、法律和法律条例并且绝不成为违背其的一方。

3.给予全职工人全薪；履行职责、认真努力并给予最好的想法。

4.寻求并采用更有效且经济的方式完成任务。

5.绝不通过给予任何人特殊优惠或特权而区别对待，不论是否具有报酬；并且对于其自己或其家属，在合理的人员认为其会影响其履行政府职责的情况下，绝不接受其恩惠或好处。

6.不要对约束办公室职责的任何人作出私人承诺，因为政府雇员没有约束公共职责的私人话语权。

7.不与政府有直接或间接业务往来，这不符合认真履行其政府职责的情况。

8.绝不在履行政府职责时使用任何保密信息作为谋取私人利益的手段。

9.无论在哪里发现腐败情况，揭露腐败情况。

10.坚持这些准则，永远意识到公职即为公信力。

第 19.10 节　食品药品管理局利益冲突审查委员会。

(a) 局长应设立一个永久性的五人利益冲突审查委员会，该委员会应对与食品药品管理局内发生的利益冲突有关的所有具体或政策事项进行审查并提出建议，通过以下人员转交至：(1) 管理和运营准局长或 (2) 由管理和运营准局长根据利益冲突法就引起的任何问题做出不利裁定的任何人，明显违反法律的裁定除外。管

理和运营办公室道德与计划廉政司司长将担任审查委员会的执行
秘书。

(b) 每位食品药品管理局雇员均有责任提出与利益冲突相关的
具体或政策问题，或希望此类问题得到解决，将问题转交给管
理和运营准局长解决，根据 19.21 规定报告明显违反法律的行
为除外。

(c) 应依据本章 10.90(b) 的条款在指导原则中制定所有与利益
冲突相关的总政策，并且在可行情况下，应纳入本子部分的法
规中。

(d) 所有与具体个人有关的决定应置于由信息自由部门出于此目的
而设立的公共档案中，例如顾问可以担任具有具体限制权或公开
披露持有股份的咨询委员会的决定，应以在下列情况下无法识别
个人的方式进行确定除外。

(1) 确定雇员必须根据既定的部门或机构法规自行处置：禁止经济
利益或避免与外部活动产生冲突。
(2) 确定拟定的顾问没有资格受雇于该机构。
(3) 确定公开披露任何信息将以违反本章第 20.63 节的方式对个人
隐私构成明显的不当侵犯。

[42 FR 15615，1977 年 3 月 22 日，后修订为 46 FR 8456，1981 年
1 月 27 日；50 FR 52278，1985 年 12 月 23 日；55 FR 1404，1990
年 1 月 16 日；65 FR 56479，2000 年 9 月 19 日；76 FR 31469，
2011 年 6 月 1 日]

子部分 B——报告违规行为

第 19.21 节　报告违规行为的责任。

(a) 局长办公室的内部事务办公室负责就涉及不端行为、不当行为、利益冲突或机构人员违反联邦法律的其他违规行为的指控事宜，向食品药品管理局提供事实信息。

(b) 提出事实信息或认为任何现或前食品药品管理局雇员已违反或正在违反本子部分的任何条款或 45 CFR 第 73 或 73a 部分的任何条款或附录 A 至 45 CFR 第 73 部分中所列任何法令的任何食品药品管理局雇员应直接向内部事务办公室报告此类信息。任何此类报告应为书面形式或者应在内部事务办公室的协助下归纳为书面形式，并应及时调查。

(c) 应在内部事务办公室文件内以绝对机密的形式保存依据本节 (b) 款的任何报告和与此类报告调查相关的任何记录且不得公开披露，并且只能由食品药品管理局授权履行该职责的雇员才能进行审查。

[42 FR 15615，1977 年 3 月 22 日，后修订为 46 FR 8456，1981 年 1 月 27 日；50 FR 52278，1985 年 12 月 23 日；60 FR 47478，1995 年 9 月 13 日]

子部分 C——取消资格条件

第 19.45 节　临时取消前雇员的资格。

与食品药品管理局的雇佣终止后 1 年内，任何前食品药品管理局雇员（包括特别政府雇员）均不得作为与涉及美国是缔约方或具

有直接和实质利益的任何诉讼或问题并且在该职责终止之前一年
内的任何时候负责的任何诉讼或问题相关的任何人员（美国除外）
的代理人或律师亲自出面食品药品管理局或其他联邦机构或法
院。官员职责一词是指直接行政或执行权力，无论是中间或最终，
单独或与他人共同行使，和亲自或由下属来批准、否决或指导政
府行动的权利。

第 19.55 节　永久取消前雇员的资格。

任何前食品药品管理局雇员（包括特别政府雇员）均不得故意在
美国以外的任何司法或其他诉讼、申请、裁定请求、合约、索赔、
争议、控告、指控等方面担任代理人或律师。涉及美国参与或具
有直接和实质利益的特定一方或多方的争议，不得作为食品药品
管理局雇员提供决定、批准、不批准、推荐、提供建议、调查或
其他参与方式。

相关法规：21 U.S.C. 371。

来源：42 FR 15615，1977 年 3 月 22 日，除非另有说明。

第 20 部分 | 分章 A——通用条款
公共信息

子部分 A——官方证词和信息

第 20.1 节　食品药品管理局雇员所作证词。

(a) 食品药品管理局以及其他卫生与人类服务办公室或机构的任何官员或雇员，除了获得食品药品管理局局长按本节授予的职责或依据食品药品管理局法规履行职务之外，还应向法院作出与食品药品管理局的任何职能有关的证词，或提供在履行公职时获得的任何信息。

(b) 当以适当形式依法传唤食品药品管理局的官员或雇员令其作出任何证词时，除非局长另有授权，否则该官员或雇员应就此作出回应，且谨以本节禁止的理由拒绝作证。

(c) 如需任何雇员作出证词，则可以提出书面申请，经宣誓证明后，针对局长提出所要求披露的事宜，并指明此类证词在遵守此请求的情况时该证词的用途：前提是由健康、食品或药品官员、检察官或任何国家、领土或政治分区的司法机构成员以官方身份提出书面请求，无需宣誓验证。如果局长或者其他食品药品管理局的官员或雇员（获权执行此事）确定该请求，则该证词将符合公众利益，并将推进该法案和机构的目的，同时该请求可被审核通过。凡授予证词请求，食品药品管理局的一名或多名雇员将被传唤出席，并就此作出证词。

第 20.2 节 食品药品管理局雇员所供记录。

(a) 针对任何有关食品药品管理局记录的请求，无论是通过信件或传票或其他书面形式提出，均应按照本部分分章 B 规定的程序进行处理，并应遵守公开披露管理规则（如本部分 C、D、E 和 F 子部分规定以及 20.100(c) 交叉引用的其他规定）。

(b) 当以适当形式依法向食品药品管理局的官员或雇员发送传票令其提供任何记录时，该官员或雇员应对此作出回应，并可以以本节禁止为由拒绝作证，声明涉及的记录将按照本部分规定的程序进行处理。

第 20.3 节 食品药品管理局记录的核实与认证。

(a) 根据要求，食品药品管理局将对依据本部分要求所披露的记录副本的真实性进行核实，或将对先前披露的记录副本进行认证。

(b) 有关记录副本核实或记录认证的请求应以书面形式发送到信息自由部门，位于机构网站 http://www.fda.gov。

[42 FR 15616, 1977 年 3 月 22 日，后修订为 46 FR 8456, 1981 年 1 月 27 日；76 FR 31469, 2011 年 6 月 1 日；79 FR 68114, 2014 年 11 月 14 日]

子部分 B——总政策

第 20.20 节　食品药品管理局记录的披露政策。

(a) 食品药品管理局将尽可能向公众披露记录，符合个人隐私权、商业保密人员财产权以及商业或财务机密信息，以及该机构须坦诚宣传内部政策审议，持续进行监管活动。

(b) 除依照本部分条例明确豁免的记录外，所有食品药品管理局的记录均应公开披露。

(c) 除本节 (d) 款另有规定外，所有未豁免记录均应视情况公开披露，无论是否有任何理由或需要提供这些记录。

(d) 根据本章第 21.71 节规定，可以在以下情况下，要求提供请求该记录的目的性声明以及该记录的用途认证：

(1) 所请求的记录载于本章第 21.3(c) 节所定义的隐私法案记录系统；
(2) 请求者是除所检索记录的参与者以外的人员，或者是代表请求者的人员；和
(3) 本次披露是一种自由裁量的行为，即非本部分要求。

(e) "记录"和本节所用任何其他术语的参考信息包括任何本部分要求的机构记录信息（由机构以任何格式（包括电子格式）进行维护）。

[42 FR 15616，1977 年 3 月 22 日，后修订为 68 FR 25285，2003 年 5 月 12 日]

第 20.21 节　统一访问记录。

食品药品管理局以任何授权方式向任一公众披露的记录，均可向所有公众披露，但以下情况除外：

(a) 20.61 中就商业秘密以及机密性商业或财务信息以及 20.63 就个人隐私制定的豁免数据和信息，应仅披露给这些豁免项的保护者。

(b) 本章 7.87(c) 就第 305 节听证笔录、20.80(b) 就某些豁免限制、20.103(b) 就某些信函以及 20.104(b) 就某些口头讨论总结等记录制定的有限披露应遵守本文所述的特殊规定。

(c) 根据本章第 21.3(a) 条和第 21.3(c) 条规定，个人记录按照个人姓名或其他个人标识符进行检索，并包含在隐私法案记录系统中，此类个人记录的披露应符合本章第 21 部分的特殊要求。此类记录的披露对象应为该记录的主体个人，但其不会援引本节制定的规则 — 将此类记录公开披露给所有公众。

[42 FR 15616，1977 年 3 月 22 日，后修订为 54 FR 9037，1989 年 3 月 3 日]

第 20.22 节　披露记录。

(a) 如果一项记录包含可披露和不可披露的信息，则不可披露的信息将被删除，而剩余的记录将被披露，除非这两类信息紧密交织在一起无法分隔，或者公开可披露的信息将会损害或侵害该记录的不可披露部分。

(b)(1) 当从包含可披露和不可披露信息的记录中删除信息时，删除的信息量应在可获取的记录部分中注明，除非包含该指示将损害受《信息自由法》豁免项保护的利益。

(2) 若技术上可行，删除的信息量应在删除位置适当地注明。

[42 FR 15616，1977 年 3 月 22 日，后修订为 68 FR 25285，2003 年 5 月 12 日]

第 20.23 节　现有记录请求。

(a) 若就尚未准备定期分发给公众的现有记录向食品药品管理局提出书面请求，则该请求应被视为符合《信息自由法》的记录请求，无论该请求中是否提及《信息自由法》；此外，应受本部分条款的管制。

(b) 食品药品管理局编制的定期公开分发的记录或文件(如小册子、演讲稿和教材) 只要供应持续，应根据要求免费提供。本部分的条款不适用于此类要求，除非此类材料已经用尽，有必要根据特定要求复制个别副本。

(c) 所有食品药品管理局的现有记录都将按照标准记录保管期限表定期销毁。

第 20.24 节　新记录编制。

(a)《信息自由法》和本部分的条款仅适用于现有记录，根据本部分的子部分 C 规定的程序在向食品药品管理局提交的请求中合理描述。

(b) 局长可酌情编制新记录，以便在总结出信息符合公众利益并推进该法案和机构的目标时，对信息请求作出适当回应。

第 20.25 节　规定的追溯适用。

本部分条款适用于食品药品管理局档案中的所有记录。

第 20.26 节　特定记录的索引。

(a) 对于以下食品和药品监督管理局的记录，索引应至少每季度维护并修订一次：

(1)《联邦公报》针对每次拒收或撤销新药申请或新动物药申请审批（已就此请求公开审理）发布的最终指令。

(2) 该机构采纳的政策和解释声明，仍然有效但未在《联邦公报》上发布。

(3) 影响公众的行政人员手册和指示。

(4) 根据信息自由请求已经发布给任何人的记录，同时机构已经确定此类记录已经成为或可能成为后续请求中的主题（针对实质上相同的记录）。

(b) 每项此类索引可通过访问机构网站 http://www.fda.gov 获取。可通过机构网站 http://www.fda.gov 上的地址向信息自由部门工作人员写信或进行访问，以获取每个索引的印刷版。

[42 FR 15616，1977 年 3 月 22 日，后修订为 46 FR 8456，1981 年 1 月 27 日；68 FR 25285，2003 年 5 月 12 日；76 FR 31469，2011 年 6 月 1 日；79 FR 68114，2014 年 11 月 14 日]

第 20.27 节　提交标记为机密的记录。

提交给食品药品管理局的记录若被标记为机密或任何其他类似术语，食品药品管理局不承担以下任何责任：将此类记录视为机密，将其退还给提交人员以防向公众披露，或者在收到公开披露请求或记录已被披露时通知提交人员。

[42 FR 15616，1977 年 3 月 22 日，后修订为 68 FR 25285，2003 年 5 月 12 日]

第 20.28 节　食品药品管理局机密信息决策。

提交给食品药品管理局的数据或信息将被私密保存且不能公开披露，该决策只能依据本部分公布或交叉引用的规定作出。

[42 FR 15616，1977 年 3 月 22 日，后修订为 68 FR 25285，2003 年 5 月 12 日]

第 20.29 节　禁止从食品药品管理局档案中撤回记录。

任何人不得撤回提交给食品药品管理局的记录。所有食品药品管理局记录应在按定期记录处理程序销毁之前由该机构保留。

[42 FR 15616，1977 年 3 月 22 日，后修订为 68 FR 25285，2003 年 5 月 12 日]

第 20.30 节　食品药品管理局信息自由部门。

(a) 监督机构是否遵守《信息自由法》和本部分的办公室属于信息自由部门，位于该机构网站 http://www.fda.gov。

(b) 所有对机构记录提出的请求应以书面形式发送至该办公室。

[76 FR 31469，2011 年 6 月 1 日，后修订为 79 FR 68114，2014 年 11 月 14 日]

第 20.31 节　食品药品管理局记录请求的保管期限表。

(a) 除非异常情况另有规定，食品药品管理局应在 1977 年 1 月 10 日 FPMR 101–11–4 GSA 通用记录表 14 授权的时限内，保存并处理提交的请求和回复文件，具体如下：

(1) 就接收和响应信息自由请求创建的文件（拒收和（或）上诉除外）可能会在最终答复日期后 2 年内销毁。

(2) 就完全或部分拒收信息自由请求创建的文件可能会在发布否决信后 5 年内销毁。

(3) 就完全或部分拒收信息自由请求所创建的文件（随后就该拒收向卫生及公共服务部提出上诉）可能会在 FDA 最终裁定后 4 年或法院终审判决后 3 年内销毁，以较晚者为准。

(b) 当有关这些记录的时限按照 GSA 通用记录表修订时，该销毁时间将自动修改。

[47 FR 24277，1982 年 6 月 4 日]

第 20.32 节　食品药品管理局雇员姓名披露。

食品药品管理局雇员的姓名不得从可披露记录中删除，除非需要删除这些信息以防止披露信息提供者或对雇员的生命或人身安全造成危害或在其他特殊情况下。

第 20.33 节　回应的形式或格式。

(a) 食品药品管理局应努力以任何请求的形式或格式提供记录，前提是该记录可由该机构以该形式或格式轻松复制。

(b) 如果机构确定一项记录不能以请求的形式或格式复制，则该机

构可以通知请求者可用的替代形式和格式。如果请求者表示没有
替代方案，则可以提供由管理局所选的形式或格式。

[68 FR 25285，2003 年 5 月 12 日]

第 20.34 节　记录搜索。

(a) 在回复记录请求时，食品药品管理局应适当搜索以电子形式或
格式保存的记录，除非该搜索行为会严重干扰该机构自动化信息
系统的运行。

(b) "搜索" 一词是指手动或自动审查机构记录，以查找请求所需
的记录位置。

[68 FR 25285，2003 年 5 月 12 日]

子部分 C——程序与费用

第 20.40 节　提交记录请求。

(a) 所有食品药品管理局的记录请求应以书面形式邮寄或交付给信
息自由部门工作人员（机构网址 http://www.fda.gov ）或传真到机
构网站上列出的传真号码（机构网址 http://www.fda.gov）。所有请
求必须包含请求者的邮政地址和电话号码以及负责支付所有收费
项目的人员姓名。

(b) 食品药品管理局的记录请求应清楚地描述正在寻找的记录，以
便工作人员识别和查找。请求应包括所有相关细节，以帮助识别
所寻求的记录。

(1) 如果描述不足以查找所请求的记录，食品药品管理局将通知请求者，并指出识别该请求记录所需的附加信息。

(2) 食品药品管理局应积极协助识别和查找所请求的记录。

(c) 在收到记录请求后，信息自由部门应在公共日志中输入该请求。该日志应说明接收日期、请求者姓名、请求记录的性质、就请求采取的行动、依据 20.41(b) 发送的确定信日期，以及后期提供的任何记录的日期。

(d) 根据本章 21.3(a) 规定，如果某个个体请求有关其自身的记录，那么该请求应遵守：

(1) 本章第 21 部分的特殊要求（隐私法规），而非本子部分的条例，但前提是所请求记录是按个人姓名或其他人员标识符进行检索且载于本章 21.3(c) 所定义的隐私法案记录系统中。

(2) 本子部分的条例，但前提是所请求记录是按个人姓名或其他人员标识符进行检索，无论该记录是否载于隐私法案记录系统中。

[42 FR 15616，1977 年 3 月 22 日，后修订为 46 FR 8456，1981 年 1 月 27 日；68 FR 25285，2003 年 5 月 12 日；76 FR 31469，2011 年 6 月 1 日；79 FR 68114，2014 年 11 月 14 日]

第 20.41 节　时间限制。

(a) 所有依据本节规定的时限应从信息自由部门根据 20.40(c) 录入记录请求起开始计算。口头记录请求不得从任何时间开始计时。向机构其他地方发送的书面记录请求应在重新寄送至信息自由部门并按照 20.40(c) 录入其中后才能从任何时间开始计时。

(b) 在信息自由部门录入记录请求后 20 个工作日内（星期六、星期日及法定公众假期除外），机构应向请求者发送一封信件，告知请求者机构是否或在多大程度上依从该请求，以及若拒收记录请求，给出拒收原因。

(1) 如果所有请求的记录已经找到，并就所有请求记录的披露情况作出最终裁定，则该信件应如实声明。

(2) 如果未找到所有记录或者未就所有请求记录的披露情况作出最终裁定，如因为有必要根据 20.47 咨询受影响的人员，则该信件应依据本部分制定的规则阐明所涉记录可被披露的程度。

(3)(i) 在异常情况下，该机构可能会推迟信件发送的时间。

(A) FDA 会以书面形式通知请求者，最多延迟 10 个工作日，并阐明延期原因以及预计发送最终裁定的日期。

(B) FDA 会以书面形式通知请求者，延迟 10 个工作日以上，并阐明延期原因。此外，该通知使得请求者有机会限制请求范围以使请求在较短的时间内得以处理，和（或）有机会就长于处理请求的 10 个额外工作日的时间段进行协商。

(ii) 在以下任何条件下可能存在异常情况：

(A) 需要从与负责处理请求的机构部门分隔的外地机构或其他部门中搜索和收集所请求的记录；

(B) 需要搜索、收集及适当地检查单个请求中大量单独且不同的记录；或者

(C) 需要以切实可行的速度咨询另一家机构（与请求的裁定结果有着实质利益关系），或者咨询食品药品管理局中的两个或多个部门（与裁定结果有着实质利益关系）。

(4) 如果否决任何记录的请求，该否决信应阐明记录请求者有权根据 45 CFR 5.34 的规定对任何不利的裁定结果向卫生及卫生服务部卫生部助理部长提起上诉。

(c) 食品药品管理局应确定是否在信息自由部门收到请求的 10 个日历日内予以加快处理，以及根据 20.44(b) 提供急需文件。

[42 FR 15616，1977 年 3 月 22 日，后修订为 46 FR 8456，1981 年 1 月 27 日；55 FR 1405，1990 年 1 月 16 日；59 FR 533，1994 年 1 月 1 日；68 FR 25285，2003 年 5 月 12 日；76 FR 31469，2011 年 6 月 1 日]

第 20.42 节　某些请求的合并。

食品药品管理局可以将同一请求者或一组请求者的某些请求合并，但前提是这些请求涉及明确相关事宜，并且该机构合理地认为这些请求实际上构成一个单独请求，否则这些请求将满足 20.41(b)(3)(ii)(B) 中规定的异常情况。FDA 可根据 20.41 的异常情况条例延长合并请求的处理时间。

[68 FR 25286，2003 年 5 月 12 日]

第 20.43 节　多轨处理。

(a) 每个食品药品管理局部门负责确定是否采用多轨系统来处理由该部门维护的记录请求。多轨系统根据处理请求所需的工作量和

（或）时间，为处理请求提供两个或多个轨道。多轨处理的应用
不会影响 20.44 制定的加速处理。

(b) 如果特定机构部门不采用多轨处理，则该部门将在单轨中以先
进先出的方式处理所有请求。

(c) 如果某个特定机构部门建立一个多轨处理系统，则该部门可以
确定要建立的轨道数量以及为每条轨道分配请求的具体标准。多
轨系统可以根据处理请求所需的工作量和（或）时间建立。

(d) 分配给指定轨道的请求通常在该轨道内按先进先出的方式进行
处理。

(e) 如果请求不适用于最快的处理轨道，则请求者可能有机会限制
请求的范围，以具有更快的处理资格。

[68 FR 25286，2003 年 5 月 12 日]

第 20.44 节　加快处理。

(a) 当请求者表现出迫切需求时或在由机构确定的其他情况下，食
品药品管理局将加快处理记录请求。在以下情况下存在迫切需求：

(1) 合理地预期未能加快处理请求记录将对个人的生命或身体安全
构成紧迫的威胁；或者
(2) 针对主要从事传播信息的人员的请求，通知公众实际或所谓的
联邦政府活动迫在眉睫。

(b) 根据本节 (a)(1) 款作出的加快处理请求必须由特定个人（受到

紧迫威胁），或家庭成员、医疗或保健专业人员或其他授权代表提出，并且必须具备合理的依据——合理地预期未能加快处理请求记录将对个人的生命或身体安全构成紧迫的威胁。

(c) 依据本节 (a)(2) 款作出的加急处理请求必须证明：

(1) 请求者主要负责向公众传播信息，而不仅仅是向有限的利益集团传播信息；

(2) 迫切需要所请求的信息；若未能迅速获得该信息并加以传播，则其将失去特定价值；但是，新闻媒体出版物或广播期限本身并非迫切需要，历史信请求亦非迫切需要；和

(3) 记录请求具体涉及可识别的联邦政府行动或活动。

(d) 所有加快处理请求应按照 20.40 规定以书面形式提交。每个此类请求应包含具备合理依据的信息，以得出结论：在本节 (a) 款的范畴内存在迫切需求，以及证明请求中提供的信息是真实正确的（根据请求者最佳的知识和信念）。任何支持加快处理请求的声明均受《关于向政府提交虚假报告的法案》(18 U.S.C. 1001) 的约束。

(e) 公共事务助理局长（或代表）将在信息自由部门收到所有待定信息后 10 天内决定是否准许加快处理请求。

(f) 如果机构准许加快处理请求，则该机构应在切实可行的情况下尽快予以处理。

(g) 如果机构否决加快处理请求，则该机构应与其他非加急请求一起予以处理。

(h) 如果机构否决加快处理请求，则请求者可以向否决信中的官员
写信，就该机构的决定提出上诉。

[68 FR 25286，2003 年 5 月 12 日，后修订为 76 FR 31469，2011
年 6 月 5 日]

第 20.45 节　收取费用。

(a) 请求类别。本节 (a)(1) 至 (3) 段就每类请求规定了食品药品管理
局通常收取的费用类型。但是，对于其中的每一类，费用可能会
因本节 (b) 和 (c) 段以及 20.46 给出的原因或其他原因而有限、免
除或减少。

(1) 商业用途的请求。如果请求是供商业使用，则食品药品管理局
将收取搜索、审查和复制等产生的费用。

(2) 教育科研机构和新闻媒体。如果请求来自教育机构或非商业性
科研机构（主要用于学术或科学研究）或新闻媒体代表，且该请
求不是供商业使用，则食品药品管理局将仅收取文件复制产生的
费用。此外，食品药品管理局不会收取前 100 页的复印费用。

(3) 其他请求。如果请求不属于本节 (a)(1) 或 (a)(2) 段所述范畴，则
食品药品管理局仅收取搜索和复制费用。此外，食品药品管理局
不会收取前 2 个小时的搜索费用或前 100 页的复印费用。

(b) 总则。(1) 食品药品管理局可能会收取搜索费用，即使找到的
记录不得披露或者未找到记录。

(2) 如果依照本节 (a)(3) 段未收取前 2 个小时的搜索费用，且这 2
个小时用在计算机搜索上，那么这 2 个小时的免费时间是由操作
人员自己操作的前 2 个小时。如果操作员的搜索时间不足 2 个小

时，总搜索费用将按操作员的平均时薪降低，并乘以 2。

(3) 如果依照本节 (a)(2) 或 (a)(3) 段未收取前 100 页的复制费用，则这 100 页是标准尺寸页面复印件的前 100 页或是计算机打印件的前 100 页。如果无法使用该方法计算费用，则总复印费用将按标准尺寸页面的正常收费降低，并乘以 100。

(4) 如果常规收取和处理成本可能等于或超过费用金额，则不收取费用。

(5) 如果确定请求者（单独或与他人一起行事）将单个请求分成一系列请求以逃避（或减少）所收取的费用，所有这些请求可以整合在一起以计算收取费用。

(6) 将从账单发出之日起的第 31 天开始根据未付帐单收取利息。45 CFR 第 30 部分条例（卫生及公共服务部关于索赔的规定）将用于评估利息、管理费用和处罚，并采取行动鼓励付款。

(c) 收费表。食品药品管理局按照 45 CFR 第 30 部分中卫生及公共服务部的规定收取以下费用。

(1) 手动搜索或查看记录。当由 GS-1 级至 GS-8 级雇员进行搜索或审查时，则以 GS-5 级雇员第 7 步的工资为单位按每小时的标准量收费；由 GS-9 至 GS-14 级雇员完成时，则以 GS-12 级雇员第 4 步的工资为单位按每小时的标准量收费；由 GS-15 或以上级雇员完成时，则以 GS-15 级雇员第 7 步的工资为单位按每小时的标准量收费。在每种情况下，小时费率将通按指定级别和阶段的当前小时费率计算，加上该费率的 16% 以弥补利益，并舍入到最接近的整数美元。当一项搜索涉及到多个级别的多名雇员时，食品药品管理局将收取适于每名雇员的费率。

(2) 计算机搜索和打印。计算机运行的实际成本加操作员花费的时间成本，按本节 (c)(1) 款中给出的费率计算。

(3) 复印标准页面。每页 0.10 美元。信息自由官员可能会对下列情况中的特定文件收取较低的费用：

(i) 已经打印大量该文件；

(ii) 方案办公室确定，使用现有存货来答复该请求和以任何其他预期的信息自由请求不会影响方案要求；和

(iii) 信息自由官员确定，较低的费用足以收回原始印刷费用的比例份额。

(4) 复印奇数文件（如打字卡或蓝图），或复制其他记录（如磁带）。机器运行的实际成本加材料所需成本加操作员花费的时间成本，按本节 (c)(1) 款中给出的费率计算。

(5) 证明记录是真实的副本。《信息自由法》并未要求该项服务。如果食品药品管理局同意提供认证，则每项认证费用为 10 美元。

(6) 通过快递或其他特殊方式发送记录。《信息自由法》并未要求该项服务。如果食品药品管理局同意提供该项服务，则请求者需要直接向快递员支付费用或快递员直接向其收取费用。该机构将不同意任何特殊的交付方式——不允许请求者直接支付服务费用。

(7) 执行任何与请求相关的其他特殊服务（该请求已获食品药品管理局的同意）。任何机器运行的实际成本加材料所需成本加食品药品管理局雇员花费的时间成本，按本节 (c)(1) 款中给出的费率计算。

(d) 评估与收取费用程序。(1) 支付协议。食品药品管理局通常假定，请求者愿意支付与请求相关的服务费用。请求者可以指定花费金额限值。如果费用即将超出该限额，食品药品管理局会咨询请求者，以确定是否继续搜索。

(2) 预付款。如果请求者未能及时支付以前的帐单，或者食品药品管理局对请求进行的初步审查表明费用将超过 250 美元，那么请求者需要在搜索所请求的记录之前支付逾期费用和（或）估计费用或定金。在这种情况下，应在收到请求后立即通知请求者，此外，20.41 规定的行政期限只有在与请求者协商支付费用或者决定免除或减少费用后才开始计时。

(3) 账单和付账。通常，请求者须在食品药品管理局提供记录之前支付所有费用。食品药品管理局还可以自行决定在记录中随附一份账单或后期单独发送。例如，如果请求者有及时付款记录，食品药品管理局可以采取该方法。食品药品管理局也可酌情对一定时间段的费用进行汇总，以避免向一些惯常的请求者或代表请求者的企业或代理人发送许多小额账单。例如，食品药品管理局可以每月向该类请求者发送一份账单。应按照请求回复人员提供的说明书支付费用。

[59 FR 533，1994 年 1 月 5 日后修订为 68 FR 25286，2003 年 5 月 12 日]

第 20.46 节　免除或减少费用。

(a) 标准。如果信息披露符合以下两项检验，公共事务助理局长或代表将免除或减少费用（否则将另行收取）：

(1) 符合公众利益，因为这可能有助于公众了解政府的运作或活动；和
(2) 这并非主要出于请求者的商业利益。这两项检验的解释见本节 (b) 和 (c) 款。

(b) 公众利益。信息披露只有在扩大具体的公众利益——有助于公众了解政府的运作或活动时才满足第一项检验，无论其所带来的其他公众利益如何。在分析该问题时，食品药品管理局会考虑以下因素：

(1) 待披露的记录是否与联邦政府的运作或活动有关；
(2) 记录披露是否会揭示任何与政府运作或活动（尚未被公众了解）有关的有意义的信息；
(3) 信息披露是否会促进公众的认知，区别于有限的利害关系人。在该因素下，食品药品管理局可以考虑请求者是否能够为公众认知作出贡献。例如，食品药品管理局可以考虑请求者是否具备理解信息所需的知识或专长，以及该信息的预期用途是否涵盖向公众传播信息。就研究一本书或一篇文章提出未经证实的声称并不表明这种可能性，而新闻媒体代表提出的这种声明才是更好的证据；和
(4) 是否促进公众认知将是一个重要因素，即公众对政府运作的了解是否因此次披露而大大增加。

(c) 并非主要出于请求者的商业利益。如果披露通过了本节 (b) 款所述的具体公共利益的检验，食品药品管理局将确定该披露是否

也进一步提高了请求者的商业利益，如果是，那么该效果是否超过了公众利益的提高。在分析第二项检验时，食品药品管理局会考虑以下因素：

(1) 披露是否会扩大请求者或者代表请求者行事的人员的商业利益。商业利益包括与商业、贸易和利润有关的各项利益。营利和非营利性公司都有商业利益，此外，个体、工会和其他协会也是如此。新闻媒体代表利用信息进行新闻传播所获得的利益不被视为商业利益。

(2) 如果披露会扩大请求者的商业利益，那么这种效果是否超过本节 (b) 段所界定的公共利益的提升。

(d) 决定免除与减少费用。如果所请求的信息披露通过本节 (b) 和 (c) 所述的两项检验，食品药品管理局通常会免除费用。但是，在某些情况下，食品药品管理局可能只会降低费用。例如，针对部分但非全部所请求记录均通过检验的信息披露，食品药品管理局可能会降低费用。

(e) 请求免除或减少费用的程序。请求者必须在请求记录的同时请求免除或减少费用。请求者应根据本节 (a) 至 (d) 段给出的因素解释适合免除或减少费用的原因。只有公共事务准局长可以作出免除或减少费用的决定。如果食品药品管理局没有完全同意免除或减少费用的请求，否决信将指派给一名审查官员。请求者可以就该官员的否决决定提出上诉。上诉信应说明准局长在否决信中给出的决定的理由。

[59 FR 534，1994 年 1 月 5 日后修订为 68 FR 25286, 25287，2003 年 5 月 12 日]

第 20.47 节　保密性不确定的情况。

在不确定数据或信息的保密性且请求公开披露的情况下，食品药品管理局将在确定该数据或信息是否适于公开披露之前，与提交或泄漏数据或信息的人员或受披露影响的人员进行协商。

[42 FR 15616，1977 年 5 月 22 日后修订为 68 FR 25286，2003 年 5 月 12 日]

第 20.48 节　拟议披露的司法审查。

如果食品药品管理局根据 20.47 与受拟议披露（针对食品药品管理局记录中数据或信息）影响的人员进行协商，并否决该人员的请求（部分或全部记录不适于公开披露），那么该决定构成机构的最终裁决——依据本章 5 U.S.C. 受司法审查的制约。受影响的人员将在收到该决定后 5 天内获准在美国联邦地方法院提起诉讼，以遏止相关记录的释放。如果提起诉讼，食品药品管理局在该事件与所有相关申诉结束之前不会披露有关记录。

[42 FR 15616，1977 年 5 月 22 日后修订为 68 FR 25286, 25287，2003 年 5 月 12 日]

第 20.49 节　否决记录请求。

(a) 全部或部分记录请求的否决决定应由公共事务助理局长或其代表签字。

(b) 参与否决记录请求的每个人员的姓名、头衔或职务，均应在否决信中说明。在否决信中随附一份该类人员的清单，以满足该要求。

(c) 一份完全或部分否决记录请求的信件应阐明否决理由，并应声

明可向卫生及公共服务部公共事务副助理部长提出上诉。该机构
还将努力在否决信中列出被拒绝记录的数量估计值，除非该值会
损害受《信息自由法》豁免项保护的利益。通常情况下，该估计
值将以大概页数或其他合理的方式提供。如果通过删除部分披露
的记录来表示否决的记录数量，则不会提供该估计值。

(d) 从可披露记录中删除少量不可披露的数据和信息不应被视为否
决记录请求。

[42 FR 15616，1977 年 3 月 22 日，后修订为 46 FR 8457，1981
年 1 月 27 日；55 FR 1405，1990 年 1 月 16 日] 后修订为 68 FR
25286, 25287，2003 年 5 月 12 日]

第 20.50 节　非特定且过度繁琐的请求。

食品药品管理局将尽一切努力，充分遵守披露非豁免记录的所有
请求。如果涉及大量文件的非特定请求需要调度机构大量的工时
进行搜索以及编制，那么在该请求的处理过程中必须考虑到所需
工时、资源转移生成的任务、该转移将对机构的消费者保护活动
产生的影响，以及证明该请求的公共政策。应在衡量公开披露所
得的公共利益与转移机构人员责任时引起的公共损失后，作出此
类信息请求的处理决定。在确定大量记录的请求会过度困扰与干
扰食品药品管理局的运作时，请求者需要更具体地说明请求并缩
小请求范围，然后同意有序地制作所请求的记录，以满足要求且
对代理业务没有过度的不利影响。

[42 FR 15616，1977 年 5 月 22 日后修订为 68 FR 25286，2003 年
5 月 12 日]

第 20.51 节　转至记录的主要来源。

在收到关于食品药品管理局文件中所载的记录或文件的请求后，但此类信息可以在其他地方以较低的费用获取，那么该记录或文件的请求者应被转至记录或文件的主要来源。

[42 FR 15616，1977 年 5 月 22 日后修订为 68 FR 25286，2003 年 5 月 12 日]

第 20.52 节　记录在国家技术信息服务部的可用性。

美国食品药品管理局正在向国家技术信息服务部 (NTIS) 提供一些记录，该部门位于 5285 Port Royal Rd., Springfield, VA 22162，按成本价格向公众传播和分发这些信息。每项此类记录的单份副本均可在食品药品管理局中供公众查阅。应通过将记录请求者转交给 NTIS，以答复此类记录副本的所有请求者。

[42 FR 15616，1977 年 3 月 22 日，后修订为 54 FR 9038，1989 年 3 月 3 日 后修订为 68 FR 25286，2003 年 5 月 12 日]

第 20.53 节　使用私人合约商进行复制。

食品药品管理局可以在删除所有不可披露的数据和信息后，向私人合约商提供所要求的记录。在这些情况下，食品药品管理局将向记录请求者收取 20.45 中涉及的所有费用。

[42 FR 15616，1977 年 5 月 22 日后修订为 68 FR 25286, 25287，2003 年 5 月 12 日]

第 20.54 节　请求审查但不复制。

(a) 只要所涉记录仅包含可披露的数据和信息，那么请求披露记录的人员应有机会审查记录，但不得复制。在这种情况下，食品药品管理局只收取搜索记录的费用。

(b) 凡请求审查记录而不进行复制，且所涉记录包含可披露和不可披露的两种信息，则应首先在隐藏不可披露信息的情况下复制含有此类信息的记录，并由食品药品管理局收取搜索与复制费用。

[42 FR 15616，1977 年 5 月 22 日后修订为 68 FR 25286，2003 年 5 月 12 日]

第 20.55 节　商业秘密以及机密性商业或财务信息索引。

当食品药品管理局因记录或其中部分属于 20.61 中所述的商业秘密以及机密性商业或财务信息不得公开披露而否决该记录请求或其中部分请求时，同时记录请求者随后在法院上驳斥该否决决定，那么食品药品管理局将通知受影响的人员（即记录提交者），并要求该人员介入进来以保护记录的豁免状态。如果法院要求食品药品管理局对这些记录进行分类并编入索引中，那么食品药品管理局将通知受影响的人员，并要求该人员对记录进行分类并编入索引中。如果受影响的人员未能介入进来以保护记录的豁免状态，并对有争议的记录进行分类以及编入索引中，那么食品药品管理局将在确定该人员是否放弃此类豁免（以便要求食品药品管理局及时提供记录进行公开披露）时考虑到其未能介入的情况。

[42 FR 15616，1977 年 3 月 22 日，后修订为 59 FR 535，1994 年 1 月 5 日后修订为 68 FR 25286，2003 年 5 月 12 日]

子部分 D——豁免

第 20.60 节　豁免的适用性。

(a) 本子部分规定的豁免适用于食品药品管理局的所有记录，但本部分 E 子部分除外。因此，根据本部分 F 子部分的规定或 20.100(c) 中交叉引用的另一项规定，通常可用于公开披露的记录不适用于本子部分涵盖的豁免范畴内的此类披露，但本部分 E 子部分规定的豁免限制规定除外。例如，通常依据 20.103 可被披露的信函若含有 20.61 中可披露信息以外的商业秘密时则不可披露，而且不受 20.82 中自由裁量的约束。

(b) 如果一项或多项豁免的申请导致一项记录部分可披露且部分不可披露，则 20.22 制定的规则应适用。

第 20.61 节　商业秘密以及商业或财务专有或机密信息。

(a) 商业秘密可能包括用于生产、制备、合成或加工贸易商品的任何有商业价值的计划、配方、工艺或器械，可以说是创新或实质性尝试所得的最终产品。商业秘密和生产工艺之间必须有直接的关系。

(b) 商业或财务专有或机密信息是指商业中使用的有价值的数据或信息，同时是一种绝对机密或专有的资料，不得被其他所有人透露给任何公众。

(c) 提交或泄露给食品药品管理局的数据和信息若属于商业秘密或商业或财务机密信息的范畴，则不得公开披露。

(d) 向政府提交记录的人员可以将该记录中的部分或全部信息指定

为《信息自由法》豁免 4 中可披露信息以外的豁免信息。该人员可以在将记录提交给政府时或在其后的合理时间内作出该指定。该指定必须采用书面形式。根据 48 CFR 352.215-12，凡建议书或报价请求中要求提供图例，则该图例必须是必不可少的。任何此类指定将在记录提交给政府后 10 年到期。

(e) 本款规程适用于的记录是关于提交者根据本节 (d) 款指定的信息。此外，当食品药品管理局有实质性理由相信记录中的信息可以被合理地视为《信息自由法》豁免 4 中的豁免项时，这些规程也适用于提交给该机构的记录。这些程序的某些例外情况载于本节 (f) 款。

(1) 当食品药品管理局收到此类记录的请求并确定可能需要披露时，食品药品管理局会适当地将相关事实告知提交者。该通知将包括一份请求副本，并告知提交者有关规程、提交时限以及反对披露的因素。如果食品药品管理局必须通知大批提交者，那么可以在提交者可能会注意到的地方公布或发布该通知。

(2) 提交者可以在收到通知后的 5 个工作日内就记录任何部分的披露情况提出反对意见，并阐明反对意见的所有依据。

(3) 食品药品管理局将考虑提交者及时给出的所有依据。食品药品管理局如果决定披露记录，将会以书面形式通知提交者。该通知将简要解释为什么该机构未能采纳提交者的反对意见。食品药品管理局将在通知中附上提交者反对的记录副本，作为该机构提出披露的记录。该通知将指出，食品药品管理局打算在提交者收到通知后的 5 个工作日内披露记录，除非美国联邦地方法院禁止该机构释放记录。

(4) 如果请求者根据《信息自由法》提起诉讼以获得本款涵盖的记录，食品药品管理局将及时通知提交者。

(5) 当食品药品管理局根据本节 (e)(1) 款向提交者发送通知时，食品药品管理局将通知请求者，食品药品管理局正在向提交者发送通知并使其有机会提出反对意见。当食品药品管理局根据本节 (e)(3) 款向提交者发送通知时，食品药品管理局将通知请求者该事实。

(f) 本节 (e) 款中的通知要求不适用于以下情况：

(1) 食品药品管理局决定不披露记录；
(2) 这些信息已经发布或普遍可用；
(3) 根据通知后发布的规定要求信息披露，并有机会进行公众评论；该条例阐明了依照《信息自由法》披露的狭义类别的记录。但在这种情况下，提交者仍可根据本节 (d) 款所述指定记录类型，在例外情况下，食品药品管理局可以酌情遵守本节 (e) 款的通知程序；
(4) 当提交者有机会在提交信息时或之后的合理时间内将所请求的信息指定为不可披露时，但提交者未这么做；除非食品药品管理局有充分的理由相信信息披露将导致竞争性损害；或者
(5) 此次指定显然比较轻率，但在这种情况下，食品药品管理局仍然会向提交者提供本节 (e)(3) 款所要求的书面通知（虽然该通知不需要解释我们的决定或附上一份记录副本），同时食品药品管理局将根据本节 (e)(5) 款要求通知请求者。

[42 FR 15616，1977 年 3 月 22 日，后修订为 59 FR 535，1994 年 1 月 5 日]

第 20.62 节　机构内部或机构之间的备忘录或信函。

联邦政府行政部门中所有书面形式或随后转为书面形式的信函可能不被公开披露，但按照 20.22 制定的规则可合理分隔的事实信

息适于公开披露除外。

第 20.63 节　人员、医疗及类似文件的披露明确构成对个人隐私的无理侵犯。

(a) 在任何医疗或类似报告、测试、研究或其他研究项目中用于标识患者或研究对象的姓名或其他信息应在记录公开披露之前予以删除。

(b) 在将记录提交给食品药品管理局之前，应从中删除用于标识患者或研究对象的姓名或其他信息。若随后食品药品管理局需要这些个人的姓名，则另行要求。

(c) 在向公众披露任何记录之前，关于删除商业或产品名称的请求不得以隐私为由授予，但根据本子部分制定的另一项豁免，该删除可能是合理的（即 20.61 中所述的商业秘密以及机密性商业或财务信息的豁免）。

(d) 在向公众披露任何记录之前，不得删除对产品或成分进行调查、研究或测试的人员的姓名，除非出现特殊情况。

(e) 就特定人员相关的所有记录提出的请求将被视为毫无根据地侵犯个人隐私，除非得到该人员的书面同意。

(f) 用于标识志愿者或任何其他人员（伴有人用药品、生物制品或医疗器械产品相关的不良事件）的姓名和信息，不得由食品药品管理局或拥有此类报告的制造商披露（以响应请求、需求或订购）。报告中用于标识志愿者或人员的信息包括但不限于姓名、地址、机构或任何其他信息。该条例不影响联邦法规和条例所要求的记录者身份披露，以进行不良事件报告。披露这些记录者的身份受适用的联邦法规和条例的约束。

(1) 例外情况。(i) 如果志愿者和不良事件报告中已识别人员或其法定代表以书面形式表示同意披露，那么这些人员的身份可被披露；但 FDA 或拥有此类报告的任何制造商均不得向志愿者或不良事件报告中识别的人员或其法定代表征求披露；或者 (ii) 志愿者和不良事件报告中已识别人员的身份可以依照涉及双方的医疗侵权诉讼程序中的法庭判令予以披露；或 (iii) 不包括任何其他人员身份的报告应视情况向报告主体披露。

(2) 优先权。任何国家或地方执政机构不得制定或继续实施任何允许或要求披露志愿者和不良事件报告中已识别人员的身份的法律、规则、条例或其他要求，除非本节另有规定。

[42 FR 15616，1977 年 3 月 22 日，后修订为 60 FR 16968，1995 年 4 月 3 日]

第 20.64 节　为法律执行而编制的记录或信息。

(a) 根据本节条例，在以下情况下，为法律执行而编制的记录或信息可以免于公开披露：

(1) 可以合理地预期会妨碍执行程序；

(2) 剥夺个体的公平审判权或公正裁决权；

(3) 可以合理预期会毫无根据的侵犯个人隐私；

(4) 可以合理地预期披露机密来源的身份，包括国家、地方或国外机构或当局或私人机构，以机密方式提供信息；以机密来源提供的信息，如由食品药品管理局或其他刑事执法机关在刑事侦察过程中编制的记录或由执行合法的国家安全情报调查机构编制的记录；

(5) 将披露执法调查或起诉的技术和程序，或者披露执法调查或起诉的准则，但前提是此类披露可以合理地预期规避法律风险；或者
(6) 可以合理预期会危及任何个人的生命或身体安全。

(b) 记录包括与监管执法行为有关的所有记录（包括行政和法院诉讼），但尚未向任何公众人士披露，包括调查主体。

(c) 根据 20.21 制定的规则，向任何人披露的任何记录（包括食品药品管理局的调查主体），以及食品药品管理局调查主体提供的任何数据或信息当时均可以公开披露，但以下情况除外：

(1) 披露此类记录应遵守本子部分制定的其他豁免以及本部分 E 子部分制定的豁免限制。
(2) 第 305 条听证会的记录应仅按照本章 7.87 的条例进行公开披露。

(d) 执法记录应遵守以下规则：

(1) 在基于记录关闭考虑监管执法行动之前，此类记录均不可公开披露，但 20.82 规定的情况除外。只有在对公众极其有利的情况下（极为罕见），局长才会在关闭刑事诉讼审议程序前根据 20.82 酌情披露潜在刑事诉讼相关的记录。
(2) 在关闭监管执法行动之后，此类记录均可公开披露，本子部分中可豁免披露的除外。不得公开披露经保密承诺获得的声明。
(3) 基于特定记录的监管执法行动在本节含义范围内应被视为已关闭：

(i) 如果涉及到行政诉讼，当最终决定不采取行动或采取该行动且

该事件已得出结论时。

(ii) 如果涉及到法院诉讼，当最终决定不建议向美国律师提出刑事诉讼时，或当此类建议最终被美国律师拒绝时，或已提起刑事诉讼时且该事件和所有相关上诉已得出结论时，或当过了法定诉讼时效时。

(iii) 如果涉及到行政和法院诉讼，当本节 (d)(3) (i) 和 (ii) 款所述事件发生时。

(4) 在披露任何具体反映可能刑事起诉某人的记录前，应删除所有姓名和能识别考虑起诉但未建议起诉或未被起诉人员身份的其他信息。除非局长得出以下结论：披露姓名对公众十分有利。

(e) 在完成 20.32 中的公开披露前，应删除能识别食品药品管理局人员身份的姓名和其他信息。

[42 FR 15616，1977 年 3 月 22 日，后修订为 59 FR 536，1994 年 1 月 5 日]

第 20.65 节　国防和外交政策。
(a) 如果记录或信息为以下内容，则不可公开披露：

(1) 根据行政命令制定的标准，为了保护国防和外交政策的利益免于公开披露；
(2) 事实上属于该行政命令范畴。

(b) [保留]

[70 FR 41958，2005 年 7 月 21 日]

第 20.66 节　内部人事规则和实践。

如果记录或信息仅涉及食品药品管理局 (FDA) 的内部人事规则和实践，则可以将其公开披露。根据该豁免，FDA 可以保留与日常内部机构实践和程序相关的记录或信息。根据该豁免，该机构也可以保留内部记录，这些记录的释放将有助于某些人规避法律。

[70 FR 41958，2005 年 7 月 21 日]

第 20.67 节　按其他法规豁免的记录。

如果法规特别允许食品药品管理局 (FDA) 保留一些记录或信息，那么这些记录或信息不可公开披露。

FDA 可以使用另一项法规来证明只有在绝对禁止披露并阐明发布材料的指导标准，或确定要保留事项的特定类型等情况下才能保留记录和信息。

[70 FR 41958，2005 年 7 月 21 日]

子部分 E——豁免限制

第 20.80 节　豁免限制的适用性。

(a) 本子部分规定的豁免限制适用于食品药品管理局的所有记录，除非此处另有规定。因此，根据本部分 D 子部分的规定，通常免于公开披露的记录只要属于本部分所载豁免限制的范畴即可披露。例如，依据 20.64 通常免于披露的调查记录根据 20.87 条例可向国会披露。

(b) 向公众披露的记录（见 20.81 条例），以往向公众披露的数据和信息（见 20.82，由局长自行裁决），以及根据法院命令披露的记录（见 20.83），应援引 20.21 制定的规则——即向所有公众提供此类记录。披露记录仅适于有限的人员类别，包括特别政府雇员（见 20.84 制定的条件）、其他联邦政府部门和机构（见 20.85）、行政或法庭诉讼中的相机披露（见 20.86）、国会会员（见 20.87(b)）、州和地方政府官员（见 20.88）、外国政府官员（见 20.89）以及合约商（见 20.90），但不会导致记录以授权方式向任何公众披露；这些披露不得援引 20.21 制定的规则。

(c) 向政府雇员和特别政府雇员披露免于公开披露的记录时，此类人员应就此类记录披露接受与食品药品管理局雇员相同的限制。

(d) 如果一项记录载于隐私法案记录系统中，见本章 21.3 (c) 所定义：

(1) 根据 21.3(a) 规定，按照人员姓名或其他人员标识符检索到个人记录且该记录载于隐私法案记录系统中时，该个体在应用该记录时应遵守本章第 21 部分的特殊要求（隐私规则），但无需遵守本部分 D 子部分中的豁免项；除系统被豁免或所要求记录不适用（依据本章 21.61）之外，本部分条例应适用。
(2) 记录主体以外的人员在应用某个人的记录时应遵守本章第 21 部分（G 子部分）的特殊要求（隐私条例披露限制），但无需遵守本子部分的豁免限制，除非本章第 21 部分（G 子部分）另有规定。

第 20.81 节　以前向公众披露的数据和信息。

(a) 除非本部分 D 子部分规定免于公开披露，任何食品药品管理局所载的数据或信息只要以往采用合法方式或根据其他商业安排（采取适当的保密措施）向任何公众（雇员或顾问除外）披露，那么此类记录均可公开披露。

(1) 就本节而言，只有当披露信息才能执行特定的咨询服务并且披露仅仅是为了获得该服务时，某个个体才被视为顾问。接收此类信息的顾问人数应限制在执行特定咨询服务所需的合理数量。

(2) 就本节而言，其他商业安排应包括业务伙伴之间的授权、合同和类似的法律关系。

(3) 就本节而言，向临床调查员或机构审查委员会成员披露的数据和信息，无论是食品药品管理局的规定要求，还是自愿提供，如果伴有适当的保障措施以保证其机密性或者不符合本节要求，均不被视为本节 (a) 款所指的以往向任何公众披露的记录。

(b) 任何有关以往公开披露的声明均受《关于向政府提交虚假报告的法案》(18 U.S.C. 1001) 的约束。

[42 FR 15616，1977 年 3 月 22 日，后修订为 54 FR 9038，1989 年 3 月 3 日；59 FR 536，1994 年 1 月 5 日；68 FR 25287，2003 年 5 月 12 日]

第 20.82 节　局长自行披露。

(a) 除本节 (b) 款另有规定外，局长可酌情披露食品药品管理局所有记录的部分或全部内容，除非本部分 D 子部分规定免于公开披露。只要局长确定此类记录的披露符合公众利益，推进该行为和该机构的目标，并符合个人隐私权、个人在商业秘密中的财产权和该机构促进内部政策审议宣传与不间断地进行监管活动的要求，他即可酌情予以披露。

(b) 局长不得公开披露以下记录：

(1) 根据 20.61 免于公开披露。

(2) 根据 20.63 免于公开披露。

(3) 根据法规要求禁止公开披露。

(4) 载于隐私法案记录系统中，其披露将构成毫无根据地侵犯个人隐私或违反 5 U.S.C. 552A(b)，适用于本章第 21 部分（G 子部分）（隐私条例披露限制）。

(c) 根据本节对记录的酌情披露应援引一项规定——根据 20.21 向任何请求者披露记录，但此类行动不得为任何类似或相关记录的酌情披露设立先例，不得强迫局长酌情披露其他任何免于披露的记录。

[42 FR 15616，1977 年 3 月 22 日，后修订为 70 FR 41958，2005 年 7 月 21 日]

第 20.83 节　法庭判令要求披露。

(a) 局长根据已发布条例或本部分交叉引用的条例确定食品药品管理局的记录不适于公共披露，然而若最终法庭判令要求披露，那么此类记录仍可公开披露。

(b) 如果根据本节 (a) 款可披露的食品药品管理局记录属于 20.63 规定的不可公开披露的个人记录，那么食品药品管理局应尝试向该记录披露主体预留的最新地址发送一份通知，以告知该个体。

(c) 凡在披露前删除姓名或其他个人身份信息，本节 (b) 款不适用。

[42 FR 15616，1977 年 3 月 22 日，后修订为 68 FR 25287，2003 年 5 月 9 日]

第 20.84 节　向顾问、咨询委员会会员、州和地方政府官员（按 21 U.S.C. 372(a) 委任）及其他特别政府雇员披露。

免于公开披露的数据和信息可向食品药品管理局顾问、咨询委员会会员、州和地方政府官员（按 21 U.S.C. 372(a) 委任）及其他特别政府雇员披露，仅用于与食品药品管理局相关的工作。此后，关于此类数据和信息的披露，此类人员与食品药品管理局雇员一样受相同的限制。

第 20.85 节　向其他联邦政府部门和机构披露。

食品药品管理局中所有禁止公开披露的记录可向其他联邦政府部门和机构披露，但根据 21 U.S.C. 331(j)、21 U.S.C. 360(j) (c)、42 U.S.C. 263g(d) 和 42 U.S.C. 263I(e) 禁止披露的商业秘密、机密性商业或财务信息仅可按这些节规定释放。本节规定的任何披露均应采用书面协议，即除非经食品药品管理局书面许可，否则该记录不得由其他部门或机构进一步披露。

[47 FR 10804，1982 年 3 月 12 日，后修订为 59 FR 536，1994 年 1 月 5 日]

第 20.86 节　行政或法庭诉讼中的披露。

根据本章第 10、12、13、14、15、17 和 19 部分，食品药品管理局的行政诉讼或法庭诉讼（与数据或资料相关）可能会披露其他免于公开披露的数据和信息。食品药品管理局将采取适当措施或要求采取适当措施，将该情况下的披露降至最低限度。

[42 FR 15616，1977 年 3 月 22 日，后修订为 60 FR 38633，1995
年 7 月 27 日]

第 20.87 节　向国会披露。

(a) 食品药品管理局的所有记录应根据授权请求向国会披露。

(b) 国会就食品药品管理局记录提出的授权请求应由国会委员会主
席或小组委员会主席依照委员会事项行事。

(c) 国会议员因自己使用或代表任何委托人而要求记录时，应遵守
本部分中适用于任何其他公众的规定。

[42 FR 15616，1977 年 3 月 22 日，后修订为 59 FR 536，1994 年
1 月 5 日]

第 20.88 节　与州和地方政府官员之间的信函。

(a) 就食品药品管理局记录的披露，食品药品管理局根据 21 U.S.C.
372(a) 委托的州和地方政府官员应与任何特别政府雇员一样具有
相同的地位。

(b) 根据食品药品管理局与州和地方政府官员签订的合同，与这些
官员就执法活动生产的信函应遵守 20.64 规定的公开披露规则。

(c) 与州和地方政府官员（未按 21 U.S.C. 372(a) 委任或未按合同实
施执行活动）间的信函应具有与其他公众成员的信函相同的状态，
但以下情况除外：

(1) 州和地方政府官员（在州和地方执行与美国食品药品管理局相

对应的职能）为执法行为编制的调查记录，以及这些官员获得的
商业秘密、机密性商业或财务信息（这些信息自动向食品药品管
理局披露，作为合作执法和监管工作的一部分），应根据 20.61 和
20.64 的规定免于公开披露，如同它们是由食品药品管理局的雇
员编写或直接提交的一样；如果州和地方政府官员提出要求（作
为向食品药品管理局提供信息的条件），调查记录可以在很长一
段时间内免于披露。

(2) 州和地方政府官员（在州和地方执行与美国食品药品管理局相
对应的职能，作为合作执法行为的一部分）为执法行为编制的调
查记录的披露，未援引 20.21 制定的规则，即向所有公众提供此
类记录。

(d)(1) 食品药品局长或其他食品药品管理局的官员或雇员（获权执
行此事），可授权将食品药品管理局收到的或纳入机构编制记录
中的机密性商业信息披露给州和地方政府官员（作为合作执法和
监管工作的一部分），但前提是：

(i) 州和地方政府机构提供一份书面声明——建立其权力以确保机
密性商业信息免于公开披露，和一份书面承诺——未经申办方书
面许可或者未取得食品药品管理局书面凭证（文件不再处于非公
开状态）不得披露任何此类信息；和 (ii) 食品药品局长或其指定
人员作出以下一项或多项决定：

(A) 产品申请的申办方已经就披露事宜提供书面许可；

(B) 由于州政府拥有关于产品的安全性、有效性或质量的信息或
有关调查的信息，或者由于州政府能够比食品药品管理局更快地
行使其监管权力，因此披露将符合公共卫生利益；或者

(C) 披露对象是正在访问食品药品管理局机构处所的州政府科学家，根据《联邦食品药品和化妆品法案》第 708 节，该行为属于联合评审或长期合作培训工作的一部分。此次审查符合公共卫生的利益。食品药品管理局保留对该信息的实际控制，并要求州政府科学家签署书面承诺，以保护信息的保密性；而州政府科学家将提供书面保证，即他（她）在受管辖行业没有经济利益，如果该个人受到适用于食品药品管理局咨询委员会成员的利益冲突规则的限制（见本章 14.80(b)(1))，将妨碍其参与审查事宜。根据上述所有条件，州政府科学家可以获得受该法案第 301 (j) 节保护的商业秘密信息，在这些情况下披露是联合评审或培训的必要部分。

(2) 除本节 (d)(1)(ii)(C) 款规定外，本条例并不支持向州政府官员披露本法案第 301(j) 禁止披露的、关于生产方法和工艺的商业秘密信息，除非信息提交者明确提供书面许可。

(3) 根据本节提交给食品药品管理局或纳入机构编制记录中的信息的任何披露，均未援引 20.21 制定的规则，即向所有公众提供此类记录。

(e)(1) 政策、规划和立法高级副局长、国际和选民关系副局长或食品药品管理局的任何其他官员或雇员（政策、规划和立法高级副局长或国际和选民关系副局长可能指定代表他们为此目的采取行动），可以授权向州政府机构官员披露食品药品管理局或其他政府机构规定或其他法规要求相关的非公开先决文或关于任一机构活动的非公开信息，以及从州政府机构官员接收这些资料，从而有助于改善联邦 – 州之间的一致性，推进合作监管活动或联邦 –州协议的实施，但条件是：

(i) 州政府机构有权保护非公开文件免于公开披露，而且在未取得食品药品管理局书面凭证（文件不再处于非公开状态）的情况下不得披露任何此类文件；以及

(ii) 政策、规划和立法高级副局长、国际和选民关系副局长或其指定人员确定交流是合理必要的，以改善联邦 – 州之间的一致性，推进合作监管活动或联邦 – 州协议的实施。

(2) 本节非公开文件的任何交流均未援引 20.21 制定的规则，即向所有公众提供此类记录。

(3) 就本款而言，州政府机构官员一词包括但不限于州政府委托的代理人，以及负责促进协调州标准和 FDA 责任领域要求的州政府官员组织的雇员。对于这些官员，本节 (e)(1)(i) 款所要求的声明和承诺由组织和个人提供。

[42 FR 15616，1977 年 7 月 22 日，后修订为 60 FR 63381，1995 年 12 月 8 日；65 FR 11887，2000 年 3 月 3 日]

第 20.89 节　与外国政府官员间的信函。

与外国政府官员间的信函，应与任何公众成员的信函具有相同的地位，但以下情况除外：

(a) 外国政府官员（在外国执行与美国食品药品管理局相对应的职能）为执法行为编制的调查记录，以及这些官员获得的商业秘密、机密性商业或财务信息（这些信息自动向食品药品管理局披露，作为合作执法和监管工作的一部分），应根据 20.61 和 20.64 的规定免于公开披露，如同它们是由食品药品管理局的雇员编写或直

接提交的一样；如果外国政府官员提出要求（作为向食品药品管理局提供信息的条件），调查记录可以在很长一段时间内免于披露。

(b) 外国政府官员（在外国执行与美国食品药品管理局相对应的职能，作为合作执法行为的一部分）为执法行为编制的调查记录的披露，未援引 20.21 制定的规则，即向所有公众提供此类记录。

(c)(1) 食品药品局长或其他食品药品管理局的官员或雇员（获权执行此事），可授权将食品药品管理局收到的或纳入机构编制记录中的机密性商业信息披露给外国政府官员（执行与美国食品药品管理局相对应的职能，作为合作执法和监管工作的一部分），但前提是：

(i) 外国政府机构提供一份书面声明——建立其权力以确保机密性商业信息免于公开披露，和一份书面承诺——未经申办方书面许可或者未取得食品药品管理局书面凭证（文件不再处于非公开状态）不得披露任何此类信息；和

(ii) 食品药品局长或其指定人员作出以下一项或多项决定：

(A) 产品申请的申办方已经就披露事宜提供书面许可；

(B) 由于外国政府拥有关于产品的安全性、有效性或质量的信息或有关调查的信息，因此披露将符合公共卫生的利益；

(C) 披露对象是正在访问食品药品管理局机构处所的外国科学家，根据该法案第 708 节，该行为属于联合评审或长期合作培训工作

的一部分。此次审查符合公共卫生的利益。食品药品管理局保留对该信息的实际控制，并要求外国科学家签署书面承诺，以保护信息的保密性；而该科学家将提供书面保证，即他（她）在受管辖行业没有经济利益，如果该个人受到适用于食品药品管理局咨询咨询委员会成员的利益冲突规则的限制（见本章 14.80(b)(1)），将妨碍其参与审查事宜。根据上述所有条件，外国科学家可以获得受《联邦食品药品和化妆品法案》（法案）第 301 (j) 节保护的商业秘密信息，在这些情况下披露是联合评审或培训的必要部分。

(2) 除本节 (c)(1)(ii)(C) 款规定外，本条例并不支持向外国政府官员披露本法案第 301(j) 禁止披露的、关于生产方法和工艺的商业秘密信息，除非信息提交者明确提供书面许可。

(3) 根据本节提交给食品药品管理局或纳入机构编制记录中的信息的任何披露，均未援引 20.21 制定的规则，即向所有公众提供此类记录。

(d)(1) 政策、规划和立法高级副局长、国际和选民关系副局长或食品药品管理局的任何其他官员或雇员（政策、规划和立法高级副局长或国际和选民关系副局长可能指定代表他们为此目的采取行动），可以授权向外国政府机构官员披露食品药品管理局或其他政府机构规定或其他法规要求相关的非公开先决文或关于任一机构活动的非公开信息，以及从外国政府机构官员接收这些资料，从而有助于改善法规要求的国际统一，推进合作监管活动或国际协议的实施，但条件是：

(i) 外国政府机构有权保护非公开文件免于公开披露，而且在未取得食品药品管理局书面凭证（文件不再处于非公开状态）的情况

下不得披露任何此类文件；以及

(ii) 政策、规划和立法高级副局长、国际和选民关系副局长或其指定人员确定交流是合理必要的，以改善法规要求的国际统一，推进合作监管活动或国际协议的实施。

(2) 本节非公开文件的任何交流均未援引 20.21 制定的规则，即向所有公众提供此类记录。

(e) 就本节而言，"外国政府机构官员"一词包括但不限于，外国政府或国际组织（按照法律、条约或其他政府行为设立）签约的雇员（临时或固定）或代理人，并有责任促进全球或区域标准和要求（就 FDA 责任领域）的统一，或促进和协调公共卫生工作。对于这些官员，本节 (e)(1)(i) 款所要求的声明和承诺由组织和个人提供。

[42 FR 15616，1977 年 3 月 22 日，后修订为 58 FR 61603，1993 年 11 月 19 日；60 FR 63382，1995 年 12 月 8 日；65 FR 11888，2000 年 3 月 7 日]

第 20.90 节　向合约商披露。

(a) 免于公开披露的数据和信息可向食品药品管理局的合约商及其雇员披露，仅用于与食品药品管理局相关的工作。此后，关于此类数据和信息的披露，合约商及其雇员与食品药品管理局雇员一样受相同的法律限制和处罚。

(b) 在向任一合约商披露其他免于公开披露的数据和信息之前，食品药品管理局应与该合约商签订书面协议。合约商应同意建立并遵守安全预防措施，而且食品药品管理局认为如要确保适当地对数据和信息进行保密处理，该措施必不可少。该书面协议应酌情包括以下条例：

(1) 合约商、其雇员或其他人员对数据和信息的访问限制；

(2) 物理存储要求；

(3) 合约商及其雇员对数据和信息的处理和问责要求；

(4) 数据和信息的复制、传输和披露等限制；

(5) 分包商、供应商的合约商若要使用须获得食品药品管理局的预先批准；

(6) 当合约商采用分时计算机操作时应遵循的程序；

(7) 销毁源文件或相关废弃材料的方法；

(8) 合约商可以保留这些数据和信息的期限。

第 20.91 节 使用数据或信息实施行政或法院执行行动。

本部分或本章内容均不得阻止食品药品管理局使用任何自愿或非自愿获取的数据或信息（无论是否可供公开披露），作为在其管辖范围内实施行政或法院执行行动的依据。然而，免于公开披露的数据和信息在实行以下行为所必需的范围内时可用于公开披露，如当产品被召回时，品牌名称、代码指定和分发信息将被释放。

子部分 F——特定类别记录的可用性

第 20.100 节 可用性；其他规定的交叉引用。

(a) 本子部分制定的条例或本节 (c) 段交叉引用的条例阐明了在收到公开披露请求时，特定类别的食品药品管理局记录的处理方式。本部分 D 子部分规定的豁免以及本部分 E 子部分规定的豁免限制，应适用于所有食品药品管理局的记录，见 20.60 和 20.80

的规定。因此，根据本部分的规定或其他规定，通常可用于公开
披露的记录不适用于本部分 D 子部分涵盖的豁免范畴内的此类披
露，但本部分 E 子部分规定的豁免限制规定除外。

(b) 局长（主动请愿或利害关系当事人呈请）可以修改本子部分或
公布并交叉引用附加条例，以阐明其他类文件的状态，以解决未
决问题或反映法庭裁决。

(c) 除本部分条例外，按本章规定制定了以下具体类别的食品药品
管理局记录：

(1) 第 305 节 听证笔录，见本章 7.87(c)。

(2) 香味成分记录和注释，见本章 101.22(i)(4)(iv)。

(3) 环境评估；发现无重大影响（见在本章 25.51），或草案和最终
环境影响声明（见本章 25.52）。

(4) 着色剂请愿书，见本章 71.15。

(5) 食品标准临时许可证，见本章 130.17(k)。

(6) 封装在密封容器中的低酸食品的热处理信息，见本章
108.35(l)。

(7) 食品添加剂请愿书，见本章 171.1(h) 和 571.1(h)。

(8) 针对人类食物中天然和不可避免的缺陷的干预水平，见本章
110.110(e)。

(9) 药品注册和药品上市，见本章 207.81。

(10) 试验性新型动物药品通知，见本章 514.12。

(11) 新型动物药品申请文件，见本章 514.11。

(12) 试验性新型动物药品通知和关于抗菌药品的试验性新药通知，
见本章 514.10。

(13) 美沙酮患者记录，见本章 291.505(g)。

(14) 试验性新药通知，见本章 312.130。

(15) 申请获批的新药标签和清单，见本章 314.430。

(16) 新药申请主文件，见本章 312.420。

(17) 新药申请文件，见本章 314.430。

(18) 体外诊断产品用数据和信息，见本章 809.4。

(19) OTC 药品审查用数据和信息，见本章 330.10(a)(2)。

(20) 关于抗菌药品的试验性新药通知，见本章 431.70。

(21) 抗菌药品文件，见本章 314.430。

(22) [保留]

(23) 关于生物制品的试验性新药通知，见本章 601.50。

(24) 生物制品许可证的可用性，见本章 601.51。

(25) 化妆品注册登记，见本章 710.7。

(26) 化妆品成分和化妆品原料成分说明，见本章 720.8。

(27) 化妆品经验报告，见本章 730.7。

(28) 器械上市前通知意见书，见本章 807.95。

(29) 电子产品信息，见本章 1002.4 和 1002.42。

(30) 提交给局长或分类小组的数据和信息（用于分类或重新分类人类用设备），见本章 860.5。

(31) 提交的数据和信息（用于制定医疗器械的拟议性能标准），见本章 861.26。

(32) 试验性器械豁免项，见本章 812.38。

(33) 健康声明请愿书，见本章 101.70。

(34) 上市前批准申请，见本章 814.9。

(35) 有关医疗器械某些不良经历的报告，见本章 803.9。

(36) 机构审查委员会取消资格的决定，见本章 56.122。

(37) 非临床实验室取消资格的决定，见本章 58.213。

(38) 有关公众咨询委员会的备忘录或记录，见本章 14.65(c)。

(39) 关于接受植入式起搏器装置或导联的人员的数据，见本章 805.25。

(40) 人道主义器械豁免申请，见本章 814.122。

(41) 有关食品接触性物质的上市前通知，见本章 170.102。

(42) 食品设施的注册，见本章 1.243。

(43) 较少使用或少数种动物 (MUMS) 的药品名称，见本章 516.52。

(44) 少数种动物的药品索引清单，见本章 516.171。

(45) 永久中止或中断某些药品或生物制品生产的上市后通知，见本章 310.306, 314.81 (b)(3)(iii) 和 600.82。

(46) 公认为安全的 (GRAS) 通知，见本章第 170 部分 E 子部分和第 570 部分 E 子部分。

[42 FR 15616，1997 年 3 月 22 日，后修订为 42 FR 19989，1997 年 4 月 15 日；42 FR 42526，1997 年 8 月 28 日；42 FR 58889，1997 年 11 月 11 日；43 FR 32993，1978 年 7 月 28 日；51 FR 22475，1986 年 6 月 19 日；54 FR 9038，1989 年 3 月 3 日；58 FR 2533，1993 年 1 月 6 日；59 FR 536，1994 年 1 月 5 日；61 FR 33244，1996 年 6 月 26 日；62 FR 40592，1997 年 7 月 29 日；64 FR 56448，1999 年 10 月 20 日；67 FR 13717，2002 年 3 月 26 日；67 FR 35729，2002 年 5 月 21 日；68 FR 58965，2003 年 10 月 1 日；2003 年 10 月 10 日；72 FR 41017，2007 年 7 月 26 日；72 FR 69118，2007 年 12 月 6 日；80 FR 38938，2015 年 7 月 8 日；81 FR 45409, 2016 年 7 月 14 日；81 FR 55046，2016 年 8 月 17 日；81 FR 60212，2016 年 8 月 31 日]

第 20.101 节　行政执法记录。

(a) 所有与行政执法行动（可向任何公众披露）有关的食品药品管理局记录，包括作为此类行动的主体，均可在首次披露时公开披露。此类记录包括工厂检验、召回或扣押请求后与公司之间的信函、拒收进口产品的通知、监管信函、信息函、工厂检验后提交给公司的 FD–483 和 FD–2275 表格以及类似记录。

(b) 如果任何此类记录属于 20.64 规定的调查记录的豁免范畴，则局长决定根据 20.82 酌情作出释放。

(c) 与行政执法行为相关的记录（没有向任何公众披露）构成调查记录——受 20.64 制定的披露规则的约束。例如，机构检验报告属于调查记录，因此受 20.64 规则的约束，除非局长根据 20.82 酌情予以释放。

第 20.102 节　法院执行记录。

(a) 法院存档的所有记录和文件均可供公开披露，除非法院另有命令。如果食品药品管理局可以确定其拥有在法院存档的真实记录或文件的正确副本，那么该机构将公开披露这些记录或文件。如果食品药品管理局无法确定其是否拥有此类记录或文件的正确副本，那么需要该副本的人员应转交至有关法院。

(b) 在最终拒绝法庭诉讼的建议后，美国律师就此建议与司法部之间的信函可公开披露，包括建议提交法院的起诉状。在披露任何具体反映可能刑事起诉某人的记录前，应删除所有姓名和能识别考虑起诉但未建议起诉或未被起诉人员身份的其他信息。除非局长得出以下结论：披露姓名对公众十分有利。

第 20.103 节　信函。

(a) 所有往来于公众成员、国会议员、组织或公司官员或其他人员（联邦政府行政部门雇员和特别政府雇员除外）的信函均可公开披露。

(b) 任何此类信函均可在食品药品管理局发送或接收时公开披露，除非在本部分制定的或交叉引用的其他规则中指明了此类披露的其他时间，如与 IND 或 NDA 相关的信函（见本章 314.430）。

[42 FR 15616，1977 年 3 月 22 日，后修订为 54 FR 9038，1989 年 3 月 3 日]

第 20.104 节　口头讨论摘要。

(a) 所有与公众成员、国会议员、组织或公司官员或其他人员（联邦政府行政部门雇员和特别政府雇员除外）进行的口头讨论摘要（无论是当面或电话沟通）均可公开披露。

(b) 任何此类摘要均可在食品药品管理局编制时公开披露，除非在本部分制定的或交叉引用的其他规则中指明了此类披露的其他时间，如与食品添加剂申请书相关的口头讨论摘要（见本章 171.1(h)(3)）。

(c) 如果在食品药品管理局档案中存在多个口头讨论摘要，所有这些摘要应在回复这些摘要请求时予以披露。

第 20.105 节　由食品药品管理局执行或由其提供资金支持的测试和研究。

(a) 由食品药品管理局执行或由其提供资金支持的测试和研究的所有清单（可能由该机构编制）均可供公开披露。

(b) 任何与该机构测试和研究有关的合同以及与此相关的进度报告均可公开披露。

(c) 在最终报告完成并被食品药品管理局责任官员接受时，并在删除了任何揭示机密性调查技术和程序的信息后，由食品药品管理局执行或由其提供资金支持的所有测试和研究结果（如毒理学测试、合规测定、方法学研究和产品测试等）均可公开披露，如使用"标记物"来记录产品掺假。如果在最终报告可用之前，这些结果以授权方式向任何公众披露，则亦可立即向任何请求者公开披露。

(d) 在公布最终报告的同时，应提供所有原始数据、幻灯片、工作表和其他类似工作材料。

第 20.106 节　由食品药品管理局编制或由其提供资金支持的研究和报告。

(a) 由食品药品管理局编制或由其提供资金支持的以下类型的研究和报告，均可在机构责任官员收到请求时予以公开披露：

(1) 该机构的季度和年度报告。
(2) 机构需求和性能的外部调查或审查。
(3) 数据和信息的调查、汇编和总结。
(4) 消费者调查。
(5) 合规性调查。
(6) 合规性项目，只是在项目实施结束后，具体公司的名称、具体活动的位置以及抽样数量或大小的详情应删除。
(7) 食品药品管理局中心、外地办事处和其他部门制定的工作计划，只是在项目实施结束后，具体公司的名称、具体活动的位置以及抽样数量或大小的详情应删除。

(b) 由食品药品管理局编制或由其提供资金支持的以下类型的报告

和研究均可公开披露：

(1) 机构需求和性能的内部审核。

(2) 与内部规划和预算过程相关的记录。

(3) 向国会提交前的立法建议或意见。

[42 FR 15616，1977 年 6 月 22 日，后修订为 50 FR 8995，1985 年 3 月 3 日]

第 20.107 节　食品药品管理局手册。

(a) 食品药品管理局行政人员手册和指示（可影响公众）均可公开披露。所有这些手册索引的获取方式：通过向该机构的网站 http://www.fda.gov 上的地址向信息自由部门工作人员写信；或通过访问信息自由部门公众阅览室，1050 室，地址同上。该机构在 1996 年 11 月 1 日或之后创建的索引和所有手册均可通过 http://www.fda.gov 网址获取。

(b) 关于内部人事规则和实践的手册不可公开披露，除非局长根据 20.82 确定可予以披露。

(c) 所有食品药品管理局的行动级别（用于确定机构何时针对违规产品采取监管行动）、分析方法的敏感性和差异性限值（用于确定产品是否违法），以及直接参考级别（食品药品管理局外地办事处可以照此直接向法律总顾问办公室提出法律诉讼）等均可公开披露。

[42 FR 15616，1977 年 3 月 22 日，后修订为 46 FR 8457，1981 年 1 月 27 日；46 FR 14340，1987 年 2 月 27 日；68 FR 25287，2003

年 5 月 12 日 ; 76 FR 31469, 2011 年 6 月 1 日 ; 79 FR 68115,
2014 年 11 月 14 日]

第 20.108 节 食品药品管理局与其他部门、机构和组织的间协议。

(a) 食品药品管理局与其他部门、机构和组织签署的所有书面协议和谅解均可公开披露。

(b) FDA 与任何实体（包括但不限于其他部门、机构和组织）之间的所有书面协议和谅解备忘录一经定稿即可通过食品药品管理局网站 http://www.fda.gov 获取。

(c) FDA 官员就刑事侦察办公室的活动签署的协议和谅解不受本节 (b) 款规定的约束。虽然这些协议和谅解将不会通过 FDA 网站获取，但是在删除可泄露机密性调查技术或程序的信息或揭露执法调查指南的信息后，这些协议可公开披露，但前提是此类披露可以合理地预期规避法律风险。

[42 FR 15616, 1977 年 3 月 22 日，后修订为 46 FR 8457, 1981 年 1 月 27 日 ; 58 FR 48794, 48796, 1993 年 9 月 20 日 ; 76 FR 31470, 2011 年 6 月 1 日 ; 77 FR 50591, 2012 年 8 月 22 日]

第 20.109 节 根据合同获得的数据和信息。

(a) 食品药品管理局根据合同获得的所有数据和信息（包括依照合同进行的所有进度报告）均可在责任官员接受时公开披露，除非它们仍受本部分 D 子部分规定的豁免的约束，如涉及 20.88(b) 中提供的执法事宜。

(b) 在食品药品管理局批准合同后，中标者提交的技术方案将公开披露。不成功报价人就回复建议请求提交的所有费用建议书和技术建议书均作为机密性商业或财务信息（见 20.61），不可公开披露。

第 20.110 节　食品药品管理局雇员相关的数据和信息。

(a) 每个食品药品管理局雇员的姓名、头衔、级别、职位说明、薪资、工作地址和工作电话号码均可以公开披露。任何此类雇员的家庭住址和家庭电话号码均不可公开披露。

(b) 关于当前雇员以往就业经验以及离职雇员后续工作等的统计资料均可公开披露。

第 20.111 节　自愿提交给食品药品管理局的数据和信息。

(a) 本节规定应仅适用于自愿提交给食品药品管理局的数据和信息（无论是在工厂检验过程中还是在任何其他时间），而不是作为任何请愿、申请、主文件或其他行动所需的提交或请求。可能需要提交给食品药品管理局但为自愿提交的数据和信息不受本节规定的约束，将被视为被要求提交的资料进行处理。

(b) 自愿提交的数据或信息将被私密保存且不能公开披露，该决策只能依据本部分公布或交叉引用的规定作出。

(c) 自愿提交给食品药品管理局的以下数据和信息可供公开披露，除非出现特殊情况：

(1) 市售成分或产品相关的所有安全性、有效性和功能性数据信息，除本章 330.10(a)(2) 就 OTC 药品另有规定外。

(2) 一项测试或研究的方案，除非它被证明属于 20.61 节就商业秘密以及机密性商业或财务信息制定的豁免范畴。

(3) 不良反应报告、产品经验报告、消费者投诉及其他类似数据和信息应被披露，如下所示：

(i) 如果由产品的消费者或用户提交，则在删除标识信息提交者的姓名和其他信息后，该记录可公开披露。

(ii) 如果由产品的制造商提交，则该记录可在删除以下信息后可公开披露：

(a) 标识产品使用者的姓名和信息。

(b) 标识与报告有关的任何第三方的名称和其他信息，如医生或医院或其他机构。

(c) 标识产品制造商或品牌的名称和任何其他信息，而非产品或其成分的类型。

(iii) 如果由第三方（如医生或医院或其他机构）提交，则该记录在删除以下信息后可公开披露：

(a) 标识产品使用者的姓名和信息。

(b) 标识与报告有关的任何第三方的名称和其他信息，如医生或医院或其他机构。

(iv) 如果通过食品药品管理局获取，则该记录应与导致调查的初始报告具有相同的状态，即应按照 (c)(3) (i) 至 (iii) 段予以披露。

(v) 数据、信息和报告的任何汇编（编制方式不会泄露本节不可公开披露的数据或信息）均可公开披露。

(vi) 如果某人要求一份与特定个人或特定事件有关的任何此类记录的副本，除非向食品药品管理局提交报告的人员及该报告主体附上此次披露的书面同意，否则此类请求将被拒绝。该记录将根据要求向报告主体披露。

(4) 食品或化妆品中含有的所有成分的清单（无论其是否以优势排序），或者以前向公众披露的所有活性成分和任何无活性成分的清单（见 20.81），或设备中所有成分或组分的清单。

(5) 测定方法或其他分析方法，除非它不符合任何法规或合规目的，并被证明属于 20.61 节制定的豁免范畴。

(d) 自愿提交给食品药品管理局的以下数据和信息不可公开披露，除非以往向公众披露（如 20.81 所定义），或与废弃的产品或成分有关且不再代表商业秘密以及机密性商业和财务信息（如 20.61 所定义）：

(1) 以前未向公众披露的发展成分或产品的所有安全性、有效性和功能性数据和信息（如 20.81 所定义）。
(2) 生产方法或工艺，包括质量控制程序。
(3) 生产、销售、分销和类似数据和信息，除了此类数据和信息的任何汇编（编制方式不会泄露本条例中不可公开披露的数据或信息）均可公开披露。

(4) 定量或半定量配方。

(e) 就本规定而言，安全性、有效性和功能性数据包括动物和人类用成分或产品的所有研究和测试，以及用于确定身份、稳定性、纯度、效力、生物利用度、性能和有用性的成分或产品的所有研究和测试。

[42 FR 15616，1977 年 3 月 22 日，后修订为 68 FR 25287，2003 年 5 月 12 日]

第 20.112 节　医生和医院提交的自愿性药品经验报告。

(a) 以 FDA 表格 3500 向食品药品管理局提交的自愿性药品经验报告应根据 20.111(c)(3)(iii) 制定的规则进行处理。

(b) 如果某人要求一份与特定个人或特定事件有关的任何此类记录的副本，除非向食品药品管理局提交报告的人员及该报告主体附上此次披露的书面同意，否则此类请求将被拒绝。

[42 FR 15616，1977 年 3 月 22 日，后修订为 54 FR 9038，1989 年 3 月 3 日 ; 62 FR 52249，1997 年 10 月 7 日]

第 20.113 节　自愿性产品缺陷报告。

受食品药品管理局管辖的产品缺陷的自愿性报告可公开披露：

(a) 如果报告是由制造商提交，在删除 20.61 中就商业秘密和机密性商业或财务信息和 20.63 就个人隐私制定的豁免范畴的数据和信息之后。

(b) 如果报告由制造商以外的任何人提交，在删除标识报告提交者
的姓名和其他信息以及 20.63 就个人隐私制定的豁免范畴的任何
数据和信息之后。

第 20.114 节　根据合作质量保证协议提交的数据和信息。

根据合作质量保证协议提交给食品药品管理局的数据和信息，应
按照 20.111 制定的规则进行处理。

第 20.115 节　生产或销售日期的产品代码。

食品药品管理局档案中的数据或信息可公开披露，这些资料提供
了一种解密或译解标签上的生产日期或销售日期或使用日期的方
法，否则与受食品药品管理局管辖的产品相关。

第 20.116 节　药品和设备注册与上市信息。

根据《联邦食品药品和化妆品法案》第 510(a) 至 (j) 节提交给食品
药品管理局的信息，应仅受本章 207.81 和 807.37 规定的特殊披
露条例的约束。

[81 FR 60212，2016 年 8 月 31 日]

第 20.117 节　新药信息。

(a) 以下电脑打印件可在食品药品管理局信息自由部门公用室中供
公众查阅：

(1) 自 1938 年获批的所有新药申请和简略新药申请的数字列表，
显示 NDA 编号、商品名称、申请人、批准日期以及如适用，批
准撤回日期、食品药品管理局获知产品停止销售的日期。

(2) 自 1938 年获批的所有新药申请和简略新药申请的数字列表（至今仍被批准），显示与本节 (a) 款相同的信息，但未显示撤回日期。

(3) 一份新药申请和简略新药申请的列表，自 1938 年获批，至今仍被批准，涵盖了市售的处方药产品，但根据 1962 年药品修正案认可的申请所涵盖的、尚未确定在药效研究实施项目中有效的处方药产品除外。该列表包括活性成分的名称、剂型、给药途径、产品的商品名、申请持有人的姓名以及产品的规格或效力。对于特定剂型中的每种活性成分（具有多个获批申请），该列表还包括这些申请所涵盖的制剂的治疗等效性评估。

(b) 其他包含 IND 和 NDA 信息的计算机打印件亦可获取，只要其不泄漏被禁止披露的数据或信息（见本章 20.61、32.1130 和 314.430）。

[42 FR 15616，1977 年 3 月 22 日，后修订为 45 FR 72608，1980 年 10 月 31 日；46 FR 8457，1981 年 1 月 27 日；54 FR 9038，1989 年 3 月 3 日；64 FR 399，1999 年 1 月 5 日]

第 20.118 节 咨询委员会记录。

所有咨询委员会记录应按照本章第 10、12、13、14、15、16 和 19 部分制定的规则进行处理。

第 20.119 节 姓名和地址列表。

食品药品管理局记录中的个人姓名和地址不得出售或出租。如果披露因构成毫无根据地侵犯个人隐私而被禁止，则不得披露姓名和地址，即食品药品管理局雇员的姓名和住址也不得披露（见 20.110）。

第 20.120 节　食品药品管理局公共阅览室的记录。

(a) 信息自由部门和卷宗管理处的公共阅览室分部位于同一地址。两者均位于 rm.1061, 5630 Fishers Lane, Rockville, MD 20852. 卷宗管理处的电话是 301-827-6860 信息自由部门工作人员的公共阅览室的电话号码见该机构的网站 http://www.fda.gov。两个公共阅览室均在周一至周五上午 9 点至下午 4 点开放，法定公众假期除外。

(b) 以下记录可在信息自由部门公众阅览室中获取：

(1) 食品药品管理局提供的记录或信息请求指南；
(2) 影响公众的行政人员手册和指示；
(3) 根据信息自由请求已经发布给任何人的食品药品管理局记录，同时机构已经确定此类记录已经成为或可能成为后续请求中的主题（针对实质上相同的记录）。
(4) 信息自由部门公共阅览室所保存的记录索引；
(5) 其他类似记录和信息，机构决定适于纳入公共阅览室。

(c) 以下记录可在卷宗管理处公众阅览室中获取：

(1) 最终意见，包括赞同和反对意见，以及在判决案件中作出的命令；
(2) 该机构采纳的政策和解释声明，仍然有效但未在《联邦公报》上发布。
(3) 卷宗管理处公共阅览室所保存的记录索引；
(4) 其他类似记录和信息，机构决定适于纳入公共阅览室。

(d) 针对食品药品管理局提自 1996 年 11 月 1 日当天或之后创建的阅览室记录，该记录将制作这些记录的电子版，在该机构的万维网网址 http://www.fda.gov 即可获取。食品药品管理局可自行决定通过互联网提供其认为对公众有用的其他记录和信息。

[68 FR 25287，2003 年 5 月 12 日；68 FR 65392，2003 年 11 月 20 日，后修订为 76 FR 31470，2011 年 6 月 1 日；79 FR 68115，2014 年 11 月 14 日]

相关法规：5 U.S.C. 552; 18 U.S.C. 1905; 19 U.S.C. 2531–2582; 21 U.S.C. 321– 393, 1401–1403; 42 U.S.C. 241, 242, 242a, 242l, 242n, 243, 262, 263, 263b–263n, 264, 265, 300u–300u–5, 300aa–1。

来源：42 FR 15616，1977 年 3 月 22 日，除非另有说明。

第 21 部分
分章 A——通用条款
隐私保护

子部分 A——通用条款

第 21.1 节　范围。

(a) 本部分建立了实施 1974 年《隐私法案》(5 U.S.C. 552A) 的程序。本部分适用于记录由食品药品管理局保存、收集、使用或披露以及《隐私法案》记录系统中纳入的个人信息。

(b) 本部分不：

(1) 适用于既不是隐私法案记录系统也不提供个人记录的食品药品管理局记录系统，这些个人记录可能包括他的参考信息，但是不论隐私法案记录系统是否包括这些记录，均不能通过他的姓名或其他个人标识符检索。参考本章第 20 部分（公共信息条例）及其他法规以确定当记录适合此种情况时。

(2) 向作为记录主体的人员 (i) 之外的人员、根据 21.43 陪同此类个人的人员 (ii)、依据 21.72 的个人同意书提供记录的个人 (iii) 或根据 21.75 作为此类个人法定监护人的人员 (iv) 提供任何记录。参考本章第 20 部分（公共信息条例）及其他法规确定通常何时将食品药品管理局记录向公众人士披露。本部分的子部分 G 限定了本章第 20 部分关于将隐私法案记录系统的个人记录披露给记录主体个人之外的人员的条款。

(3) 提供由食品药品管理局编制的合理预期法院诉讼或正式行政程序的信息。向任何公众人士，包括任何主体个人或诉讼方或应诉方提供此类信息均受适用的宪法原则、显示证据规则和本章第 20 部分（公共信息条例）制约。

(4) 适用于由食品药品管理局人力资源管理司保存的人事档案，21.32 的规定除外。这类记录必须遵守 5 GFR 第 293、294 和 297 部分中的人事管理局法规。

[42 FR 15626，1977 年 3 月 22 日，后修订为 46 FR 8457，1981 年 1 月 27 日；50 FR 52278，1985 年 12 月 23 日]

第 21.3 节 定义。

本部分所用的：

(a) 个人是指作为美国公民的自然人或获得美国合法永久居留权的外籍人士。个人不包括从事于产品生产或分销的独资企业、合资企业或公司，这些独资企业、合资企业或公司涉及受食品药品管理局监管产品的生产或分销或与食品药品管理局有业务往来。任何由一个或多个个人，如果其姓名用于企业名称，不是本部分含义内的个人。受监管企业机构的雇员被视为个人。

因此，作为食品药品管理局监管的机构所有人的医师和其他卫生专业人员未被视为个人；然而，从事临床研究，受雇于监管企业的医师和其他卫生专业人员，或涉及自身健康（如过度暴露于辐

射）记录的主体，被视为个人。食品药品管理局雇员、顾问和咨
询委员会成员、州和地方官员以及消费者被视为个人。

(b) 个人记录是指隐私法案记录系统中包含的个人信息项、收集或
分组，包括但不限于：包含姓名或个人标识符的教育、金融交易、
医疗史、犯罪史或工作史。

(c) 隐私法案记录系统是指由食品药品管理局控制的个人记录系
统，从中可通过个人姓名或其他个人标识符检索信息。该术语包
括一个不论是否受食品药品管理局、部门或其他机构发布通知制
约的记录系统。只能通过除个人姓名之外的个人标识符检索记录
的情况下，若食品药品管理局不能通过参考其控制的信息或参考
依据 21.30 受本部分制约的合约商记录确定作为记录主体的个人
身份，则记录系统不是隐私法案记录系统。

(d) 个人标识符包括分配给个人的个人姓名、识别编号、符号或其
他识别名称。个人标识符不包括识别产品、企业或行动的名称、
编号、符号或其他识别名称。

(e) 人事档案是指人事管理程序或流程（如人员配置、雇员发展、
退休以及申诉和上诉）所需的任何个人信息（由隐私法案记录系
统保存）。

(f) 部门是指卫生及公共服务部。

第 21.10 节　涉及个人记录的政策。

应收集、保存、使用和传播食品药品管理局记录中的个人信息，
以便在最大程度符合向公众人士披露信息的法律、机构的执法责

任和行政和项目管理需求的情况下，保护个人隐私权。

子部分 B——食品药品管理局隐私法案记录系统

第 21.20 节　食品药品管理局隐私法案记录系统的通知程序。

(a) 食品药品管理局应于每年 8 月 30 日当天或之前在联邦公报中发出涉及 21.3(c) 中规定的每个隐私法案记录的通知，如该通知未被部门、人事管理局或其他机构发布的通知所涵盖。

(b) 该通知应包括以下信息：

(1) 系统的名称和位置。

(2) 系统中保存的个人记录的个人类别。

(3) 系统中保存的记录的类别。

(4) 系统的授权机构。

(5) 系统中包括的记录的每次日常使用（即在卫生及公共服务部外部使用，其与通知中收集和描述的记录的目的相一致），包括用户类别和使用目的。

(6) 食品药品管理局关于系统中记录的存储、可检索性（即编制记录索引的方式和机构内部使用的记录）、访问控制、保留和处理的政策和实践。

(7) 负责记录系统的官员的职称和办公地址。

(8) 通知程序，即 FDA 隐私法案协调员的地址，该协调员是任何个人可以联系以寻求该系统是否包含他（她）的记录的通知。

(9) 记录访问和质疑程序，该程序应与通知程序相同，但应纳入包含任何访问和质疑的参考。

(10) 若系统中的任何记录根据 21.61 受到豁免时，则引用该豁免。

(11) 系统中记录来源的类别。

[42 FR 15626，1977 年 3 月 22 日，后修订为 46 FR 8457，1981 年
1 月 27 日]

第 21.21 节　系统和新系统变更。

(a) 食品药品管理局应通知指定的部门官员、美国行政管理和预算
局（信息系统司）和国会根据部门和美国行政管理和预算局的程
序更改或建立隐私权法记录系统的建议。

(b) 食品药品管理局应根据本节 (d) 款和 21.20(b) 发出隐私法案记
录系统中任何变更的通知，如下：

(1) 增加关于保存记录的个人数量或类型；
(2) 扩展保存的个人信息的类型或数量；
(3) 增加可以访问这些记录的机构或其他人员的类别数量。
(4) 改变组织记录的方式，以便更改这些记录的性质或范围，如合
并两个或多个现有系统；
(5) 通过改变个人根据本部分可以行使其权利的流程（如他们寻求
访问或请求修正记录的方式）来修改系统操作的方式或其位置；
或者
(6) 更改系统操作的设备配置，以创建更大的访问潜力，如增加远
程通信能力。

(c) 食品药品管理局应发出其打算根据本节 (d) 款和 21.20(b) 建立
新隐私法案记录系统的通知。

(d) 应于实施拟议变更或建立新系统前至少 30 天内在联邦公报中

发布根据本节 (b) 和 (c) 款的通知，以征求意见。利益关系人员应有机会就拟议的新用途或系统提交书面数据、意见或论据。

子部分 C—— 特定记录类别的要求

第 21.30 节　合约商记录。

(a) 必须由合约商操作或根据实际需求必须由合约商操作以完成食品药品管理局职能的记录系统（从中通过个人姓名或其他个人标识符可检索信息）可能会受到本部分条款的制约。若合约于 1975 年 9 月 27 日当天或之后达成一致，则针对 21.71 中禁止的披露或者在没有 21.20 中所需通知的情况下记录系统维护，5 U.S.C. 552a(i) 中规定的刑事处罚适用于这类合约商及其雇员。

(b) 若代表食品药品管理局主要进行或者直接由食品药品管理局管理其支持的项目或活动时，则一份合约被视为完成食品药品管理局职能。从中通过个人姓名或其他个人标识符可检索信息并根据合约操作以完成食品药品管理局职能的记录系统由机构保存，并且应受本部分程序和要求制约。

(c) 若代表食品药品管理局不能主要操作或者不能直接由食品药品管理局管理其支持的项目或活动时，则一份合约不能视为完成食品药品管理局职能。例如，此部分不适用于记录系统：

(1) 当这些机构或组织也正在履行州或地方政府职能时，根据由州或地方政府机构或代表此类机构的组织与食品药品管理局签订的合约进行操作。

(2) 由合约商和食品药品管理局以及其主要功能是提供卫生服务的个人或组织（例如医院、医师、药师和其他卫生专业人员）进行

操作，并向食品药品管理局报告涉及产品（例如伤害或产品缺陷）
的信息。此类合约商向食品药品管理局提交信息之前，除非合约
另有规定，否则应删除任何医疗或类似报告、测试、研究或其他
研究项目中患者或研究受试者的姓名和其他个人标识符。若随后
食品药品管理局需要这些个人的姓名，则另行要求。

(3) 向食品药品管理局提供货物和服务过程中，涉及合约商雇用或
与合约商另外交易的个人。

(4) 根据批准情况操作。

(d) 当操作不受本部分制约的记录系统的合约商向食品药品管理局
报告个人记录系统信息（从中通过姓名或其他个人标识符可检索
个人信息）时，本部分的要求应适用。信息为新隐私法案记录系
统或 21.21 中所述现有隐私法案记录系统中的变更的情况下，食
品药品管理局应符合 21.21 的要求。

(e) 食品药品管理局应在签订之前审查所有合约，以确定按照合约
条款或者现实必要性，是否需要由合约商操作系统（从中可通过
个人姓名或其他个人标识符可检索信息）。若需要这样操作，招
标和合约应包括下列条款或类似效果的条款：

当合约要求合约商或任一雇员操作记录系统（从中可通过个人姓
名或其他个人标识符检索信息）以完成食品药品管理局职能时，
则合约商和每一位雇员被认为是食品药品管理局的雇员，并且应
根据 1974 年《隐私法案》(5 U.S.C. 552a)、21 CFR 第 21 部分中食
品药品管理局条例以及适用于操作此类记录系统的食品药品管理
局雇员的行为标准操作此类记录系统。合约商及其雇员必须遵守
5 U.S.C. 552a(i) 中规定，否则将面临违反《隐私法案》而受到刑
事处罚。

第 21.31 节　国家档案和记录管理局存储的记录。

(a) 由国家档案和记录管理局根据 44 U.S.C. 3103 存储、处理和服务的食品药品管理局记录应由食品药品管理局保存。国家档案和记录管理局不得向得到授权的食品药品管理局雇员之外的人披露记录。

(b) 与转移至美国国家档案和记录管理局的可识别个人有关的每个食品药品管理局记录，其由国家档案和记录管理局确定具有充足历史或其他价值以保证其持续保存，应由国家档案和记录管理局保存并且不受本部分法规的制约。

[42 FR 15626，1977 年 3 月 22 日，后修订为 50 FR 52278，1985 年 12 月 23 日]

第 21.32 节　人事档案。

(a) 希望访问其自己的人事档案的现和前食品药品管理局雇员应参阅适用于由人事管理局和部门发布的机构人事档案的系统通知以及由食品药品管理局发出的通知。

(b)(1) 由 5 CFR 第 293、294 和 297 中的人事管理局程序，而非 21.33 和本部分的子部分 D 至 F 中的程序管理关于食品药品管理局雇员的人事档案系统，这些雇员受由人事管理局发布通知的制约，即系统：

(i) 由人事管理局维护的系统。

(ii) 食品药品管理局，人力资源管理司维护的系统。

(iii) 由涉及现场雇员的部门区域办事处维护的系统。

(2) 必要时，人事管理局的程序可在食品药品管理局的员工工作指南中加以补充。现食品药品管理局雇员应根据《隐私法案》向负责人（人力资源管理司 HR–BETHPL RM7114, HFA–705, 7700 Wisconsin Ave., 7th & 8th floors, Bethesda, MD 20814）或服务 HHS 区域人事处的人事局长邮寄或提交书面请求，以根据 5 CFR 297.106，访问人事管理局款中描述的人事档案。雇员可以咨询或直接将其请求发送给 FDA 隐私法案协调员（隐私法案协调员是信息自由法员工的一部分，其地址参见机构网站地址 http://www.fda. gov）。应将访问位于联邦文件中心的前雇员的人事档案的请求直接发送给人事管理局。应将依据《隐私法案》修正人事档案的请求直接发送给负责根据本款访问个人记录的同一官员。

(3) 关于受本节 (b)(1) 款制约的记录：

(i) 应只能由管理和运营副局长或他（她）的指定人员拒绝授予记录的访问权限，或拒绝应雇员要求修正记录；和

(ii) 根据 5 CFR 297.108(g)(3) 和 297.113(b) 可能拒绝向人事管理局提出本节 (b)(3)(i) 款的请求。

(c) 包含人事档案，或涉及机构雇员的记录（由食品药品管理局而不是人力资源管理司保存，但不受人事管理机构中部门人事档案通知的制约）的任何其他隐私法案记录系统受本部分的制约，除应由管理和运营副局长而不是公共事务副局长根据本部分拒绝授予范围或修正现或前雇员的记录外。

(d) 下列程序应根据《隐私法案》管理对由雇员工作的食品药品管理局人事管理机构保存的人事档案的请求：

(1) 应根据要求告知雇员是否保存有他的记录。应通过非正式程序，而不是按照 21.40 至 21.43 中规定的程序对口头请求或书面请求作出回应，使雇员访问受本款制约的个人记录。

(2) 必要时，可以通过 FDA ID 卡而不是根据 21.44 核实雇员身份。

(3) 通常，根据本款不得对所请求的记录收取费用。但是，在所请求记录很庞大的情况下，可按照 21.45 收取费用。

(4) 受本款制约的记录应可供个人访问，除由管理和运营副局长或其指定人员拒绝访问的记录外，原因在于该记录根据 21.61 或 5 CFR 297.111 受到豁免。

(5) 根据《隐私法案》修正受本款制约的记录的请求应直接提交给人力资源管理司负责人 (HFA-400)。应根据本部分的子部分 E 对这类请求进行审查。应只能由管理和运营副局长或其指定人员拒绝修正受 (d)(5) 款制约的记录。

(6) 可向食品药品管理局局长提出根据 (d)(4) 或 (5) 款的拒绝上诉，除管理和运营副局长或其指定人员指明应就拒绝事宜向人事管理局提出上诉外。

(7) 披露受本款约束的记录必须遵守本部分的子部分 G。

[42 FR 15626，1977 年 3 月 22 日，后修订为 46 FR 8457，1981 年 1 月 27 日；50 FR 52278，1985 年 12 月 23 日；76 FR 31470，2011 年 6 月 1 日；79 FR 68115，2014 年 11 月 14 日]

第 21.33 节　医疗记录。

(a) 通常，个人有权访问由食品药品管理局维护的隐私法案记录系统中其自身的医疗记录。

(b) 食品药品管理局可能应用下列特殊程序，向个人披露医疗记录：

(1) 该机构可以对记录进行审查，以确定是否向记录主体披露可能对他有不利影响的记录。若确定披露不可能对个人产生不利影响，则应向他披露记录。若确定披露很可能对个人产生不利影响，则可以要求他以书面形式指定一位代表，并将记录披露给他。这类代表可以是医师、其他卫生专业人员或其他负责人，他们愿意审查记录并与个人进行讨论。

(2) 根据本章第 20 部分，除了或者代替与 21.41(f) 不符的 (b)(1) 款中的程序外，记录可用性可能受向个人披露其自身医疗记录的任何程序制约。

子部分 D——隐私法案记录系统中记录通知和访问程序

第 21.40 节　提交通知和访问请求的程序。

(a) 个人可能请求食品药品管理局通知他是否隐私法案记录系统包含通过参考他的姓名或其他个人标识符检索的记录。个人可以在收到存在他的记录的通知时或之后，请求访问记录。

(b) 希望通知或访问记录的个人应向 FDA 隐私法案协调员邮寄或提交访问食品药品管理局隐私法案记录系统中记录的请求（地址见机构网站 http://www.gov.fda ）。

(c) 应以书面形式提出请求并应列明隐私法案记录系统或是否涉及存在通过参考他的姓名或其他个人标识符检索的记录的个人请求通知的系统。为了确保即时响应，个人应在信封上和信件中以突出方式注明他提出"隐私法案请求"。

(d) 只是希望接到是否隐私法案记录系统包含其记录的通知的个人通常不需要验证其姓名以外的身份。食品药品管理局具有在任一隐私法案记录系统中的个人记录的简单事实并不可能对个人隐私构成明显的不必要侵犯。只要披露存在个人记录的事实将对个人隐私构成明显的不必要侵犯，需要进一步核实个人的身份。

(e) 请求获取其记录副本的个人（若有）应根据 21.43(a)(1) 注明是否愿意 (1) 将此类记录副本邮寄给他，这根据 21.45 可能涉及费用，包括根据 21.44 核实其身份的信息，或者 (2) 根据 21.43(a)(2) 使用程序亲自访问。

(f) 如本系统的通知所示，可以根据本子部分提交涉及任何根据 21.61 豁免的隐私法案记录系统的通知和访问要求。根据 21.65(b)(2) 访问出于执法目的而非刑事执法目的的编制的调查记录的个人应提交他认为由于食品药品管理局维护记录而被拒绝的权利、利益或特权的描述。根据 21.61 豁免系统并且根据 21.65 未授予请求记录的访问权限时，应根据本章第 20 部分（公共信息条例）的法规处理请求。

[42 FR 15626，1977 年 3 月 22 日，后修订为 46 FR 8458，1981 年 1 月 27 日；50 FR 52278，1985 年 12 月 23 日；76 FR 31470，2011 年 6 月 1 日；79 FR 68115，2014 年 11 月 14 日]

第 21.41 节　请求处理。

(a) 21.75 下的个人或其监护人不得请求显示任何获取 21.42 下通知或访问 21.43 下记录的理由或需求。

(b) 食品药品管理局将确定个人对其自己记录的请求根据本子部分

或根据本章第 20 部分（公共信息条例）的法规或两者兼具是否被适当视为请求。在适当的情况下，食品药品管理局将就适当处理请求事宜与个人进行协商。

(c) 信息自由部门中的 FDA 隐私法案协调员（位置见机构网址 http://www.gov.fda）应负责处理由食品药品管理局接收的隐私法案请求。邮寄或发送给其他任何办事处的请求应及时转发给 FDA 隐私法案协调员。然而，在本程序过度延迟机构回应的情况下，接收请求的机构雇员应与 FDA 隐私法案协调员协商并就雇员是否可以直接回应请求事宜获取建议。

(d) 收到 FDA 隐私法案协调员的请求后，应立即记录已接收到请求及其日期。

(e) 收到食品药品管理局的请求后，应尽快发出根据 21.42 回复通知请求的信件。信息自由部门确定（地址见机构网址 http://www.gov.fda）根据本章第 20 部分而非第 21 部分，或者两者访问记录的请求被视为请求后，应应用 21.41 中规定的时间限制。在任何情况下，应及时提供对可用记录的访问。

(f) 除 21.32 规定的情况外，个人访问他（她）自己的记录（通过他（她）的姓名或其他个标识符检索并且包含在任何隐私法案记录系统）可能只能由公共事务副局长或他（她）的指定人员拒绝。不得拒绝个人访问本部分提供给他（她）的任何记录，除 21.65(a)(2) 下豁免的记录外，这些记录以合理预期法院诉讼或正式行政应诉而编制，或者某种程度上免予或禁止披露，原因在于该记录包括商业秘密或商业或财务信息，这些信息是特权或机密信息，其披露将对另一个人的个人隐私构成明显的不当侵犯。

(g) FDA 隐私法案协调员应确保根据本子部分保存请求次数、状态和处理记录，包括根据本子部分豁免访问的记录的请求次数和根据隐私法案向国会提交年度报告所需的信息。这些临时的行政管理记录不应被视为隐私法案记录系统。只要用于通知、访问或修正未决的情况下，所有根据本款请求保存的记录应仅包括请求个人的姓名或个人标识符。根据本子部分，提出请求的个人的身份应视为机密信息，根据本部分（公共信息条例）的第 20 部分不得向任何其他人或机构披露其身份，除根据本子部分处理请求所需的身份外。

[42 FR 15626，1977 年 3 月 22 日，后修订为 46 FR 8458，1981 年 1 月 27 日；76 FR 31470，2011 年 6 月 1 日；79 FR 68115，2014 年 11 月 14 日]

第 21.42 节　请求响应。

(a) FDA 应就隐私法案记录系统是否包含通过他的姓名或其他个人标识符可检索的记录的问题，根据本款通过发送一封信件回应个人的通知请求。

(1) 若在指定的隐私法案记录系统中没有通过他的姓名或其他个人标识符可检索的个人记录，或者根据 21.3(a) 请求者不是"个人"时，则信件应如此说明。在适当的情况下，信件应注明：本章第 20 部分中食品药品管理局的公共信息条例规定了管理向公众提供信息的一般规则，以及根据本章第 20 部分，针对无法通过请求者的姓名或其他个人标识符从隐私法案记录系统中检索的记录而提出的请求。

(2) 若有通过他的姓名或其他个人标识符可检索的个人记录并且根

据 21.61 指定的隐私法案记录系统未免于个人访问和质疑，或者根据 21.65 豁免系统但允许或要求进行访问时，信件应通知他记录存在，并应：

(i) 根据 21.43(a)(1) 随附记录副本或者注明将另函寄出记录，其中已根据 21.44 充分核实个人的身份并且根据 21.45 费用不超过 25 美元，或

(ii) 通知个人根据 21.43(a)(2) 通过邮件或亲自访问记录的程序，以及可以提供所请求记录的大致日期（若记录不可用），个人亲自访问的地点和根据 21.44 验证个人身份所需的信息（若有）。

(3) 若指定的隐私法案记录系统包含通过他的姓名或其他标识符可检索的个人记录，并且根据 21.61 系统免于个人访问和质疑以及根据 21.65 不允许或要求进行访问时，信件应通知他根据 21.61 记录免于访问和质疑。信件还应通知他无法提供查找的记录，原因在于根据 21.41(b) 这些记录以合理预期法院诉讼或正式行政应诉而编制，否则不可用。在适当的情况下，信件还应注明根据本章第 20 部分（公共信息条例）记录是否可用，并且根据第 20 部分是否可以公开记录。

(4) 若指定的隐私法案记录系统包含通过他的姓名或其他个人标识符可检索的个人记录，但尚未就披露请求所涵盖的所有记录问题做出最终决定，例如，必须咨询了解记录机密性的其他人或机构时，信件应解释情况并注明给出最终答复的时间。

(b) 除 21.32 规定的情况外，可能只能由公共事务副局长或他（她）的指定人员拒绝对记录的访问。若对任何记录的访问全部或大部

分被拒绝，则信件应说明个人向食品药品管理局局长提出上诉的
权利。

(c) 若对记录副本的请求将导致超过 25 美元的费用，则信件应列
举或估计所涉及的费用。个人请求提供其任一记录的副本并且
复制记录将导致超过 50 美元的费用时，美国食品药品管理局应
在提供记录之前依据本子部分或本章第 20 部分（公共信息条例）
要求预付保证金并支付由于任何之前请求其自己的记录而尚未接
收到的金额。若费用低于 50 美元，则不需要预付款，除非根据
本部分或本章第 20 部分由于之前请求其本人的记录而尚未收到
披露记录的付款。

[42 FR 15626，1977 年 3 月 22 日，后修订为 46 FR 8458，1981 年
1 月 27 日]

第 21.43 节　访问所请求记录。
(a) 通过以下方式可以授予对所请求记录的访问权限：

(1) 将记录副本邮寄给请求给的个人，或
(2) 允许请求的个人于 9:00 – 16:00 在本章子部分 M 的第 5 部分列
举的 FDA 隐私法案协调员办公室、信息自由部门阅览室（地.止见
机构网站 http://www.fda.gov）、或任一食品药品管理局现场办事处，
或食品药品管理局与个人商定的另一地点或时间亲自审查记录。
可以通过 FDA 隐私法案协调员与个人之间的协商安排此类审查。
通常应允许希望亲自审查记录的个人访问档案副本，除非记录包
括不可披露的信息，否则只能复制部分记录并遮挡不可披露的信
息。未给予个人可以保留的记录副本时，不能对复制样本以根据
本款提供给亲自审查记录的个人进行收费。

(b) 个人可以要求在另一个人（例如律师）在场的情况下披露或讨论记录。可能需要个人提供书面声明，授权在其他人在场的情况下披露或讨论记录。

(c) 食品药品管理局将尽一切合理努力，确保个人可以理解根据本节提供的记录，例如通过提供对记录的口头或书面解释。

[42 FR 15626，1977 年 3 月 22 日，后修订为 46 FR 8458，1981 年 1 月 27 日；69 FR 17290，2004 年 4 月 2 日；76 FR 31470，2011 年 6 月 1 日；79 FR 68115，2014 年 11 月 14 日]

第 21.44 节　核实身份。

(a) 寻求访问隐私法案记录系统中记录的个人可能需要遵守合理的要求，使食品药品管理局能够确定其身份。考虑到所查询记录的性质，所需的识别合适。访问根据本章第 20 部分（公共信息条例）向任何公众人士披露所需的信息不需要进行识别。

(b) 应要求亲自访问记录的个人提供至少一份文件，以证明自己，如驾照、护照、外侨登记卡或选民登记卡来核实自己的身份。若个人没有此类文件或请求访问其自己的记录，但在根据请求本身无法核实其身份的情况下无法亲自到场，则需要他以书面形式证明他是声明的个人，并且他了解以虚假方式故意和蓄意请求或获取有关个人的记录是刑事犯罪并且会受到 5,000 美元的罚款。

(c) 若根据 21.75 提出请求，除了核实自己的身份外，未成年子女的父母或无能力个人的法定监护人可能需要通过提供未成年人出生证明的副本、法院命令或其他监护证据来核实其与未成年子女或无能力个人的关系。

(d) 若个人寻求访问特别敏感的记录（如医疗记录）时，则可以要求个人提供本节 (b) 或 (c) 款中规定信息以外的附加信息，例如个人参与特定教育机构的年份、军警或其他纪律部门中达到的等级、出生日期或出生地、父母姓名、职业或个人接受治疗的具体时间。

第 21.45 节　费用。

(a) 在适当的情况下，应根据本节规定的明细表对复制记录进行收费。只能在个人请求授予其访问记录副本的权限时收取费用。无论进行手动搜索、机械搜索或电子搜索，均不能对隐私法案记录系统收取费用。必须提供记录副本才能访问记录时，如没有屏幕阅读的情况下提供计算机打印输出，则必须向个人免费提供副本。若根据第 21.33 节向由个人指定的代表提供医疗记录时，则不收取费用。

(b) 费用明细表如下：

(1) 复制容易影印的记录，每页 0.10 美元。
(2) 复制不容易影印的记录，例如穿孔卡片或磁带，个别情况，收取实际成本。
(3) 若复印金额总不超过 25 美元，则不收取费用。

(c) 评估费用时，应在处理副本之前通知个人并给予机会修正其请求。通过支票或汇票将费用支付给食品药品管理局并应发送至食品药品管理局的会计科 (HFA-120)，位于 5600 Fishers Lane, Rockville, MD 20857。总金额超出 50 美元时，需要预保证金。

[42 FR 15626，1977 年 3 月 22 日，后修订为 54 FR 9038，1989 年 3 月 3 日]

子部分 E——请求修正记录的程序

第 21.50 节　提交修正记录请求的程序。

(a) 根据本部分子部分 D 访问其自己记录的个人可以要求：若他认为记录或信息项不具有正确性、与食品药品管理局目的的相关性、及时性和完整性，则可以修正记录。

(b) 根据本子部分进行的修正不得违反现行法令、法规或行政程序。

(1) 本子部分不允许更改司法诉讼或食品药品管理局审判或规则制定诉讼中提出的证据，或者对已是任何此类诉讼的主体进行间接攻击。

(2) 若记录的准确性、相关性、及时性或完整性可能在任何其他未决或即将发生的诉讼中受到质疑，则食品药品管理局可以将个人转交给另一诉讼作为获取免责的适当手段。若记录的准确性、相关性、及时性或完整性是或已是另一机构诉讼中的问题，则不存在异常情况时，应根据其他诉讼中的决定，处理本节下的请求。

(c) 根据 21.40(b) 应以书面形式向 FDA 隐私方案协调员提交修正记录的请求。此类请求应包括足以使食品药品管理局查找记录的信息，要求修正的信息项的简要说明以及记录应与任何适当文件或论据一起进行修正以支持所要求修正的原因。可以包括显示所述修正的记录的编辑副本。应根据 21.44 核实身份。

(d) 应在 10 个工作日内向请求修正的个人提供收到请求修正记录的书面确认。这种确认可以要求核实身份或作出决定所需的任何附加信息。若可以对请求进行审查和处理，并在 10 日内通知个人机构同意请求或拒绝请求，则不需要作任何确认。

[42 FR 15626，1977 年 3 月 22 日，后修订为 46 FR 8459，1981 年 1 月 27 日]

第 21.51 节　对请求修正记录的响应。

(a) 食品药品管理局应采取以下措施，尽快修正记录：

(1) 基于证据的优势，修正机构确定记录中不具有准确性、与食品药品管理局目的的相关性、及时性和完整性质的任何部分，并且根据本节 (d)(3) 款，通知个人和之前的收件人已修正的记录。

(2) 通知个人拒绝按要求的方式修正记录的任何部分、拒绝原因以及向食品药品管理局局长提出行政上诉的机会。除 21.32 规定的情况外，可能只能由公共事务副局长或他（她）的指定人员拒绝。

(3) 若另一机构为记录来源且控制记录，则将该请求转交给该机构。

(b) 若向个人提供解释延迟情况的通知，则该机构可以出于正当理由将采取措施的期限延长 30 个工作日。

(c) 负责审查记录以确定如何回应修正记录请求的官员应评估其准确性、与食品药品管理局目的的相关性、及时性和完整性。应按照使用该记录或系统的目的、机构对记录的需求以及若不修正记录可能对个人造成的不良后果，作出决定。当食品药品管理局收到删除记录或部分记录的请求时，应重新考虑记录中有争议的信息是否与食品药品管理局目的存在相关性和必要性。

(d) 若食品药品管理局同意个人请求，则应采取以下措施：

(1) 以书面形式通知个人。

(2) 根据法令、法规或程序修正记录，使其具有准确性、与食品药品管理局目的的相关性、及时性或完整性，记录修正的日期和事实。

(3) 若根据 21.71(a) 对记录披露提出 21.71(d) 下进行审计时，则向之前记录的所有收件人提供经修正的记录的副本。

[42 FR 15626，1977 年 3 月 22 日，后修订为 46 FR 8459，1981 年 1 月 27 日]

第 21.52 节　拒绝修正记录的行政上诉。

(a) 若个人对根据 21.51(a)(2) 拒绝修正记录表示不同意，则他（她）可以就拒绝事宜向食品药品管理局局长上诉（地址见机构网站 http://www.fda.gov）。

(b) 接到上诉后，若局长依照请求仍支持拒绝修正记录，则他应通知个人：

(1) 拒绝修正记录的决定和理由。

(2) 个人有权向食品药品管理局提交一份简洁的声明，说明个人不同意该机构依照请求决定不修正记录的理由。

(3) 应向审计中列出的所有人员（之前已收到记录）以及随后由食品药品管理局酌情考虑将记录和简要声明（对拒绝修正记录的理由进行总结）披露给的任何人员提供异议声明。向食品药品管理局提交的异议声明中包含虚假信息的任一个人根据 18 U.S.C. 1001,《关于向政府提交虚假报告的法案》可能受到惩罚。

(4) 个人有权就拒绝修正记录事宜寻求司法审查。

(c) 若行政上诉局长或司法审查法院裁定应根据个人请求修正记录，则食品药品管理局应根据 21.51(d) 进行处理。

(d) 应在根据本节 (a) 款提出审查请求后 30 个工作日内最终确定个人是否对初步拒绝修正记录事宜提出行政上诉，除非局长因正当理由延长该时间段，并以书面形式通知个人延迟的理由以及预期上诉决策的大致日期。

[42 FR 15626，1977 年 3 月 22 日，后修订为 50 FR 52278，1985 年 12 月 23 日；79 FR 68115，2014 年 11 月 14 日]

第 21.53 节　争议记录的注释和披露。

当个人已根据 21.52(b)(2) 提交异议声明时，食品药品管理局应：

(a) 对记录有争议的任何部分进行标记，以确保在披露记录时，记录将清楚显示该部分具有争议。

(b) 根据 21.70 或 21.71(a) 的任何后续披露中，提供异议声明的副本，并且若食品药品管理局认为该做法适当，则简要说明该机构不作出修正的理由。虽然个人有权访问任何此类声明，但根据 21.50 不能提出修正请求。

(c) 若根据 21.71(d) 和 (e) 对根据 21.71(a) 的记录披露进行审计时，向所有之前的记录收件人提供一份异议声明副本和机构声明（若有）。

第 21.54 节　从其他机构收到的修正记录或争议记录。

当通知食品药品管理局修正从另一机构收到的记录时或者该记录是异议声明的主体时，食品药品管理局应：

(a) 作废记录，或在记录副本中清楚注明修正或异议事实，和

(b) 将随后请求记录的人介绍给提供记录的机构。

(c) 若根据 21.71(d) 和 (e) 对根据 21.71(a) 的记录披露进行审计时，向所有之前的记录收件人通知修正记录或向他们提供异议声明和机构声明（若有）。

子部分 F——豁免

第 21.60 节　政策。
食品药品管理局的政策是记录系统应不受《隐私法案》的限制，在某种意义上，根据由食品药品管理局管理和执行的法律或管理机构的法律，该法案仅对履行执法功能重要。

第 21.61 节　豁免系统。
(a) 本节 (b) 款中所列的食品药品管理局隐私法案记录系统中出于执法目的(包括刑事执法目的)而编制的调查记录不受《隐私法案》(5 U.S.C. 552A) 和本部分的下列条款的限制：

(1) 此类记录不受 5 U.S.C. 552A(c)(3) 和 21.71(e)(4) 的限制，要求向个人提供披露隐私法案记录系统中其自己的记录的审计。
(2) 除根据 5 U.S.C. 552a(k)(2) 和 21.65(a)(2)（这类记录不受 5 U.S.C. 552a(d)(1) 至 (4) 和 (f)）以及 21.40 至 21.54 需要的访问外，要求给予个人程序，以通知和访问在隐私法案记录系统中其自己的记录，并允许对记录的准确性、相关性、及时性和完整性提出质疑。
(3) 此类记录豁免 5 U.S.C. 552a(e)(4)(G) 和 (H) 以及 21.20(b) (1)，要求纳入有关通知、访问和质疑的机构程序信息系统的通知。
(4) 此类记录豁免 5 U.S.C. 552a(e)(3)，要求向被要求提供信息的个人提供一份表格，该表格概述了请求权限、将使用信息的目的、隐私法案记录系统通知中的常规用途以及对不提供信息个人的后果，但只有在食品药品管理局编制的刑事执法调查记录中，调查行为将受到此类程序的损害。

(b) 根据取自本节 (a) 款中列举条款的 5 U.S.C. 552A(j)(2) 和 (k)(2) 豁免以下食品药品管理局隐私法案记录系统中的记录，这些记录涉及受食品药品管理局强制措施制约的个人，并包括出于执法目的（包括刑事执法目的）而编制的调查记录。

(1) 生物学研究监测信息系统 —— HHS/FDA/09-10-0010。
(2) 受监管行业员工执法记录 —— HHS/FDA/ACMO/09-10-002。
(3) 员工行为调查记录 —— HHS/FDA/ACMO/09-10-0013。

(c) 本节 (b)(3) 款中所述的系统包括仅为确定联邦文职工作、兵役、联邦合约以及访问分类信息的适用性、合格性或资格而编制的调查记录。根据 5 U.S.C. 552a(k)(5) 这些记录豁免披露，也就是说，在承诺保密的情况下，披露将揭露向政府提供信息的来源的身份，所以若于 1975 年 9 月 27 日后提供信息，则必须给出明确承诺。应以通用方法告知任何被拒绝访问将揭露机密来源的记录的个人：记录包括将揭露机密来源的信息。

(d) 根据取自本节 (a)(1) 款至 (a)(3) 款中列举条款的 5 U.S.C. 552a(k)(2) 和 (k)(5) 豁免以下食品药品管理局隐私法案记录系统中的记录：与科研不端行为诉讼相关的 FDA 记录，HHS/FDA/OC, 09-10-0020。

[42 FR 15626, 1977 年 3 月 22 日，后修订为 46 FR 8459, 1981 年 1 月 27 日；50 FR 52278, 1985 年 12 月 23 日；78 FR 39186,

2013 年 7 月 1 日]

第 21.65 节　访问豁免系统中的记录。

(a) 若豁免隐私法案记录系统并且根据 21.61 无法提供所请求的记录时，则个人可以根据 21.40 提出请求，要求通知是否存在他的任何记录并且是否可以访问通过他的姓名或其他个人标识符可检索的这类记录。

(b) 根据本节 (a) 款提出请求的个人；

(1) 可以访问根据本章第 20 部分（公共信息条例）提供的记录，或者局长可酌情根据 21.40 至 21.54 的任一或全部条款接受请求；和

(2) 若所请求的记录受 5 U.S.C. 552a(k)(2) 但不受 5 U.S.C. 552a(j)(2)（即因为它们包含出于执法目的而非刑事执法目的的编制的调查材料）限制，则根据请求应给予访问权限，并且保存记录将导致拒绝个人的任何权利、利益或特权，除非他由联邦法律赋予权利，则他符合资格。根据 (b)(2) 款获得记录访问权限的个人根据本部分子部分 E 无权寻求修正。在承诺保密的情况下，FDA 可以拒绝披露将透露向政府提供信息来源的身份的记录，所以若于 1975 年 9 月 27 日当天或之后提供信息，则必须给出明确承诺。应以通用方法告知任何被拒绝访问将揭露机密来源的记录的个人：记录包含将揭露机密来源的信息。

(c) 根据本章的 20.82(b)，局长不得提供任何禁止公开披露的记录。

(d) 依据本节 (b)(1) 酌情披露记录不得为酌情披露相似或相关记录开创先例，并且不得强迫局长行使酌情权披露根据 21.61 豁免系统中的任何其他记录。

子部分 G——向主体个人以外的人员披露隐私法案记录系统中的记录

第 21.70 节　隐私法案记录系统中记录的披露和机构内部使用；不需要审计。

(a) 可能向以下人员披露隐私法案记录系统中包含的个人记录：

(1) 作为记录主体的个人，或根据 21.75 的法定监护人；

(2) 依据记录相关个人的书面请求或书面同意书的第三方，或根据 21.75 的法定监护人；

(3) 任何人：

(i) 首先删除姓名和其他识别信息的情况下，和接受者不太可能得知记录主体的身份的情况下；

(ii) 根据本章第 20 部分（公共信息条例）要求披露的情况下；或者

(4) 卫生及公共服务部内，需要与食品药品管理局管理和执行的法律或管理机构的法律相关的义务履行记录的官员和雇员。根据本节的目的，部门的官员或雇员应包括以下类别的个人，这些人就披露事宜方面应受与任何食品药品管理局雇员相同的限制：食品药品管理局顾问和咨询委员会委员、仅涉及食品药品管理局工作的州和地方政府雇员和合约商及其雇员，在这些人中，根据 21.30 只有合约商受本部分要求的制约。

(b) 根据本节 (a) 款，不需要对披露或使用进行审计。

第 21.71 节 隐私法案记录系统中记录的披露；需要审计。

(a) 除 21.70 中的规定外，隐私法案记录系统中包含的个人记录不得以任何通信方式披露，除非在下列情况下受到本节 (b) 和 (c) 款和本节 (d) 款审计要求的限制：

(1) 保存记录的机构内，需要履行其职责的记录的官员和雇员；

(2) 根据《信息自由法》的第 552 节要求；

(3) 每个特定系统通知的常规用途章节中所述的常规用途；

(4) 依据美国法典第 13 篇的条款，计划或执行人口普查或调查或相关活动的人口调查局；

(5) 向机构提前提供充足书面保证的接受者，保证记录仅用于统计研究或报告记录，并且记录将以个人无法识别的形式传输。

(6) 美国国家档案和记录管理局，作为具有充足历史或其他价值的记录，必须由美国政府或美国档案保管员或其指定人员持续保存以进行评估确定记录是否具有价值；

(7) 若该活动由法律授权且机构或部门的负责人已向保存指明所需特定部分以及查找记录的执法活动的记录的机构提出书面请求，则在美国控制之下由政府管辖进行民事或刑事执法活动的另一机构或部门。

(8) 依据显示影响个人健康或安全性的有说服力情况的个人，若在披露的情况下，将通知转交给该人的最后一个已知地址；

(9) 国会两院或其管辖范围内的任何委员会或小组委员会，国会的任何联合委员会或任何此类联合委员会的小组委员会；

(10) 总审计长，或其在美国审计总署履行职责的过程中授权的代表；

(11) 依据具有有效管辖权的法院的命令；或者

(12) 根据 1966 年"联邦索赔法" (31 U.S.C. 952(D)) 的第 3(d) 节向机构报告的消费者。(本"特别披露"声明不适用于任何 FDA 记录系统）。

(b) 食品药品管理局可酌情拒绝作出根据本节 (a) 款允许的披露，若由机构判断如果披露，则侵犯个人隐私或不符合收集信息的目的。

(c) 食品药品管理局可要求根据本节 (a) 款请求披露记录的个人提供：

(1) 有关披露记录使用目的的信息，和
(2) 一份书面声明，证明该记录仅用于所述目的，并且未经食品药品管理局书面许可，不得进一步披露。

根据 5 U.S.C. 552A(i)(3)，任何以虚假方式故意或蓄意从机构请求或获取有关个人的记录的人犯有轻罪并处以不超过 5,000 美元的罚款。根据《关于向政府提交虚假报告的法案》，18 U.S.C. 1001，可能会起诉这类人。

(d) 根据本节 (e) 款，应对根据本节 (a) 款披露记录（该记录根据 21.70 不得披露）进行审计。

(e) 根据本节 (d) 款需要审计的情况下，食品药品管理局应：

(1) 记录要求披露记录的个人或机构的姓名和地址及披露的日期、性质和目的。审计不应视为隐私法案记录系统。
(2) 披露后，保留审计记录 5 年或记录的存放日期（以较长者为准）。
(3) 依据 21.51(d)(3)、21.53(c) 或 21.54(c)，通知涉及之前对其披露的记录的修正或争议审计中列出的接受者。
(4) 除记录根据 21.61 豁免个人访问和质疑或者审计依据本节 (a)(7) 款描述为执法目的而转移的情况外，根据本部分子部分 D 的程序，进行提供给与记录相关的个人的审计。

(f) 单一审计可用于涵盖包括长时间内两机构之间持续沟通的披露，例如对食品药品管理局和司法部之间执行行动的讨论。在这种情况下，可以使用通用标记，即在某一时期启动合约，持续直至问题解决。

[42 FR 15626，1977 年 3 月 22 日，后修订为 50 FR 52278，1985 年 12 月 23 日；54 FR 9038，1989 年 3 月 3 日]

第 21.72 节　个人许可向其他人披露记录。

(a) 个人可能会许可以多种方式向其他人披露自己的记录，例如：

(1) 个人可能会许可将收集的信息用于特定目或特定人员披露。

(2) 个人可能会许可将其记录披露给特定人员。

(3) 个人可以要求食品药品管理局转录特定记录，以提交给另一人员。

(b) 在每种情况下，应给出书面同意书，并应规定可以将记录披露给的个人、组织单位或个人或组织单位的级别和披露记录的种类以及时间段（若适用）。不会执行将所有个人的记录公开给未指定个人或组织单位的空头同意书。应根据 21.44，核实个人的身份并核实将记录披露给的人员的身份（如适用）。至少保留同意书 2 年。若此类文件用作披露的审计手段，则按照 21.71(e)(2) 中的规定，应保留这些文件。

第 21.73 节　隐私法案记录系统披露的记录的准确性、完整性、及时性和相关性。

(a) 食品药品管理局应尽一切合理努力，在根据 21.71 披露记录之前确保隐私法案记录系统中的个人记录具有准确性、与食品药品管理局目的的相关性、及时性和完整性。

(b) 本节 (a) 款不适用于根据本章第 20 部分（公共信息条例）所需的披露或向其他联邦政府部门和机构提供的披露。在适当的情况下，披露信息的信件应注明食品药品管理局尚未审查记录，以确保其准确性、相关性、及时性和完整性。

第 21.74 节　提供记录有争议的通知。

当个人已就根据 21.51(a)(2) 拒绝修正记录的事宜，向食品药品管理局或将记录提交给食品药品管理局的另一机构提交一份异议声明时，食品药品管理局应在根据本子部分的后续披露中，提交一份异议声明的副本以及若个人已准备好，由机构提交一份未作出所请求修正的理由的简要声明。

第 21.75 节　法定监护人的权利。

根据本部分的目的，任何未成年人的父母或任何由具有合法管辖权的法院宣称因其身体、精神障碍或年龄不具备能力的个人的法定监护人可以代表该个人。

相关法规：21 U.S.C. 371; 5 U.S.C. 552, 552a。

来源：42 FR 15626，1977 年 3 月 22 日，除非另有说明。

第 25 部分 | 分章 A——通用条款
环境影响考虑

§ 25.31 – 人用药品和生物制剂。

§ 25.32 – 食品、食品添加剂和色素添加剂。

§ 25.33 – 兽药。

§ 25.34 – 器械和电子产品。

§ 25.35 – 烟草制品的应用。

子部分 D——环境文件编制

§ 25.40 – 环境评估。

§ 25.41 – 没有显著影响的调查结果。

§ 25.42 – 环境影响报告。

§ 25.43 – 决定记录。

§ 25.44 – 牵头和合作机构。

§ 25.45 – 机构负责官员。

子部分 E——公众参与环境文件通知

§ 25.50 – 基本信息。

§ 25.51 – 环境评估和没有显著影响的调查结果。

§ 25.52 – 环境影响报告。

子部分 F——其他要求

§ 25.60 – 主要机构行动的境外环境影响。

相关法规 :21 U.S.C. 321–393; 42 U.S.C. 262, 263b–264; 42 U.S.C. 4321, 4332; 40 CFR 部分 1500–1508; E.O.11514, 35 FR 4247, 3 CFR, 1971 Comp., 该 p. 531–533 经 E.O.11991 修订 , 42 FR 26967, 3 CFR,

1978 Comp., p. 123–124　和 E.O.12114, 44 FR 1957, 3 CFR, 1980
Comp., p. 356–360。

来源：62 FR 40592，1997 年 7 月 29 日，除非另有说明。

第 26 部分

分章 A——通用条款

药品生产质量管理规范报告、医疗器械质量体系核查报告以及某些医疗器械产品评价报告的互认：美国与欧共体

第 26.0 节　通用条款。

本部分大体反映了 1998 年 5 月 18 日于伦敦签订的"美国与欧共体互认协议"(MRA) 的框架协议相关规定及其关于药品生产质量管理规范 (GMP) 和医疗器械的行业附件。为了编纂目的，已对 MRA 的某些规定进行修改以在本部分使用。该修改仅为清楚起见，不影响美国与欧共体 (EC) 缔结的 MRA 正文，也不影响美国或 EC 根据该协议的权利和义务。鉴于 MRA 的缔约方为美国和 EC，这部分仅与食品药品管理局 (FDA) 实施 MRA 有关，包括本部分 A 和 B 分部分所反映的行业附件。本部分不涉及 EC 对 MRA 的实施（EC 将根据其内部程序实施 MRA），也不涉及其他相关美国联邦政府机构对 MRA 的实施。就本部分而言，与 FDA 实施 MRA 相关的术语"一方"或"各方"应仅视为指 FDA。如果 MRA 各方随后修改或终止 MRA，FDA 将使用适当的管理程序相应地修改此部分。

子部分 A——药品生产质量管理规范的具体部门规定

第 26.1 节　定义。

(a) 强制执行是指当局为保护公众免受可疑质量、安全和有效性的产品影响而采取的行动，或者确保产品符合适当的法律、法规、标准和作为产品市场准入批准一部分的承诺。

(b) 监管制度的等效性是指这些制度是足够可比的，以确保检查程序和随后的检查报告能够提供足够的信息，以确定当局各自的法定和监管要求得到履行。等效性不要求相应的监管制度具有相同的程序。

(c) 生产质量管理规范 (GMP)。[美国已经澄清其解释，根据 MRA，本部分第 (c)(1) 节必须理解为美国定义和 EC 定义第 (c)(2) 节。

(1) GMP 是指有关使用方法、使用对象的设施或质控品、制造、加工、包装和（或）持有药品的法律、法规和行政规定中的要求，以确保该药品符合安全要求、具有同一性和优点，以及符合其声称或具有代表性的质量和纯度特性。
(2) GMP 是质量保证的一部分，确保产品始终如一地按照质量标准进行生产和控制。为了本部分的目的，GMP 包括制造商从上市许可 / 产品授权或许可持有人或申请人处收到产品和（或）过程规范并确保产品制造符合其规范（EC 合格人员认证）所遵循的系统。

(d) 检查是指对制造设施进行现场评估，以确定这种制造设施符合 GMP 和（或）作为产品市场准入批准一部分的承诺。

(e) 检查报告是指本部分附录 B 所列机构完成的书面意见和 GMP 履约评估。

(f) 监管系统是指用于确保公共卫生保护和执法机构遵守这些要求的 GMP、检查和强制执行法律要求的机构。

[63 FR 60141，1998 年 11 月 6 日;64 FR 16348，1999 年 4 月 5 日]

第 26.2 节　目的。

本部分条款涉及双方之间的交流和过渡期后正式生产质量管理规范 (GMP) 检查报告的接受管理机构所做的标准背书，旨在确定双方监管系统的等效性，即本部分的基石。

第 26.3 节　范围。

(a) 本子部分规定适用于美国和欧共体 (EC) 成员国在产品上市之前（以下简称"批准前检验"）以及上市期间进行的制药检查（以下简称"批准后检验"）。

(b) 本子部分附录 A 列出了有关这些检验和生产质量管理规范 (GMP) 要求的法律、法规和行政规定。

(c) 本子部分附录 B 列出参加本分部活动的管理机构。

(d) 本部分子部分 C 的第 26.65 条、第 26.66 条、第 26.67 条、第 26.68 条、第 26.69 条和第 26.70 条不适用于本子部分。

第 26.4 节　产品范围。

(a) 本部分的规定适用于人或动物用医药产品，中间体和起始原料

（如欧共体 (EC) 所规定）和人或动物用药品、人类生物制品和活性药品成分（如美国所规定），仅在本协议附录 B 所列双方管理的范围内。

(b) 人体血液、人血浆、人体组织和器官以及兽医免疫学药品（9 CFR 101.2，"兽医免疫学药品"被称为"兽用生物学制品"）被排除在本部分范围之外。过渡阶段还排除了人类血浆衍生物（如免疫球蛋白和白蛋白）、研究用医药产品 / 新药、人类放射性药品和药用气体；将在过渡期结束时重新考虑相关情况。

由美国食品药品管理局生物制剂评估和研究中心或药品审评与研究中心监管的器械不属于本子部分。

(c) 本子部分附录 C 包含本子部分所涵盖产品的指示性清单。

[63 FR 60141，1998 年 11 月 6 日，后修订为 70 FR 14980，2005 年 3 月 24 日]

第 26.5 节　过渡期时间。
三年过渡期将在 26.80(a) 条描述的生效日期之后立即开始。

第 26.6 节　等效性评估。
(a) 各方用于评估等效性的标准列在本部分附录 D 中。有关欧共体 (EC) 能力标准的资料将由 EC 提供。

(b) 各方管理机构将建立草案程序并进行沟通，以评估相关监管系统在产品质量保证和消费者保护方面的等效性。这些程序将在管理机构认为必要的情况下进行，以便进行各种产品类别或过程的批准前和批准后检验。

(c) 等效评估应包括信息交流（包括检查报告）、联合培训和联合检查，以评估监管体系和管理机构的能力。在进行等效性评估时，各方将确保作出努力以节省资源。

(d) 在 26.80(a) 条描述的生效日期之后添加到本子部分附录 B 的管理机构的等效性评估将按照本子部分的规定尽快进行。

第 26.7 节　参与等效性评估和认定。

本子部分附录 B 所列的管理机构将积极参与这些程序以便建立充分的证据来确定其等效性。在管理机构允许的资源范围内，各方将尽可能迅速地完成等效性评估。

第 26.8 节　其他过渡活动。

管理机构将尽快共同确定检查报告中必须存在的基本信息，并将协作制定相互一致的检查报告格式。

第 26.9 节　等效性认定。

(a) 通过制定涉及本子部分附录 D 所述标准的监管系统，以及符合这些标准的一贯表现形式确定等效性。过渡期结束时，联合部门委员会将参照检查类型（例如，批准后或批准前）或产品类别或程序的任何限制判定管理部门清单为等效的。

(b) 各方将记录等效性的不足证据、评估等效性的缺乏机会或非等效性的认定情况以及不足详情以令评估管理机构了解获得等效性的方式。

第 26.10 节　未列为当前等效的管理机构。

一旦采取必要的纠正措施或获得额外的经验，当前未列为等效或与特定类型的检查、产品类别或过程不等效的管理机构可以申请重新考虑其状态。

第 26.11 节　开始运营期。

(a) 应在过渡期结束时开始运营期，其规定适用于在其管辖区进行的检查等效的当局所产生的检查报告。

(b) 此外，根据过渡期间获得的足够经验，管理机构不被列为等效时，食品药品管理局 (FDA) 将接受由该管理机构在其管辖区内与其他列为等效的管理机构联合执行的检查结果所生成的标准背书（依据第 26.12 节）检查报告，前提是执行检查的成员国的管理机构可以保证强制执行检查报告的结果并要求在必要时采取纠正措施。FDA 可以选择参加这些检查，并且根据过渡期间获得的经验，各方将就执行此选项的程序达成协议。

(c) 在欧共体 (EC) 中，具资质人员将免除承担理事会指令 75/319 / EEC 第 22 条第 1(b) 款规定的控制责任（见本子部分附 A），前提是这些控制措施已在美国进行，并且每个批次都附有制造商颁发的批合格证书（根据世界卫生组织药品质量认证体系），证明产品符合上市许可要求并且由负责批次签发的相关人员签名。

第 26.12 节　检验报告的识别性质。

(a) 将向进口方的管理机构提供检验报告（包含第 26.8 中规定的信息），包括等效管理机构准备的生产质量管理规范 (GMP) 合规性评估。依据按照所获之经验认定的等效性，这些检验报告通常由进口方管理机构核准，特定和特别说明的情况下除外。这种情况的例子包括检验报告中的材料不一致或不足，上市后监督中确定的质量缺陷或与产品质量或消费者安全有关的其他具体证据。在这种情况下，进口方管理机构可要求出口方管理机构作出澄清，这可能导致请求重新检查。管理机构将尽力及时回应要求澄清的要求。

(b) 如在该过程中未明确分歧，进口国管理机构可对生产设施实施检查。

第 26.13 节　批准后检验报告的递送。

有关本子部分包含产品的批准后生产质量管理规范 (GMP) 检验报告将在要求后的 60 天内传送给进口国管理机构。如果需要新的检查，检验报告将在要求后 90 天内传送。

第 26.14 节　批准前检验报告的递送。

(a) 尽快发送进行检查的预先通知。

(b) 在 15 个日历日内，有关当局将确认收到要求并确认其进行检查的能力。在欧共体 (EC) 中，请求将直接发送至相关管理机构，并提交给欧洲药品评价局 (EMEA)。如果接到请求的管理机构不能按照要求进行检查，请求管理机构有权进行检查。

(c) 在发出适当资料的请求后的 45 个日历日内将发出批准前检查报告，并详细说明检查期间要处理的具体问题。特殊情况下可能需要较短的时间，这些将在请求中描述。

第 26.15 节　监控持续等效。

用于保持等效性的监控活动应包括审查检验报告的交换及其质量和及时性、进行有限次的联合检查以及举办常规培训班。

第26.16节　中止。

(a) 各方有权对管理机构的等效性提出质疑。该项权利将以客观合理的方式以书面形式向对方行使。

(b) 该问题应在联合部门委员会通知后及时予以讨论。如果联合部门委员会确定需要验证等效性，则应由双方在第26.6节的规定下及时进行。

(c) 联合部门委员会将努力就适当行动达成一致同意。如果联合部门委员会达成中止协议，可立即执行中止。如果联合部门委员会没有达成协议，则按照第26.73节的规定将此事项提交给联合委员会。如果在通知后30日内未得到一致同意，有争议的管理机构将被中止。

(d) 中止先前被视为等效的管理机构时，各方不再有义务正常核准被中止管理机构的检查报告。除非接收方的管理机构的决策是基于健康或安全考虑而作出的，各方应继续正常核准该管理机构在中止之前的检查报告。中止执行将一直有效，直到各方一致同意该管理机构的未来地位为止。

第26.17节　联合部门委员会的作用和组成。

(a) 成立的联合部门委员会负责监督本子部分的过渡和运行阶段的活动。

(b) 联合部门委员会将由美国食品药品管理局(FDA)和欧共体(EC)的代表共同参与，各方将有一票表决权。决定将得到一致同意。

(c) 联合部门委员会的职能包括：

(1) 对各自监管机构的等效性进行联合评价，须经双方同意；

(2) 制定和维持等效管理机构清单，包括对检验类型或产品的限制，并将清单通知各方和联合委员会；

(3) 提供一个论坛来讨论与本子部分有关的问题，包括管理机构不再等效的问题和审查产品范围的机会；以及

(4) 审议中止执行的问题。

(d) 联合部门委员会应任何一方的要求举行会议，除非联合主席同意，否则应至少每年举行一次。联合委员会将随时了解联合部门委员会会议的议程和结论。

第 26.18 节　监管合作。

(a) 各方和当局应在法律允许的情况下通知和咨询另一方关于引入新控制措施或改变现有技术规则或检查程序的提案，并提供对这些提案发表评论的机会。

(b) 各方应以书面通知本子部分附录 B 的任何变动。

第 26.19 节　有关质量方面的信息。

管理机构将建立用于交换关于任何已确认问题报告、纠正措施、召回、拒绝的进口货物以及其他本子部分中规定的监管和执法问题信息的合适方式。

第 26.20 节　警报系统。

(a) 过渡期间将制定警报系统的详细内容。该系统将始终进行妥当维护。开发这种系统时要考虑的要素在本子部分的附录 E 中描述。

(b) 各方将商定接触点，以便在出现质量缺陷、召回、伪造和其他

质量问题的情况下以适当的速度告知管理机构，这可能需要额外
的控制或中止分销产品。

第 26.21 节　保障条款。

各方认识到，进口国有权通过采取必要措施履行其法律责任以在
其认为合适的保护水平上确保人类和动物健康。这包括中止在进
口国边境的分销、产品扣押、批次收回以及第 26.12 节提供的任
何更多信息或检验请求。

第 26 部分　子部分 A　附录 A 适用法律、法规和管理规定清单

1. 欧共体 (EC)：

[欧共体文件副本可以从欧洲文献研究所（地址：华盛顿特区第
17 大街西北区 1100 号 301 室，邮编 20036）获得。可登陆欧盟
委员会医药部门网站 http://dg3.eudra.org 查看 EC 文件。]

1965 年 1 月 26 日理事会第 65/65/EEC 号指令，与扩大、拓展和
修订后的专卖医药产品有关的法律、法规或管理行为所订的实施
规定。

1975 年 5 月 20 日理事会第 75/319/EEC 号指令，与扩大、拓展和
修订后的专卖医药产品有关的法律、法规或管理行为所订的实施
规定。

1981 年 9 月 28 日理事会第 81/851/EEC 号指令，与拓展和修订后
的兽医药用产品有关的成员国法律所订的实施规定。

1991 年 6 月 13 日理事会指令 91/356/EEC 规定了人类药用产品的
生产质量管理规范的原则和准则。

1991 年 7 月 23 日理事会指令 91/412/EEC 规定了兽医药用产品的
生产质量管理规范的原则和准则。

1993 年 7 月 22 日理事会条例 EEC No 2309/93 规定了人和兽用药
品进行授权和监督的共同体程序，并建立了欧洲药品评价局。

关于批发人类药用产品的 1992 年 3 月 31 日理事会指令 92/25 /
EEC。

药品产品良好分销规范指南 (94/C 63/03)。

当前版本的"生产质量管理规范指南"，"欧洲共同体药用产品管
理规则"第四卷。

2. 美国：

[FDA 文件副本可以从政府印刷局（地址：华盛顿特区第 17 大街
西北区 1510 H 号，邮编 20005）获得。可登陆 FDA 互联网网站
http://www.fda.gov. 查看 FDA 文件（FDA《符合性计划指导手册》
除外）。]

《联邦食品药品和化妆品法案》和《公共健康法案》的相关章节。

《联邦法规》第 21 章 (CFR) 第 1~99 部分、第 200~299 部分、第
500~599 部分和第 600~799 部分的相关章节。

FDA《调查操作守则》、FDA《监管程序手册》、FDA《符合性策略指导手册》、FDA《符合性计划指导手册》和其他 FDA 指南的相关章节。

第 26 部分 子部分 A 附录 B——管理机构清单

1. 美国：美国的管理机构是食品药品管理局。

2. 欧共体：欧共体的管理机构包括：

比利时：Inspection generale de la Pharmacie, Algemene Farmaceutische Inspectie.

丹麦：Laegemiddelstyrelsen.

德国：Bundesministerium fur Gesundheit for immunologicals:Paul-Ehrlich-Institut, Federal Agency for Sera and Vaccines.

希腊：[Epsi][theta][nu][iota][kappa][omega][sigmav] [Omega][rho][gamma][alpha][nu] [iota][sigma]s[mu][omega][sigmav] [Phi][alpha][rho][mu][alpha][kappa][omega][upsi], Ministry of Health and Welfare, National Drug Organization (E.O.F).

西班牙：人类药用产品：Ministerio de Sanidad y Consumo, Subdireccion General de Control Farmaceutico. 兽医药用产品：Ministerio de Agricultura, Pesca y Alimentacion (MAPA), Direccion General de la Produccion Agraria.

法国：人类药用产品：Agence du Medicament. 兽医药用产品：Agence Nationale du Medicament Veterinaire.

爱尔兰：Irish Medicines Board.

意大利：人类药用产品：Ministero della Sanita, Dipartimento Farmaci e Farmacovigilanza. 兽医药用产品：Ministero della Sanita, Dipartimento alimenti e nutrizione e sanita pubblica veterinaria–Div. IX.

卢森堡：Division de la Pharmacie et des Medicaments.

荷兰：Staat der Nederlanden.

奥地利：Bundesministerium fur Arbeit, Gesundheit und Soziales.

葡萄牙：Instituto da Farmacia e do Medicamento (INFARMED).

芬兰：Laakelaitos/Lakemedelsverket (National Agency for Medicines).

瑞典：Lakemedelsverket–Medical Products Agency.

英国：人类和兽医药用产品（非免疫药品）：Medicines Control Agency. 兽用免疫药品：Veterinary Medicines Directorate.

欧共体：欧共体委员会。欧洲药品评价局 (EMEA)。

第 26 部分　子部分 A　附录 C——子部分 A 规定的产品指示性清单

确认可在上述立法中找到医药产品和药品的准确定义，下面列出了这一安排涵盖的产品指示性清单：

– 包括处方药和非处方药在内的人类药用产品；

– 人用生物制品，包括疫苗和免疫药品；

– 兽药，包括处方药和非处方药，不包括兽医免疫药品（9 CFR 101.2 "兽用免疫药品" 被称为 "兽用生物制品"）；

– 用于制备兽用药品饲料 (EC) 的预混合料，用于制备兽用药品饲料（美国）的 A 型药品制剂；

– 中间产品和活性药品成分或散装药品（美国）/ 起始原料 (EC)。

第 26 部分 子部分 A 附录 D——批准后和批准前等效性评估标准

I. 提供批准后和批准前的法律 / 管理机构和结构和程序：

A. 适当的法定授权和管辖权。

B. 能够发布和更新关于 GMP 和指导文件的约束性要求。

C. 检查、审查和复印文件以及采集样本和收集其他证据的权力。

D. 能够执行要求，并将违反这些要求的产品从市场上撤除。

E. 当前良好制造的实质性要求。

F. 管理机构的问责制。

G. 当前产品库存和制造商。

H. 用于维护或访问检验报告、样品和其他分析数据，以及与本部分子部分 A 所规定事项有关的其他公司 / 产品信息的系统。

II. 设定相关机制以确保适当的专业标准和避免利益冲突。

III. 管理机构管理：

A. 教育 / 资格和培训标准。

B. 有效的质量保证体系确保充分的工作绩效。

C. 适当的人员和资源执行法律法规。

IV. 执行检查：

A. 适当的检查前准备工作，包括调查员 / 团队的适当专门知识、对公司 / 产品和数据库的审查以及适当检查设备的可用性。

B. 充分进行检查，包括对设施的法定访问、有效应对拒绝行为，对操作、系统和文件评估的深度和能力、证据收集、适当的检查期限和给企业管理层的书面报告的完成度。

C. 适当的检查后活动，包括完成检查员报告、进行检查报告审查（如适当）、进行跟进检查和其他活动（如适当），以及确保保存和检索记录。

V. 执行监管强制措施以实施更正措施，旨在防止未来违规行为以及将违反要求的产品撤出市场。

VI. 有效使用监控系统：

A. 抽样分析。

B. 召回监测。

C. 产品缺陷报告系统。

D. 日常监督检查。

E. 对上市许可 / 批准申请的经批准的制造过程变更验证

VII. 批准前检查的其他具体标准：

A. 通过共同开发和管理的培训计划和联合检查以及对管理机构的能力进行评估，提供令人满意的示范。

B. 检查前准备工作包括审查适当的记录，包括现场计划和药品主文件或类似文件，以便进行充分检查。

C. 能够验证支持申请的化学、制造和控制数据是真实和完整的。

D. 能够以科学的方式评估和评价研究与开发数据，特别是转让技术试产，扩大和全面生产批次。

E. 能够验证现场流程和程序与申请中描述的流程和程序的一致性。

F. 审查和评估设备安装、操作和性能确认数据，并评估测试方法验证。

第 26 部分 子部分的 A 附录 E ——开发双向警报系统时应考虑的要素

1. 记录

- 定义危机 / 紧急情况，以及定义需要警报的情况
- 标准操作程序 (SOP)
- 健康危害评估与分类机制
- 沟通和传播信息的语言

2. 危机管理系统

- 危机分析与沟通机制
- 建立联络点
- 报告机制

3. 强制执行程序

- 跟踪机制
- 纠正措施程序

4. 质量保证体系

- 药品警戒计划
- 对纠正措施执行情况的监督 / 监测

5. 联络点

为了本部分子部分 A 的目的，警报系统的联络点是：

A. 欧共体：

the Executive Director of the European Agency for the Evaluation of Medicinal Products, 7, Westferry Circus, Canary Wharf, UK – London E14 4HB, England. 电话：44–171–418 8400，传真：418–8416。

B. 美国：

Biologics:Food and Drug Administration, Center for Biologics Evaluation and Research, Document Control Center, 10903 New Hampshire Ave., Bldg. 71, Rm.G112, Silver Spring, MD 20993–0002, 电话：240–402–9153, 传真：301–595–1302。

人用药品：Director, Office of Compliance, 10903 New Hampshire Ave., Silver Spring, MD 20993–0002, 电话：301–796–3100，传真：301–847–8747。

兽用药品：Director, Office of Surveillance and Compliance (HFV–200), MPN II, 7500 Standish Pl., Rockville, MD 20855–2773, 电话：301–827–6644，传真：301–594–1807。

[63 FR 60141, 1998 年 11 月 6 日，后修订为 69 FR 48775, 2004 年 8 月 11 日；74 FR 13112, 2009 年 3 月 26 日；80 FR 18090, 2015 年 4 月 3 日]

子部分 B——医疗器械的具体部门规定

第 26.31 节　目的。

(a) 本子部分的目的是指定一方接受另一方关于由所列符合性评估机构 (CAB) 进行的医疗器械的质量系统体系相关评估和检查以及上市前评估的结果时的条件。

(b) 本子部分的目的是随着各方方案和策略的演变而发展。各方将定期审查该子部分，以便随着食品药品管理局 (FDA) 和欧共体 (EC) 策略的变化，评估进展情况并确定该子部分的潜在强化。

第 26.32 节　范围。

(a) 本子部分的规定应用于交换和支持符合性评估机构 (CAB) 评估为等效的以下类型的报告（如适合）：

(1) 美国体系下，监督 / 上市后初步 / 批准前检查报告；

(2) 美国体系下，上市前 (510(k)) 产品评估报告；

(3) 欧共体体系下，质量体系评估报告；以及

(4) EC 体系下，EC 型检查和验证报告。

(b) 本子部分附录 A 列出了立法、规章和相关程序：

(1) 各方将产品作为医疗器械进行管理；

(2) 指定和确认 CAB；和

(3) 准备报告。

(c) 为了本子部分的目的，等效是指：EC CAB 能够以与 FDA 等效的方式按美国监管要求进行产品和质量体系评估；美国 CAB 可以

以与 EC CAB 等效的方式按 EC 法规要求进行产品和质量体系评估。

第 26.33 节　产品范围。

(a) 该子部分包括三个部分，每个部分涵盖不同的产品系列：

(1) 质量体系评估将就美国与 EC 法律体系认定为医疗器械相关的所有产品，美国类型的监督／上市后和初步／批准前检查报告和欧共体 (EC) 类型的质量体系评估报告进行交换。

(2) 产品评估。美国类型的上市前 (510(k)) 产品评估报告和 EC 类型的检测报告将仅作为列于本子部分附录 B 的 I 类／Ⅱ类 2 级医疗器械就美国系统下分类的这些产品进行交换。

(3) 上市后警戒报告。美国和 EC 将交换法律规定作为医疗器械的所有产品的上市后警戒报告。

(b) 将根据双方协议的本子部分创建附加的产品和程序。

第 26.34 节　管理机构。

管理机构有责任落实本子部分规定，包括指定和监督符合性评估机构 (CAB)。本子部分附录 C 对管理机构进行了规定。各方将立即以书面形式通知另一方关于国家管理机构的任何变更。

第 26.35 节　过渡期的期限与目的。

将在第 26.80(a) 节中描述的日期之后立即进行为期 3 年的过渡期。过渡期间，各方将参与信任建设活动，为获取足够证据以便就执行质量体系和产品评估或其他导致本子部分下报告交换的审查对另一方的符合性评估机构 (CAB) 的等效性作出决定。

第 26.36 节　CAB 清单。

各方应指定符合性评估机构 (CAB) 以通过向另一方转交符合本分部附录 A 所述的技术能力和独立性标准的 CAB 清单参与信任建设活动。该清单应附有支持证据。指定的 CAB 将在本分部附录 D 中列出用于参加进口方确认的信任建设活动。不符合情况应根据文件化证据进行调整。

第 26.37 节　信任建设活动。

(a) 过渡期开始时，联合部门小组将建立一个共同的信任建设计划，以提供足够的证据表明指定的符合性评估机构 (CAB) 具有能够按照各方规范进行质量体系或产品评估的能力。

(b) 联合建立信任计划应包括以下行动和活动：

(1) 研讨会旨在告之各方和 CAB 对于各方的监管制度、程序和要求；
(2) 工作组会议旨在向各方提供有关 CAB 指定和监督的要求和程序的信息；
(3) 交换过渡期间编制的报告资料；
(4) 联合培训训练；和
(5) 观察检查。

(c) 过渡期间，如果资源允许和管理机构同意，CAB 确定的任何重大问题均是合作活动的研究对象，以解决相关问题。

(d) 双方将尽可能在双方允许的资源内迅速完成信任建设的目标。

(e) 双方将负责编写年度进度报告，并介绍过渡期间每年进行的信任建设活动。报告的形式和内容将由各方通过联合部门委员会确定。

第 26.38 节　其他过渡期活动。

(a) 过渡期间，各方将共同确定质量体系和产品评估报告中必须存在的必要信息。

(b) 双方将共同建立一个通知和警报系统，以便在出现缺陷、召回和其他有关产品质量问题的情况下使用，这些问题可能需要采取额外行动（例如进口国方的检查）或中止产品分销。

第 26.39 节　等效性评估。

(a) 过渡期的最后 6 个月，各方应对参与信任建设活动的符合性评估机构 (CAB) 的等效性进行联合评估。如果 CAB 通过提交足够数量的适当报告表现出足够熟练程度，CAB 将被确定为具有等效性。对于执行本子部分所涵盖的任何类型的质量体系或产品评估的能力以及本部分涵盖的任何类型的产品，CAB 可被确定具有等效性。

双方应制定 CAB 确定为具有等效性的本子部分的附录 E 中包含的清单，其中应包含对执行任何类型的质量体系或产品的等效性确定范围的全面解释，包括任何适当的限制评价。

(b) 根据 26.46，双方应允许未列入参与本子部分或仅列入参与某些类型的评估的 CAB 在采取必要措施或获得足够经验后申请参与本子部分。

(c) 有关 CAB 等效性的决定必须经双方同意。

第 26.40 节　开始运行期。

(a) 运行期将在各方制定认为具有等效性的符合性评估机构 (CAB) 清单后过渡期结束时开始。第 26.40、26.41、26.42、26.43、

26.44、26.45 和 26.46 节的规定仅适用于列出的 CAB，且只适用于清单中关于 CAB 的任何规格和限制。

(b) 根据本子部分中关于各方各自管辖区执行的评估，运行期适用于由所列 CAB 生成的质量体系评估报告和产品评估报告，除非双方另外有协议。

第 26.41 节　交换和认可质量体系评估报告。

(a) 列出的欧共体 (EC) 符合性评估机构 (CAB) 将向 FDA 提供质量体系评估报告，具体如下：

(1) 对于批准前质量体系评估，EC CAB 将提供全面的报告；和
(2) 对于监督质量体系评估，EC CAB 将提供简要报告。

(b) 列出的美国 CAB 将向制造商选择 EC 公告机构提供：

(1) 初步质量体系评估的全面报告；
(2) 质量体系监督审核的简要报告。

(c) 如果简要报告未提供足够的信息，进口方可以向 CAB 要求进一步澄清。

(d) 根据获得的经验确定的等效性，由视为等效的 CAB 准备的质量体系评估报告通常将由进口方认可，除非存在特殊情况和另有规定。这种情况的例子包括报告中指出的材料不一致或不足，上市后监督中确定的质量缺陷或与产品质量或消费者安全有关的其他具体证据。在这种情况下，进口方可要求出口方作出澄清，这可能导致请求重新检查。被要求方将尽力及时回应要求澄清的要求。在这

个过程中分歧不明确的情况下，进口方可以进行质量体系评估。

第 26.42 节　交换和认可产品评估报告。

(a) 根据清单上的规格和限制，为此目的列出的欧共体 (EC) 符合性评估机构 (CAB) 将应美国医疗器械要求提供 FDA 510(k) 上市前通知评估报告。

(b) 根据清单上的规格和限制，美国 CAB 将应 EC 医疗器械要求向制造商选择 EC 机构提供类型检查和验证报告。

(c) 根据获得的经验确定的等效性，由视为等效的 CAB 制备的产品评估报告通常将由进口方认可，除非存在特殊情况和另有规定。这种情况的例子包括产品评估报告中显示的材料不一致、不足或不完整，或与产品安全性、性能或质量有关的其他具体证据。在这种情况下，进口方可要求出口方作出澄清，这可能导致请求重新评估。被要求方将尽力及时回应要求澄清的要求。认可仍然是进口方的责任。

第 26.43 节　递交质量体系评估报告。

第 26.41 节规定的本子部分涉及产品的质量体系评估报告应当在进口方要求的 60 个日历日内送交进口方。如果要求新的检查，该时间段应延长 30 个日历日。一方可以要求已被另一方确认的新检查。如果出口方不能在规定的时间内进行检查，进口方可以自行检查。

第 26.44 节　递交产品评估报告。

将按照进口方指定的程序递交产品评估报告。

第 26.45 节　监督持续等效。

监测活动将按照第 26.69 节进行。

第 26.46 节　其他 CAB 清单。

(a) 运营期间，考虑到另一方的总体监管系统中获得的信心水平，将使用第 26.36、26.37 和 26.39 中描述的程序和标准来考虑其他符合性评估机构 (CAB) 的等效性。

(b) 一旦指定管理机构认为已经经过第 26.36、26.37 和 26.39 节规定程序的此类 CAB 具有等效性，将每年指定这些机构。此类程序符合第 26.66 节 (a) 条和 (b) 条的要求。

(c) 按照此类年度指定，第 26.66 节 (c) 和 (d) 条下的 CAB 确认程序将适用。

第 26.47 节　联合部门委员会的作用和组成。

(a) 本子部分下成立的联合部门委员会负责监督本子部分的过渡和运行阶段的活动。

(b) 联合部门委员会将由美国食品药品管理局 (FDA) 和欧共体 (EC) 的代表共同参与，各方将有一票表决权。决定将得到一致同意。

(c) 联合部门委员会的职能包括：

(1) 对符合性评估机构 (CAB) 的等效性进行联合评估；
(2) 制定和维持等效 CAB 清单，包括就其活动范围的任何限制，并将清单通知本部分子部分 C 中规定的各方和联合委员会；
(3) 提供一个论坛来讨论与本子部分有关的问题，包括 CAB 不再

等效的问题和审查产品范围的机会；以及

(4) 审议中止执行的问题。

第 26.48 节　协调。

在本子部分的过渡期和运营期，双方打算继续参与全球协调工作组 (GHTF) 的活动，尽可能利用这些活动的结果。这种参与涉及开发和审查 GHTF 开发的文件，并共同确定是否适用于本子部分的实施。

第 26.49 节　监管合作。

(a) 各方和当局应在法律允许的情况下通知和咨询对方关于引入新控制措施或改变现有技术规则或检查程序的提案，并提供对这些提案发表评论的机会。

(b) 各方应以书面通知对方本子部分附录 A 的任何变动。

第 26.50 节　警报系统和上市后警戒报告交换。

(a) 过渡期间将建立警戒系统并进行维护，当有明显的公共卫生危险时，各方将通知对方。这个系统的要素将在本子部分的附录 F 中进行描述。作为该系统的一部分，各方应通知对方确认的问题报告、纠正措施或召回。这些报告被视为正在进行的调查的一部分。

(b) 各方将商定接触点，以便在出现质量缺陷、批次召回、伪造和其他质量问题的情况下以适当的速度告知管理机构，这可能需要额外的控制或中止分销产品。

第 26 部分 子部分 B 附录 A——相关立法、规定和程序。

1. 对于欧共体 (EC)，以下立法适用于本子部分第 26.42 节 (a) 条：

[欧共体文件副本可以从欧洲文献研究所（地址：华盛顿特区第17 大街西北区 1100 号 301 室，邮编 20036）获得。]

a. 关于有源植入式医疗器械的 1990 年 6 月 20 日理事会指令 90/385/EEC OJ No. L 189, 20.7.1990, p. 17. 符合性评估程序。

附件 2（第 4 节除外）附件 4

附件 5

b. 关于医疗器械的 1993 年 6 月 14 日理事会指令 93/42/EEC OJ No. L 169,12.7.1993, p.1. 符合性评估程序。

附件 2（第 4 节除外）附件 3

附件 4

附件 5

附件 6

2. 对于美国，以下立法适用于第 26.32 节 (a) 条：

[FDA 文件副本可以从政府印刷局（地址：华盛顿特区第 17 大街西北区 1510 H 号，邮编 20005）获得。可登陆 FDA 互联网网站

http://www.fda.gov. 查看 FDA 文件。]

a.《联邦食品药品和化妆品法案》, 21 U.S.C. 321 et seq.

b.《公共保健服务法》, 42 U.S.C. 201 et seq.

c.21 CFR 中描述的美国食品药品管理局法规，尤其是第 800 至 1299 部分。

d. 医疗器械；所选上市前通告的第三方审查；试点计划，61 FR 14789–14796（1996 年 4 月 3 日）。

e. 认可人员计划指导文件草案, 63 FR 28392（1998 年 5 月 22 日）。

f. 关于美国与欧共体互认协议的医疗器械行业附件下的人员、行业和第三方、第三方计划的指导草案，63 FR 36240（1998 年 7 月 2 日）。

g. 关于使用标准的指导文件，63 FR 9561（1998 年 2 月 25 日）。

第 26 部分 子部分 B 附录 B——产品范围

1. 过渡期的初始范围

自本子部分第 26.80 节所述本细则生效（据了解，生效日期不得在 1998 年 6 月 1 日之前发生，除非双方另有决定）后，符合本分部过渡性安排的产品包括：

a. 所有需要美国上市前评估的 I 类产品，见表 1。

b. Ⅱ类产品，见表 2。

2. 过渡期间

各方将根据各自的优先事项共同确定其他产品组，包括其相关配件，如下所示：

a. 主要基于双方尽最大的努力作出准备的书面指导原则的审查；和

b. 可能主要基于国际标准以便双方获得必要的经验的审查。

相应的附加产品清单将逐年分阶段实施。各方可以咨询行业和其他有关方面确定添加的产品。

3. 运营期开始

a. 在运营期开始时，产品范围应扩大到过渡期间涵盖的所有 I / Ⅱ 类产品。

b. FDA 将该程序扩展到Ⅱ类器械，与试点结果一致，如果第三方医疗设备检查的设备试点成功，FDA 可以编写指导文件。MRA 将在表 3 中列出的所有Ⅱ类器械的最大可行范围，涵盖美国 FDA 认可的第三方审核。

4. 除非双方共同决定另有明确规定，本部分不包括任何一个系统下的任何美国 Ⅱ 类层位 3 或 Ⅲ 类产品。
[根据 1997 年《食品药品管理局现代化法案》，表格中所列之医疗器械清单可能会发生变化。]

表 1　包括在过渡期开始时的产品范围内的需要美国上市前评估
的 I 类产品[1]

21 CFR 章节编号	法规名称　产品代码 – 器械名称
麻醉学科（21 CFR 第 868 部分）	
868.1910	食管听诊器　BZW – 听诊器，食管
868.5620	呼吸嘴　BYP – 口腔，呼吸
868.5640	药用无通气雾化器（雾化器） CCQ – 雾化器，药用，非通气（雾化器）
868.5675	重复呼吸装置　BYW – 设备，重复呼吸
868.5700	非动力氧气帐 FOG – 防护罩，氧气，婴儿 BYL – 氧气帐，氧气
868.6810	气管支气管吸引导管 BSY – 导管，吸引，气管支气管
心血管科（无）	
牙科组（21 CFR 第 872 部分）	
872.3400	刺梧桐和硼酸钠，带或不带阿拉伯胶义齿粘附剂 KOM – 粘合剂，义齿，阿拉伯胶和刺梧桐，钠
872.3700	牙科用汞（美国药典）　ELY – 汞
872.4200	牙科用手机及配件 EBW – 控制器，食品，手机和电线 EFB – 手机，气动，牙科 EFA – 手机，皮带和（或）齿轮驱动，牙科 EGS – 手机，对角和直角附件，牙科 EKX – 手机，直接驱动，交流电动 EKY – 手机，水力
872.6640	牙科手术装置及配件　EIA – 装置，牙科手术
耳鼻喉科（21 CFR 第 874 部分）	
874.1070	短增量敏感指数（SISI）适配器 ETR – 适配器，短增量敏感指数（SISI）
874.1500	味觉测定仪　ETM – 味觉测定仪
874.1800	空气或水热量刺激器 KHH – 刺激器，冷热气 ETP – 刺激器，冷热水
874.1925	托因比诊断管　ETK – 管，托因比诊断
874.3300	助听器 LRB – 面板助听器 ESD – 助听器，空气传导

（续表）

21 CFR 章节编号	法规名称　产品代码 – 器械名称
874.4100	鼻出血球囊 EMX – 球囊，鼻出血
874.5300	ENT 检查和治疗装置 ETF – 装置，检查 / 治疗，ENT
874.5550	电动鼻清洗器 KMA – 清洗器，电动鼻式
874.5840	治疗口吃装置 KTH – 装置，治疗口吃
胃肠病学 – 泌尿外科（21 CFR 第 876 部分）	
876.5160	男性尿道夹 FHA – 夹钳，阴茎
876.5210	灌肠工具盒 FCE – 套件，灌肠，（用于清洁用途）
876.5250	尿液收集器及配件 FAQ – 袋，尿液收集，腿，外用
综合病院（21 CFR 第 880 部分）	
880.5270	新生儿眼垫 FOK – 垫，新生儿眼
880.5420	压力袋式静脉输液器 KZD – 输液器，压力，用于静脉袋
880.5680	小儿姿势固定器 FRP – 固定器，婴儿姿势
880.6250	患者检查用手套 LZB – 医用手指套 FMC – 手套，患者检查 LYY – 手套，患者检查，乳胶 LZA – 手套，患者检查，聚乙烯 LZC – 手套，患者检查，专用 LYZ – 手套，患者检查，乙烯基
880.6375	患者润滑剂 KMJ – 润滑剂，患者
880.6760	保护性约束 BRT – 约束，患者，导电 FMQ – 约束，保护
神经病学科（21 CFR 第 882 部分）	
882.1030	GWW – 共济失调描记器
882.1420	脑电图（EEG）信号频谱分析仪 GWS – 分析仪，频谱，脑电信号

（续表）

21 CFR 章节编号	法规名称　产品代码 – 器械名称
882.4060	脑室套管 HCD – 套管，脑室
882.4545	分流系统植入装置 GYK – 仪器，分流系统植入
882.4650	神经外科缝合针 HAS – 针，神经外科缝合
882.4750	颅骨打孔器 GXJ – 打孔器，颅骨
妇产科（无）	
眼科（21 CFR 第 886 部分）	
886.1780	检影镜 HKM – 检影镜，电池供电
886.1940	眼压计灭菌器 HKZ – 灭菌器，眼压计
886.4070	动力式角膜钻孔器 HQS – 钻孔器，角膜，交流电力式 HOG – 钻孔器，角膜，电池供电 HRG – 发动机，环钻，配件，交流电力式 HFR – 发动机，环钻，配件，电池供电 HLD – 发动机，环钻，配件，气动
886.4370	角膜刀 HNO – 角膜刀，交流电力式 HMY – 角膜刀，电池供电
886.5850	太阳镜（非处方） HQY – 太阳镜（包括非处方光敏）
矫形外科（21 CFR 第 888 部分）	
888.1500	测角器 KQX – 测角器，交流电力式
888.4150	临床用卡尺 KTZ – 卡尺
物理医学（21 CFR 第 890 部分）	
890.3850	机械轮椅 LBE – 婴儿车，自动适配 IOR – 轮椅，机械
890.5180	患者手动旋转床 INY – 床，患者旋转，手动
890.5710	一次性冷热包装 IMD – 包装，热或冷，一次性

（续表）

21 CFR 章节编号	法规名称　产品代码 – 器械名称
放射科（21 CFR 第 892 部分）	
892.1100	闪烁照相机（伽玛） IYX – 相机，闪烁（伽玛）
892.1110	正电子照相机 IZC – 相机，正电子
892.1300	核直线扫描仪 IYW – 扫描仪，直线，核
892.1320	核摄取探头 IZD – 探头，摄取，核
892.1330	核医全身扫描仪 JAM – 扫描仪，全身，核
892.1410	核心电图仪同步器 IVY – 同步器，心电图仪，核
892.1890	射线胶片照明器 IXC – 照明器，射线胶片 JAG – 照明器，射线胶片，防爆
892.1910	X 射线滤线栅 IXJ – 滤线栅，射线
892.1960	射线摄影增感屏 EAM – 屏幕，增强，射线摄影
892.1970	射线照相心电图 / 呼吸器同步器 IXO – 同步器，心电图 / 呼吸器，射线照相
892.5650	手动放射性核素敷贴器系统 IWG – 系统，敷贴器，放射性核素，手动
普通外科和整形外科（21 CFR 第 878 部分）	
878.4200	导入 / 引流管及附件 KGZ – 附件，导管 GCE – 适配器，导管 FGY – 插管，注射 GBA – 导管，球囊型 GBZ – 导管，胆管造影术 GBQ – 导管，连续灌注 GBY – 导管，咽鼓管，普通整形外科 JCY – 导管，输液 GBX – 导管，灌注 GBP – 导管，多腔 GBO – 导管，肾造瘘，普通及整形外科 GBN – 导管，儿科，普通及整形外科 GBW – 导管，腹膜

（续表）

21 CFR 章节编号	法规名称　产品代码 – 器械名称
	GBS – 导管，心室，普通及整形外科 GCD – 连接器，导管 GCC – 扩张器，导管 GCB – 针，导管
878.4320	可拆卸皮夹 FZQ – 夹，可拆卸（皮肤）
878.4460	手术手套 KGO – 手术手套
878.4680	无动力，单人，便携式吸引装置 GCY – 装置，吸引，单个患者使用，便携式，无动力
878.4760	可拆卸缝皮钉 GDT – 缝皮钉，可拆卸（皮肤）
878.4820	交流供电，电池供电和气动手术仪器电机及配件 / 附件 GFG – 钻头，手术 GFA – 刀片，锯，普通及整形外科 DWH – 刀片，锯，手术，心血管 BRZ – 板，手臂（带盖） GFE – 刷，皮肤磨削术 GFF – 钻，外科，普通及整形外科 KDG – 凿子（骨凿） GFD – 取皮机 GFC – 起子，手术，针 GFB – 头，手术，锤子 GEY – 电机，手术器械，交流电源 GET – 电动，手术器械，气动 DWI – 锯，电动 KFK – 锯，气动 HAB – 锯，动力和配件
878.4960	空气或交流供电操作台和空气或交流电动操作椅及配件 GBB – 椅子，手术，交流电力
	FQO – 手术台，手术室，交流电力 GDC – 手术台，手术室，电力 FWW – 手术台，手术室，气动 JEA – 手术台，手术与矫形附件，交流电力
880.5090	液体绷带 KMF – 绷带，液体

[1] 关于产品代码、组合代码和其他医疗器械标识符的描述性信息可以在 FDA 的互联网网站 http://www.fda.gov/cdrh/prodcode.html 上查看。

表2　包括在过渡期开始的产品范围内的Ⅱ类医疗器械（美国制定识别美国要求和欧洲共同体（EC）的指导性文件，以确定满足EC要求所需的标准）[1]

组	21 CFR 章节编号	法规名称　产品代码 – 器械名称
RA	892.1000	磁共振诊断装置 MOS – 线圈，磁共振，专用 LNH – 系统，核磁共振成像 LNI – 系统，核磁共振光谱
诊断超声：RA	892.1540	非侵入超声监测
RA	892.1550	JAF – 监视器，超声波，非侵入超声脉冲多普勒成像系统 IYN – 系统，成像，脉冲多普勒超声波
RA	892.1560	超声波脉冲回波成像系统 IYO – 系统，成像，脉冲回波，超声波
RA	892.1570	诊断超声波传感器 ITX – 传感器，超声波，诊断
诊断 X 射线成像设备（乳腺 X 线摄影除外）：		
RA	892.1600	血管造影 X 光系统 IZI – 系统，X 射线，血管造影
RA	892.1650	图像增强荧光 X 射线系统 MQB – 固态 X 射线成像仪（平板 / 数字成像仪） JAA – 系统，X 射线，荧光镜，图像增强
RA	892.1680	固定 X 射线系统 KPR – 系统，X 射线，固定
RA	892.1720	移动 X 射线系统 IZL – 系统，X 射线，移动
RA	892.1740	断层 X 射线系统 IZF – 系统，X 射线，断层扫描
RA	892.1750	计算机断层扫描 X 射线系统 JAK – 系统，X 射线，层析成像，计算机
ECG 相关器械：		
CV	870.2340	心电图 DPS – 心电图 MLC – 监视器，ST 段

（续表）

组	21 CFR 章节编号	法规名称　产品代码 – 器械名称
CV	870.2350	心电图仪导线牵出接合器 DRW – 适配器，导线牵出，心电图仪
CV	870.2360	心电图仪电极 DRX – 电极，心电图仪
CV	870.2370	心电图表面电极测试仪 KRC – 测试仪，电极，表面，心电图
NE	882.1400	脑电图 GWQ – 脑电图
HO	880.5725	输液泵（仅限外用） MRZ – 附件，泵，输液 FRN – 泵，输液 LZF – 泵，输液，分析取样 MEB – 泵，输液，弹性体 LZH – 泵，输液，肠内 MHD – 泵，输液，胆石溶解 LZG – 泵，输液，胰岛素 MEA – 泵，输液，PCA
眼科仪器：		
OP	886.1570	检眼镜 HLI – 眼科检查仪，交流电力 HLJ – 检眼镜，电池供电
OP	886.1780	检影镜 HKL – 检影镜，交流电力
OP	886.1850	交流电力式裂隙灯生物显微镜 HJO – 生物显微镜，裂隙灯，交流电力式
OP	886.4150	玻璃体吸引及切割器械 MMC – 扩张器膨胀式虹膜（附件） HQE – 仪器，玻璃体吸引及切割器，交流供电 HKP – 仪器，玻璃体吸引及切割器，电池供电 MLZ – 玻璃体切除术，仪器切割机
OP	886.4670	晶体粉碎术 HQC – 装置，晶体粉碎术
SU	878.4580	手术灯 HBI – 照明器，光纤，外科区 FTF – 照明器，非远程 FTG – 照明器，远程

（续表）

组	21 CFR 章节编号	法规名称　产品代码 – 器械名称
		HJE – 灯荧光素，交流电源 FQP – 灯，手术室 FTD – 灯，手术 GBC – 灯，手术，白炽灯 FTA – 灯，手术，配件 FSZ – 灯，手术，载体 FSY – 灯，手术，天花板安装 FSX – 灯，手术，连接器 FSW – 灯，手术，内窥镜 FST – 灯，手术，光纤 FSS – 灯，手术，落地式 FSQ – 灯，手术，仪器
NE	882.5890	经皮电神经 刺激器用于缓解疼痛 GZJ – 刺激器，神经，经皮，用于疼痛缓解
无创血压测量仪器：		
CV	870.1120	血压表套袖 DXQ – 套袖，血压
CV	870.1130	无创血压测量系统（除非示波法）血压 DXN – 系统，测量，血压，无创
HO	880.6880	蒸汽灭菌器（大于 2 立方英尺） FLE – 灭菌器，蒸汽
临床温度计：		
HO	880.2910	临床电子温度计（鼓膜式或奶嘴式除外） FLL – 温度计，电子，临床雾化器
AN	868.5630	CAF – 雾化器（直接患者接口）
皮下注射针和注射器（抗静电和自毁除外）：		
HO	880.5570	皮下单腔注射针 MMK – 收集器，锐器 FMI – 针，皮下，单腔 MHC – 端口，骨内，植入
HO	880.5860	活塞注射器 FMF – 注射器，活塞

（续表）

组	21 CFR 章节编号	法规名称　产品代码 – 器械名称
入选牙科材料：		
DE	872.3060	牙科使用黄金基底合金 和贵重金属合金 EJT – 合金，金，用于临床使用 EJS – 合金，贵金属，临床应用
DE	872.3200	树脂牙结合剂 KLE – 药剂，牙齿粘合，树脂
DE	872.3275	牙科水泥 EMA – 水泥，牙科 EMB – 氧化锌丁香酚
DE	872.3660	印模材料 ELW – 材质，印模
DE	872.3690	牙龈树脂材料 EBF – 材料，牙龈，树脂
DE	872.3710	基底金属合金 EJH – 金属，基底
乳胶避孕套		
OB	884.5300	避孕套 HIS – 避孕套

[1] 关于产品代码、组合代码和其他医疗器械标识符的描述性信息可以在 FDA 的互联网网站 http://www.fda.gov/cdrh/prodcode.html 上查看。

表 3　运营期间可能包含在产品范围内的医疗器械[1]

产品系列	21 CFR 章节编号	器械名称	级别
麻醉学科			
麻醉器械	868.5160	麻醉或止痛气体发生器	2
	868.5270	呼吸系统加热器	2
	868.5440	便携式氧气发生器	2
	868.5450	呼吸气体加湿器	2
	868.5630	喷雾器	2
	868.5710	电动氧气帐篷	2
	868.5880	麻醉蒸发器	2

（续表）

产品系列	21 CFR 章节编号	器械名称	级别
气体分析仪	868.1040	电动痛觉计	2
	868.1075	氩气分析仪	2
	868.1400	二氧化碳气体分析仪	2
	868.1430	一氧化碳气体分析仪	2
	868.1500	恩氟烷气体分析仪	2
	868.1620	氟烷气体分析仪	2
	868.1640	氦气分析仪	2
	868.1670	氖气分析仪	2
	868.1690	氮气分析仪	2
	868.1700	一氧化二氮气体分析仪	2
	868.1720	氧气分析仪	2
	868.1730	耗氧量计算机	2
外周神经刺激器	868.2775	电外周神经刺激器	2
呼吸监测	868.1750	压力体积描记	2
	868.1760	体积描记法	2
	868.1780	吸气呼吸道压力计	2
	868.1800	鼻气流计	2
	868.1840	诊断用肺活量计	2
	868.1850	监测用肺活量计	2
	868.1860	肺量测定最大流量仪表	2
	868.1880	肺功能数据计算器	2
	868.1890	预测用肺功能值计算器	2
	868.1900	诊断肺功能解释计算器	2
	868.2025	超声空气栓塞监测器	2
	868.2375	呼吸频率监测器（除呼吸暂停探测器）	2
	868.2480	皮肤二氧化碳 ($PcCO_2$) 监测器	2
	868.2500	皮肤氧监测仪（用于未使用气体麻醉的婴儿）	2
	868.2550	呼吸速度计	2
	868.2600	呼吸道压力监测器	2

（续表）

产品系列	21 CFR 章节编号	器械名称	级别
	868.5665	动力叩诊器	2
	868.5690	刺激用肺活量计	2
呼吸器	868.5905	非连续式呼吸器 (IPPB)	2
	868.5925	电动急救呼吸器	2
	868.5935	外用负压呼吸器	2
	868.5895	连续式呼吸器	2
	868.5955	间歇式强制换气附件	2
	868.6250	便携式空气压缩机	2
心血管			
心血管疾病的诊断	870.1425	可编程的诊断用计算机	2
	870.1450	密度计	2
	870.2310	尖端心动描记器（心振动图计）	2
	870.2320	心冲击描记器	2
	870.2340	心电图	2
	870.2350	心电图仪导线转换接合器	1
	870.2360	心电图电极	2
	870.2370	心电图表面电极测试仪	2
	870.2400	心电向量描记器	1
	870.2450	医用阴极射线管显示器	1
	870.2675	示波计	2
	870.2840	尖端心动描记传感器	2
心血管监测	870.2860	心音换能器，减压，心肺旁路	2
	870.1100	血压警报器	2
	870.1110	血压电脑计算器	2
	870.1120	血压表套袖	2
	870.1130	无创血压测量系统	2
	870.1140	静脉血压计	2
	870.1220	电极记录导管或电极记录探头	2
	870.1270	腔内心音导管系统	2
	870.1875	听诊器（电子）	2
	870.2050	生物电势放大器和信号调节器	2

（续表）

产品系列	21 CFR 章节编号	器械名称	级别
	870.2060	换能器信号放大器和调节器	2
	870.2100	心血管血液流量计	2
	870.2120	血管外血流探头	2
	870.2300	心脏监护仪（包括心动计数器和心率报警）	2
	870.2700	血氧计	2
	870.2710	耳血氧计	2
	870.2750	阻抗静脉搏动描记器	2
	870.2770	阻抗体积描记器	2
	870.2780	液压、气动或光电式体积描记器	2
	870.2850	血管外血压传感器	2
	870.2870	导管顶端压力传感器	2
	870.2880	超声换能器	2
	870.2890	脉管闭塞传感器	2
	870.2900	患者换能器和电极电缆（包括连接器）	2
	870.2910	射频生理信号发送器和接收器	2
	870.2920	电话心电图机和接收器	2
	870.4205	心肺转流气泡探测器	2
	870.4220	心肺转流心肺机控制台	2
	870.4240	心肺转流式热交换器	2
	870.4250	心肺转流温度控制器	2
	870.4300	心肺转流气体控制装置	2
	870.4310	心肺转流冠状动脉压力计	2
	870.4330	体外循环血液在线气体监测	2
	870.4340	心肺转流水平传感监测和（或）控制	2
	870.4370	滚筒型心肺转流血液泵	2
	870.4380	心肺转流泵速度控制器	2
	870.4410	心肺转流直列血液气体传感器	2

（续表）

产品系列	21 CFR 章节编号	器械名称	级别
心血管疾病的治疗	870.5050	患者照料吸引装置	2
	870.5900	热管理系统	2
除颤器	870.5300	DC 除颤器（包括桨）	2
	870.5325	除颤器测试器	2
超声心动描记器	870.2330	超声心动描记器	2
起搏器及配件	870.1750	外部可编程起搏器脉冲发生器	2
	870.3630	起搏器生成器功能分析仪	2
	870.3640	间接起搏器发生器功能分析仪	2
	870.3720	起搏器电极功能检测器	2
杂项	870.1800	抽缩式输液泵	2
	870.2800	医用磁带记录器	2
	无	电池，可充电，Ⅱ类设备	
齿科			
牙科设备	872.1720	牙髓测试仪	2
	872.1740	龋齿检查器械	2
	872.4120	骨切割器及其附件	2
	872.4465	气动式喷射注射器	2
	872.4475	弹簧动力式喷射注射器	2
	872.4600	口内结扎线和金属线阻	2
	872.4840	旋转式刮器	2
	872.4850	超声波刮器	2
	872.4920	牙科电外科装置及附件	2
	872.6070	用于聚合的紫外激活剂	2
	872.6350	紫外光检测器	2
牙科材料	872.3050	汞合金	2
	872.3060	用于临床使用的以黄金为基础的合金和贵金属合金	2
	872.3200	树脂牙粘合剂	2
	872.3250	氢氧化钙牙洞衬剂	2
	872.3260	窝洞涂剂	2

（续表）

产品系列	21 CFR 章节编号	器械名称	级别
	872.3275	牙科水泥（除了氧化锌－丁香酚）	2
	872.3300	假牙用亲水性树脂涂层	2
	872.3310	树脂填充用涂层材料	2
	872.3590	假牙床	2
	872.3660	印模材料	2
	872.3690	牙龈树脂材料	2
	872.3710	基底金属合金	2
	872.3750	托槽粘合树脂和牙面处理剂	2
	872.3760	义齿修复，修复，或基托垫底树脂	2
	872.3765	坑和裂缝密封剂和处理剂	2
	872.3770	临时牙冠和桥树脂	2
	872.3820	根管充填树脂（除氯仿使用）	2
	872.3920	瓷牙	2
口腔 X 光	872.1800	口外源 x 射线系统	2
	872.1810	口内源 x 射线系统	2
种植牙	872.4880	骨内固定螺丝或金属线	2
	872.3890	牙髓稳定夹板	2
牙科正畸	872.5470	牙科矫正塑胶托架	2
耳鼻喉科			
诊断设备	874.1050	听力计	2
	874.1090	听觉阻抗检测器	2
	874.1120	电子噪声发生器用于听力测试	2
	874.1325	电声门描记器	2
	874.1820	外科神经刺激器位器	2
助听器	874.3300	助听器（用于骨传导）	2
	874.3310	助听器校准器及分析系统	2
	874.3320	集体助听器或集体听觉训练器	2
	874.3330	万能助听器	2

（续表）

产品系列	21 CFR 章节编号	器械名称	级别
外科设备	874.4250	耳、鼻、喉电或气动外科钻	1
	874.4490	氩激光器用于耳科、鼻部和喉学 耳，鼻，喉显微外科	2
	874.4500	二氧化碳激光器	2
胃肠病 / 泌尿科内窥镜 (包括血管镜、腹腔镜、眼科内窥镜)	876.1500	内窥镜及附件	2
	876.4300	内镜电外科装置及附件	2
胃肠病学	876.1725	胃肠运动监测系统	1
血液透析	876.5600	在血液透析中，吸附剂再生透析液输送系统	2
	876.5630	腹膜透析系统及附件	2
	876.5665	血液透析用水净化系统	2
	876.5820	血液透析系统及附件	2
	876.5830	一次性插入式血透器 (kiil -type)	2
碎石器	876.4500	机械式碎石器	2
泌尿外科设备	876.1620	排尿动力学测量系统	2
	876.5320	非植入式电子自控设备	2
	876.5880	隔离肾灌注和运输系统及附件	2
综合医院科			
输液泵和系统	880.2420	重力输液系统的电子监视器	2
	880.2460	电动脊髓液压力监测器	2
	880.5430	非电动流体注射器	2
	880.5725	输液泵	2
新生儿培养箱	880.5400	新生儿培养箱	2
	880.5410	新生儿运输培养箱	2
	880.5700	新生儿光疗机	2
活塞式注射器	880.5570	皮下单腔注射针	1
	880.5860	活塞式注射器 (防粘剂除外)	1
	880.6920	注射针导引器	2

（续表）

产品系列	21 CFR 章节编号	器械名称	级别
杂项	880.2910	医用电子体温计	2
	880.2920	临床水银温度计	2
	880.5100	交流电可调医院床	1
	880.5500	交流电力患者升降机	2
	880.6880	蒸汽灭菌器（大于 2 立方英尺）	2
神经学科			
脑神经系统检查	882.1020	僵硬度分析	2
	882.1610	阿尔法射线监测仪	2
	882.1320	皮肤电极	2
	882.1340	鼻咽电极	2
	882.1350	针状电极	2
	882.1400	脑电图	2
	882.1460	眼球震颤描记器	2
	882.1480	神经内窥镜	2
	882.1540	皮肤电反应测量装置	2
	882.1550	神经传导速度测量装置	2
	882.1560	皮肤电压测量装置	2
	882.1570	有源直接接触温度测量装置	2
	882.1620	颅内压监测装置	2
	882.1835	生理信号放大器	2
	882.1845	生理信号调节器	2
	882.1855	脑电图 (EEG) 遥测系统	2
	882.5050	生物反馈仪	2
脑回波描记术	882.1240	脑回波描记器	2
RPG	882.4400	射频损伤发生器	2
神经外科	无	电极，脊髓硬膜外	2
	882.4305	动力复合颅骨钻，孔钻，环钻，及其附件	2
	882.4310	动力单一颅骨钻、孔钻、环钻和配件	2
	882.4360	电动颅骨钻电机	2
	882.4370	气动颅骨钻电机	2

（续表）

产品系列	21 CFR 章节编号	器械名称	级别
	882.4560	立体定位仪	2
	882.4725	射频损伤探针	2
	882.4845	电动咬骨钳	2
	882.5500	病变温度监控	2
刺激器	882.1870	诱发反应电刺激器	2
	882.1880	诱发反应机械刺激器	2
	882.1890	诱发响应光刺激器	2
	882.1900	诱发反应声刺激器	2
	882.1950	震动传感器	2
	882.5890	止痛经皮电神经刺激器	2
产科 / 妇科组			
胎儿监测	884.1660	经宫颈内窥镜（羊膜镜）和附件	2
	884.1690	宫腔镜和附件(用于性能标准)	2
	884.2225	妇产科超声波成像仪	2
	884.2600	胎儿心脏监视器	2
	884.2640	胎儿心音监视器及附件	2
	884.2660	胎儿超声监护仪及附件	2
	884.2675	胎头皮圆（螺旋）电极和涂敷器	1
	884.2700	宫内压力监测器及附件	2
	884.2720	子宫外收缩监护仪及附件	2
	884.2740	围产期监测系统及附件	2
	884.2960	产科超声波换能器及附件	2
妇科手术设备	884.1720	妇科腹腔镜及配件	2
	884.4160	单极内镜混凝刀及附件	2
	884.4550	妇科手术激光	2
	884.4120	妇科电灼术及配件	2
	884.5300	避孕套	2
眼科植入物	886.3320	眼球植入物	2
接触镜	886.1385	聚甲基丙烯酸甲酯 (PMMA) 诊断接触镜	2

（续表）

产品系列	21 CFR 章节编号	器械名称	级别
	886.5916	透气性硬性角膜接触镜（仅限日戴型）	2
诊断设备	886.1120	眼科摄影机	1
	886.1220	角膜电极	1
	886.1250	直视镜（交流供电）	1
	886.1360	激光视野检测器	1
	886.1510	眼动监视器	1
	886.1570	检眼镜	1
	886.1630	交流式光刺激器	1
	886.1640	眼科前置放大器	1
	886.1670	眼科用同位素吸收量探测器	2
	886.1780	检影镜（交流供电设备）	1
	886.1850	交流电力式裂隙灯生物显微镜	1
	886.1930	眼压计及其附件	2
	886.1945	透照器（交流供电设备）	1
	886.3130	眼科用构象异构体	2
(诊断/手术设备)	886.4670	晶状体粉碎系统	2
眼科植入物	886.3340	眼外部眼框植入物	2
	886.3800	巩膜壳	2
外科设备	880.5725	输液泵（性能标准）	2
	886.3100	眼科用钽制夹	2
	886.3300	可吸收植入物（巩膜扣带术）	2
	886.4100	射频电烧灼器具	2
	886.4115	热烧灼器	2
	886.4150	玻璃体吸引及切割器械	2
	886.4170	眼科冷冻仪	2
	886.4250	眼科电解装置（交流供电设备）	1
	886.4335	操作头灯（交流供电设备）	1
	886.4390	眼科激光装置	2
	886.4392	Nd：YAG 激光治疗晶状体后囊膜切开术	2

（续表）

产品系列	21 CFR 章节编号	器械名称	级别
	886.4400	电子金属定位器	1
	886.4440	交流电力式磁铁	1
	886.4610	眼压施予器	2
	886.4690	眼科用光凝固仪	2
	886.4790	眼科用海绵	2
	886.5100	眼科 β 辐射源	2
	无	手持检眼镜、更换电池	1
骨科组			
植入物	888.3010	骨固定环扎术	2
	888.3020	髓内固定棒	2
	888.3030	单件 / 多部件金属骨固定装置及附件	2
	888.3040	光滑或螺纹金属骨固定紧固件	2
	888.3050	脊柱经椎板间入路固定矫正法	2
	888.3060	脊柱椎间体固定矫正器	2
外科设备	888.1240	交流供电测力器	2
	888.4580	超声手术器械及附件	2
	无	附件，固定，脊椎内层	2
	无	附件，固定，脊柱椎体	2
	无	监测，压力，局限型	1
	无	矫正，固定，脊柱椎间融合	2
	无	脊柱椎弓根固定矫正法	
	无	系统，水泥去除提取	1
物理医学专业组			
诊断设备或(治疗)治疗设备	890.1225	电子诊断器	2
	890.1375	诊断肌电描记器	2
	890.1385	诊断肌电描记器针电极	2
	890.1450	电动反射锤	2
	890.1850	诊断肌肉刺激器	2
	890.5850	电动肌肉刺激器	2

（续表）

产品系列	21 CFR 章节编号	器械名称	级别
	890.5100	浸入式水浴	2
	890.5110	石蜡浴盆	2
	890.5500	红外线灯	2
	890.5720	循环热水或冷敷	2
	890.5740	热敷垫	2
放射学专业组			
MRI	892.1000	磁共振诊断设备	2
	884.2660	胎儿超声监护仪及附件	2
	892.1540	非侵入超声监测	
超声诊断	892.1560	超声脉冲回波成像系统	2
	892.1570	诊断超声换能器	2
	892.1550	超声脉冲多普勒成像系统	
血管造影	892.1600	血管造影的 X 射线系统	2
	892.1610	诊断 X 射线限束器	2
	892.1620	电影或束电式荧光 X 光摄像机	2
	892.1630	静电 X 射线成像系统	2
	892.1650	图像增强荧光 X 射线系统	2
	892.1670	束电胶片器	2
	892.1680	固定 X 射线系统	2
	892.1710	乳腺 X 射线系统	2
诊断 X 射线	892.1720	移动 X 光系统	2
	892.1740	层析 X 射线系统	1
	892.1820	充气脑 X 光摄影用椅	2
	892.1850	射线照相胶卷暗盒	1
	892.1860	射线照相胶片 / 换片器	1
	892.1870	射线照相胶片 / 卡式转换器编程器	2
	892.1900	自动射线照相胶片处理器	2
	892.1980	放射表	1
电脑断层扫描仪	892.1750	计算机断层扫描 X 射线系统	2

（续表）

产品系列	21 CFR 章节编号	器械名称	级别
放射治疗	892.5050	医用带电粒子辐射治疗系统	2
	892.5300	医用中子放射治疗系统	2
	892.5700	遥控放射性核素应用系统	2
	892.5710	放射治疗束整形块	2
	892.5730	放射性核素源近距离放射疗法	2
	892.5750	放射性核素放射治疗系统	2
	892.5770	电动放射治疗病人支持系统	2
	892.5840	放疗模拟系统	2
	892.5930	医用 x 射线管壳体组件	1
核医学	892.1170	骨密度分析仪	2
	892.1200	放射电脑断层扫描系统	2
	892.1310	核断层扫描仪	1
	892.1390	放射性核素换气系统	2
一般 / 整形手术专业组			
手术灯	878.4630	紫外线灯用于皮肤病	2
	890.5500	红外线灯	2
	878.4580	手术灯	2
电外科学的切割设备	878.4810	激光手术器械，用于普通外科、整形外科和皮肤科	2
	878.4400	电切、电凝装置及附件	2
杂项	878.4780	动力式抽吸泵	2

[1] 关于产品代码、专业组代码和其他医疗器械标识符的描述性信息可以在 FDA 的互联网网站 http://www.fda.gov/cdrh/prodcode.html 上查看。

[63 FR 60141,1998 年 11 月 6 日 ; 64 FR 16348, 1999 年 4 月 5 日]

第 26 部分 子部分 B 附录 C-F [保留]

子部分 C——"框架"规定

第 26.60 节 定义。

(a) 以下条款和定义仅适用于此子部分：

(1) 指定管理机构是指有权指定、监督、中止、撤销中止或撤销本部分规定的符合性评估机构的机构。

(2) 指定是指由符合性评估机构的指定机构进行鉴定，以执行本部分的符合性评估程序。

(3) 管理机构是指在一方管辖范围内行使控制产品使用或销售的法定权利的政府机关或实体，并可采取执法行动，确保其管辖范围内销售的产品符合法律规定。

(b) 本部分使用的有关符合性评估的其他术语应具有本部分给定的含义或"指南 2：标准化和相关活动 – 国际标准化组织 (ISO) 和国际电工委员会 (IEC) 的一般词汇"（ISO / IEC 指南 2）（1996 年版）中包含的定义，根据 5 USC 552 和 1 CFR 第 51 部分通过引用并入本部分。副本可从国际标准化组织 1, rue de Varembe, Case postale 56, CH– 1211 Geneve 20, Switzerland 或在互联网 http://www.iso.ch 获得，或者可以在美国食品药品管理局医学图书馆，5600 Fishers Lane，rm.11B–40，Rockville，MD 20857，或在国家档案和记录管理局 (NARA) 获得。有关 NARA 可用性的信息，请致电 202– 741–6030，或转到：http://www.archives.gov/federal_register/code_of_ federal_regulations/ibr_locations.html.

如果 ISO / IEC 指南 2 与本部分的定义不一致，以本部分的定义为准。

第 26.61 节　本部分的目的。

本部分规定了各方接受或认可由对方符合性评估机构（CAB）或
部门制定的符合性评估程序结果，以按照具体部门规定在本部分
的子部分 A 和子部分 B 评估符合进口方要求的条件，并提供其他
相关的合作活动。这种互认的目的是为了在本部分涵盖的所有产
品的符合性评估方面以及在各方领土内提供有效的市场准入。

如果出现任何障碍，应立即进行磋商。在没有达成令人满意的磋
商结果的情况下，根据第 26.80 节，声称其市场准入被拒绝的一
方可在其磋商后 90 天内援引终止本部分的"美国与欧共体互认
协议"的权利。

第 26.62 节　一般义务。

(a) 美国应按照本部分的子部分 A 和子部分 B 的规定，接受或认
可指定程序的结果，该结果用于评估与由另一方符合性评估机构
(CAB) 和（或）管理机构产生的美国指定立法、监管和行政规定
的符合性。

(b) 欧共体 (EC) 及其成员国应按照本部分的子部分 A 和子部分 B
的规定，接受或认可指定程序的结果，该结果用于评估与由另一
方符合性评估机构 (CAB) 和（或）管理机构产生的欧共体 (EC) 及
其成员国指定立法、监管和行政规定的符合性。

(c) 在本部分子部分 A 和子部分 B 规定了部门过渡安排的情况下，
本部分 (a) 和 (b) 条的义务将在成功完成部门过渡安排后适用，使
用的合格评定程序确保符合接收方的满意度，并符合该方适用的
立法、监管和行政规定，相当于接收方本身程序所提供的保证。

第 26.63 节　本部分的一般范围。

(a) 本部分适用于产品和（或）流程的合格评定程序以及本部分所述的其他相关合作活动。

(b) 本部分子部分 A 和子部分 B 可能包括：

(1) 有关合规评定程序和技术规定的相关立法、法规和行政规定的附注；

(2) 关于产品范围和覆盖面的声明；

(3) 指定机构名单；

(4) 商定的符合性评估机构 (CAB) 或者获得这些机构或部门名单的机构或来源，以及已经达成协议的合格评定程序范围的清单。

(5) 指定 CAB 的程序和标准；

(6) 相互承认义务的描述；

(7) 部门过渡安排；

(8) 各方领土内的部门联络点的身份；和

(9) 关于设立联合部门委员会的声明。

(c) 本部分不得解释为相互接受双方的标准或技术规定，除非本部分子部分 A 或 子部分 B 另有规定，不得相互承认标准或技术规定的等同性。

第 26.64 节　过渡安排。

双方同意实施本部分子部分 A 和子部分 B 规定的过渡性信任建设承诺。

(a) 各方同意，各部门过渡安排应规定完成的时间。

(b) 双方可以通过相互协议修改任何过渡安排。

(c) 从过渡阶段到运行阶段的通行按照本部分子部分 A 和子部分 B 的规定进行，除非任何一方证明该子部门为成功过渡提供的条件未得到满足。

第 26.65 节　指定管理机构

双方应确保本部分子部分 B 指定的指定机关具有各自领土的权力和能力，根据本部分进行决定，指定、监督、中止，撤销中止或撤销符合性评估机构 (CAB)。

第 26.66 节　指定和清单程序。

以下程序适用于指定符合性评估机构 (CAB)，并将这些机构列入本部分子部分 B 的 CAB 清单中：

(a) 本部分子部分 B 指定的指定机关应当按照本部分子部分 B 规定的程序和标准指定 CAB；

(b) 建议在本部分子部分 B 列入此类机构名单的一方向另一方提出一份或多份指定委员会提案，以便联合委员会作出决定；

(c) 收到提案后 60 天内，一方应在其确认书或反对意见中表明其立场。确认后，建议的 CAB 或 CAB 的本部分子部分 B 应当生效；以及

(d) 如果另一方根据文件证据质疑建议的 CAB 的技术能力或合规性，或以书面形式表示需要额外 30 天才能更充分地核实此类证据，则该 CAB 不得包括在本部分子部分 B 的 CAB 清单中。在这

种情况下，联合委员会可以决定有关机构进行验证。完成此类验证后，可以将提交给 B 部分的 CAB 的提案重新提交给对方。

第 26.67 节　中止列出的符合性评估机构。

关于中止本部分子部分 B 列出的符合性评估机构 (CAB)，以下程序适用。

(a) 一方应当通知另一方关于对本部分子部分 B 所列 CAB 的技术能力或合规性的质疑，以及质疑方中止该 CAB 计划。此类质疑应以客观合理的方式书面执行；

(b) 另一方应及时通知 CAB，CAB 应及时提供资料以驳回该项质疑或纠正构成该项质疑依据的不足之处；

(c) 任何此类质疑应由本部分子部分 B 所述的联合部门委员会双方之间进行讨论。如果没有联合部门委员会，质疑方应直接向联合委员会提出。如果联合部门委员会达成中止协议，或者如果没有联合部门委员会的情况下，联合委员会应中止 CAB；

(d) 联合部门委员会或联合委员会决定要求对技术能力或合规性进行验证时，通常应由所涉及机构所在的一方及时进行，但可以进行双方共同合理处理；

(e) 如果联合部门委员会在质疑通知后 10 天内未解决此事，则应将该事项提交联合委员会作出决定。如果没有联合部门委员会，则直接提交给联合委员会。如果联合委员会在通知送达后 10 日内没有作出决定，则应质疑方的要求中止 CAB；

(f) 中止本部分子部分 B 列出的 CAB 后，一方不再有义务接受或认可由中止的 CAB 执行的符合性评估程序结果。一方应在中止 CAB 之前继续接受该 CAB 执行的符合性评估程序结果，除非根据健康，安全或环境等考虑因素该方管理机构另有决定，或者未能满足本部分子部分 B 范围内的其他要求；以及

(g) 中止执行仍然有效，直至各方就其机构的未来地位达成一致协议。

第 26.68 节　撤回列出的符合性评估机构。

以下程序适用于从本部分子部分 B 中撤回符合性评估机构 (CAB)：

(a) 提出撤回本部分子部分 B 所列 CAB 的一方应将其书面提案转交给另一方；

(b) 另一方应及时通知该 CAB，CAB 应从收到通知之日起至少 30 日内提供资料以反驳或纠正构成撤回依据的缺陷；

(c) 收到提案后 60 天内，一方应在其确认书或反对意见中表明其立场。确认后，从本部分子部分 B 中的清单中撤回 CAB 将生效；

(d) 如果另一方通过提供证明 CAB 技术能力和合规性的资料反对撤回 CAB，则不得将 CAB 从本部分子部分 B 的 CAB 清单中撤回。在这种情况下，联合部门委员会或联合委员会可以决定对所涉及有关机构进行联合验证。完成此类验证后，可以将撤回 CAB 的提案重新提交给另一方；以及

(e) 在撤回本部分子部分 B 所列 CAB 后，一方应继续接受该 CAB 在撤回 CAB 之前执行的符合性评估程序结果，除非根据健康、安

全或环境等考虑因素该方管理机构另有决定，以及未能满足本部分子部分 B 范围内的其他要求。

第 26.69 节　监察符合性评估机构。

关于监察本部分子部分 B 所列之符合性评估机构 (CAB)，以下程序适用：

(a) 指定机关应确保本部分子部分 B 所列之 CAB 有能力并将一直有能力适当地评估本部分子部分 B 所规定之产品或工艺的符合性。就这一点而言，指定机关应通过定期审核或评估，维持或安排对其 CAB 进行持续监督；

(b) 各方承诺对用于验证本部分子部分 B 所列之 CAB 符合本部分子部分 B 相关要求的方法进行比较。用于评估 CAB 的现有系统可以用作这种比较程序的一部分；

(c) 指定机构应根据需要与对口单位进行协商，确保对合格评定程序保持信心。经双方同意，这类磋商可以包括联合参与本部分子部分 B 所列之符合性评估活动或其他评估工作的审核 / 检查；以及

(d) 指定机关应视需要，与另一方有关管理机构协商，确保所有技术要求得到确认并得到圆满解决。

第 26.70 节　符合性评估机构。

各方认同本部分子部分 B 所列之符合性评估机构（CAB）符合本部分子部分 B 规定的评估符合性的要求资格条件。各方应规定上述机构的符合性评估程序范围。

第 26.71 节　交换信息。

(a) 各方应就本部分子部分 A 和子部分 B 确定之立法、监管和行政规定的执行情况进行信息交流。

(b) 各方应在生效前至少 60 天通知另一方与本部分主题相关的立法、监管和行政变更。如果因安全、健康或环境保护等因素需要采取更紧急的行动，一方应尽快通知另一方。

(c) 各方应及时通知对方对其指定机构和（或）符合性评估机构（CAB）的任何变更。

(d) 双方应交换有关确保上述 CAB 在其责任下遵守本部分子部分 B 概述的立法、监管和行政规定程序的资料。

(e) 本部分子部分 A 和子部分 B 确定的管理机构应根据需要与对口单位进行协商，确保对符合性评估程序保持信心，并确保所有技术要求得到确认并得到满意解决。

第 26.72 节　部门联络点。

各方应以书面形式指定并确认联络点，以负责本部分子部分 A 和子部分 B 规定的活动。

第 26.73 节　联合委员会。

(a) 将建立由美国和欧共体 (EC) 代表组成的联合委员会。联合委员会应对衍生本部分之 "美国与欧共体互认协议" 的有效运作负责。

(b) 联合委员会可设立由适当管理机构和其他必要机构组成的联合部门委员会。

(c) 美国和 EC 应在联合委员会中各有一票表决权。联合委员会应一致同意作出决定。联合委员会应确定其内部准则和程序。

(d) 联合委员会可考虑与该协议有效运作有关的任何事项。尤其应负责：

(1) 根据该协议列表、中止、撤回和验证符合性评估机构（CAB）；
(2) 修改该协议部门附件中的过渡安排；
(3) 在相应的联合部门委员会无法解决时，解决有关该协议适用的任何问题；
(4) 提供用于讨论在执行该协议时可能出现的问题的论坛；
(5) 考虑加强该协议运作的方法；
(6) 协调该协议附加部门附件的协商；和
(7) 考虑是否按照第 26.80 节修改该协议。

(e) 当一方引入影响该协议部门附件的新的或附加符合性评估程序时，双方应在联合委员会内讨论此事，以期将这些新的或附加程序纳入该协议的范围内。

第 26.74 节　保护管理机构。

(a) 本部分的任何内容均不得解释为限制一方通过其立法、监管和行政措施确定其认为适合安全、保护人类、动物或植物的生命或健康、环境以及消费者等的保护级别的权力；或者关于本部分子部分 A 或子部分 B 范围内的风险。

(b) 本部分的任何内容均不得解释为限制管理机构在确定产品可能出现的下列情况下采取一切适当和即时措施的权力：

(1) 损害其境内人员的健康或安全；

(2) 不符合本部分适用子部分 A 或子部分 B 范围内的立法、监管或者行政规定；或者

(3) 不符合本部分适用子部分 A 或子部分 B 范围内的要求。这些措施可能包括从市场上撤回产品、禁止上市、限制自由流动、启动产品召回以及防止再次出现这些问题，包括禁止进口。如果采取这种行动，应当在采取此类行动的 15 天内通知对方管理机构和另一方并提供理由。

第 26.75 节　中止践行义务。

任何一方均可全部或部分地中止其本部分子部分 A 或子部分 B 规定之义务，如果：

(a) 由于一方未能履行本部分规定之义务，另一方在本部分子部分 A 或子部分 B 范围内遭受该方产品的市场准入损失；

(b) 第 26.73 节 (e) 条中引用的新的或附加符合性评估要求的采用导致本部分子部分 B 范围内对方产品的市场准入的丧失，因为该方指定的符合性评估机构（CAB）为了达到这些要求尚未得到执行要求的一方认可；或者

(c) 另一方未能维持能够执行本部分规定的法律和管理机构。

第 26.76 节　保密。

(a) 各方同意在其法律规定的范围内保留根据本部分交换的信息的机密性。

(b) 特别是，双方均不得向公众披露，也不允许符合性评估机构

(CAB) 向公众披露，根据本部分交换构成商业秘密的信息、机密性商业或财务信息，或与正在进行的调查相关的信息。

(c) 一方或 CAB 在与另一方或另一方的 CAB 交换信息后指定其认为免于披露的部分信息。

(d) 各方应采取合理必要的预防措施，保护根据本部分交换的信息免于未经授权的披露。

第 26.77 节　费用。

各方应努力确保根据本部分规定的服务收费与提供的服务相称。各方应确保本部分所涵盖的部门和符合性评估程序对另一方提供的符合性评估服务不征收任何费用。

第 26.78 节　与其他国家的协议。

除双方之间签订书面协议外，任何一方与不是衍生本部分的协议的各方的一方（第三方）缔结的互认协议所载的义务不得对接受第三方符合性评估程序的结果具有效力。

第 26.79 节　适用的领土范围。

衍生本部分的协议一方面应适用于"欧洲共同体条约"适用的领土范围，并在该条约规定的条件下，另一方面应适用于美国领土范围。

第 26.80 节　生效、修订和终止。

(a) 衍生本部分的"美国与欧共体互认协议"，包括其关于电信设备、电磁兼容性、电气安全、休闲用船只、良好药品制造规范 (GMP) 检查和医疗器械，应在双方交换函件确认完成其各自协议生效程序之日后的第二个月的第一天生效。

(b) 包括任何部门附件在内的协议可以通过联合委员会由协议各方
以书面形式进行修改。协议双方可在交换函件时增加一个部门附
件。此类附件应在协议双方交换函件确认完成各自部门附件生效
程序之日起 30 天后生效。

(c) 协议一方以书面形式给予另一方通知 6 个月后可终止协议全部
或任何单个部门附件。在终止一个或多个部门附件的情况下，协
议各方将力求以协商一致方式修改该协议，以便按照本节的程序
保留剩余的部门附件。如未达成共识，该协议将在通知之日起 6
个月后终止。

(d) 终止全部协议或其任何单独部门附件之后，协议一方应在终止
之前继续接受符合性评估机构根据该协议执行的符合性评估程序
的结果，除非根据健康、安全或环境等考虑因素该方监管机构另
有决定，或不符合适用部门附件范围内的其他要求。

第 26.81 节　最后条款。

(a) 第 26.80 节 (a) 条提及的部门附件以及根据第 26.80 节 (b) 条增
加的任何新的部门附件应构成衍生本部分的"美国与欧共体互认
协议"的完整部分。

(b) 对于给定的产品或部门，本部分子部分 A 和子部分 B 的规定
首先适用，然后适用本部分子部分 C 的规定。在本部分子部分 A
或子部分 B 规定与本部分子部分 C 规定不一致的情况下，应以 A
子部分或子部分 B 为准。

(c) 衍生本部分的协议不得影响双方根据任何其他国际协议的权利和义务。

(d) 在本部分子部分 B 的情况下，各方应在第 26.80 节 (a) 条所述日期的 3 年结束时检查该子部分的状态。

权威：5 U.S.C. 552; 15 U.S.C. 1453, 1454, 1455; 18 U.S.C. 1905; 21 U.S.C. 321, 331, 351, 352, 355, 360, 360b, 360c, 360d, 360e, 360f, 360g, 360h, 360i, 360j, 360l, 360m, 371, 374, 381, 382, 383, 393; 42 U.S.C. 216, 241, 242l, 262, 264, 265。

相关法规：63 FR 60141，1998 年 11 月 6 日，除非另有说明。

第50部分

分章 A—— 通用条款
人类受试者的保护

子部分 A——通用条款

第50.1节 范围。

(a) 本部分适用于依据《联邦食品药品和化妆品法案》第 505(i) 和 520(g) 节进行监管的临床研究，以及为食品药品管理局监管的产品的研究或上市许可申请提供支持的临床研究，包括具有营养成分声明或健康声明的食品（包括膳食补充剂）、婴儿配方食品、食品添加剂和着色剂、人用药品、人用医疗器械、人用生物制品和电子产品。申办或监督涉及特定供试品临床研究的人员的其他具体义务和承诺以及行为准则也可在其他部分（例如第 312 和 812 部分）中找到。遵守这些部分旨在保护根据《联邦食品药品和化妆品法案》第 403、406、409、412、413、502、503、505、510、513–516、518–520、721 和 801 条以及《公共保健服务法》第 351 和 354–360F 条在美国食品药品管理局存档的研究中所涉及的受试者的权利和安全性。

(b) 除非另有说明，否则本部分参考《美国联邦法规》的监管部分

第 21 篇第 Ⅰ 章。

[45 FR 36390，1980 年 5 月 30 日；46 FR 8979，1981 年 1 月 27 日，
后修订为 63 FR 26697，1998 年 5 月 13 日；64 FR 399，1999 年 1
月 5 日；66 FR 20597，2001 年 4 月 24 日]

第 50.3 节　定义。

本部分所用的：

(a)"法案"是指《联邦食品药品和化妆品法案》，经修订（第
201–902 节，52 Stat.1040 等等，经修订 (21 U.S.C. 321–392)）。

(b)"研究或上市许可申请"包括：

(1) 着色剂申请书，见第 71 部分。

(2) 食品添加剂申请书，见第 171 和 571 部分。

(3) 有关提交物质的数据和信息，其用于确定物质可以安全使用的
程序，此外，提交的物质本身为或合理预期可直接或间接为任何
食品的成分或对任何食品造成影响，见第 170.30 和 570.30 节。

(4) 有关提交的食品添加剂的数据和信息，其提交用于确定是否允
许使用该食品添加剂的程序，允许使用是基于后续的一项中期其
他研究，见第 180.1 节。

(5) 有关物质的数据和信息，其提交用于确定食品和食品包装材料
中不可避免的污染物容忍度的程序，见本法案第 406 节。

(6) 试验用新药申请，见本章第 312 部分。

(7) 新药申请，见第 314 部分。

(8) 有关人用药品的生物利用度或生物等效性的数据和信息，其提
交用于发布、修订或废止生物等效性要求的程序,见第 320 部分。

(9) 有关人用的非处方药的数据和信息，其提交用于将该类药品归为一般认为安全与有效以及不错误标识的程序，见第 330 部分。

(10) 有关人用的处方药的数据和信息，其提交用于将该类药品归为一般认为安全与有效以及不错误标识的程序，见本章。

(11) [保留]

(12) 有关生物制品许可申请的内容，见本章第 601 部分。

(13) 有关生物制品的数据和信息，其提交用于确定许可的生物制品为安全与有效以及不错误标识的程序，见第 601 部分。

(14) 有关体外诊断产品的数据和信息，其提交用于建立、修订或废止有关这些产品标准的程序，见第 809 部分。

(15) 有关研究器械豁免申请的内容，见第 812 部分。

(16) 有关医疗器械的数据和信息，其提交用于对这些器械进行归类的程序，见第 513 节。

(17) 有关医疗器械的数据和信息，其提交用于建立、修订或废止有关这些器械标准的程序，见第 514 节。

(18) 医疗器械上市前批准申请，见本法案第 515 节。

(19) 医疗器械产品开发方案，见第 515 节。

(20) 有关电子产品的数据和信息，其提交用于建立、修订或废止有关该类产品标准的程序，见《公共保健服务法》第 358 节。

(21) 有关电子产品的数据和信息，其提交用于获得电子产品性能标准变化的程序，见 1010.4。

(22) 有关电子产品的数据和信息，其提交用于授予、修订或延长针对辐射安全性能标准的豁免权的程序，见 1010.5。

(23) 根据《联邦食品药品和化妆品法案》第 412(c) 节提交用于婴儿配方食品通告时的婴儿配方食品临床研究的数据和信息。

(24) 营养成分声明申请书中提交的数据和信息，见本章的 101.69，或健康声明的数据和信息，见本章的 101.70。

(25) 在新膳食成分通知中提交的涉及儿童的研究数据和信息，见本章的 190.6。

(c) "临床研究"指涉及一个供试品以及一个或多个人类受试者的任何试验，且要么必须受制于依据本法案第 505(i) 或 520(g) 节提前向食品药品管理局提交文件的要求，要么不受制于依据本法案这些章节提前向食品药品管理局提交文件的要求，但是这些结果在之后都要提交给食品药品管理局，或由食品药品管理局保留用于检查，作为研究或上市批准申请的一部分。该术语不包括受制于本章第 58 部分规定的关于非临床实验室研究的试验。

(d) "研究者"指实际执行临床研究的个人（即，在其直接指导下，在受试者中施用供试品或将供试品分配给受试者）或若一个团队执行研究，则研究者指该团队的负责领导人。

(e) "申办方"指发起临床研究，但实际不执行研究的个人，即，在另一个人的直接指导下在受试者中施用供试品或将供试品分配给受试者。除了个人外（如公司或代理机构），利用自己的一个或多个雇员来执行其发起的临床研究的人员被视为申办方（不是申办方 – 研究者），而其雇员被视为研究者。

(f) "申办方 – 研究者"指既是临床研究发起人，又实际执行临床研究（独立执行或与其他人员 / 机构联合执行）的个人，即，在其直接指导下于受试者中施用供试品或将供试品分配给受试者。该术语不包括除个人外的任何人，如，公司或代理机构。

(g) "人类受试者"指是或成为研究参与者的个人，可以是供试品受试者，也可以是对照受试者。受试者可以为健康人，也可以是患者。

(h)"机构"指任何公共或个人实体或机构（包括联邦、州和其他机构）。本法案第 520(g) 节中使用的词"设施"视为是本部分术语"机构"的同义词。

(i)"机构审查委员会"(IRB) 是指由机构正式指定的任何董事会、委员会或其他组织，其目的在于审查以人类为受试者的生物医学研究、批准此类研究的启动和执行定期审查。该术语与该法案第 520(g) 节中使用的"institutional review committee"一词具有相同的含义。

(j)"供试品"指受本法案和《公共保健服务法》(42 U.S.C. 262 和 263b–263n ）第 351 或 354–360F 节管制的任何药品（包括人用生物制品 ）、人用医疗器械、人用食品添加剂、着色剂、电子产品或任何其他产品。

(k)"最低风险"指研究中预期的危害或不适的可能性和程度不大于日常生活中或常规身体或心理检查或测试期间通常遇到的危害或不适。

(l)"法定授权代表"是指根据适用法律授权的个人或司法机构或其他机构代表潜在受试者同意受试者参与研究所涉及的程序。

(m)"家庭成员"是指以下任何一个具有法律资格的人员：配偶；父母；儿童（包括领养儿童）；兄弟姐妹；兄弟姐妹的配偶；任何存在血缘或姻亲关系的个人，其与受试者的密切关系等同于家庭关系。

(n)"同意"是指儿童参与临床研究的肯定意见。如果没有肯定意见，仅仅未能拒绝不应被理解为同意。

(o) "儿童"是指根据临床研究进行所适用法律权限，尚未达到同意进行临床研究治疗或手术的法定年龄的人。

(p) "父母"是指儿童的生物学或养父母。

(q) "受监护的未成年人"是指根据适用的联邦、州或当地法律被放置在州或其他公共服务机构、事业机构或实体合法监护下的儿童。

(r) "许可"是指父母或监护人同意其子女或受监护的未成年人参与临床研究。

(s) "监护人"是指根据适用的州或当地法律授权可代表一名儿童同意接受全科医疗的个人。

[45 FR 36390，1980 年 5 月 30 日，后修订为 46 FR 8950，1981 年 1 月 27 日；54 FR 9038，1989 年 3 月 3 日；56 FR 28028，1991 年 6 月 18 日；61 FR 51528，1996 年 10 月 2 日；62 FR 39440，1997 年 7 月 23 日；64 FR 399，1999 年 1 月 5 日；64 FR 56448，1999 年 10 月 20 日；66 FR 20597，2001 年 4 月 24 日；78 FR 12950，2013 年 2 月 26 日]

子部分 B——人类受试者的知情同意

第 50.20 节 知情同意的通用要求。

除了 50.23 和 50.24 中的规定外，除非研究者已获得该受试者或受试者法定授权代表的有法律效力的知情同意，否则研究者不得将人作为这些规定范围内的受试者。研究者只应在提供潜在受试者或代表充分考虑是否参与的机会并尽可能减少强制或不当影响的可能性的情况下寻求此类同意。给予受试者或代表的信息应以该受试者或代表可以理解的语言表达。无论是口头还是书面知情同意均不得包括任何开脱性语句，通过这些语句，可使受试者或其代表放弃或似乎放弃任何受试者的法定权利，或解除或似乎解除研究者、机构或其代理机构的疏忽责任。

[46 FR 8951，1981 年 1 月 27 日，后修订为 64 FR 10942，1999 年 3 月 8 日]

第 50.23 节 通用要求的例外。

(a) 取得知情同意书应视为可行，除非在使用供试品之前（本节 (b) 段规定的情况除外），研究者和一位没有参与临床研究的医生以书面形式证明以下所有内容：

(1) 人类受试者面临着危及生命、急需使用供试品的情况。
(2) 由于无法与受试者沟通或从受试者处获得有法律效力的同意导致无法从受试者处获得知情同意。
(3) 时间不足以从该受试者的法定代表处获得同意。
(4) 没有可用的已获批或公认疗法的替代方法可提供拯救受试者生命的同等或更大可能性。

(b) 如果研究者认为需要立即使用供试品以维持受试者的生命，并且在使用供试品之前，时间不足以获得本节 (a) 段中要求的独立决定，临床研究者的决定应在使用供试品后 5 个工作日内以书面形式由不参与临床研究的医生进行审查和评估。

(c) 本节 (a) 或 (b) 段要求的文件应在使用供试品后 5 个工作日内提交至 IRB。

(d)(1) 根据 10 U.S.C. 1107(f)，对于与武装部队成员参与特定军事行动有关的对这些成员的试验用新药给药，总统可以废弃事先同意要求。法令规定，只有总统可以在这一点上废弃知情同意，并且只有总统以书面形式确定以下情况，才可允许豁免：获取同意不可行；获取同意违反了军人的最佳利益；或获取同意不符合国家安全的利益。法令进一步规定，在基于事先知情同意不可行或基于其违反了所涉及军人的最佳利益而作出决定豁免同意时，总统应应用《联邦食品药品和化妆品法案》(21 U.S.C. 355(I)(4)) 第505(i)(4) 节中相关 FDA 法规对豁免事先知情同意要求所制定的标准。对于由国防部 (DOD) 申办并限于特别军事行动中涉及的特定军事人员的试验用新药申请 (IND)，根据此申请在特定方案中使用试验药（包括抗生素或生物制品）从军事人员处获得知情同意不可行或违反了所涉及军人的最佳利益时，在作出这样的决定之前，国防部长必须首先请求总统作出这样的决定，并向总统提供证明和记录符合本节 (d)(1) 至 (d)(4) 中包含的以下标准规范。

(i) 试验用新药在军事行动中可能遇到的医疗风险的安全性和有效性证据的范围和强度支持在 IND 下进行药品给药。

(ii) 军事行动存在很大风险，即军事人员可能遭受可能导致死亡或严重或危及生命的伤害或疾病的化学、生物、核能或其他暴露事件。

(iii) 没有与试验用新药的预期用途相关的令人满意的替代疗法或预防性治疗。

(iv) 约束每个成员自愿参与使用试验用新药可能会严重危及本会拒绝其使用的任何个体成员的安全和健康、其他军事人员的安全以及军事任务的完成。

(v) 根据本节 (d)(2) 和 (d)(3) 段的要求建立和运行并负责审查研究的正式组建的机构审查委员会 (IRB) 已审查和批准试验用新药方案和无需知情同意进行试验用新药给药。DOD 要求是列入本章 56.115(a)(2) 所要求的文件。

(vi) DOD 解释说：

(A) 试验药给药的环境，例如背景或是自行给药还是由卫生专业人员给药；

(B) 预期的预防或治疗处理的疾病或病症性质；以及

(C) 在有现有数据或信息的情况下，可能改变试验药作用的病症信息。

(vii) DOD 的记录保存系统能够追踪，并将用于追踪从供应商到个人接收方的拟议治疗。

(viii) 军事行动所涉及每一名成员将在试验用新药给药之前，收到关于试验用新药的具体书面信息表（包括 10 U.S.C. 1107（d）所要求的信息），信息涉及试验用新药、其使用的风险和获益、潜在副作用以及有关产品适当使用的其他相关信息。

(ix) 军事行动所涉及成员的医疗记录将准确记录成员接收本节 (d)

(1)(viii) 段所要求的通知的信息。

(x) 军事行动所涉及成员的医疗记录将根据 FDA 法规（包括本章第 312 部分）准确记录成员接受的任何试验用新药。

(xi) DOD 将提供充分随访，以评估使用研究产品是否产生有益或不利的健康后果。

(xii) DOD 正在寻求药品开发，包括时间表、上市审批以及尽职调查。

(xiii) FDA 已经得出结论，试验用新药方案可能会根据总统对知情同意豁免请求作出决定进行推进。

(xiv) 使用前，DOD 将向适当的医务人员和潜在的受试者就即将给药的特定试验用新药提供培训。

(xv) 除非根据这些标准规范单独更新，否则 DOD 已声明豁免所需的期限不超过一年，并给出了合理性说明。

(xvi) DOD 有持续性义务向 FDA 和总统报告有关这些标准规范（包括本节 (d)(1)(xv) 中提到的期限）的任何变化情况，或可能会影响在没有知情同意情况下使用试验用新药决定的任何变化情况。

(xvii) DOD 将根据实际尽快并按照分类要求通过联邦公报通知提供公示，说明每项知情同意豁免决定、总结所用产品最新科学信息以及其他相关信息。

(xviii) 其他情况符合适用法律的未经知情同意使用试验药。

(2) 本节 (d)(1)(v) 段所述的正式组成的机构审查委员会必须至少包括 3 名非附属成员，他们不得是联邦政府的员工或官员（为 IRB 成员资格目的除外），并且需要此委员会以获得任何必要的安全调查。此 IRB 应在召开的会议上审查拟议的 IND 方案，会议需要大多数成员出席，其中至少有一名成员的主要关注点在非科学领域并且，如果可行的话，还包括大多数非附属成员。本章 56.115(a)(2) 所要求的信息将提交给国防部长做进一步审查。

(3) 本节 (d)(1)(v) 段所述的正式组成的机构审查委员会必须审查和批准：

(i) 所需信息表单；

(ii) 对研究产品的传播信息计划是否充分，包括将信息表分发给潜在接收者（例如以非书面形式）；

(iii) 传播至医疗服务人员的信息和计划是否充分，包括潜在副作用、潜在禁忌症、潜在相互作用以及其他相关考虑；以及

(iv) 在 DOD 确定可从部分或全部有关人员获得知情同意的情况下，根据本章第 50 部分要求的知情同意。

(4) DOD 将提交给 FDA 有关审查拟议方案的机构审查委员会会议的摘要。

(5) 这些标准规范中的任何内容均不得用来取代或限制 FDA 和 DOD 根据适用法律和法规的权力或义务。

(e)(1) 对于用于识别化学、生物学、放射学或核物质的研究性体外诊断器械，获得知情同意应被视为可行，除非在使用供试品之前，研究者（例如临床实验室主任或其他负责人）和一位未参与临床研究的医生确定、并随后以书面形式证明以下所有内容：

(i) 人类受试者面临危及生命的情况，需要使用研究性体外诊断器械来识别将提示恐怖主义事件或其他突发公共卫生事件的化学、生物学、放射学或核物质。

(ii) 无法从受试者处获得知情同意，因为：

(A) 在采集试样时，管理试样采集的人员没有合理方式可知道需要对该受试者的试样使用研究性体外诊断器械；以及

(B) 在不危及受试者生命的情况下，时间不足以获得受试者的同意。

(iii) 时间不足以从该受试者的法定授权代表处获得同意。

(iv) 没有具有相同或更大可能可挽救受试者生命的明确或获批的可用替代性诊断方法来识别化学、生物学、放射学或核物质。

(2) 如果研究者（例如，临床实验室主任或其他负责人）认为需要使用试验器械以维持受试者的生命，并且在使用研究器械之前，时间不足以获得本节 (e)(1) 段中要求的独立决定，研究者的决定应在使用器械后 5 个工作日内以书面形式由不参与临床研究的医生进行审查和评估。

(3) 研究者必须在使用器械后 5 个工作日内向 IRB 和 FDA 提交由

本部分 (e)(1) 或 (e)(2) 段所要求的研究者和一名独立医生对作出决定的书面证明。

(4) 研究者必须在对受试者医疗服务人员的报告中和公共卫生当局的任何报告中披露体外诊断器械的研究状态以及器械已知的性能特点。在向受试者的医疗服务人员和公共卫生当局提供实验结果时，研究者必须向 IRB 提供 50.25 中要求的信息（50.25(a)(8) 中所述信息除外）以及将用于向每个受试者或受试者法定授权代表提供此信息的程序。

(5) IRB 负责确保第 50.25 节中要求的信息（50.25(a)(8) 中所述信息除外）的充分性，并确保向每个受试者或受试者法定授权代表提供此信息的程序到位。

(6) 任何州或州政治分支机构均不得制定或继续实施任何有关在研究性体外诊断器械在与此法规要求不同或除此法规之外的疑似恐怖主义事件或其他潜在突发公共卫生事件中用于识别化学、生物学、放射学或核物质之前获得知情同意的法律、法规、条例或其他要求。

[46 FR 8951，1981 年 1 月 27 日，后修订为 55 FR 52817，1990 年 12 月 21 日；64 FR 399，1999 年 1 月 5 日；64 FR 54188，1999 年 10 月 5 日；71 FR 32833，2006 年 6 月 7 日；76 FR 36993，2011 年 6 月 24 日]

第 50.24 节   紧急研究知情同意要求的例外情况。

(a) 负责审查、批准和继续审查本节所述临床研究的 IRB 可以批准该研究而无需获得所有研究受试者的知情同意，条件是 IRB（是 IRB 成员或顾问的执业医师和不参与临床研究的执业医师合作）

发现并记录了以下每一项：

(1) 人类受试者处于危及生命的状况、可用的治疗方法未经证实或结果不满意、对于确定特定干预措施的安全性和有效性有必要收集有效的科学证据（可能包括通过随机安慰剂对照研究获得的证据）。
(2) 获得知情同意不可行，因为：

(i) 受试者由于身体状况而无法给予知情同意；

(ii) 研究的干预措施必须在受试者法定授权代表同意之前进行；以及

(iii) 没有合理的方法可前瞻性地识别可能有资格参与临床研究的个人。

(3) 参与研究可对受试者提供直接获益可能，因为：

(i) 受试者面临着危及生命的情况，需要进行干预；

(ii) 进行了适当的动物和其他临床前研究，来自这些研究和相关证据的信息支持干预措施为个体受试者提供直接获益的可能；以及

(iii) 与研究有关的风险对于潜在受试者类别的医疗状况、标准治疗的风险和获益（如果有）的已知信息以及所提出干预或活动的风险和获益的已知信息是合理的。

(4) 临床研究实际未经豁免无法执行。

(5) 拟议的研究计划根据科学证据确定了潜在治疗时间窗的长度，

并且研究者已努力在该时间范围内联系每个受试者的法定授权代表（如果可行）以获得联系到的法定授权代表在该时间窗内同意，而不是未经同意而进行。研究者将总结为联系法定授权代表所作出的努力，并在继续审查时向 IRB 提供此信息。

(6) IRB 已审查并批准了符合 50.25 的知情同意程序和知情同意文件。使用这些程序和知情同意文件可行时，这些程序和文件将为受试者或其法定授权代表共同使用。IRB 已审查并批准了根据本节 (a)(7)(v) 段为家庭成员提供机会反对受试者参与临床研究时使用的程序和信息。

(7) 将提供受试者权利和福利的其他保护，至少包括：

(i) 与将要执行临床研究的团体在以及受试者所在团体代表进行咨询（包括适当时由 IRB 进行的咨询）。

(ii) 临床研究开始之前，向将要执行临床研究的团体以及受试者所在团体公开披露研究计划及其风险和预期获益；

(iii) 临床研究完成后向团体和研究人员公开披露充分信息，包括研究人群的人口统计学特征及其结果；

(iv) 设立独立的数据监测委员会，对临床研究进行监督；以及

(v) 如果获得知情同意不可行，并且没有法定授权代表，则研究者承诺在可行的情况下在治疗时间窗内联系非法定授权代表的受试者家属，并询问他（她）是否反对该受试者参与临床研究。研究者将总结为联系家庭成员所作出的努力，并在继续审查时向 IRB

提供此信息。

(b) IRB 负责确保程序到位可以在可行时尽早告知每个受试者或，如果该受试者仍然无行为能力，该受试者的法定授权代表或，如果没有合理的代表，家庭成员将受试者纳入临床研究、研究详情以及知情同意文件中所含的其他信息。IRB 还应确保有程序可告知受试者或，如果该受试者仍然无行为能力，该受试者的法定授权代表或，如果没有合理的代表，家庭成员，他（她）可随时让受试者终止参与而不会受到任何处罚或受试者有权享有的获益不会遭受损失。如果告知法定授权代表或家庭成员临床研究和受试者的病情有所改善，则也应在可行的情况下尽快告知受试者。如果受试者是在豁免同意情况下进入临床研究，并且受试者在可以联系到法定授权代表或家庭成员之前死亡，如果可行，将向受试者的法定授权代表或家庭成员提供关于临床研究的信息。

(c) 本节 (a) 段要求的 IRB 决定以及本节 (e) 段要求的文件应由 IRB 在临床研究完成后至少保留 3 年，并且记录应可以按照本章 56.115(b) 由 FDA 检查和复制。

(d) 涉及本节所述知情同意要求例外情况的方案必须在明确标识此类方案的单独试验用新药申请 (IND) 或研究器械豁免 (IDE) 下执行，因为方案可能包括无法同意的受试者。即使已经存在相同药品的 IND 或相同器械的 IDE，也需要在单独的 IND/IDE 中提交这些方案。根据本节作出的研究申请可能不会作为本章 312.30 或 812.35 下的修正案提交。

(e) 如果因为研究不符合本节 (a) 段规定的例外情况标准或由于其他相关的伦理问题，IRB 确定不能批准临床研究，则 IRB 必须记录其发现并迅速以书面形式将这些发现告知临床研究者和临床研究申办方。临床研究申办方必须迅速向 FDA 和参与或受邀参与此研究或申办方实质等同的临床研究的申办方临床研究者以及向曾经的、现在的以及受邀审查此研究或申办方实质等同的研究的其他 IRB 研究者披露此信息。

[61 FR 51528，1996 年 10 月 2 日]

第 50.25 节　知情同意的要素。

(a) 知情同意的基本要素。在寻求知情同意时，应向每个受试者提供以下信息：

(1) 研究涉及调查的陈述、对调查目的的解释以及受试者参与的预期持续时间、对所要遵循的程序的描述以及对任何实验程序的确定。

(2) 对受试者任何合理可预见的风险或不适的描述。

(3) 对受试者或其他人可能合理预期从任何研究中获益的描述。

(4) 披露可能对受试者有利的适当替代程序或治疗过程(如果有)。

(5) 描述维护识别受试者记录的保密程度（如果有）的声明，并注明美国食品药品管理局可能检查记录的可能性。

(6) 对于涉及超过最低风险的研究，应解释是否有任何赔偿以及解释，如果发生伤害，是否提供任何医疗，并且如果有，包括什么或在哪里可以获得更多信息。

(7) 说明有关研究和研究受试者权利的相关问题答复的联系人以及受试者遭遇研究相关损伤的情况下的联系人。

(8) 声明参与是自愿的，拒绝参与不会受到任何处罚或受试者有权享有的获益不会遭受任何损失，并且受试者可以随时终止参与，而不会受到任何处罚或受试者有权享有的获益不会遭受任何损失。

(b) 知情同意的附加要素。在适当的情况下，还应向每个受试者提供以下信息要素中的一个或多个：

(1) 声明特定治疗或程序可能涉及到当前不可预见的受试者（或胚胎或胎儿，如果受试者怀孕或可能怀孕）风险。

(2) 研究者可以在不考虑受试者同意的情况下终止受试者参与的预期情况。

(3) 可能由参与研究而产生的任何额外费用。

(4) 受试者决定退出研究和程序对于有序终止受试者参与的后果。

(5) 向受试者声明研究过程中发现的重大新发现可能涉及到受试者继续参与的意愿。

(6) 参与研究的受试者大概数量。

(c) 如 42 U.S.C. 282(j)(1)(A) 所定义，为适用的临床试验寻求知情同意时，应在每个临床试验受试者的知情同意文件和过程中提供以下声明。这将通知临床试验受试者，临床试验信息已经或将要提交以列入《公共保健服务法》第 402 节第 (j) 节下的临床试验注册数据库。声明是："这项临床试验的描述将按照美国法律要求提供在：http://www.ClinicalTrials.gov。此网站不会包含可识别到您的信息。网站最多将包括结果摘要。您可以随时搜索本网站。"

(d) 这些法规中的知情同意要求并不是为了取代任何要求为知情同意而披露的其他信息有法律效力的适用联邦、州或当地法律。

(e) 这些法规的任何内容并不旨在限制医生在根据适用的联邦、州或当地法律所允许而提供紧急医疗的权力。

[46 FR 8951，1981 年 1 月 27 日，后修订为 76 FR 270，2011 年 1 月 4 日]

第 50.27 节　知情同意的文件。

(a) 除 56.109(c) 中的规定外，知情同意应使用 IRB 核准的书面同意书进行记录，并在同意时由受试者或受试者的法定授权代表签字并注明日期。应向签字人提供副本。

(b) 除 56.109(c) 中的规定外，同意书可能是以下之一：

(1) 书面同意文件，体现了 50.25 所要求的知情同意要素。该同意书可读给受试者或受试者的法定授权代表，但无论如何，研究者在签署前应给予受试者或其代表足够的机会阅读。

(2) 一份简易格式的书面同意文件，其中声明已向受试者或受试者的法定授权代表口头陈述 50.25 所要求的知情同意要素。使用这种方法时，应该有口头陈述的证人。此外，IRB 还应批准将对受试者或其代表所说的内容的书面总结。只有简易同意书本身要由受试者或其代表签署。但是，证人应当签署简易同意书和摘要副本，实际获得同意的人员应签署摘要副本。除了简易同意书的副本外，还应向受试者或其代表提供摘要副本。

[46 FR 8951，1981 年 1 月 27 日，后修订为 61 FR 57280，1996 年 11 月 5 日]

子部分 C [保留]

子部分 D——临床研究中儿童的其他保障措施

第 50.50 节　IRB 职责。

除了本章此部分和第 56 部分中指定给 IRB 的其他职责外，每个

IRB 都必须审查有本子部分 D 覆盖的涉及儿童作为受试者的临床研究，并仅批准符合 50.51、50.52 或 50.53 和本子部分 D 所有其他适用章节条件的临床研究。

第 50.51 节　不涉及超过最低风险的临床研究。

对于本章 50.1 和 56.101 所述范围内没有超过儿童最低风险的任何临床研究，只有 IRB 发现以下情况时才可以将儿童作为受试者：

(a) 不存在超过儿童的最低风险；以及

(b) 如 50.55 所述，充分征求儿童的同意和其父母或监护人的许可。

[78 FR 12951，2013 年 2 月 26 日]

第 50.52 节　涉及超过最低风险但对个体受试者呈现直接获益前景的临床研究。

对于本章 50.1 和 56.101 所述范围内，对个体受试者提供直接获益可能的干预或程序或者可能对受试者福利有益的监测程序对儿童的风险超过最低风险的任何临床研究，只有 IRB 发现以下信息，才可将儿童作为受试者：

(a) 风险相对于受试者的预期获益而言是合理的；

(b) 预期获益与风险的关系至少与现有替代方法一样有利于受试者；以及

(c) 如 50.55 所述，充分征求儿童的同意和其父母或监护人的许可。

[66 FR 20598，2001 年 4 月 24 日，后修订为 78 FR 12951，2013 年 2 月 26 日]

第 50.53 节　涉及超过最低风险且对个体受试者无直接获益前景，但可能产生关于受试者疾病或病症的一般性知识的临床研究。

对于本章 50.1 和 56.101 所述范围内，没有对个体受试者提供直接获益可能的干预或程序或者可能对受试者福利无益的监测程序对儿童的风险超过最低风险的任何临床研究，只要 IRB 发现以下信息，则可将儿童作为受试者：

(a) 风险相对最低风险仅有略微增长；

(b) 干预或程序向与实际或预期的固有医疗、牙科、心理、社会或教育情况的受试者提供合理相当的经验；

(c) 干预或程序可能产生关于受试者疾病或病症的一般性知识，这些知识对于了解或改善受试者疾病或病症至关重要；以及

(d) 如 50.55 所述，充分征求儿童的同意和其父母或监护人的许可。

[66 FR 20598，2001 年 4 月 24 日，后修订为 78 FR 12951，2013 年 2 月 26 日]

第 50.54 节　了解、预防或缓解影响儿童健康或福利严重问题的以其他方式不可批准的临床研究。

如果 IRB 认为在本章第 50.1 和 56.101 段所述范围内涉及儿童作为受试者的临床研究不符合 50.51、50.52 或 50.53 的要求，临床

研究仅可以在以下情况下进行：

(a) IRB 发现临床研究提供了进一步了解、预防或缓解影响儿童健康或福利严重问题的合理机会；以及

(b) 食品药品管理局局长在咨询有关专业的专家小组（例如：科学、医学、教育、伦理、法律）之后，并有机会征求公众意见和评论后，可决定：

(1) 临床研究事实上符合适用的 50.51、50.52 或 50.53 的条件，或
(2) 符合以下条件：

(i) 临床研究提供了进一步了解、预防或缓解影响儿童健康或福利严重问题的合理机会；

(ii) 临床研究将按照良好的伦理准则进行；以及

(iii) 如 50.55 所述，充分征求儿童的同意和其父母或监护人的许可。

[66 FR 20598，2001 年 4 月 24 日，后修订为 78 FR 12951，2013 年 2 月 26 日]

第 50.55 节　家长或监护人许可和儿童同意的要求。
(a) 除了本子部分 D 的其他适用小节要求的确定之外，IRB 还必须确定为了在 IRB 判断儿童能够提供同意时征求儿童同意而作出了充分规定。

(b) 在确定儿童是否有能力提供同意时，IRB 必须考虑到所涉及儿

童的年龄、成熟度和心理状态。根据特定方案，可对临床研究中将涉及的所有儿童作出此判断，或根据 IRB 认为适当时对每个儿童作出判断。

(c) 儿童同意不是进行临床研究的必要条件，如果 IRB 确定：

(1) 部分或全部儿童的能力有限，无法进行合理咨询，或
(2) 临床研究所涉及的干预或程序提供了直接获益前景，这对儿童健康或福利很重要，并且仅可在临床研究环境下才可获得。

(d) 即使 IRB 确定受试者能够同意，IRB 仍可以豁免同意要求，如果其发现并记录：

(1) 临床研究涉及的受试者风险不超过最低风险；
(2) 豁免不会对受试者的权利和福利产生不利影响；
(3) 临床研究实际未经豁免无法执行；以及
(4) 适当时，受试者将在参与后获得额外的相关信息。

(e) 除了本子部分 D 的其他适用小节要求的决定外，IRB 还必须根据第 50 部分的同意要求，决定每个儿童父母或监护人同意许可。

(1) 如果要获得父母许可，IRB 可认定一个父母的许可对于根据 50.51 或 50.52 进行的临床研究已足够。

(2) 如果是 50.53 或 50.54 涵盖的临床研究应获得父母许可，必须获得父母双方的许可，除非一名父母死亡、未知、无行为能力或无法合理找到，或只有一名父母有照顾和监护儿童的法律责任。

(f) 必须按照 50.27 的要求记录父母或监护人的许可。

(g) 当 IRB 决定需要同意时，还必须决定是否必须记录同意以及如
何记录同意。

[66 FR 20598，2001 年 4 月 24 日，后修订为 78 FR 12951，2013
年 2 月 26 日]

第 50.56 节　受监护的未成年人。

(a) 根据 50.53 或 50.54 批准的临床研究中可以纳入受州或其他任
何公共服务机构、事业机构或实体监护的未成年人，只有此类临
床研究：

(1) 与受监护的未成年人状态相关；或
(2) 在学校、医疗营地、医院、机构或类似环境中进行，且大部分
作为受试者的儿童为非受监护的未成年人。

(b) 如果根据本节 (a) 段批准临床研究，IRB 必须要求为每个受监
护的未成年人儿童任命一名支持者。

(1) 支持者除了代表儿童执行任何其他个人行为以外，还将作为监
护人或代理父母。
(2) 一名个人可以担任多名儿童的支持者。
(3) 支持者必须是具有相关背景和经验的个人，在儿童参与临床研
究期间，可以并同意以儿童的最佳利益采取行动。
(4) 支持者不得以任何方式（除作为 IRB 支持者或 IRB 成员）与
临床研究、研究者或监护人组织相关联。

相关法规：21 U.S.C 321, 343, 346, 346a, 348, 350a, 350b, 352, 353, 355, 360, 360c–360f, 360h–360j, 371, 379e, 381; 42 U.S.C. 216, 241, 262, 263b–263n。

来源：45 FR 36390，1980 年 5 月 30 日，除非另有说明。

第 54 部分

分章 A—— 通用条款

临床研究者的
财务披露

第 54.1 节　目的。

(a) 美国食品药品管理局 (FDA) 按照法律要求评估新型人用药品和
生物制品上市申请以及医疗器械上市申请和重新分类申请中提交
的临床研究。

(b) 管理局审查这些临床研究中产生的资料，以决定申请是否可以
根据法定要求予以批准。如果在研究设计、执行、报告和分析中
没有采取适当措施以尽量减少偏倚，FDA 可能会考虑临床研究不
充分，以及资料不充分。临床研究中一个潜在的偏倚来源是由于
安排支付的方式（例如版税）或由于研究者对产品具有业主权益
（例如专利）或由于研究者在所涉及研究申办方中拥有股东权益
而导致的临床研究者在研究结局中有财务权益。本节和相关规定
要求提交文件部分依赖于临床资料的申请人披露所涉及研究的申
办方与临床研究者之间的某些财务安排以及临床研究者在研究产
品或所涉及研究申办方中的某些权益。FDA 将在其对资料可靠性
进行评估中使用此信息，连同关于研究设计和目的的信息，以及
通过现场检查获得的信息。

第 54.2 节　定义。

为了实现本部分的目的：

(a)"受临床研究结局影响的补偿"是指对有利结局的补偿可能高于对不利结局的补偿，例如对有利结果明确更高的补偿或以所涉及研究申办方的股东权益形式向研究者提供补偿或与产品销售联系的补偿形式，如版税权益。

(b)"所涉及研究申办方的显著股东权益"是指任何所有者权益、股票期权或其价值无法通过参考公开价格（通常为非公开交易公司的权益）简单确定的其他财务权益，或公开交易公司的任何股东权益，其在临床研究者进行研究期间超过 5 万美元并在研究完成后持续 1 年。

(c)"测试产品的所有权权益"是指产品中的所有权或其他财务权益，包括但不限于专利、商标、版权或特许权协议。

(d)"临床研究者"仅指直接参与研究受试者治疗或评估的列名或确定的研究者或助理研究者。该术语还包括研究者的配偶和每个抚养子女。

(e)"所涉及临床研究"是指在受申请人或 FDA 所依赖的此部分制约的上市申请或重新分类申请中提交的人用药品或器械的任何研究以确立产品有效（包括显示与有效产品存在等效性的研究）或单一研究者对安全性证明作出重大贡献的任何研究。这通常不包括 I 期耐受性研究或药代动力学研究、大多数临床药理学研究（除非它们对疗效测定至关重要）、在多个中心进行的大型开放安全性研究、治疗方案和平行组别方案。为了符合财务披露要求，申请人可以向 FDA 咨询哪些临床研究构成"所涉及临床研究"。

(f)"其他类别重要款项"是指所涉及研究申办方在临床研究者进行研究期间和研究完成后 1 年向研究者或机构支付货币价值超过 25,000 美元以支持研究者活动的费用，执行临床研究或其他临床研究的成本除外（例如，资助进行中研究的拨款、设备形式的补偿或进行中咨询的预付费用或酬金）。

(g)"申请人"是指向 FDA 提交上市申请以获得药品、器械或生物制品批准的一方。申请人有责任提交本部分所要求的适当证明和披露声明。

(h)"所涉及临床研究的申办方"是指在进行特定研究时支持研究的一方。

[63 FR 5250，1998 年 2 月 2 日，后修订为 63 FR 72181，1998 年 12 月 31 日]

第 54.3 节　范围。

本部分要求适用于提交人用药品、生物制品或器械上市申请以及提交所涉及临床研究的任何申请人。在申请人与一名或多名临床研究者签订合同进行研究或提交由未与申请人签订合同的他人进行的研究情况下，申请人负责进行适当证明或发布披露声明。

第 54.4 节　证明和披露要求。

为了本部分目的，申请人必须提交进行所涉及临床研究的所有临床研究者名单，以确定申请人的产品是否符合 FDA 的上市要求，识别为每个所涉及研究申办方的全职或兼职雇员的那些临床研究者。申请人还必须全面准确地披露或证明有关每个并非所涉及研究申办方全职或兼职雇员的临床研究者的财务权益信息。符合试验用新药或研究器械豁免法规的临床研究者必须向研究申办方提供足够的准确信息，以便后续披露或证明。申请人必须为参与所涉及研究的每位临床研究者提交一份不存在 54.2 中描述的财务安排的证明，或向 FDA 披露这些安排的性质。申请人应当尽职尽责地获得本节所要求信息，当无法这样做时，申请人应证明，尽管申请人尽可能努力取得信息，但却无法取得信息，并且应包括原因。

(a) 全部或部分依赖临床研究的申请人（根据《联邦食品药品和化妆品法案》第 505、506、510（k）、513 或 515 节或《公共保健服务法》第 351 节提交的申请）应为参与所涉及临床研究的每位临床研究者提交本节 (a)(1) 段所述的证明或 (a)(3) 段所述的披露声明。

(1) 证明：本节所涉及申请人应为适用证明的所有临床研究者（如 54.2(d) 所定义）提交一份完整的 FDA 3454 表，证实没有本节 (a)(3) 中描述的财务权益和安排。表格由公司财务总监或其他负责的公司官员或代表签名并标注日期。

(2) 如果证明涵盖范围少于申请中所有涉及的临床资料，申请人应在证明中列入该证明所涵盖的研究清单。

(3) 披露声明：对于申请人未提交本节 (a)(1) 所述证明的 54.2(d) 中定义的任何临床研究者，申请人应提交一份完整的 FDA 3455 表，完整准确地披露以下内容：

(i) 所涉及研究申办方与参与所涉及临床试验的临床研究者之间订立的任何财务安排，其中临床研究者进行研究的补偿金额可能受研究结局影响；

(ii) 从所涉及研究申办方处获得的任何其他类别重要款项，例如资助进行中研究的拨款、设备形式的补偿或进行中咨询的预付费用或酬金；

(iii) 参与研究的任何临床研究者持有的任何测试产品的所有权益；

(iv) 参与任何临床研究的任何临床研究者持有的所涉及研究申办方的显著股东权益；以及

(v) 为尽量减少因任何披露的安排、权益或付款而产生偏倚可能性而采取的任何步骤。

(b) 临床研究者应向所涉及研究申办方提供充分准确的财务信息，使申办方能够按照本节 (a) 段的要求提交完整准确的证明或披露声明。如果在研究过程中或研究完成后 1 年发生相关变化，研究者应及时更新此信息。

(c) 拒绝存档申请。FDA 可拒绝存档本节 (a) 段中所述的不包含本节中要求信息的任何上市申请或尽管申请人尽可能努力取得信息，但却无法取得信息的申请人证明，并说明原因。

[63 FR 5250，1998 年 2 月 2 日；63 FR 35134，1998 年 6 月 29 日，后修订为 64 FR 399，1999 年 1 月 5 日]

第 54.5 节　财务权益的机构评估。

(a) 披露声明评估。FDA 将评估根据 54.4(a)(2) 披露的关于申请中每个所涉及临床研究的信息，以确定任何披露的财务权益对研究可靠性的影响。FDA 可考虑所披露财务权益的大小和性质（包括如果产品获得批准可能会增加的权益价值），以及为降低偏倚可能性而采取的步骤。

(b) 研究设计的影响。在评估研究者财务利益对研究偏倚的可能性时，FDA 将考虑研究的设计和目的。使用此类方法，如多名研究者（大多数不具有可披露的权益）、盲法、客观终点或由研究者以外人员进行终点测量的研究设计可充分防止由可披露的财务权益产生的任何偏倚。

(c) 确保资料可靠性的机构措施。如果 FDA 确定任何临床研究者的财务权益对资料完整性构成严重问题，FDA 将采取其认为必要的措施以确保资料的可靠性，包括：

(1) 就有关临床研究者提供的资料启动机构审核；
(2) 要求申请人提交资料的进一步分析，例如评估临床研究者资料对整体研究结局的影响；
(3) 要求申请人进行额外的独立研究，以确认所质疑研究的结果；以及
(4) 拒绝将所涉及临床研究视作为机构行动依据的资料。

第 54.6 节　记录保存和记录保留。

(a) 要保留的临床研究者的财务记录。已提交了包含所涉及临床研究的上市申请的申请人应当按照以下要求存档与进行研究的临床研究者财务权益有关的某些信息，其中申请依赖于所述研究并且研究者非申请人的全职或兼职雇员：

(1) 显示由所涉及研究申办方支付给此类临床研究者的 54.4(a)(3)(i) 中所述的任何财务权益或安排的完整记录。

(2) 显示由所涉及临床研究申办方支付给临床研究者的 54.4(a)(3)(ii) 中所述的任何其他类别重要款项的完整记录。

(3) 根据 54.4(a)(3)(iii) 和 (a)(3)(iv) 所述，显示临床研究者持有的任何财务权益的完整记录。

(b) 保留临床研究者财务记录的要求。

(1) 对于为所涉及产品提交的任何申请，申请人应在申请批准之日后 2 年内保留本节 (a) 段所述的记录。

(2) 保留这些记录的人员应根据 FDA 的任何正当授权官员或员工的要求在合理的时间允许此类官员或员工访问并复制和验证这些记录。

相关法规：21 U.S.C. 321, 331, 351, 352, 353, 355, 360, 360c–360j, 371, 372, 373, 374, 375, 376, 379; 42 U.S.C. 262。

来源：63 FR 5250，1998 年 2 月 2 日，除非另有说明。

第 56 部分 | 分章 A——通用条款
机构审查委员会

子部分 A——通用条款

第 56.101 节　范围。

(a) 该部分包含机构审查委员会 (IRB) 的组成、运行和责任的一般标准，该机构审查委员会负责审查食品药品管理局依据本法案第 505(i) 和 520(g) 节进行监管的临床研究，以及为食品药品管理局监管的产品的研究或上市许可申请提供支持的临床研究，包括食品（其中包括膳食补充剂、营养成分声明或健康声明）、婴儿配方食品、食品添加剂、人用药品、人用医疗器械、人用生物制品和电子产品。遵循本部分要求旨在保护该类研究中人类受试者的权利和福利。

(b) 除非另有说明，否则本部分参考《美国联邦法规》的监管部分第 21 篇第 I 章。

[46 FR 8975，1981 年 1 月 27 日，后修订为 64 FR 399，1999 年 1 月 5 日；66 FR 20599，2001 年 4 月 24 日]

第 56.102 节　定义。

本部分所用的：

(a) "法案" 是指《联邦食品药品和化妆品法案》，经修订（第 201–902 节，52 Stat.1040 等等，经修订 (21 U.S.C. 321–392)）。

(b) "研究或上市许可申请" 包括：

(1) 着色剂申请书，见第 71 部分。

(2) 有关物质的数据和信息，其提交用于确定物质可以安全使用的程序，此外，提交的物质本身或合理预期直接或间接为任何食品的成分或对任何食品造成影响，见第 170.35 节。

(3) 食品添加剂申请书，见第 171 部分。

(4) 有关食品添加剂的数据和信息，其提交用于确定是否允许使用该食品添加剂的程序，此外，允许使用是基于后续的一项中期其他研究，见第 180.1 节。

(5) 有关物质的数据和信息，其提交用于确定食品和食品包装材料中不可避免的污染物容忍度的程序，见本法案第 406 节。

(6) 试验用新药申请，见本章第 312 部分。

(7) 新药申请，见第 314 部分。

(8) 有关人用药品的生物利用度或生物等效性的数据和信息，其提交用于发布、修订或废止生物等效性要求的程序，见第 320 部分。

(9) 有关人用的非处方药的数据和信息，其提交用于将该类药品归为安全、有效与不错误标识的药品的程序，见第 330 部分。

(10) 生物制品许可申请，见本章第 601 部分。

(11) 有关生物制品的数据和信息，其提交用于确定许可的生物制品为安全、有效与不错误标识的药品的程序，见本章第 601 部分。

(12) 试验用器械豁免申请，见第 812 部分。

(13) 有关人用医疗器械的数据和信息，其提交用于对这类器械进行归类的程序，见第 860 部分。

(14) 有关人用医疗器械的数据和信息，其提交用于建立、修订或废止有关该类器械标准的程序，见第 861 部分。

(15) 人用医疗器械上市前批准申请，见本法案第 515 节。

(16) 人用医疗器械产品开发方案，见本法案第 515 节。

(17) 有关电子产品的数据和信息，其提交用于建立、修订或废止有关该类产品标准的程序，见《公共保健服务法》第 358 节。

(18) 有关电子产品的数据和信息，其提交用于获得电子产品性能标准变化的程序，见 1010.4。

(19) 有关电子产品的数据和信息，其提交用于授予、修订或延长针对辐射安全性能标准的豁免权的程序，见 1010.5。

(20) 有关电子产品的数据和信息，其提交用于获得以下豁免权的程序：辐射安全缺陷通知或不符合辐射安全性能标准，见第 1003 部分子部分 D。

(21) 有关婴儿配方临床研究的数据和信息，其提交属于《联邦食品药品和化妆品法案》第 412(c) 节中的婴儿配方通知的一部分。

(22) 营养成分声明申请书中提交的数据和信息，见本章的 101.69，以及健康声明的数据和信息，见本章的 101.70。

(23) 在新膳食成分通知中提交的涉及儿童的研究数据和信息，见本章的 190.6。

(c) 临床研究指涉及一个供试品以及一个或多个人类受试者的任何试验，且要么必须符合依据本法案第 505(i) 或 520(g) 节提前向食品药品管理局提交文件的要求，要么不必满足依据本法案这些章节提前向食品药品管理局提交文件的要求，但是这些结果在之后都要提交给食品药品管理局，或由食品药品管理局保留用于检查，作为研究或上市批准申请的一部分。该术语不包括必须符合第 58

部分规定的试验，因为该部分是关于非临床实验室研究。术语调查、临床调查、临床研究、研究在本章中视为同义词。

(d) 紧急使用指在危及生命的情况下对人类受试者使用供试品，且该种情况下没有标准的可接受的治疗方法，以及没有足够的时间获得 IRB 的批准。

(e) 人类受试者指是或成为研究参与者的个体，可以是供试品受试者，也可以是对照受试者。受试者可以为健康个体，也可以是患者。

(f) 机构指任何公共或个人实体或机构（包括联邦、州和其他机构）。本法案第 520 (g) 节中使用的词"设施"视为是本部分术语"机构"的同义词。

(g) 机构审查委员会 (IRB) 是指由机构正式指定的任何董事会、委员会或其他组织，以审查、批准启动和定期审查涉及人类受试者的生物医学研究。审查的主要目的是确保人类受试者的权利和福利得到保护。该术语与该法案第 520(g) 节中使用的"institutional review committee"一词具有相同的含义。

(h) 研究者指实际执行临床研究的个人（即，在其直接指导下，在受试者中施用供试品或将供试品分配给受试者）或若一个团队执行研究，则研究者指该团队的负责领导人。

(i) 最低风险指研究中预期的危害或不适的可能性和程度不大于日常生活中或常规身体或心理检查或测试期间通常遇到的危害或不适。

(j) 申办方指发起临床研究，但实际不执行研究的个人或其他实体，即，在另一个体的直接指导下在受试者中施用供试品或将供试品分配给受试者。除了个体外（即公司或代理机构），利用自己的一个或多个员工来执行发起的研究的人员视为申办方（不是申办方 – 研究者），而其员工视为研究者。

(k) 申办方 – 研究者指既是临床研究发起人，又实际执行临床研究（独立执行或与其他人员 / 机构联合执行）的个体，即，在其直接指导下于受试者中施用供试品或将供试品分配给受试者。该术语不包括除个体外的任何人，如，不包括公司或代理机构。依据本部分内容，申办方 – 研究者的义务既包括申办方涉及的义务又包括研究者涉及的义务。

(l) 供试品指受本法案或《公共保健服务法》第 351 或 354–360F 节管制的任何人用药品、人用生物制品、人用医疗器械、人用食品添加剂、着色剂、电子产品或任何其他产品。

(m) IRB 批准指 IRB 决定已经对临床研究进行了审查，并可以在按照 IRB 以及其他机构或联邦要求设置的限制条件内于机构中执行。

[46 FR 8975，1981 年 1 月 27 日，后修订为 54 FR 9038，1989 年 3 月 3 日；56 FR 28028，1991 年 6 月 18 日；64 FR 399，1999 年 1 月 5 日；64 FR 56448，1999 年 10 月 20 日；65 FR 52302，2001 年 4 月 24 日；74 FR 2368，2009 年 1 月 15 日]

第 56.103 节　需要 IRB 审查的情形。

(a) 除了 56.104 和 56.105 中的规定外，必须符合提前向食品药品管理局提交文件的要求（如第 312、812 和 813 部分中要求的）的任何临床研究不应启动，除非该研究已经经过审查和批准，并继续经 IRB 审查符合本部分的要求。

(b) 除 56.104 和 56.105 中规定的外，食品药品管理局可以决定不考虑未经 IRB 批准，并初始和继续经 IRB 审查不符合本部分要求的临床研究中的任何数据和信息来支持研究或上市申请。即使决定否定用于研究或上市批准申请的临床研究，但是并不能免除申请人根据任何其他适用法规中的任何权利的许可，将调查结果提交给食品药品管理局。

(c) 遵守这些规定绝对不是要实施不适用的相关联邦、州或当地法律法规。

[46 FR 8975，1981 年 1 月 27 日；46 FR 14340，1981 年 2 月 27 日]

第 56.104 节　豁免 IRB 要求。

以下类型临床研究可豁免本部分要求进行 IRB 审查：

(a) 1981 年 7 月 27 日前开始，且受限于该日期前 FDA 规定中的 IRB 审查要求的任何研究，但是前提是符合 1981 年 7 月 27 日之前生效的 FDA 要求的研究继续接受 IRB 审查。

(b) 1981 年 7 月 27 日前开始，且不受限于该日期前食品药品管理局规定中 IRB 审查要求的任何研究。

(c) 紧急使用供试品，但是要在 5 个工作日内向 IRB 报告该紧急使用事件。在机构中后续使用供试品须经 IRB 审查。

(d) 食品药品管理局或环境保护局或美国农业部食品安全检验局

批准的对以下食品进行的味道和食品质量评价和消费者接受性研究，即消费的无添加剂的健康食品，或食品成分处于或低于安全使用水平或农业、化学或环境污染物处于或低于安全水平的消费食品。

[46 FR 8975，1981 年 1 月 27 日；后修订为 56 FR 28028,1991 年 6 月 18 日]

第 56.105 节　免除 IRB 要求。

根据申办方或申办方 – 研究者的申请，食品药品管理局可以针对特定的研究活动或研究活动类型免除这些规定中的任何要求，包括 IRB 审查要求，本规定中另有规定。

子部分 B——组织和人员

第 56.106 节　注册。

(a) 谁必须注册？对按照本法案第 505(i) 或 520(g) 节由 FDA 监管的临床研究进行审查的美国所有 IRB 和对旨在为 FDA 监管产品的研究或上市许可申请提供支持的临床研究进行审查的美国所有 IRB 必须在卫生及公共服务部 (HHS) 所在地进行注册（本法案第 505(i) 节中的研究许可通常指试验用新药申请 (IND)，而本法案第 520(g) 节中的研究许可通常指试验用器械豁免 (IDE))。代表 IRB 执行活动的授权个体必须提交注册信息。所有其他 IRBs 可以自主注册。

(b) IRB 注册必须提供哪些信息？每个 IRB 必须提供以下信息：

(1) 运行 IRB 的机构名称、邮寄地址和街道地址（若不同于邮寄地

址）以及该机构中负责对 IRB 执行的活动进行监查的高级官员的
姓名、邮寄地址、电话、传真号码和电子邮件地址；

(2) IRB 名称、邮寄地址、街道地址（若不同于邮寄地址）电话号
码、传真号码和电子邮件地址；以及每个 IRB 主席的姓名、电话
号码和电子邮件地址；以及提供注册信息的联系人姓名、邮寄地
址、电话号码、传真号码和电子邮件地址。

(3) 涉及被审查的 FDA 监管产品的大致现存方案数。本条规定中，
"现存方案"是指以下方案，即针对该方案，IRB 在过去 12 个月
内在召开的会议中或依据快速审查程序进行方案初步审查或持续
审查；以及

(4) IRB 审查的方案中 FDA 监管产品（如生物制品、着色剂、食
品添加剂、人用药品或医疗器械）的类型描述。

(c) IRB 必须何时注册？每个 IRB 必须提交初始注册信息。必须在
IRB 开始对本节 (a) 段中描述的临床研究进行审查前进行初始注
册。每个 IRB 必须每 3 年对注册进行更新。经 HHS 审查和认可
后 IRB 注册方可生效。

(d) IRB 注册可在哪进行？每个 IRB 可在 http://ohrp.cit.nih.gov/
efile 中进行电子注册。若 IRB 无法进行电子注册，可以书面
形式将注册信息发送到 Office of Good Clinical Practice, Office of
Special Medical Programs, Food and Drug Administration, 10903 New
Hampshire Ave., Bldg. 32, Rm.5129, Silver Spring, MD 20993。

(e) IRB 如何修改注册信息？若 IRB 联系人或主席信息出现变更，
IRB 必须在变更后 90 天内通过提交变更信息来修改注册信息。
IRB 决定对新类型的 FDA 监管产品进行审查（如决定对有关食品
添加剂的研究进行审查，尽管 IRB 之前已经对有关药品的研究进

行了审查）或决定终止继续对 FDA 监管的临床研究进行审查的情况均属于变更，必须于变更后 30 天内予以报告。IRB 决定解散也属于变更，必须于 IRB 永久性停止对研究进行审查的 30 天内予以报告。IRB 更新注册时可以报告所有其他信息变更。必须依据本节 (d) 段以电子方式或书面方式将修改后的信息发送给 FDA。

[74 FR 2368，2009 年 1 月 15 日，后修订为 78 FR 16401，2013 年 3 月 15 日]

第 56.107 节　IRB 成员。

(a) 每个 IRB 应至少有 5 名不同背景的成员，以促进对该机构通常进行的研究活动进行完整充分的审查。应通过纳入有经验的、有专业知识的成员并且使成员多样化来充分保证 IRB 的资质，包括考虑到种族、性别、文化背景以及对公众态度等问题的敏感性，以便促进在保障人类受试者权利和福利等方面尊重别人的建议和咨询意见。除了具备审查具体研究活动所需的专业能力外，IRB 还应能够根据机构义务和法规、适用法律和专业行为和实践标准确定拟议研究的可接受性。 因此，IRB 中应包括熟知这些领域的人员。若 IRB 经常对涉及儿童、囚犯、孕妇、残疾人或精神病人等其他脆弱性受试者的研究进行审查，则应考虑纳入一名或多名有与该类受试者相处经验的知识渊博的人员。

(b) 应努力做到无歧视，以便确保 IRB 没有完全由男性或女性组成，包括机构应考虑具有资格的人员，不论男女，只要不得根据性别对 IRB 作出选择。IRB 中所有成员的专业不应完全一样。

(c) 每个 IRB 应包括至少一名主要关注科学领域的成员和至少一名主要关注非科学领域的成员。

(d) 每个 IRB 应包括至少一名不隶属于该机构也不属于隶属该机构的成员的直系亲属。

(e) IRB 中不应纳入在 IRB 初次或继续审查项目中有利益冲突的成员，经 IRB 要求提供信息的情况除外。

(f) IRB 可以自行决定邀请在特定领域具有能力的个人帮助审查需要超出 IRB 专业知识的复杂问题。这些个人可以不参加 IRB 投票。

[46 FR 8975，1981 年 1 月 27 日，后修订为 56 FR 28028，1991 年 6 月 18 日；56 FR 29756，1991 年 6 月 28 日；78 FR 16401，2013 年 3 月 15 日]

子部分 C——IRB 职能和运行

第 56.108 节　IRB 职能和运行。
为符合这些规定的要求，每个 IRB 应：

(a) 遵守以下书面程序：(1) 初次和继续审查研究以及向研究者和机构报告结果和措施；(2) 确定哪些项目需要经常审查（一年多次），哪些项目需要从研究者以外的其他来源进行验证，以确认自 IRB 审查以来没有发生重大变化；(3) 确保及时向 IRB 报告研究活动出现的变更；以及 (4) 确保在 IRB 已经作出批准期间，必须经 IRB 审查和批准后才能对已经批准的研究进行变更，除非是在必要情况下，即消除对人类受试者的直接危害。

(b) 遵守以下书面程序：确保及时向 IRB、适用机构官员和食品药品管理局报告以下事项：

(1) 给人类受试者或其他人带来风险的非预期问题 ;

(2) 任何严重或继续违反本规定或 IRB 要求或决定的情况 ; 或 (3) 任何暂停或终止 IRB 批准的情况。

(c) 在大部分 IRB 成员都出席的召开会议中（至少包括一名主要关注非科学领域的成员）审查拟议的研究，使用快速审查程序除外（参见 56.110）。会议中得到大部分出席成员的批准后，研究才得以批准通过。

[46 FR 8975，1981 年 1 月 27 日，后修订为 56 FR 28028，1991 年 6 月 18 日 ; 67 FR 9585，2002 年 3 月 4 日]

第 56.109 节　IRB 审查研究。

(a) IRB 应审查这些规定所涵盖的所有研究活动，以及有权对这些研究活动进行批准、要求修改（为确保批准）或不进行批准。

(b) IRB 应要求作为知情同意书中的一部分提供给受试者的信息符合 50.25 要求。IRB 可以要求除了提供 50.25 中具体规定的信息外，还应根据 IRB 的判定，向受试者提供能保证受试者权利和福利的有意义的信息。

(c) IRB 应要求依据本章的 50.27 记录知情同意书，以下情况除外 :

(1) 对于有些或所有受试者，若发现研究中不会给受试者带来超过最低风险的危害，以及研究中不涉及研究环境以外需要正式书面知情同意书的程序，则 IRB 可以免除受试者或受试者合法授权的代表签署书面知情同意书 ; 或

(2) 对于有些或所有受试者，IRB 发现针对紧急研究的例外的知情

同意书的本章 50.24 中的要求得以满足。

(d) 若依据本节 (c)(1) 段可免除文件要求，则 IRB 可以要求研究者向受试者提供有关研究的书面说明。

(e) IRB 应以书面形式告知研究者和机构批准或不批准拟议研究的决定，或告知所需进行的修改以便确保 IRB 批准研究活动。若 IRB 决定不批准研究活动，则书面通知中应说明作出该决定的理由，并予以研究者当面或以书面形式对此作出答复。对于涉及本章 50.24 中知情同意例外情况的研究，当 IRB 决定因为不满足本章 50.24(a) 中例外情况标准或因为其他相关伦理问题而不批准研究时，IRB 应立即以书面形式通知研究者以及研究申办方。书面通知中应包括 IRB 作出该决定的原因说明。

(f) IRB 应以适当风险程度的时间间隔对这些规定涵盖的研究进行持续审查，但每年不少于 1 次，以及应有权观察或让第三方观察知情过程和研究。

(g) IRB 应以书面形式向涉及本章 50.24 中知情同意例外情况的研究的申办方提供依据本章 50.24(a)(7)(ii) 和 (a)(7)(iii) 公开发布的信息复本。IRB 应及时将该信息提供给申办方，以便让申办方认识到已经进行公开。收到之后，申办方应向 FDA 提供公开的信息复本。

(h) 若研究中有些或所有受试者为儿童，则 IRB 必须在对该研究进行初次审查时确定其符合本章子部分 D 中的第 50 部分。2001 年 4 月 30 日正在进行的一项研究中的一些或全部受试者是儿童时，IRB 必须对研究进行审查，以确定是否符合本章子部分 D 中的第 50 部分的要求，审查时间可以为持续审查的时间，也可以由 IRB

自行决定提前审查。

[46 FR 8975，1981 年 1 月 27 日，后修订为 61 FR 51529，1996 年 10 月 2 日；66 FR 20599，2001 年 4 月 24 日；78 FR 12951，2013 年 2 月 26 日]

第 56.110 节　涉及不超过最低风险的某些研究以及对已批准研究进行轻微变更的快速审查程序。

(a) 食品药品管理局已经在联合注册公告中确定并公开了 IRB 可以通过快速审查程序进行审查的研究类型清单。适当情况下，将会在联邦注册公告中通过定期再版对清单进行修订。

(b) IRB 可以通过快速审查程序对以下一项或两项进行审查：(1) 在清单中列出以及审查员发现其涉及不超过最低风险的部分或所有研究；(2) 授权批准期间（1 年或以下）对既往已经批准的研究进行轻微变更。在快速审查程序中，可以由 IRB 主席或 IRB 主席从 IRB 成员中指定一名或多名有经验的审查员进行审查。在对研究进行审查期间，审查员可以执行 IRB 的所有权力，但审查员不可以否决研究除外。依据 56.108(c) 中规定的非快速审查程序进行审查后才能对研究活动进行否决。

(c) 使用快速审查程序的每个 IRB 应采用这样的一种方法，通过该方法可以让所有成员提出依据该程序批准的研究建议。

(d) 必要时，出于保护受试者权利和福利，食品药品管理局可以限制、暂停或终止机构或 IRB 使用快速审批程序。

[46 FR 8975，1981 年 1 月 27 日，后修订为 56 FR 28029，1991 年

6 月 18 日]

第 56.111 节　IRB 批准研究的标准。

(a) 为批准这些规定涵盖的研究，IRB 应确定以下所有要求均得以
满足：

(1) 给受试者带来的风险最小化：(i) 使用符合合理研究设计且未必
会对受试者带来风险的程序，和 (ii) 若适用，使用出于诊断或治
疗目的，已经在受试者中进行的程序。

(2) 与预期获益相比（若有），出现的受试者风险是合理的，认识
到预期出现这种结果的重要性。在评估风险和获益时，IRB 应仅
考虑研究可能产生的风险和获益（要区分受试者不参与研究，接
受治疗引起的风险和获益）。IRB 不应考虑将研究中获得的知识
（例如，研究对公共政策的可能影响）应用于属于其职责范围的
研究风险中的长期影响。

(3) 平等选择受试者。在进行这一评估时，IRB 应考虑到研究目的
和研究环境，并应特别认识到涉及脆弱人群的研究的特殊问题，
如儿童、囚犯、孕妇、残疾人、精神病人、经济或教育弱势群体。

(4) 按照第 50 部分的要求，从每个预期受试者或受试者合法授权
代表处获得知情同意书。

(5) 按照第 50.27 节的要求，适当地对知情同意书进行记录。

(6) 在适当情况下，研究计划中需要充分规定对收集到的数据进行
监测，以确保受试者安全。

(7) 适当情况下，需要充分规定要保护受试者隐私并维护数据的机
密性。

(b) 若有些或所有受试者，如儿童、囚犯、孕妇、残疾人、精神病
人、经济或教育弱势群体，可能容易遭受胁迫或不当影响时，研

究中应包括其他的保护措施以保护这些受试者的权利和福利。

(c) 若要批准部分或所有受试者为儿童的研究，IRB 必须确定研究符合本章子部分 D 第 50 部分的要求。

[46 FR 8975，1981 年 1 月 27 日，后修订为 56 FR 28029，1991 年 6 月 18 日；66 FR 20599，2001 年 4 月 24 日]

第 56.112 节　机构审查。

已经被 IRB 批准的这些规定涵盖的研究还需要由机构官员进行进一步的适当审查并作出批准或否决决定。但是，如果 IRB 未批准该研究，则这些官员也不能作出批准决定。

第 56.113 节　暂停或终止 IRB 对研究的批准。

对于未按照 IRB 要求进行或给受试者带来非预期严重危害的研究，IRB 有权暂停或终止批准研究。暂停或终止批准时，应包括 IRB 作出该决定的原因说明，并且及时报告给研究者、适当的机构官员以及食品药品管理局。

第 56.114 节　协同研究。

为遵守这些规定，参与多机构研究的机构可以联合审查，依赖另一有资格 IRB 的审查或类似安排，以避免重复性工作。

子部分 D——记录和报告

第 56.115 节　IRB 记录。

(a) 机构（或适当情况下为 IRB）应准备和维护有关充分 IRB 活动的文件，包括：

(1) 所有研究计划的副本、附带计划的科学评估（若有）、批准的示例同意文件、研究者提交的进度报告以及受试者受伤报告。

(2) IRB 会议记录，其中应包括以下详细信息：会议人员出席情况、IRB 采取的行动、有关这些行动的投票情况（包括投赞成票、反对票和弃权的成员数）、对要求更改研究或否决研究以及对争论的问题和会议决议讨论的书面总结。

(3) 持续审查活动的记录。

(4) IRB 和研究者间所有通信复本。

(5) IRB 成员列表，其中包括姓名、学历、突出的能力、经验证明（如董事会证明、许可证等）、充分描述每个成员对 IRB 审议意见的主要预期贡献以及每个成员与机构间的雇佣关系或其他关系，如，全职员工、兼职员工、管理委员会或董事会成员、股东、有薪或无薪顾问。

(6) 56.108 (a) 和 (b) 要求的 IRB 书面程序。

(7) 提供给受试者的重要新发现说明，如 50.25 中所要求。

(b) 本规定所要求的记录应在研究完成后保留至少 3 年，食品药品管理局授权代表可以在合理时间和以合理方式查阅和复印记录。

(c) 若对研究进行审查的机构或 IRB 拒绝依据本节要求接受检验，则食品药品管理局可以拒绝为申请调查或上市许可提供支持的临床研究。

[46 FR 8975，1981 年 1 月 27 日，后修订为 56 FR 28029，1991 年
6 月 18 日；67 FR 9585，2002 年 3 月 4 日]

子部分 E——针对不合规性采取的行政裁定

第 56.120 节　次要行政裁定。

(a) 检查期间若 FDA 研究者发现 IRB 的运行明显不符合这些规定，则检查人员应向 IRB 的合适代表以口头或书面形式提供观察总结信息。食品药品管理局随后可以向 IRB 或母机构发送描述不合规行为的信函。管理局将要求 IRB 或母机构在 FDA 规定的时间内对此信函作出回复，并说明 IRB、机构或共同采取的纠正措施以符合这些规定的要求。

(b) 基于 IRB 或机构的回复，FDA 会安排进行再次检查以对纠正措施的适当性进行确认。此外，在 IRB 或母机构采取合适的纠正措施之前，管理局可以要求 IRB：

(1) 暂停对受限于本部分要求且在机构中进行，由 IRB 审查的新研究的批准程序；
(2) 监督在受限于本部分要求的正在进行的研究中不纳入新受试者；或
(3) 终止受限于本部分要求的正在进行的研究，但是前提是这样做不会对受试者带来危害。

(c) 若出现明显不合规性，且给人类受试者的权利和福利带来重大威胁，则 FDA 可以将 IRB 运行中出现的不足告知相关州和联邦监管机构以及与监管机构行为有直接利益关系的其他各方。

(d) 母机构负责 IRB 运行，食品药品管理局通常依据该子部分中的要求针对机构采取行政裁定。但是，依据研究中确定的出现不足的责任分配，食品药品管理局可以将行政裁定限制于 IRB 或为正式指定该 IRB 负责的母机构。

[46 FR 8975，1981 年 1 月 27 日，后修订为 81 FR 19035，2016 年
4 月 4 日]

第 56.121 节　取消 IRB 或机构的资格。

(a) 若 IRB 或机构无法采取合适措施来纠正 56.120(a) 中 FDA 发送
的信函中描述的不合规行为，则食品药品管理局局长确定依据该
不合规行为可取消 IRB 或母机构的资格，局长将按照第 16 部分
中规定的监管听证要求进行诉讼。

(b) 若局长确定存在以下事项，则可取消 IRB 或母机构的资格：

(1) IRB 拒绝遵循或总是不符合本部分中提出的任何规定，以及
(2) 不合规行为严重影响临床研究中人类受试者的权利或福利。

(c) 若局长确定有合适理由取消资格，则会发出一份指令，其中说
明作出该决定的依据，并规定针对在 IRB 审查下正在进行的临床
研究采取的任何措施。食品药品管理局向 IRB 和母机构发送取消
资格的通知。有直接利益关系的其他各方，如申办方和临床研究
者也会收到取消资格的通知。此外，FDA 可以在联邦注册公告中
公布裁定通知。

(d) 对于经取消资格的 IRB 审查或在取消资格的机构中进行的临床
研究，食品药品管理局不会批准研究申请，并且可以拒绝将经取
消资格的 IRB 审查或在取消资格的机构中进行的临床研究中的数
据用于上市许可申请，除非该 IRB 或母机构恢复资格，如 56.123
中所述。

第 56.122 节　有关撤销信息的公开。
依据第 20 部分将食品药品管理局取消机构资格的决定以及关于该决定的行政记录进行公开。

第 56.123 节　恢复 IRB 或机构资格。
若满足以下情况，则可以恢复 IRB 或机构的资格，即，经过对 IRB 或机构提交的书面文件（其中说明了 IRB 或机构计划采取的纠正措施）进行评估，局长确定 IRB 或机构能充分保证按照本部分规定的标准运行。应向 56.121(c) 中通知的所有人员提供恢复资格通知。

第 56.124 节　采取替代或其他行为取消资格。
可以不按照本法案授权的其他程序或行为取消 IRB 或机构的资格。食品药品管理局可以在任何时候通过司法部提起合适的诉讼程序（民法或刑法），并且可以在取消资格前、期间或取消资格后采取任何其他合适的监管措施。FDA 还可以依据相关事宜参考另一个联邦、州或地方政府机构，以便管理局确定适当行动。

相关法规：21 U.S.C. 321, 343, 346, 346a, 348, 350a, 350b, 351, 352, 353, 355, 360, 360c–360f, 360h, 360i, 360j, 360hh–360ss, 371, 379e, 381; 42 U.S.C. 216。

来源：62FR 8975，1981 年 1 月 27 日，除非另有说明。

第 58 部分

分章 A——通用条款

非临床实验室研究的良好实验室规范

子部分 A——通用条款

第 58.1 节　范围。

(a) 本部分规定了进行非临床实验室研究的良好实验室实践，支持或旨在支持由食品药品管理局监管的产品的研究或上市许可申请，包括食品和色素添加剂、动物食品添加剂、人及动物药品、人用医疗器械、生物制品和电子产品。遵守本部分旨在确保根据《联邦食品药品和化妆品法案》第 406、408、409、502、503、505、506、510、512–516、518–520、721 和 801 节以及《公共保健服务法》第 351 和 354–360F 节存档的安全数据的质量和完整性。

(b) 除非另有说明，否则本部分参考《美国联邦法规》的监管部分第 21 篇第 I 章。

[43 FR 60013，1978 年 12 月 22 日，后修订为 52 FR 33779，1987 年 9 月 4 日；64 FR 399，1999 年 1 月 5 日]

第 58.3 节　定义。

本部分中使用的术语含义如下：

(a) "法案"是指《联邦食品药品和化妆品法案》，经修订（第 201–902 节，52 Stat.1040 等等，经修订 (21 U.S.C. 321–392)）。

(b) 供试品是指根据《公共保健服务法》规定或其第 351 和 354–360F 节规定的任何食品添加剂、色素添加剂、药品、生物制品、电子产品、人用医疗器械或任何其他受上述法案规定的物品。

(c) 对照品是指在非临床实验室研究过程中除供试品、饲料或水以外被用于测试系统的任何食品添加剂、色素添加剂、药品、生物制品、电子产品、人用医疗器械或任何物品，目的是建立与供试品之间的比较依据。

(d) 非临床实验室研究是指体内或体外实验，旨在在实验室条件下，在试验系统中对供试品进行前瞻性研究以确定其安全性。该术语不包括人类受试者研究或临床研究或动物野外试验。该术语不包括为确定供试品是否具有任何潜在效用或为确定供试品的物理或化学特性而进行的基本探索性研究。

(e) 研究或上市许可申请包括：

(1) 着色剂申请书，见第 71 部分。
(2) 食品添加剂申请书，见第 171 和 571 部分。
(3) 有关提交物质的数据和信息，其用于确定物质可以安全使用的程序，此外，提交的物质本身或合理预期可直接或间接为任何食品的成分或对任何食品造成影响，见第 170.35 和 570.35 节。

(4) 有关食品添加剂的数据和信息，其提交用于确定是否允许使用该食品添加剂的程序，此外，允许使用是基于后续的一项中期其他研究，见第 180.1 节。

(5) 有关试验用新药申请的内容，见本章第 312 部分。

(6) 有关新药申请的内容，见第 314 部分。

(7) 有关人用的非处方药的数据和信息，其提交用于将该类药品归为安全、有效与未贴错标签的药品的程序，见第 330 部分。

(8) 有关物质的数据和信息，其提交用于确定食品和食品包装材料中不可避免的污染物容忍度的程序，见第 109 和 509 部分。

(9) [保留]

(10) 有关新动物药品的研究豁免声明通知的内容，见第 511 部分。

(11) 有关新动物药品申请的内容，见第 514 部分。

(12) [保留]

(13) 有关生物制品许可申请的内容，见本章第 601 部分。

(14) 有关研究器械豁免申请的内容，见第 812 部分。

(15) 有关医疗器械上市前批准申请的内容，见本法案第 515 节。

(16) 有关医疗器械产品开发方案的内容，见第 515 节。

(17) 有关医疗器械的数据和信息，其提交用于对这类器械进行归类的程序，见第 860 部分。

(18) 有关医疗器械的数据和信息，其提交用于建立、修订或废止有关这些器械标准的程序，见第 861 节。

(19) 有关电子产品的数据和信息，其提交用于获得以下豁免权的程序：辐射安全缺陷通知或不符合辐射安全性能标准，见第 1003 部分子部分 D。

(20) 有关电子产品的数据和信息，其提交用于建立、修订或废止有关该类产品标准的程序，见《公共保健服务法》第 358 节。

(21) 有关电子产品的数据和信息，其提交用于获得电子产品性能标准变化的程序，见 1010.4。

(22) 有关电子产品的数据和信息，其提交用于授予、修订或延长针对任何电子产品性能标准的豁免权的程序，见 1010.5。

(23) 有关食品接触物质上市前通知，见本章子部分 D 第 170 部分。

(f) 申办方是指：

(1) 通过提供财务或其他资源发起和支持非临床实验室研究的人员；

(2) 向食品药品管理局提交非临床研究以支持研究或上市许可申请的人员；或者

(3) 测试机构，发起并且实际执行某一项研究。

(g) 测试机构是指实际进行非临床实验室研究的人员，即实际上在测试系统中使用供试品。测试机构包括根据本法案第 510 节要求进行注册以执行非临床实验室研究的任何机构，以及本法案第 704 节所述进行此类研究的任何咨询实验室。测试机构仅包括正在被用于或已经被用于执行非临床实验室研究的操作单元。

(h) 人员包括个人、合伙企业、公司、协会、科学或学术机构、政府机构或其组织单位以及任何其他法律实体。

(i) 测试系统是指任何动物、植物、微生物或其子部分，可以将供试品或对照品施用或添加到这些物体中进行研究。测试系统还包括未经供试品或对照品处理的该系统的适当组别或组成部分。

(j) 试样是指用于检查或分析的某一测试系统的任何材料。

(k) 原始数据是指非临床实验室研究的原始观察和活动结果的任何

实验室工作表、记录、备忘录、注释或其精确副本，并且是重建
和评估该研究报告所必需的数据。在已经准备原始数据的准确抄
本的情况下（例如，经逐字转录、注明日期并通过签名进行准确
验证的磁带），可以将原始来源作为原始数据替代准确副本或抄
本。原始数据可能包括照片、缩微胶卷或缩微胶卷副本、计算机
打印输出、磁性媒体（包括口述观察结果）以及记录的自动化仪
器数据。

(l) 质量保证部门是指由测试机构管理人员指定的除研究负责人之
外的任何人员或组织要素，具有与非临床实验室研究的质量保证
有关的职责。

(m) 研究负责人是指负责非临床实验室研究的整体执行情况的
个人。

(n) 批次是指根据 58.105(a) 进行表征的供试品或对照品的特定数
量或批量。

(o) 研究开始日期是指研究负责人签署方案的日期。

(p) 研究完成日期是指研究负责人签署最终报告的日期。

[43 FR 60013，1978 年 12 月 22 日，后修订为 52 FR 33779，1987
年 9 月 4 日；54 FR 9039，1989 年 3 月 3 日；64 FR 56448，1999
年 10 月 20 日；67 FR 35729，2002 年 3 月 21 日]

第 58.10 节　适用于在授权和合同下进行的研究。

若是申办方在执行某一非临床实验室研究并意欲将其提交给食品

药品管理局或由食品药品管理局进行审查时利用咨询实验室、承包商或受让人的服务进行分析或其他服务，应通知咨询实验室、承包商或受让人，表明该服务是非临床实验室研究的一部分，必须按照本部分的规定进行。

第 58.15 节 测试机构的检查。

(a) 测试机构应允许食品药品管理局的授权雇员在合理时间和按照合理的方式检查机构并检查（以及在还需要复制记录的情况下）所有关于本部分范围内各项研究的需要维护的记录和试样。记录检查和复制要求应不适用于质量保证部门的结果和问题记录，或建议和采取的行动。

(b) 如果测试机构拒绝提供检查允许，食品药品管理局将不会考虑用于支持研究或上市许可申请的非临床实验室研究。即使决定不考虑某一项用于支持研究或上市许可申请的非临床实验室研究，但是并不能免除申请人根据任何适用法规或条例中的任何义务将研究结果提交给食品药品管理局获得许可申请。

子部分 B——组织和人员

第 58.29 节 人员。

(a) 从事开展或负责监督非临床实验室研究的每个个人应具有相关的教育、培训和经验，以确保该个人能够执行分配的职能。

(b) 每个测试机构应保存每个从事或监督非临床实验室研究开展的个人的培训、经验和工作描述的最新总结。

(c) 还应有足够的人员数量按照方案及时适当地开展研究。

(d) 人员应采取必要的个人卫生和健康预防措施，以避免污染供试品和对照品以及测试系统。

(e) 从事非临床实验室研究的人员应穿戴适合其职责的衣服。这种衣服必须根据需要经常更换，防止对测试系统、供试品和对照品造成微生物、放射或化学污染。

(f) 在任何时间发现任何个人患有可能对非临床实验室研究的质量和完整性产生不良影响的疾病时，该个人应避免与测试系统、供试品和对照品以及可能对研究产生不利影响的任何其他操作或功能的直接接触，直到该病情得以解决。应指示所有人员向其直接上级报告任何可能合理地被认为会对非临床实验室研究产生不利影响的健康或医疗状况。

第 58.31 节　测试机构管理人员。

对于每项非临床实验室研究，测试机构管理人员应：

(a) 在研究开始之前，指定如 58.33 中所述的研究负责人。

(b) 如果在研究开展过程中有必要，则应及时更换研究负责人。

(c) 确保有如 58.35 中所述的质量保证部门。

(d) 确保已经适当地测试了供试品和对照品或混合物的特性、强度、纯度、稳定性和均匀性。

(e) 确保人员、资源、设施、设备、材料和方法可按计划提供。

(f) 确保人员清楚地了解自身履行的职能。

(g) 确保质量保证部门报告的这些规定的任何偏差都传达给研究负责人，并采取纠正措施并进行记录。

[43 FR 60013，1978 年 12 月 22 日，后修订为 52 FR 33780，1987 年 9 月 4 日]

第 58.33 节　研究负责人。

对于每项非临床实验室研究，具有适当教育、培训和经验的科学家或其他专业人士应被视为研究负责人。研究负责人全面负责该研究的技术开展和结果的解释、分析、记录和报告，并且代表单点研究控制。研究负责人应保证：

(a) 由 58.120 提供的方案（包括任何更改）已获得批准并遵循。

(b) 准确记录和验证所有实验数据，包括测试系统的非预期响应的观察结果。

(c) 注意可能会发生的影响非临床实验室研究的质量和完整性的意外情况，采取纠正措施并进行记录。

(d) 测试系统符合方案中的规定。

(e) 遵循所有适用的良好实验室规范法规。

(f) 在研究期间或结束时，所有原始数据、文件、方案、试样和最终报告都将归档。

[43 FR 60013, 1978 年 12 月 22 日；44 FR 17657, 1979 年 3 月 3 日]

第 58.35 节　质量保证部门。

(a) 测试机构应设有质量保证部门，负责监测每项研究，以确保管理的设施、设备、人员、方法、实践、记录和控制符合本部分的规定。对于任何给定的研究，质量保证部门应完全分离并且独立于从事该研究的指导和开展的人员。

(b) 质量保证部门应：

(1) 对根据供试品索引到的并且使用测试机构进行的所有非临床实验室研究的主工作日程表的副本进行维护，包含测试系统、研究性质、研究开始日期、每项研究的现状、申办方的身份和研究负责人的姓名。

(2) 保持有关该部门负责的所有非临床实验室研究的所有方案的副本。

(3) 按照足以确保研究完整性的间隔时间定期检查每个非临床实验室研究并保持每次定期检查的书面和适当签名记录，显示检查日期、检查的研究、检查的研究阶段或部分、执行检查的人员、研究结果和问题、为解决现有问题而建议并采取的行动，以及重新检查的任何预定日期。在检查期间发现的任何可能会影响研究完整性的问题，应立即提请研究负责人和管理人员注意。

(4) 定期向管理人员和研究负责人提交每项研究的书面状况报告，记录出现的任何问题和采取的纠正措施。

(5) 确定在没有适当授权和文件的情况下，未出现偏离已批准方案或标准操作程序的情况。

(6) 审查最终研究报告，以确保此类报告准确描述了方法和标准操作程序，报告的结果准确反映了非临床实验室研究的原始数据。

(7) 准备和签署一份声明并随附到最终研究报告中，该声明应指定检查日期和将结果报告给管理层和研究负责人的日期。

(c) 质量保证部门的适用职责和程序、由质量保证部门保存的记录以及索引方法(如记录)均应为书面保存。这些项目包括检查日期、检查的研究、检查的研究阶段或部分以及执行检查的个人的姓名应提供给食品药品管理局的授权雇员进行检查。

(d) 食品药品管理局的指定代表应可以查阅为检查而设立的书面程序，并可要求测试机构管理人员证明这些检查均按照本款的规定进行实施、执行、记录和随访。

[43 FR 60013，1978 年 12 月 22 日，后修订为 52 FR 33780，1987 年 9 月 4 日；67 FR 9585，2002 年 3 月 4 日]

子部分 C——设施

第 58.41 节　总则。
每个测试机构应具有合适的规模和结构，以促进非临床实验室研究的适当开展。其应设计成有一定程度的分离，防止任何功能或活动对研究产生不利影响。

[52 FR 33780，1987 年 9 月 4 日]

第 58.43 节　动物护理设施。
(a) 测试机构应根据需要拥有足够数量的动物室或区域，以确保适当：(1) 物种或测试系统的分离；(2) 个别项目的隔离；(3) 动物检疫；以及 (4) 动物的日常或专门住房。

(b) 测试机构应具有与本节第 (a) 款中所述动物室或区域分离的动物室或区域，以确保对已经使用测试系统或已知具有生物危害性的供试品和对照品（包括挥发性物质、气溶胶、放射性物质和传染性病原体）执行的研究进行隔离处理。

(c) 应酌情提供单独的区域，用于实验动物疾病的诊断、治疗和控制。这些区域应能够将已知或疑似患病或作为疾病携带者的动物的住房与其他动物进行有效隔离。

(d) 当饲养动物时，应有收集和处理所有动物粪便和垃圾的设施，或者在将这些废物从测试机构中取出之前将其进行安全卫生储存的设施。处置设施的提供和操作应能尽量减少虫害、异味、疾病危害和环境污染。

[43 FR 60013，1978 年 12 月 22 日，后修订为 52 FR 33780，1987 年 9 月 4 日]

第 58.45 节　动物供应设施。

根据需要，应有饲料、草垫、供应品和设备的存储区。饲料和草垫的存储区应与装有测试系统的区域分开，并且应能防止虫害或污染。易腐供应品应以适当方式予以保存。

[43 FR 60013，1978 年 12 月 22 日，后修订为 52 FR 33780，1987 年 9 月 4 日]

第 58.47 节　处理供试品和对照品的设施。

(a) 为防止污染或混合，必须有以下独立区域：

(1) 供试品和对照品的交付和存储。

(2) 供试品和对照品与载体混合，如饲料。

(3) 供试品和对照品混合物的存储。

(b) 供试品和（或）对照品以及供试品和对照品混合物的存储区应与存放测试系统的区域分开，并且应充分保持物品和混合物的特性、强度、纯度和稳定性。

第 58.49 节　实验室操作区。

应根据需要提供独立的实验室空间，以执行非临床实验室研究所要求的常规和专门程序。

[52 FR 33780，1987 年 9 月 4 日]

第 58.51 节　试样和数据存储设施。

应为仅限授权人员访问的档案室提供一定的空间，用于存储和检索已经完成的研究的所有原始数据和试样。

子部分 D——设备

第 58.61 节　设备设计。

用于设备环境控制的数据和设备的生成，测量或评估中使用的设备应具有适当的设计和足够的按照协议运行的能力，并且适合于操作，检查，清洁和维护。

[52 FR 33780，1987 年 9 月 4 日]

第 58.63 节　设备维护和校准。

(a) 设备应进行充分检查、清洁和维护。用于生成、测量或评估数据的设备应进行充分测试、校准和（或）标准化。

(b) 58.81(b)(11) 要求的书面标准操作程序应详细列出在常规检查、清洁、维护、测试、校准和（或）设备标准化中使用的方法、材料和时间表，并在适当情况下规定在设备失效或发生故障时应采取的补救措施。书面标准操作程序应指定负责执行每项操作的人员。

(c) 所有检查、维护、测试、校准和（或）标准化操作都应保留书面记录。这些记录（包括操作日期）应描述这些维护操作是否为常规操作并且遵循书面的标准操作程序。在出现失效和故障的情况下，应保存设备非常规维修的书面记录。这些记录应记录缺陷的性质、缺陷的发现方式和时间以及为应对该缺陷而采取的任何补救措施。

[43 FR 60013，1978 年 12 月 22 日，后修订为 52 FR 33780，1987 年 9 月 4 日；67 FR 9585，2002 年 3 月 4 日]

子部分 E——测试机构操作

第 58.81 节　标准操作程序。

(a) 测试机构应具有书面的标准操作程序，规定符合管理人员要求的非临床实验室研究方法足以确保在研究过程中生成的数据的质量和完整性。研究中与标准操作程序的偏差应由研究负责人授权，并按照原始数据进行记录。已制定的标准操作程序的重大变更应由管理人员提供适当的书面授权。

(b) 应建立标准操作程序，但不限于以下内容：

(1) 动物室准备。

(2) 动物护理。

(3) 供试品和对照品的交付、鉴别、存储、处理、混合和取样方法。

(4) 测试系统观察。

(5) 实验室测试。

(6) 研究期间的濒死或死亡动物的处理。

(7) 动物尸检或动物尸体检查。

(8) 试样收集和鉴定。

(9) 组织病理学。

(10) 数据处理、存储和检索。

(11) 设备维护和校准。

(12) 动物的转移、适当放置和鉴别。

(c) 每个实验室分区应具有与正在执行的实验室程序相关的立即可用的实验室手册和标准操作程序。已发表的文献可以用作标准操作程序的补充。

(d) 应保留标准作业程序的历史档案及其所有版本，包括修改日期。

[43 FR 60013，1978 年 12 月 22 日，后修订为 52 FR 33780，1987 年 9 月 4 日]

第 58.83 节　试剂和溶液。

实验室分区中的所有试剂和溶液应贴有标签以表明其标识、滴度或浓度、存储要求和有效期。不得使用变质或过期的试剂和溶液。

第 58.90 节　动物护理。

(a) 动物的住房、饲养、处理和护理应当有标准的操作程序。

(b) 应当对所有从外部来源新接收的动物进行隔离，并根据兽医医疗实践对其健康状况进行评估。

(c) 在非临床实验室研究开始时，动物不得患有任何可能会干扰研究目的或开展的疾病或病症。如果在研究过程中，动物感染这种疾病或病症，必要时，应将患病动物隔离。可能会对这些动物的疾病或疾病迹象进行治疗，只要这种治疗不干扰研究。应记录并保存诊断、治疗授权、治疗描述和治疗日期信息。

(d) 对于需要长时间操作和进行观察的实验室程序，或由于任何原因（例如笼子清洁、治疗等）需要将动物移除和重新放回居住笼的研究，所使用的温血动物（不包括未断奶啮齿动物）应具有适当的身份证明。应在动物饲养装置的外部张贴所有用于明确识别每只动物的信息。

(e) 必须时，不同物种的动物应饲养在独立的装置内。用于不同研究的同一物种的动物通常不应安置在同一饲养装置内，因为无意的对照品或供试品暴露或动物混合饲养可能会影响任一研究的结果。如果这种混合饲养是必要的，则应有充分的空间隔离和身份证明。

(f) 动物笼子、架子和辅助设备应在适当的时间间隔进行清洁和消毒。

(g) 动物的饲料和饮用水应定期进行分析，以确保已知能够干扰研究并且合理预期存在于该饲料或饮用水中的污染物水平不会达到方案规定的水平以上。此类分析的文件应存为原始数据。

(h) 动物笼子或围栏的草垫应不得干扰研究的目的或开展，并且应根据需要经常更换，以保持动物的干燥和清洁。

(i) 如果使用了害虫防治材料，则应记录其使用情况。不得使用会干扰研究的清洁和害虫防治材料。

[43 FR 60013，1978 年 12 月 22 日，后修订为 52 FR 33780，1987 年 9 月 4 日；54 FR 15924，1989 年 4 月 20 日；56 FR 32088，1991 年 7 月 15 日；67 FR 9585，2002 年 3 月 4 日]

子部分 F——供试品和对照品

第 58.105 节　供试品和对照品表征。

(a) 应确定每个批次的供试品或对照品的鉴别特征、强度、纯度、组成或其他特性，并进行记录。供试品和对照品的合成、制造或产生方法应由申办方或测试机构进行记录。在将已上市产品用作对照品的情况下，则通过其标签查看这些产品的特性。

(b) 每个供试品和对照品的稳定性应由测试机构或申办方进行测定：(1) 在研究开始之前，或 (2) 同时根据书面的标准操作程序，对每个批次进行定期分析。

(c) 供试品和对照品的每个储存容器应标有供试品和对照品的名称、化学摘要编号或代码、批号、有效期（如有）以及在适当情况下为保持供试品和对照品的鉴别特征、强度、纯度和组成所需的储存条件。在研究期间，储存容器应分配给特定的供试品。

(d) 对于持续时间超过 4 周的研究，每批供试品和对照品的样品储备持续时间应符合 58.195 提供的期限。

[43 FR 60013，1978 年 12 月 22 日，后修订为 52 FR 33781，1987 年 9 月 4 日；67 FR 9585，2002 年 3 月 4 日]

第 58.107 节　供试品和对照品处理。

应建立处理供试品和对照品的系统程序，以确保：

(a) 有适当的存储。

(b) 药品是以杜绝污染、变质或损坏的可能性为目的进行分配的。

(c) 在整个分配过程中保持适当的识别证明。

(d) 记录每个批次的收货和分配情况。此类文件应包括每个分配或退回批次的日期和数量。

第 58.113 节　物品与载体的混合物。

(a) 对于与载体进行混合的每个供试品或对照品，应使用适当的分析方法进行测试：

(1) 测定混合物的均匀性并定期测定混合物中供试品或对照品的浓度。

(2) 根据以下研究条件的要求确定混合物中供试品和对照品的稳定性：

(i) 在研究开始之前，或者

(ii) 同时根据书面标准操作程序，对混合物中的供试品和对照品进行定期分析。

(b) [保留]

(c) 如果供试品和对照品载体混合物的任何组分具有有效期，则该日期应在容器上清楚地显示。如果多个组分具有有效期，则应显示最早到期日期。

[43 FR 60013，1978 年 12 月 22 日，后修订为 45 FR 24865，1980 年 4 月 11 日；52 FR 33781，1987 年 9 月 4 日]

子部分 G——非临床实验室研究的方案和开展

第 58.120 节　方案。

(a) 每项研究都应有一个经过批准的书面方案，清楚地表明开展该研究的目标和所有方法。方案应包含以下信息（如适用）：

(1) 描述性标题和研究目的的说明。

(2) 通过名称、化学摘要编号或代码来识别供试品和对照品。

(3) 申办方的名称以及正在执行研究的测试机构的名称和地址。

(4) 测试系统的数量、体重范围、性别、供应来源、物种、品系、亚系和年龄。

(5) 测试系统的鉴定程序。

(6) 实验设计描述，包括偏倚控制方法。

(7) 在与载体混合之前，描述和（或）识别研究中使用的饮食以及用于溶解或悬浮供试品或对照品的溶剂、乳化剂和（或）其他材料。描述内容应包括合理预期在饮食原料中存在的污染物的可接受水平规范，而且在其含量水平大于规范要求时能够干扰研究的目的或开展。

(8) 待施用的供试品或对照品的每个剂量水平（以毫克 / 千克体重或其他适当单位表示）、施用方法和频率。

(9) 要进行的测试、分析和测量的类型和频率。

(10) 要保存的记录。

(11) 由申办人批准的方案批准日期和研究负责人的日期签名。

(12) 拟使用的统计方法说明。

(b) 已批准方案的所有更改或修订以及相应的原因应进行记录，由研究负责人签署，注明日期并保存。

[43 FR 60013，1978 年 12 月 22 日，后修订为 52 FR 33781，1987 年 9 月 4 日；67 FR 9585，2002 年 3 月 4 日]

第 58.130 节　非临床实验室研究的开展。

(a) 非临床实验室研究应按照方案进行。

(b) 测试系统应按照方案要求进行监测。

(c) 试样应通过测试系统、研究、性质和收集日期进行确定。此类信息应张贴于试样容器上，或者以杜绝数据记录和存储错误的方式伴随试样。

(d) 当对某一试样进行病理组织学检查时，应向病理学家提供该试样的尸检观察结果记录。

(e) 应使用墨水直接、及时、清晰地记录在非临床实验室研究开展期间生成的所有数据，除了数据收集系统自动产生的数据。所有数据条目应注有输入日期，并由输入该数据的人员签名或草签。任何条目更改应不会掩盖原始条目，应说明此类更改的原因，并在更改时注明日期并签署或识别。在自动数据收集系统中，应在数据输入时识别负责直接数据输入的个人。自动数据条目的任何更改应不会掩盖原始条目，应说明更改的原因，注明日期，并识别负责人。

[43 FR 60013，1978 年 12 月 22 日，后修订为 52 FR 33781，1987 年 9 月 4 日；67 FR 9585，2002 年 3 月 4 日]

子部分 H——I [保留]

子部分 J ——记录和报告

第 58.185 节　非临床实验室研究结果的报告。

(a) 每项非临床实验室研究都应有一份最终报告，应包括但不限于以下内容：

(1) 执行研究的机构的名称和地址以及研究开始和完成的日期。

(2) 批准方案中规定的目标和程序，包括原始方案中的任何更改。

(3) 用于数据分析的统计方法。

(4) 通过名称、化学摘要编号或代码、强度、纯度、组成或其他适当特性识别供试品和对照品。

(5) 给药条件下供试品和对照品的稳定性。

(6) 所用方法的描述。

(7) 所用测试系统的描述。在适用的情况下，最终报告应包括使用

的动物数量、性别、体重范围、供应来源、物种、品系和亚系、
年龄和鉴定程序。

(8) 剂量、剂量方案、给药途径和持续时间的描述。

(9) 对可能影响数据质量或完整性的所有情况的描述。

(10) 研究负责人的姓名、其他科学家或专业人士的姓名以及参与
该研究的所有监督人员的姓名。

(11) 对数据的转换、计算或操作的描述，数据的摘要和分析以及
对从分析中得出的结论的陈述。

(12) 由每位参与该研究的科学家或其他专业人士签署和注明日期
的报告。

(13) 所有试样、原始数据和最终报告的存储位置。

(14) 如 58.35(b)(7) 中所述的质量保证部门准备和签署的声明。

(b) 最终报告应由研究负责人签署并注明日期。

(c) 应由研究负责人按修订形式更正或补充最终报告。该修订版本
应明确规定最终报告的补充或更正部分，更正或补充的原因，并
由负责人签字并注明日期。

[43 FR 60013，1978 年 12 月 22 日，后修订为 52 FR 33781，1987
年 9 月 4 日]

第 58.190 节　记录与数据的存储和检索。

(a) 应保留作为非临床实验室研究的结果产生的所有原始数据、文
件、方案、最终报告和试样（除了从致突变试验获得的试样，以
及血液、尿液、粪便和生物液体的湿试样）。

(b) 应有可以对所有原始数据、文件、方案、试样以及临时和最终

报告进行有序存储和便利检索的档案。储存条件应尽可能减少文件或试样的损坏程度，使其符合其保留期限和文件或试样性质的要求。测试机构可能会与商业档案室订立合同，为所有将要保留的材料提供储存库。原始数据和试样可以保留在其他地方，只要档案中有这些其他地点的具体参考。

(c) 应确定某一个人负责档案室。

(d) 只有授权人员才能查阅档案。

(e) 档案中保留或提及的材料应编有索引，以方便进行检索。

[43 FR 60013，1978 年 12 月 22 日，后修订为 52 FR 33781，1987 年 9 月 4 日；67 FR 9585，2002 年 3 月 4 日]

第 58.195 节　记录保留。

(a) 本节规定的记录保留要求不会取代本章中任何其他规定的记录保留要求。

(b) 除本节第 (c) 款另有规定外，与非临床实验室研究有关和由本部分要求的文件记录、原始数据和试样应保存在档案中，以以下持续时间最短者为准：

(1) 食品药品管理局批准在提交非临床实验室研究结果支持研究或上市许可申请之日起至少 2 年的时间。这项要求不适用于支持试验性新药申请 (IND) 或试验用器械豁免申请 (IDE) 的研究，此类研究的记录应受本节第 (b)(2) 款的规定约束。
(2) 在将支持研究或上市许可申请的非临床实验室研究结果提交给

食品药品管理局以之日起至少 5 年的时间。

(3) 在其他情况下（例如，非临床实验室研究的研究提交文件不能支持研究或上市许可申请），在完成、终止或停止研究之日后至少 2 年的时间内。

(c) 湿试样（除了从致突变试验获得的试样，以及血液、尿液、粪便和生物液体的湿试样）、供试品或对照品试样和在储存期间的稳定性和质量相对脆弱且显著不同的特殊制备材料只有在其质量能够支持完成评估的情况下才能保留。在任何情况下，上述制剂的保留时间不得长于本节第 (a) 和 (b) 款中规定的期限。

(d) 根据第 58.35(c) 条的要求，主工作日程表、方案副本和质量保证检查记录应由质量保证部门维护，作为本节第 (a) 和 (b) 款规定的时间段内容易获取的记录系统。

(e) 58.29(b) 所要求的培训和经验以及工作说明摘要可以在本节第 (a) 和 (b) 款中规定的时间长度内与所有其他测试机构工作记录一起保留。

(f) 58.63(b) 和 (c) 要求的设备维护、校准和检查的记录和报告应在本节第 (b) 款规定的时间内保留。

(g) 本部分要求的记录可以作为原始记录或真实副本（如影印本、缩微胶卷、缩微胶片）或原始记录的其他准确复制品进行保留。

(h) 如果执行非临床检测的机构已经停止运行，本部分规定的所有原始数据、文件和其他材料应转让给研究申办方进行归档。食品药品管理局应当接到这一转让书面通知。

[43 FR 60013，1978 年 12 月 22 日，后修订为 52 FR 33781，1987 年 9 月 4 日；54 FR 9039，1989 年 3 月 3 日]

子部分 K——测试机构的取消资格

第 58.200 节　目的。

(a) 取消资格的目的是：

(1) 排除考虑由未能符合良好实验室规范要求的测试机构执行的已完成研究，直到能够充分证明这种非合规性不会在某一特定研究期间发生或不会影响该特定研究生成的数据的有效性或可接受性；以及

(2) 排除考虑在取消资格之后完成的所有研究，直到该机构能够满足局长的要求，按照这些规定进行研究。

(b) 即使决定不考虑某一项用于支持研究或上市许可申请的非临床实验室研究，但是并不能免除申请人根据任何其他适用法规中的任何义务将研究结果提交给食品药品管理局。

第 58.202 节　取消资格的依据。

局长在找到以下所有资料后，可能会取消测试机构的资格：

(a) 测试机构不符合本部分（或本章中关于此类机构的任何其他规定）中规定的一项或多项规定；

(b) 非合规性对非临床实验室研究的有效性产生不利影响；

(c) 其他次要的规范行为（例如，个别研究的警告或拒绝）并没有

或可能不足以遵循良好实验室规范法规。

第 58.204 节 关于拟议取消资格的听证会通知和机会。

(a) 当局长获得的资料显示根据 58.202 中的现有依据，认为取消测试机构资格具有合理性，则可以向测试设施发出书面通知，提出该机构将被取消资格。

(b) 取消资格的听证会应按照本章第 16 部分规定的监管听证会要求举行。

第 58.206 节 有关取消资格的最终裁定。

(a) 如果在监管听证会之后，或在请求听证会的时间到期后但不履行请求的情况下，在对取消资格程序的行政记录进行评估之后，局长应当根据 58.202 的要求做出调查结果，发布取消机构资格的最终裁定。该最终裁定应包括做出该决定的依据陈述。局长在发布最终裁定之后，须通知（附有裁定的副本）该行为对应的测试机构。

(b) 如果在监管听证会之后，或在请求听证会的时间到期后但不履行请求的情况下，在对取消资格程序的行政记录进行评估之后，局长未根据 58.202 中的要求做出调查结果，则该局长应发布终止取消资格程序的最终裁定。该最终裁定应包括做出该决定的依据陈述。局长在发布最终裁定之后，须通知测试机构并提供该裁定的副本。

第 58.210 节 关于取消资格的行动。

(a) 一旦某一测试机构被取消资格，则可能会检查包含或依赖不合格测试机构执行的任何非临床实验室的研究或上市许可申请（无论是否批准），以确定此类研究是否对某一决定而言必不可少。如果确定某一研究已知或将会必不可少，食品药品管理局还应确定该研究是否可以接受，尽管取消了该设施的资格。在取消资格之前或之后由测试机构进行的任何研究可能会被认为不可接受，依赖该研究的人员可能需要确定该研究未受到造成资格取消的情况的影响，例如通过提交验证信息。如果该研究被确定为不可接受，则在考虑该申请的支持数据时将排除这些数据；并且这种排除可以作为证明终止或撤销申请批准的新信息。

(b) 在机构取消资格之日后，不会考虑将该测试机构进行的非临床实验室研究用于支持任何研究或上市许可申请，除非该机构已根据 58.219 恢复资格。即使决定不考虑某一项用于支持研究或上市许可申请的研究，但是并不能免除申请人根据任何其他适用法规中的任何义务将研究结果提交给食品药品管理局。

[43 FR 60013，1978 年 12 月 22 日，后修订为 59 FR 13200，1994 年 3 月 21 日]

第 58.213 节　有关取消资格信息的公众披露。

(a) 在根据 58.206(a) 发出取消测试机构资格的最终裁定之后，局长可通知所有人员或任何利害关系人士。局长可酌情考虑给予通知，只要该局长认为这种披露可以进一步提高公众利益，或者促进遵守本部分规定的良好实验室规范法规。该通知（如果发布）应包括根据 58.206(a) 发布的最终裁定的副本，并且应声明取消资格构成食品药品管理局的做出的一项决定，即食品药品管理局不会考虑使用该机构执行的用于支持任何研究或上市许可申请的非临床实验室研究。如果将此通知发送给另一个联邦政府机构，食品药品管理局还将建议该机构是否考虑接受使用该测试机构执行的非临床实验室研究。如果将此通知发送给任何其他人，则应说明此通知由于测试机构与被通知人员之间的关系而给出的，并且食品药品管理局不建议或推荐该被通知人员采取任何行动。

(b) 根据本章第 20 部分将取消测试机构资格的决定以及关于此决定的行政记录向公众公开。

第 58.215 节　取消资格的替代或附加行为。

(a) 本子部分中测试机构的资格取消独立于本法案授权的程序或行为，并且既即不代替也不作为本法案授权的程序或行为的先决条件。除取消资格之外或代替取消资格，以及在取消资格之前、同时或之后，食品药品管理局可以随时针对已经提交给食品药品管理局的非临床实验室研究向测试机构和（或）申办方提出任何适当的诉讼程序（民事或刑事）和任何其他适当的监管措施。食品药品管理局也可将此事提交给另一个联邦、州或地方政府执法或监管机构，以便该机构采取认为合适的行为。

(b) 在没有取消执行该研究的测试机构的资格或进行其他监管行为的情况下，如果发现该研究未按照本部分规定的良好实验室规范的规定进行，食品药品管理局可以拒绝考虑任何用于支持某一研究或上市许可申请的特定非临床实验室研究。

第 58.217 节　申办方暂停或终止使用测试机构。

由申办方进行的测试机构终止使用独立于本子部分授权的程序或行为，并且既不代替也不作为本子部分授权的程序或行为的先决条件。如果申办方终止或暂停使用进一步参与某一项正在进行的非临床实验室研究的测试机构，而该项研究的开展是作为任何已提交给食品药品管理局某个中心的研究或上市许可申请的一部分（无论是否批准），则应在此行为的 15 个工作日内书面通知该中心；该通知应包括关于做出此行为的理由的声明。申办人暂停或终止使用测试机构并不能免除任何其他适用法规规定的将研究结果提交给食品药品管理局的义务。

[43 FR 60013，1978 年 12 月 22 日，后修订为 50 FR 8995，1985 年 3 月 6 日]

第 58.219 节　不合格测试机构的资格恢复。

如果局长在对测试机构的提交文件进行评估后确定该机构能够充分保证可以在将来执行符合本部分中陈述的良好实验室规范法规的非临床实验室研究，以及如果目前正在进行的任何研究的质量和完整性没有受到严重影响，则被取消资格的测试机构可能会被恢复为将要提交给食品药品管理局的非临床实验室研究的可接受来源。希望恢复资格的不合格测试机构应以书面形式向局长呈交恢复其资格的原因，并详细说明其采取或打算采取的纠正措施，以确保导致取消资格不会再发生的作为或不作为。局长可以根据在检查过程中发现测试机构符合良好实验室规范法规，决定恢复测试机构资格。如果测试机构恢复资格，局长应将此消息通知给测试机构和所有组织以及测试机构取消资格第 58.213 节中被告知的人员。可以根据本章第 20 部分将测试机构资格恢复的决定向公众公开。

相　关　法　规：21 U.S.C. 342, 346, 346a, 348, 351, 352, 353, 355, 360, 360b–360f, 360h–360j, 371, 379e, 381; 42 U.S.C. 216, 262, 263b–263n。

来源：43 FR 60013，1978 年 12 月 22 日，除非另有说明。

本书缩略语表

A

AAFCO: Association of American Feed Control Officials,

美国饲料控制官员协会

AAFHV: American Association of Food Hygiene Veterinarians,

美国食品卫生兽医协会

ABI: Automated Broker Interface，自动交换界面

ACE: Automated Commercial Environment，自动化商业环境

AFDO: Association of Food and Drug Officials,

食物药品监督管理局协会

AK: Alaska，阿拉斯加州

AL: Alabama，阿拉巴马州

ANDA: Abbreviated New Drug Application，简化新药申请

AOAC: AOAC INTERNATIONAL，AOAC 国际

AOAC: Association of Official Analytical Chemists,

美国分析化学家协会

APHA: American Public Health Association，美国公共卫生协会

AR: Arkansas，阿肯色州

ASTHO: Association of State and Territorial Health Officials,

国家和地区卫生官员协会

B

BLA: Biologics License Application，生物制品许可证申请

BPDR: Biological Product Deviation Report, 生物制品偏差报告

C

CA: California, 加尼福尼亚州

CAB: Conformity Assessment Bodies, 符合性评估机构

CBP: Customs and Border Protection, 海关和边境保护局

CFP: Conference for Food Protection, 食品安全大会

CFR: Code of Federal Regulations,《美国联邦法规汇编》

CFSAN: Center for Food Safety and Applied Nutrition,
食品安全和应用营养中心

CGMP: Current Good Manufacture Practices, 现行生产质量管理规范

CMC: Chemistry, Manufacturing, and Controls, 化学、生产和控制

COSHEM: Conference of State Health and Environmental Managers,
国家卫生和环境管理人员会议

CRCPD: Conference of Radiation Control Program Directors,
辐射控制计划主任会议

CSA: Community Support Argriculture, 社区支持农业

CT: Connecticut, 康涅狄格州

CVM: Center for Veterinary Medicine, 兽药中心

D

DNA: Deoxyribonucleic Acid, 脱氧核糖核酸

DOD: Department of Defense, 国防部

E

EC: European Union，欧共体

EDI: Electronic Data Interchange，电子数据交换

EMEA: European Medicines Evaluation Agency，欧洲药品评价局

F

FD&C: Food、Drug & Cosmetic，食品药品和化妆品

FDA: Food and Drug Administration，美国食品药品管理局

FL: Florida，佛罗里达州

FR: Federal Register，联邦文件档

FSVP: the Foreign Supplier Verification Programs，

国外供应商确认项目

G

GA: Georgia，乔治亚州

GGP: Good Guidance Practices，指导质量管理规范

GHTF: Global Harmonization Task Force，全球协调工作组

GMP: Good Manufacturing Practice，生产质量管理规范

GS: Grade Step,（联邦政府薪酬）级档

GSA: General Services Administration，总务管理局

H

HCT/P: Human Cell, Tissue, and Cellular and tissue-based Products,

人体细胞、组织及细胞组织产品

HDE：Humanitarian Device Exemption，人道主义器械豁免

HFA-305：Division of Dockets Management，卷宗管理处

HI：Hawaii，夏威夷州

I

IA：Iowa，爱荷华州

IAMFES：International Association of Milk, Food, and Environmental Sanitation, Inc，国际牛奶、食品和环境卫生协会

IATA：International Air Transport Association，国际民航运输协会

ID：Idaho，爱达华州

IDE：Investigational Device Exemption，研究器械豁免

IEC：International Electrotechnical Commission，国际电工委员会

IL：Illinois，伊利洛伊州

IN：Indiana，印地安那州

INAD：Investigational New Animal Drug，研究用新兽药

IND：Investigational New Drug，试验性新药

IRB：Institutional Review Board，伦理审查委员会

ISO：International Organization for Standardization，国际标准化组织

ISSC：Interstate Shellfish Sanitation Conference，贝类环境卫生州际委员会

ITDS：International Trade Data System，国际贸易数据系统

K

KS：Kansas，堪萨斯州

KY: Kentucky，肯塔基州

L

LA: Louisiana，路易斯安州

M

MA: Massachusetts，马萨诸塞州

MD: Maryland，美国马里兰州

ME: Maine，缅因州

MI: Michigan，密歇根州

MN: Minnesota，明尼苏达州

MO: Missouri，密苏里州

MRA: Mutual Recognition Agreement，互认协议

MS: Mississippi，密西西比州

MT: Montana，蒙大拿州

N

NABP: National Association of Boards of Pharmacy，
全国药学委员会协会

NADA: National Association of Departments of Agriculture，
全国农业部联合会

NARA: National Archives and Records Administration，
美国国家档案管

NC: North Carolina，北卡罗莱那州

NCIMS: National Conference on Interstate Milk Shipments,
全国州际牛奶运输会议

NCLEHA: National Conference of Local Environmental Health
Administrators, 全国地方环境卫生行政人员会议

NCWW: National Conference on Weights and Measures, 全国度量衡会议

ND: North Dakota, 北达科他州

NDA: New Drug Application, 新药上市申请

NE: Nebraska, 内布拉斯加州

NEHA: National Environmental Health Association, 全国环境卫生协会

NH: New Hampshire, 新罕布什尔州

NM: New Mexico, 新墨西哥州

NSPS: National Society of Professional Sanitarians,
国家职业卫生学会

NSR: None Serious Risk, 非重大风险

NTIS: National Technical Information Service, 国家技术信息服务部

NV: Nevada, 内华达州

NY: New York, 纽约州

O

ODS: Ozone Depleting Substances, 臭氧消耗物质

OH: Ohio, 俄亥俄州

OK: Oklahoma, 奥克拉荷马州

OR: Oregon, 俄勒冈州

OTC: Over the Counter, 非处方药

P

P.O.Box: Post Ofice Box，邮政信箱

PA: Pennsylvania，宾夕法尼亚州

PDP: Product Development Protocol，产品研发方案

PHS: Public Health Service，公众健康服务

PMA: Premarket Approval Application，上市前审批

PMMA: Poly(methyl methacrylate)，聚甲基丙烯酸甲酯

PN: Prior Notice，事先通知

PNSI: Prior Notice System Interface；事先通知接口

PR: Puerto Rico，波多黎克

Q

QS: Quality Safety，质量安全

R

RI: Rhode Island，罗德岛州

RIHSC: Research Involving Human Subjects Committee，
涉及人类受试者之研究的研究委员会

RTE: Ready-to-eat，即食

S

SC: South Carolina，南卡罗莱那州

SCAC: Standard Carrier Alpha Code，标准承运人缩写代码

SD: South Dakota，南达科他州

SOP：Standard Operating Procedures，标准操作程序

T

TEPRSSC：Technical Electronic Product Radiation Safety Standards Committee，技术电子产品辐射安全标准委员会

TN：Tennessee，田纳西州

TX：Texas，德克萨斯州

U

UFI：Unique Facility Identifier，唯一设施标识符

UK：United Kingdom，英国

USC/U.S.C.：U.S. Code，《美国法典》

USDA：United States Department of Agriculture，美国农业部

UT：Utah，犹他州

V

VA：Virginia，维吉尼亚州

VQIP：Voluntary Qualified Importer Program，自愿性合格进口商计划

VT：Vermont，佛蒙特州

W

WA：Washington，华盛顿州

WI：Wisconsin，威斯康星州

WV：West Virginia，西维吉尼亚州

名词术语总表

A

ADUFA: Animal Drug User Fee Act,《兽药使用者付费法案》

AGDUFA: Animal Generic Drug User Fee Act,
《动物仿制药使用者付费法案》

AMQP: Animal Model Qualification Program, 动物模型认证项目

ANDA: Abbreviated New Drug Application, 简略新药申请

APEC: Asia-Pacific Economic Cooperation, 亚太经合组织

API: Active Pharmaceutical Ingredient, 药用活性成分, 原料药

B

BARDA: the Biomedical Advanced Research and Development Authority,
生物医学高级研究和发展管理局

BE Test: Biological Equivalence Test, 生物等效性试验

BIMO: Bioresearch Monitoring, 生物研究监测

BLA: Biologics License Applications, 生物制品上市许可申请

BPCA: Best Pharmaceuticals for Children Act,《最佳儿童药品法案》

BPD: Biosimilar Biological Product Development, 生物类似物产品开发

BsUFA: Biosimilar User Fee Act,《生物类似物使用者付费法案》

C

CBER: Center for Biologics Evaluation and Research,
生物制品审评与研究中心

CDC：Centers for Disease Control and Prevention，
疾病控制与预防中心

CDER：Center for Drug Evaluation and Research，药品审评与研究中心

CDRH：Center for Devices and Radiological Health，
器械与放射健康中心

CDTL：Cross Discipline Team Leader，跨学科审查组长

CEO：Chief Executive Officer，首席执行官

CFDA：China Food and Drug Administration，
国家食品药品监督管理总局

CFR：Code of Federal Regulation，《美国联邦法规汇编》

CFSAN：Center for Food Safety and Applied Nutrition，
食品安全和应用营养中心

COTR：Contracting Officer's Technical Representative，
合同缔约人员技术代表

CPI：Consumer Price Index，消费价格指数

CPMS：Chief Project Management Staff，首席项目管理人员

CR：Complete Response Letter，完整回复函

CTECS：Counter-Terrorism and Emergency Coordination Staff，
反恐和紧急协调人员

CVM：Center for Veterinary Medicine，兽药中心

D

DACCM：Division of Advisory Committee and Consultant Management，
咨询委员会和顾问管理部门

DARRTS: Document Archiving, Reporting and Regulatory Tracking System，
文件归档、报告和管理跟踪系统

DCCE: Division of Clinical Compliance Evaluation，临床依从性评价部

DD: Division Director，部门主任

DDI: Division of Drug Information，药品信息部门

DECRS: the Drug Establishment Current Registration Site，
当前药品登记地点

DEPS: Division of Enforcement and Post-marketing Safety，
药品上市后安全与执行部门

DHC: Division of Health Communications，卫生通讯部门

DMF: Drug Master File，药品主文件

DMPQ: Division of Manufacturing and Product Quality，
生产及产品质量部

DNP: Division of Neurological Products，神经类产品部门

DNPDHF: Division of Non-Prescription Drugs and Health Fraud，
非处方药及反卫生欺诈部门

DOC: Division of Online Communications，在线通讯事业部

DoD: the Department of Defense，美国国防部

DPD: Division of Prescription Drugs，处方药部门

DRISK: Division of Risk Management，风险管理部门

DSB: Drug Safety Oversight Board，药品安全监督委员会

DSS: Drug Shortage Staff，药品短缺工作人员

DTL: Discipline Team Leader，专业组组长

DVA: Department of Veterans Affairs，退伍军人事务部

E

eCTD: Electronic Common Technical Document，电子通用技术文件

EDR: Electronic Document Room，电子文档室

eDRLS: electronic Drug Registration and Listing,

药品电子注册和上市系统

EMA: European Medicines Agency，欧洲药品管理局

EON IMS: Emergency Operations Network Incident Management System,

紧急行动网络事件管理系统

EOP I Meeting: End-of-Phase I Meeting，I 期临床试验结束后会议

EOP II Meeting: End-of-Phase II Meeting，II 期临床试验结束后会议

EUA: Emergency Use Authorization，紧急使用授权

F

FDA: Food and Drug Administration，美国食品药品管理局

FDAA: Food and Drug Administration Act，《食品药品管理法案》

FDAAA: Food and Drug Administration Amendments,

《食品药品管理法修正案》

FDAMA : Food and Drug Administration Modernization Act,

《食品药品管理现代化法案》

FDASIA: Food and Drug Administration Safety and Innovation Act,

《FDA 安全及创新法案》

FD&C Act: Federal Food, Drug and Cosmetic Act,

《联邦食品药品和化妆品法案》

FDF: Finished Dosage Form，最终剂型

FSA：Federal Security Agency，美国联邦安全署

FSMA：Food Safety Modernization Act，《食品安全现代化法案》

FTE：Full-Time Employee/Full-Time Equivalence，全职雇员

FY：Fiscal Year，财政年度，会计年度

G

GCP：Good Clinical Practice，药物临床试验质量管理规范

GDUFA：Generic Drug User Fee Act，《仿制药使用者付费法案》

GLP：Good Laboratory Practice，药物非临床研究质量管理规范

GMP：Good Manufacturing Practice，生产质量管理规范

GO：Office of Global Regulatory Operations and Policy，

全球监管运营及政策司

GRP：Good Review Practice，审评质量管理规范

GSP：Good Supply Practice，经营质量管理规范

H

HEW：Department of Health, Education, and Welfare，

美国卫生、教育和福利部，HHS 前身

HHS：Department of Health & Human Services，美国卫生及公共服务部

HPUS：Homoeopathic Pharmacopoeia of the United States，

美国顺势疗法药典

HSP：Human Subject Protection，人体受试者保护

HUDP：the Humanitarian Use Device Program，人道主义器械使用计划

I

IHGT: Institute of Human Gene Therapy, 人类基因治疗研究所

IND: Investigational New Drug, 新药临床研究, 试验性新药

IRB: Institutional Review Boards, 伦理审查委员会

IRs: Information Requests, 信息请求

M

MAPPs: Manual of Policies and Procedures, 政策及程序指南

MCM: Medical countermeasures, 医疗措施

MDUFMA: Medical Device User Fee and Modernization Act,
《医疗器械使用者付费和现代化法案》

N

NCE: New Chemical Entity, 新化学实体

NCTR: National Center for Toxicological Research, 国家毒理研究中心

NDA: New Drug Application, 新药上市申请

NDC: the National Drug Code, 美国国家药品代码

NF: National Formulary, 美国国家处方集

NIH: National Institutes of Health, 美国国立卫生研究院

NIMS: the National Incident Management System,
美国国家突发事件管理系统

NME: New Molecular Entity, 新分子实体

NLEA: Nutrition Labeling And Education Act,《营养标识和教育法案》

O

OC: Office of Compliance, 合规办公室

OCC: Office of the Chief Counsel, 首席顾问办公室

OCC: Office of Counselor to the Commissioner, 局长顾问办公室

OCET: Office of Counterterrorism and Emerging Threats,
反恐怖和新威胁办公室

OCM: Office of Crisis Management, 危机管理办公室

OCOMM: Office of Communication, 通讯办公室

OCP: Office of Combination Products, 组合产品办公室

OCS: Office of the Chief Scientist, 首席科学家办公室

OD: Office Director, 办公室主任

ODSIR: Office of Drug Security, Integrity, and Response,
药品安全、完整和响应办公室

OEA: Office of External Affairs, 对外事务办公室

OES: Office of Executive Secretariat, 行政秘书处办公室

OFBA: Office of Finance, Budget and Acquisitions,
财政、预算和采购办公室

OFEMSS: Office of Facilities, Engineering and Mission Support Services,
设备、工程和任务支持服务办公室

OFVM: Office of Food and Veterinary Medicine, 食品及兽药监管司

OGCP: Office of Good Clinical Practice, GCP 办公室

OGD: Office of Generic Drug, 仿制药办公室

OHR: Office of Human Resources, 人力资源办公室

OIP: Office of International Programs, 国际项目办公室

OMB: Office of Management and Budget，美国行政管理与预算局

OMH: Office of Minority Health，少数族裔卫生办公室

OMPQ: Office of Manufacturing and Product Quality，
生产及产品质量办公室

OMPT: Office of Medical Products and Tobacco，
医疗产品及烟草监管司

OMQ: Office of Manufacturing Quality，生产质量办公室

OO: Office of Operation，运营司

OOPD: Office of Orphan Products Development，孤儿药开发办公室

OPDP: Office of Prescription Drug Promotion，处方药推广办公室

OPPLA: Office of Policy, Planning, Legislation and Analysis，
政策、规划、立法及分析司

OPRO: Office of Program and Regulatory Operations，
计划和监管运营办公室

OPT: Office of Pediatric Therapeutics，儿科治疗学办公室

ORA: Office of Regulatory Affair，监管事务办公室

ORSI: Office of Regulatory Science and Innovation，
监管科学和创新办公室

OSE: Office of Surveillance and Epidemiology，
药品监测及流行病学办公室

OSI: Office of Scientific Investigations，科学调查办公室

OSPD: Office of Scientific Professional Development，
科学专业发展办公室

OSSI：Office of Security and Strategic Information,
安全和战略情报办公室

OUDLC：Office of Unapproved Drugs and Labeling Compliance,
未批准药品和标签合规办公室

OWH：Office of Women's Health, 妇女健康办公室

P

PASE：Professional Affairs and Stakeholder Engagement,
专业事务和利益相关者参与

PASs：Prior Approval Supplements, 事先批准补充申请

PC&B：Personal Compensation and Benefits, 个人薪酬及福利

PDP：Product Development Protocol, 产品研发方案

PDUFA：Prescription Drug User Fee Act,《处方药使用者付费法案》

PMA：Premarket Approval Application, 上市前审批

PMDA：Pharmaceuticals and Medical Devices Agency,
日本药品及医疗器械综合机构

PMR：Premarket Report, 上市前报告

PR：Priority Review, 优先审评

PR：Primary Reviewer, 主审评员

PRA：the Paperwork Reduction Act, 文书削减法案

PREA：Pediatric Research Equity Act,《儿科研究公平法案》

R

REMS：Risk Evaluation and Mitigation Strategies, 风险评估及缓解策略

RLD：Reference Listed Drug，参比制剂

RPM：Regulatory Project Manager，法规项目经理

S

SEC：The Securities and Exchange Commission，美国证券交易委员会

SPA：Special Protocol Assessments，特殊方案评估

SR：Standard Review，标准审评

T

TL：Team Leader，审评组长

U

USP：U.S. Pharmacopeia，《美国药典》

V

VP：Vice President，副总裁

W

WTO：World Trade Organization，世界贸易组织